LA HANCHE TRAUMATIQUE

CHEZ LE MÊME ÉDITEUR

LE BLESSÉ MÉDULLAIRE. Expertise du dommage corporel.
Collection médico-légale, volume 1, sous la direction des Docteurs
Pierre LUCAS et Michel STEHMAN, 1990, 236 pages.

SYNDROME POST-COMMOTIONNEL ET SYNDROME CERVICAL - VARIA. Actualités du dommage corporel.
Collection médico-légale, volume 1, sous la direction des Docteurs
Pierre LUCAS et Michel STEHMAN, 1991, 240 pages.

TRAUMATISMES DORSO-LOMBAIRES - VARIA. Actualités du dommage corporel.
Collection médico-légale, volume 2, sous la direction des Docteurs
Pierre LUCAS et Michel STEHMAN, 1992, 240 pages.

HERNIE DISCALE - PATHOLOGIES NEUROLOGIQUES IATROGÈNES. Actualités du dommage corporel.
Collection médico-légale, volume 3, sous la direction des Docteurs
Pierre LUCAS et Michel STEHMAN, 1993, 206 pages.

TRAUMATISMES DU POIGNET. Actualités du dommage corporel.
Collection médico-légale, volume 4, sous la direction des Docteurs
Pierre LUCAS et Michel STEHMAN (en préparation).

REVUE BELGE DU DOMMAGE CORPOREL "Consilio Manuque".
Publication périodique trimestrielle.

EXPERTISE DU DOMMAGE CORPOREL

COLLECTION MÉDICO-LÉGALE

publiée sous la direction des Docteurs

Pierre LUCAS et Michel STEHMAN

Professeurs à l'Université Libre de Bruxelles

*

PILON

LA HANCHE TRAUMATIQUE

*

Volume 2, 1995

Editions JURIDOC, Bruxelles

129A/1 avenue Louise
1050 Bruxelles
Belgique

Imprimé en Belgique, 1995
ISBN 2-87359-004-1
D-1995/1995/5891/5

PRÉFACE

Cet ouvrage est dédié à la mémoire du Professeur Jacques WAGNER.

Il avait été immédiatement séduit par le plan que Pierre LUCAS et Michel STEHMAN lui avaient soumis et avait accepté de coordonner avec eux la réalisation pratique de leur ouvrage consacré à la hanche, le deuxième de leur collection médico-légale.

Avec la convivialité et l'enthousiasme qui le caractérisaient, il avait pressenti les différents auteurs de très haut niveau, qu'il connaissait personnellement en sa qualité de Secrétaire Général de la SICOT.

Leur réponse a été unanime et cet énorme projet a été mis en chantier.

Jacques WAGNER est inopinément décédé le 9 décembre 1991 à l'âge de 54 ans, au cours d'un week-end de détente en France avec son épouse.

A la demande des deux initiateurs de cet ouvrage, j'ai repris son rôle et accepté en outre de rédiger un chapitre qui lui avait été dévolu.

Nous tenons à remercier tous ceux qui, malgré la disparition de Jacques, sont restés fidèles à leur parole : en dépit de leurs multiples occupations, ils nous ont fait parvenir leur contribution.

L'ouvrage étant terminé, ses promoteurs et moi-même rendons, en le dédiant à Jacques WAGNER, un hommage tangible à la mémoire de notre ami qui avait connu ses prémices mais n'a malheureusement pas pu en voir la concrétisation.

Professeur Robert de MARNEFFE

TABLE DES MATIÈRES

LISTE DES AUTEURS

ANDRIANNE Yves. Chef de Clinique, Service d'Orthopédie-Traumatologie, Hôpital Érasme. Professeur à l'Université Libre de Bruxelles.

AZORIN Michel. Attaché du Service de Rhumatologie, Hôpital Bichat, Expert près la Cour d'Appel et les Tribunaux, Paris, France.

BLAIMONT Paul. Chef du Service d'Orthopédie-Traumatologie, Association hospitalière Etterbeek-Ixelles. Professeur à l'Université Libre de Bruxelles.

BURNY Franz. Chef du service d'Orthopédie-Traumatologie, Hôpital Érasme. Professeur à l'Université Libre de Bruxelles.

DAGRENAT David. Chirurgien orthopédiste, ancien Chef de Clinique assistant des Hôpitaux de Strasbourg, France.

de MARNEFFE Robert. Chef de Clinique honoraire d'Orthopédie de l'Hôpital Universitaire Brugmann. Expert en Évaluation du dommage corporel. Professeur Émérite de l'Université Libre de Bruxelles. Membre titulaire de l'Académie Royale de Médecine, Bruxelles.

DE BACKER Pierre. Docteur en Médecine. Licencié en Évaluation du dommage corporel, Candidat en Droit, Bruxelles.

DEBOUCK Catherine. Licenciée en kinésithérapie. Assistante au Service d'anatomie et d'embryologie humaine. Faculté de médecine. Université Libre de Buxelles.

DELINCÉ Philippe. Chef du Département d'Orthopédie, Hôpital Universitaire Saint Pierre. Professeur à l'Université Libre de Bruxelles.

DELLOYE Christian. Service de Chirurgie Orthopédique et de Traumatologie, Cliniques Universitaires St Luc. Professeur à l'Université Catholique de Louvain, Bruxelles.

DELRONGE Guy. Assistant, Service d'Orthopédie-Traumatologie, Association hospitalière Etterbeek-Ixelles, Bruxelles.

DUPARC Jacques. Chirurgien honoraire des Hôpitaux de Paris. Professeur à l'Université de Paris, France.

ÉTUIN Philippe. Candidat résident, Service d'Orthopédie-Traumatologie, Hôpital Érasme, Bruxelles.

EVRARD Jacques. Ancien attaché-consultant de Chirurgie Orthopédique, Hôpital Cochin, Paris, France.

FICAT Jean-Jacques. Chirurgien des Hôpitaux, Département d'Orthopédie, Clinique Saint Jean Languedoc, Toulouse, France.

GUNZBURG Robert. Chirurgien orthopédiste. Consultant, Hôpital Universitaire Brugmann, Bruxelles.

KEMPF Ivan. Professeur d'Orthopédie et de Traumatologie à la Faculté de Médecine de Strasbourg, Chirurgien des Hôpitaux de Strasbourg, France.

LAMOTTE Joëlle. Chef du Service de Rhumatologie, Hôpital Léopold Bellan, Paris, France.

LAMY H. Chef de Clinique Assistant des Hôpitaux de Paris, France.

LEQUESNE Michel. Professeur au Collège de Médecine, Consultant du Service de Rhumatologie de l'Hôpital Léopold Bellan, Paris, France.

LUCAS Pierre. Chirurgien. Expert en Évaluation du dommage corporel, Médecine Légale. Professeur à l'Université Libre de Bruxelles.

MAQUET Paul. Chirurgien orthopédiste. Docteur Honoris causa Université de Paris Val-de-Marne. Liège.

MASSIN Philippe. Chirurgien de l'Hôpital Bichat, Paris, France.

MÜLLER Maurice. Professeur émérite de Chirurgie Orthopédique. Hon. F.R.C.S. Eng. Dr h.c. mult., Berne, Suisse.

NAZARIAN Serge. Professeur des Universités. Chirurgien des Hôpitaux de Marseille, France.

PUTZ Philippe. Chirurgien orthopédiste. Chef de la Clinique d'Orthopédie, Hôpital Universitaire Brugmann, Professeur à l'Université Libre de Bruxelles.

QUINTIN Jean. Chef de Clinique, Service d'Orthopédie-Traumatologie, Hôpital Érasme, Bruxelles. Professeur à l'Université Libre de Bruxelles.

RENARD Pierre. Candidat spécialiste en chirurgie orthopédique et traumatologique, Université Libre de Bruxelles.

ROOZE Marcel. Chirurgien orthopédiste. Professeur d'anatomie et d'embryologie humaine à l'Université Libre de Bruxelles.

SINTZOFF Serge. Radiologue. Consultant à l'Hôpital Érasme. Professeur à l'Université Libre de Bruxelles.

STEHMAN Michel. Chirurgien orthopédiste, réadaptateur. Expert en Évaluation du dommage corporel. Professeur de l'Université Libre de Bruxelles.

TAILLARD Willy. Ancien Directeur de la Clinique d'Orthopédie de l'Hôpital Cantonal Universitaire de Genève. Professeur honoraire d'Orthopédie, Université de Genève, Suisse.

WITVOET Jacques. Chef du Service de Chirurgie Orthopédique et Traumatologique, Hôpital Saint-Louis. Professeur à l'Université Paris VII, France.

INTRODUCTION

Le succès du premier livre de notre collection "Expertise du dommage corporel", consacré au blessé médullaire, nous a renforcés dans l'opinion que médecins experts, magistrats, juristes, assureurs et même médecins cliniciens sont heureux de trouver un ouvrage qui fasse le point sur les différents aspects d'une pathologie particulière.

En effet, le nombre sans cesse croissant de séquelles traumatiques susceptibles d'une indemnisation par des organismes publics ou privés rend indispensable une documentation permettant à l'évaluateur, *interface entre la clinique et la réparation,* d'être informé de manière exhaustive des données épidémiologiques, accidentologiques, cliniques en particulier orthopédiques, paracliniques, thérapeutiques, des complications et de leurs causes, des investigations autorisant un bilan séquellaire approfondi, ceci amenant à la nécessité d'un barême fonctionnel pour évaluer les séquelles imputables.

Nous n'avons pas voulu pénétrer le domaine juridique pur, les jurisprudences étant par nature variables selon le pays et l'époque, ni celui de la réparation financière, plus aléatoire encore.
Nous n'avons pas souhaité écrire un ouvrage sous forme de cours supposant une compilation.
Nous avons voulu, pour chaque thème abordé, faire appel à un spécialiste incontesté, quitte à accepter certains doubles emplois et des opinions parfois nuancées, laissant à chaque auteur le choix et la responsabilité de ses propos : il appartient au lecteur de les intégrer à ses propres connaissances.

La hanche traumatique est une matière d'une amplitude qui ne s'est révélée qu'au fur et à mesure des apports spécialisés, un sujet en suggérant un autre. Ceci explique le délai entre la mise en chantier de l'ouvrage et sa réalisation, certains articles étant prêts à l'impression depuis 1993, d'autres au contraire venant de nous être fournis.

Tous les auteurs qui, malgré la diversité et l'importance de leurs tâches quotidiennes, ont accepté de collaborer à ce deuxième volume de notre collection médico-légale trouveront ici l'expression de notre profonde gratitude.

Nos remerciements chaleureux et amicaux vont, avec une mention particulière, au Professeur Robert de MARNEFFE.
Infatigable, il a non seulement fourni une participation scientifique originale et de grande qualité à ce livre, mais surtout il a accepté le rôle de coordinateur, indispensable lien entre les divers auteurs : sa notoriété

internationale a permis ou facilité le passage des intentions aux actes chez les collaborateurs pressentis.
Ce rôle, il l'a accepté par amitié sans doute, aussi parce qu'il connaît les facettes diverses du dommage corporel qu'il pratique, mais surtout en souvenir de son ancien élève le Professeur Jacques WAGNER, brutalement disparu.

C'est avec Jacques que nous avions dressé le plan de cet ouvrage : enthousiaste et pragmatique comme à l'habitude, il avait aussitôt contacté tous ceux qui pouvaient nous apporter une contribution de qualité. Avec chacun il entretenait des relations privilégiées et chacun a tenu ses engagements même après sa mort. C'est en soi un hommage.

Ce livre est dédié à sa mémoire.

Pierre LUCAS et Michel STEHMAN

ÉLÉMENTS D'ANATOMIE DE L'ARTICULATION COXO-FÉMORALE

M. ROOZE et C. DEBOUCK

1. INTRODUCTION

L'articulation coxo-fémorale solidarise le membre inférieur au tronc par l'intermédiaire de la ceinture pelvienne.

Comparée au complexe articulaire de l'épaule qui assume la même fonction en ce qui concerne le membre supérieur, l'articulation coxo-fémorale s'en distingue par une mobilité d'ensemble moindre. Elle réalise un compromis entre statique et dynamique.

Les déplacements du membre inférieur dans l'articulation coxo-fémorale sont modulés par les mouvements ou les attitudes du rachis. Nous pensons donc que l'étude de l'articulation coxo-fémorale est indissociable de celle du cadre pelvien et du rachis. Les implications cliniques de cette considération sont évidentes. Qu'il nous suffise de rappeler ici un des pièges cliniques les plus fréquents, le flexum de hanche masqué par une lordose lombaire accentuée.

L'articulation coxo-fémorale est une diarthrose qui est classée parmi les énarthroses, caractérisées par l'existence d'une cavité limitée par des surfaces articulaires en forme de segments de sphères et d'un manchon capsulo-ligamentaire qui unit ces dernières.

La configuration et l'orientation des surfaces articulaires en présence conditionne en grande partie la statique et la dynamique de l'articulation ; les caractéristiques morphologiques du complexe capsulo-ligamentaire qui les réunit sont importantes, non seulement en tant que moyen d'union, mais aussi en raison des possibilités fonctionnelles qu'il contribue à limiter. Non moins importants sont les muscles qui entourent cette articulation. Ils sont les véritables moteurs de cette dernière, réglant les mouvements dans tous les azimuts mais jouant également un rôle essentiel dans la statique de l'articulation.

Dans la suite de ce chapitre, nous aborderons successivement la description de l'articulation, les muscles agissant sur celle-ci, les éléments de vascularisation. Les agents biomécaniques de l'articulation coxo-fémorale sont évoqués plus avant.

2. ARTHROLOGIE DE L'ARTICULATION COXO-FÉMORALE

2.1. Les surfaces articulaires en présence

La tête fémorale est un segment de sphère d'approximativement 25 mm de diamètre (Fig.1 et 2).

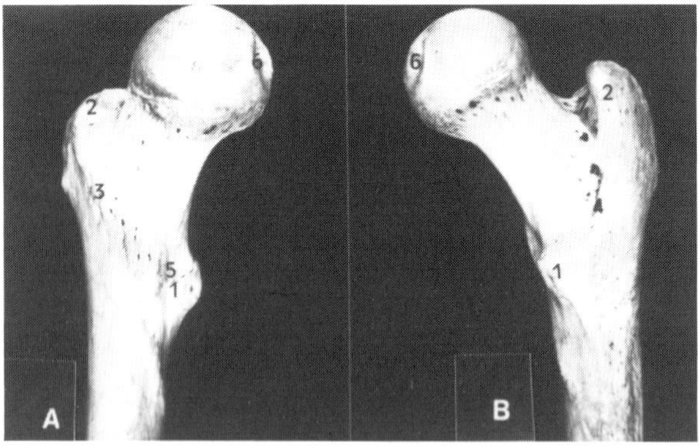

Figure 1. Vues de l'extrémité proximale du fémur.
Antérieure (A) et postérieure (B)
1 : petit trochanter ; 2 : grand trochanter ; 3 : crête intertrochantérienne antérieure ; 4 : crête intertrochantérienne postérieure ; 5 : fossette prétrochantérienne ; 6 : fossette du ligament rond ; 7 : fossette digitale.

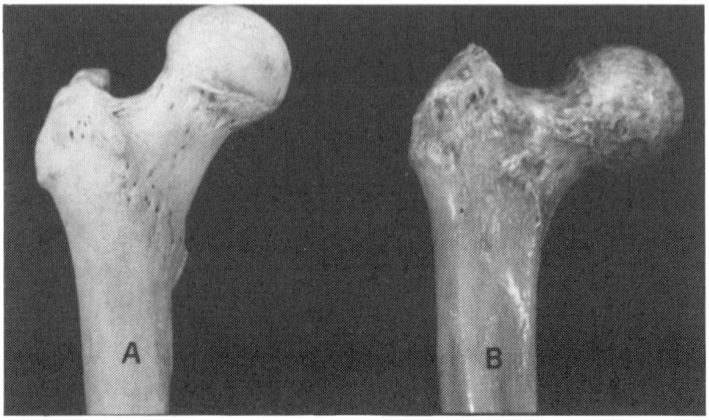

Figure 2. Vue antérieure de 2 fémurs droits.
A : valeur de l'angle cervico-diaphysaire comprise dans les limites des valeurs normales.
B : coxa vara.

Elle est recouverte de cartilage dans toute son étendue à l'exception d'une petite portion située en dessous et en arrière du sommet de la tête fémorale, où il existe une dépression dite *fossette du ligament rond ;* en effet, ce ligament s'insère dans la partie antéro-supérieure de cette fossette (Fig. 1, 5 et 6).

L'épaisseur du cartilage est plus importante dans la partie supérieure de la tête, c'est-à-dire en zone portante, et diminue graduellement vers la partie inférieure.

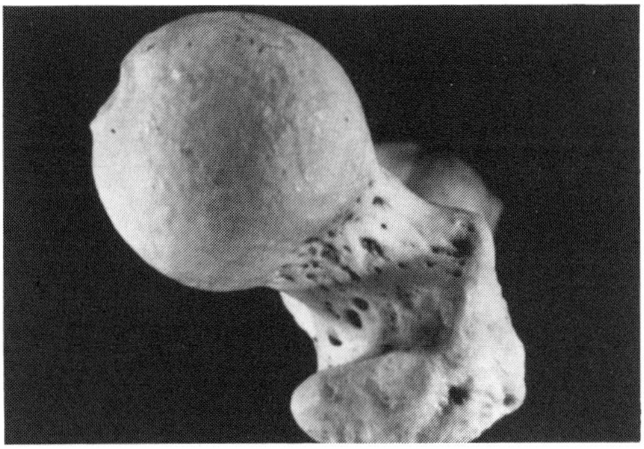

Figure 3.
Vue supérieure du fémur permettant de montrer l'angle d'antéversion ou angle de déclinaison.

La tête fémorale est posée sur le col fémoral. Ce dernier se présente comme une colonne osseuse conique irrégulièrement aplatie d'avant en arrière. Dans le plan frontal, l'axe du col fémoral forme avec l'axe diaphysaire un angle d'inclinaison ou cervico-diaphysaire qui vaut 125 à 135° (Fig.1). Cet angle est supérieur à 140° dans le cas d'une coxa valga. Une coxa vara est caractérisée par un angle cervico-diaphysaire inférieur à 120° (Fig. 2). L'axe du col fémoral forme également avec l'axe bicondylien un angle dit de déclinaison ou d'antéversion. Cet angle est variable selon les individus, compris entre 15 et 25° (Fig.3). L'orientation du col fémoral est donc telle que la tête fémorale regarde vers le haut, le dedans et l'avant. Notons que l'orientation du col fémoral évolue progressivement au cours de l'enfance et de l'adolescence.

La cavité cotyloïde de l'os coxal est également à peu près hémisphérique (Fig.4, 5 et 6). Elle n'est cependant pas articulaire dans toute son étendue. En effet, cette cavité présente un arrière-fond acétabulaire recouvert par un tissu adipeux, lui-même recouvert de synoviale, étroitement associé au ligament rond (Fig. 6). La partie articulaire surplombant l'arrière-fond est recouverte de cartilage et dessine un croissant articulaire dont les cornes délimitent l'échancrure ischio-pubienne, ouverte vers le bas et le dedans (Fig.4), à proximité de l'orifice externe du canal sous-pubien. Cette échancrure est la plus marquée des trois repérables sur le pourtour de la cavité cotyloïde. Outre l'échancrure ischio-pubienne, on reconnaît les échancrures ilio-ischiatique et ilio-pubienne. Cette dernière est en regard de l'éminence pectinée (Fig. 4). Les échancrures représentent les traces de fusion des pièces élémentaires constitutives de l'os coxal adulte, l'arrière-fond (acetabulum) représentant la zone de jonction des trois pièces : ilion, ischion et pubis, et sont visibles sur le sourcil cotyloïdien. Toutefois, lorsque le bourrelet cotyloïdien est en place, elle ne sont plus guère identifiables.

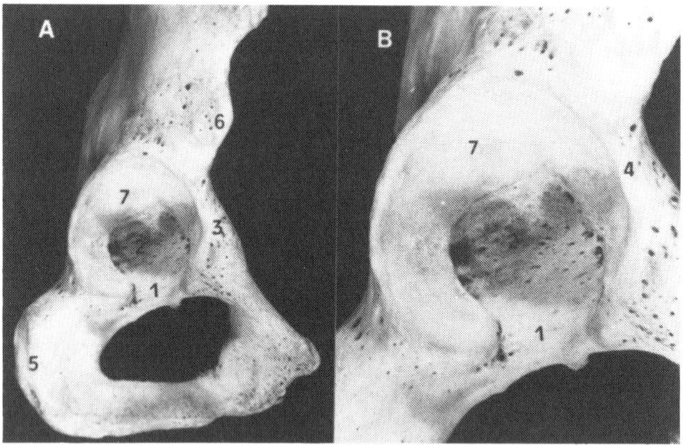

Figure 4.
Vue antéro-latérale de l'os iliaque droit (A) et gros plan sur la cavité cotyloïde (B). 1 : échancrure ischio-pubienne ; 2 : arrière-fond (acetabulum) ; 3 : éminence pectinée ; 4 : échancrure ilio-pubienne ; 5 : tubérosité ischiatique ; 6 : épine iliaque antéro-inférieure; 7 : surface articulaire en croissant entourant l'arrière-fond du cotyle.

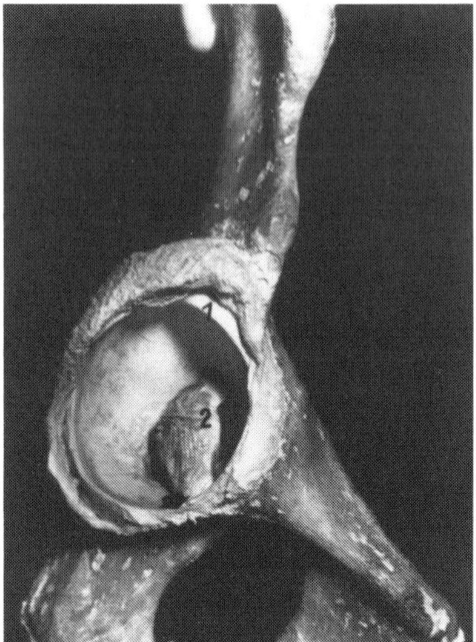

Figure 5.
Vue antéro-latérale de la cavité cotyloïde montrant l'insertion capsulaire sur le bourrelet cotyloïdien (1), la surface articulaire en forme de croissant et le ligament rond sectionné (2). Remarquons le bourrelet cotyloïdien qui passe en pont au dessus de l'échancrure ischio-pubienne, formant le ligament transverse de l'acetabulum (flèche).

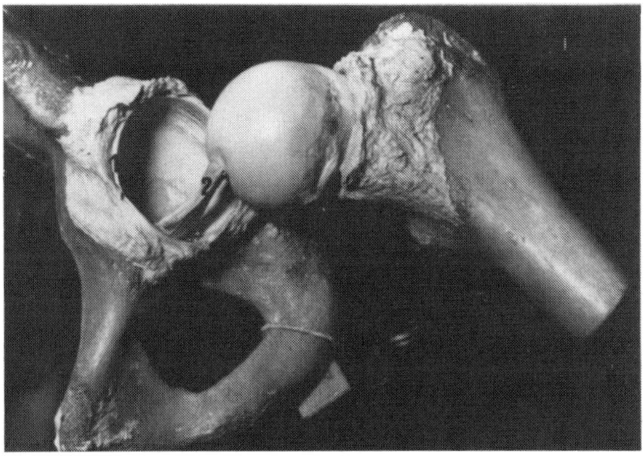

Figure 6.
Articulation coxo-fémorale ouverte (vue antérieure) permettant d'observer l'insertion capsulaire sur le bourrelet cotyloïdien (1), le ligament rond (2) et l'insertion de ce dernier sur la tête du fémur. Dans la cavité cotyloïde, on peut observer une partie de la surface articulaire et l'arrière-fond tapissé de synoviale. Noter l'insertion du plan capsulo-ligamentaire antérieur le long de la ligne intertrochantérienne antérieure.

La cavité cotyloïde est délimitée par le sourcil cotyloïdien sur lequel s'insère le bourrelet cotyloïdien (labrum glenoidale) (Fig. 5 et 6). Ce dernier est un fibro-cartilage de conformation prismatique triangulaire fixé au sourcil cotyloïdien sur toute sa circonférence et passant en pont d'un bord à l'autre de l'échancrure ischio-pubienne. En surplombant cette dernière, il prend le nom de ligament transverse de l'acetabulum (Fig. 5 et 6). La face externe du bourrelet cotyloïdien donne insertion à la capsule. Par contre, sa face interne lisse est en contact avec la tête fémorale et participe donc à l'articulation en complétant le croissant articulaire. Le bourrelet cotyloïdien constitue un anneau de rétention souple et déformable. Avec l'âge, les caractéristiques morphologiques du bourrelet s'altèrent et ce dernier tend à perdre son élasticité. Dans certaines affections dégénératives il peut être le siège de processus d'ossification.
La cavité cotyloïde est ouverte vers le bas, le dehors et l'avant. Le plan de la cavité cotyloïde est orienté à peu près à 45° par rapport à l'horizontale. L'antéversion est de l'ordre de 20 à 30°. L'orientation réciproque des surfaces articulaires fémorale et coxale est telle que la tête fémorale est recouverte quasi complètement en arrière en position anatomique. Par contre, la partie antérieure de la tête fémorale est "découverte" et en rapport avec le plan capsulo-ligamentaire antérieur. Dans le plan frontal, la cavité cotyloïde surplombe la tête fémorale de manière variable. Sur des clichés radiologiques, on peut définir des angles qui évaluent la "couverture" de la tête fémorale par le "toit" cotyloïdien. Le premier de ces angles, l'angle de couverture externe, a une valeur d'environ 25°. L'angle d'obliquité du toit (normalement inférieur à 10°) évalue l'obliquité du toit (Fig. 7).

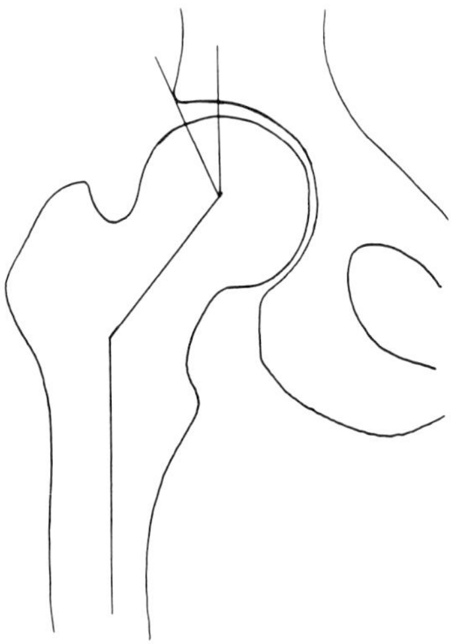

Figure 7.
Représentation schématique des contours de l'os coxal et du fémur d'après radiographie.
a : angle cervico-diaphysaire ;
b : angle de couverture externe.

L'insuffisance de recouvrement de la tête fémorale prédispose aux luxations et subluxations dans les dysplasies coxo-fémorales.

2.2. Les moyens d'union

La capsule articulaire se présente comme un manchon fibreux cylindrique s'insérant du côté coxal sur le pourtour de la cavité cotyloïde, le bourrelet cotyloïdien et le ligament transverse de l'acetabulum (Fig. 5 et 6).

L'insertion fémorale de la capsule est anormale : elle s'insère en avant le long de la ligne intertrochantérienne antérieure et postérieurement à la jonction des deux tiers internes et du tiers externe du col fémoral (Fig. 8 à 12). Cette disposition est telle que la portion antérieure du col fémoral est par conséquent intra-articulaire alors que le tiers externe de la partie postérieure du col n'est pas compris dans l'articulation coxo-fémorale.

Cette particularité est importante. En effet, la vascularisation cervicale et celle de la tête fémorale sont tributaires des vaisseaux capsulaires principalement. La position et l'orientation d'une fracture cervicale conditionneront les possibilités de guérison et les risques de complications. Une fracture à proximité de la tête fémorale risquera donc d'interrompre la circulation destinée à la tête fémorale.
L'insertion fémorale anormale de la capsule implique également que la portion intra-articulaire du col soit recouverte par la synoviale.

Au sein de la capsule, il existe des fibres superficielles longitudinales et des fibres profondes arciformes et circulaires. Ces dernières sont plus abondantes dans la portion moyenne de la capsule. Elles y dessinent un épaississement annulaire autour du col fémoral dénommé *zona orbicularis* ou *anneau de WEBER*.

Certains auteurs évoquent un rôle de cet anneau fibreux dans la coaptation de la tête fémorale dans la cavité cotyloïde. Les fibres superficielles de la capsule et des ligaments qui la renforcent sont disposées de telle sorte que leurs insertions fémorales sont décalées en sens horlogique par rapport à l'origine iliaque, lorsque l'on regarde l'articulation de profil. Lors de l'extension, les fibres se mettent donc en tension ; elles se détendent en flexion. Cette disposition particulière est plus évidente lorsqu'on analyse la disposition des ligaments capsulaires décrits ci-après.

Au nombre de trois, les ligaments capsulaires possèdent des origines coxales autour de la cavité cotyloïde sur chacune des portions de l'os coxal jouxtant la surface articulaire : iliaque, pubienne et ischiatique. On décrira donc les ligaments ilio-fémoral, pubo-fémoral et ischio-fémoral.

2.2.1. Le ligament ilio-fémoral (de BERTIN) (Fig. 8 à 11)

Ce ligament est le plus puissant et le plus développé. Certains de ses faisceaux peuvent atteindre 5 à 8 mm d'épaisseur.
Prenant son origine sur la portion de l'os iliaque située sous l'épine iliaque antéro-inférieure, il se divise en deux faisceaux divergents :

- Le faisceau supérieur rejoint la ligne intertrochantérienne antérieure dans sa partie supérieure, à proximité de la face antérieure du grand trochanter, non loin de l'insertion du muscle pyramidal. Ce faisceau porte le nom de faisceau ilio-prétrochantérien.

- Le faisceau inférieur ou ilio-prétrochantinien s'insère sur la ligne intertrochantérienne antérieure, un peu en dehors du petit trochanter et de la fossette prétrochantinienne dans laquelle s'insérera le ligament pubo-fémoral.

Les deux faisceaux limitent l'extension de l'articulation coxo-fémorale mais aussi la rotation externe et partiellement l'adduction (faisceau ilio-prétrochantérien).
En position debout dite "relâchée", la hanche est en légère extension et les ligaments sont plus sollicités que les muscles. En position normale, l'équilibre est assuré par une surveillance musculaire.

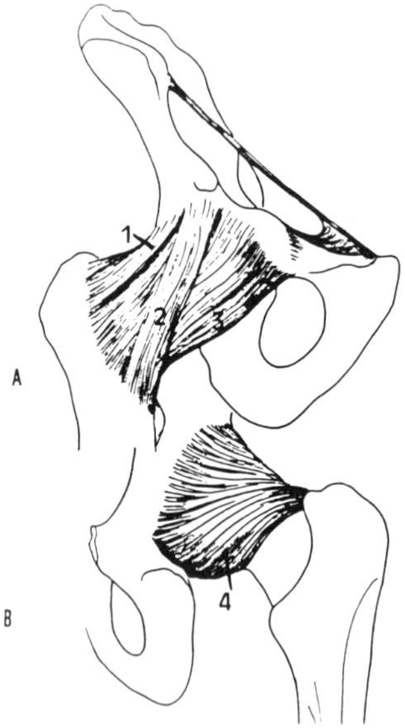

Figure 8.

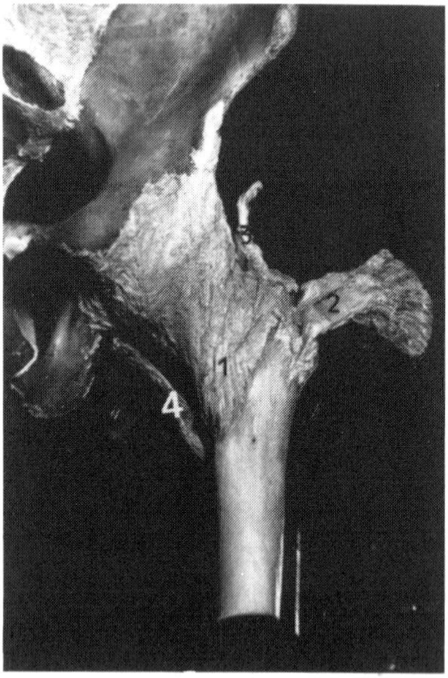

Figure 9.

Figure 8.
Schéma des ligaments capsulaires en vue antérieure (A) et en vue postérieure (B) :
1. ilio-prétrochantérien ; 2. ilio-prétrochantinien ; 3. pubo-fémoral ; 4. ischio-fémoral.

Figure 9.
Vue antérieure de l'articulation de la hanche gauche. Plan capsulo-ligamentaire : ligament ilio-fémoral (faisceau inférieur ilio-prétrochantinien) (1). L'insertion du muscle petit fessier est rabattue (2). Le tendon du muscle pyramidal (3) sur le grand trochanter est également visible ainsi que celui du muscle psoas-iliaque (4).

2.2.2. Le ligament pubo-fémoral (Fig. 8 et 9)

Naissant de la partie pubienne de l'os coxal adjacente au sourcil cotyloïdien, le ligament se dirige vers le dehors et l'arrière presque horizontalement pour s'insérer dans la fossette prétrochantinienne. Ce ligament limite le mouvement d'abduction ainsi que les mouvements de rotation interne et de rotation externe et se tend lors de l'extension.
Les deux faisceaux du ligament ilio-fémoral de BERTIN et le ligament pubo-fémoral dessinent à la face antérieure et inférieure du plan capsulo-ligamentaire coxo-fémoral une lettre Z qui rappelle la disposition des ligaments gléno-huméraux de l'articulation scapulo-humérale (Fig. 8).
Entre les faisceaux ligamentaires, la capsule présente deux zones moins épaisses renforcées par les fibres superficielles intrinsèques. Rarement, un orifice peut exister entre le faisceau inférieur du ligament de BERTIN et le ligament pubo-fémoral par lequel la synoviale peut communiquer avec la bourse séreuse du muscle psoas-iliaque.

Les ligaments ilio-fémoraux et pubo-fémoral sont en rapport étroit avec un plan de glissement séparant le plan capsulo-ligamentaire antérieur des muscles psoas-iliaque en dedans et droit antérieur en dehors (Fig. 10, 11).

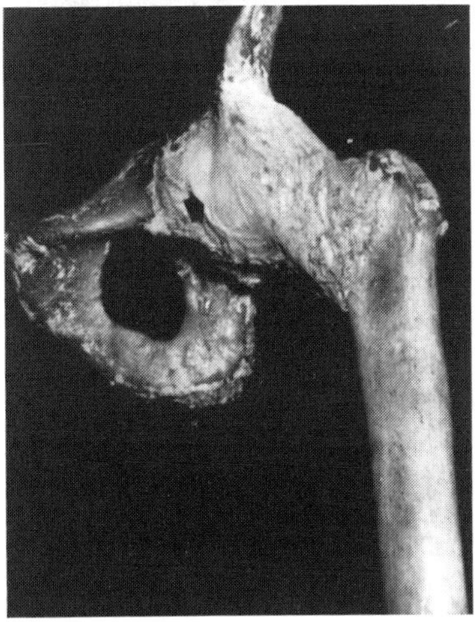

Figure 10

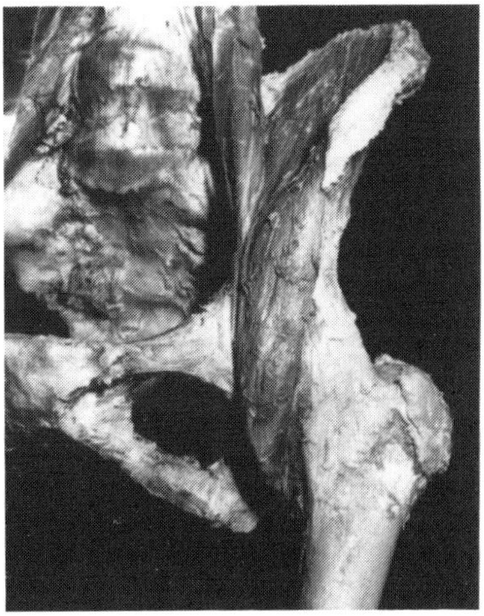

Figure 11

Figure 10.
Vue antérieure de l'articulation de la hanche gauche : plan capsulo-ligamentaire partiellement disséqué. On distingue la bourse du muscle psoas-iliaque recouvrant la partie médiale de ce plan capsulo-ligamentaire (flèche).

Figure 11.
Articulation de la hanche gauche partiellement disséquée : le muscle psoas et le muscle iliaque ont été conservés. On observera les relations de ces muscles avec le plan capsulo-ligamentaire antérieur qu'ils recouvrent. Le ligament ilio-fémoral est identifiable avec ses deux faisceaux.

Ce plan contient la "bourse" (Fig. 10) du psoas-iliaque ainsi que celle du muscle droit antérieur.
Le plan de glissement est lésé lors de certaines voies d'abord chirurgicales antéro-latérales de la hanche ainsi que lors de l'abord antérieur. Lors de ces interventions, les ligaments de BERTIN voient leurs insertions fémorales détruites. Il ne s'ensuit pas cependant d'instabilité antérieure de la hanche, les structures musculaires suffisant à assurer la coaptation de la tête fémorale dans la cavité cotyloïde.
Rappelons à ce propos que le psoas-iliaque va se réfléchir sur la branche horizontale du pubis et ensuite sur la partie antérieure de la tête fémorale pour venir s'insérer sur le petit trochanter. Il joue en quelque sorte le rôle d'une sangle musculaire.

Les "bourses" du muscle psoas-iliaque et du muscle droit antérieur peuvent être le siège de phénomènes inflammatoires, souvent liés à des excès de sollicitations ("bursite" chez les sauteurs).

2.2.3. Le ligament ischio-fémoral (Fig. 8 et 12)

Ce ligament prend son origine sous la portion ischiatique du sourcil cotyloïdien ; il se dirige ensuite vers le dehors, le haut et l'avant en contournant la face postérieure du col fémoral, à la limite de l'insertion fémorale de la capsule. Il s'insérera à l'extrémité supérieure de la ligne intertrochantérienne. Ce ligament, s'enroulant autour du col, limite le mouvement d'extension ainsi que les mouvements de rotation interne. Le ligament ischio-fémoral est recouvert par les muscles pelvi-trochantériens. Il est également en rapport étroit avec le muscle obturateur externe qui le recouvre.
Ces structures sont lésées lors des abords postéro-latéraux de la hanche auxquels on recourt par exemple lors de remplacements prothétiques.

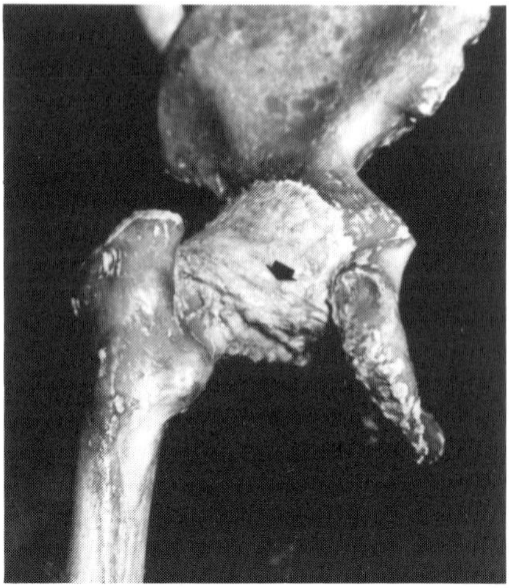

Figure 12.
Vue postérieure de l'articulation de la hanche : plan capsulo-ligamentaire : ligament ischio-fémoral (flèche). Observer la partie du col non recouverte par la capsule.

Dans l'ensemble, remarquons que les trois ligaments capsulaires participent à la limitation du mouvement d'extension mais qu'ils se détendent lors du mouvement de flexion. Ce dernier n'est pas limité par des facteurs ligamentaires mais uniquement par la butée des masses musculaires antérieures de la cuisse sur la paroi antérieure du tronc ou par certains facteurs musculaires (tension des muscles ischio-jambiers).

Certains auteurs voient dans l'enroulement des ligaments capsulaires une trace du passage de la position quadrupède à la position bipède.

2.2.4. Le ligament rond du fémur (Fig. 5 et 6)

Ce ligament extra-capsulaire n'a guère de rôle mécanique. Il repré-senterait un muscle "pubo-fémoral" involué au cours de l'évolution.
Il prend son origine sur les bords de l'échancrure ischio-pubienne et sur le ligament transverse. Il se dirige vers la fossette du ligament rond de la tête fémorale en s'insinuant entre la tête fémorale et l'arrière-fond de la cavité cotyloïde.
Dans tout le trajet intra-articulaire il est recouvert de synoviale.
Si ce ligament n'a pas de rôle mécanique, il contribue de façon importante à la vascularisation de la tête fémorale pendant la période de croissance. En effet, il sert de "tuteur" à l'artère du ligament rond, branche de l'artère obturatrice. Le rôle de cette artère à l'âge adulte est souvent accessoire.

3. LES MUSCLES DE LA HANCHE

Les muscles agissant sur l'articulation de la hanche sont répartis en deux grands groupes :

- Le premier comprend tous les muscles périarticulaires, généralement profonds, au contact du plan capsulo-ligamentaire et souvent mono-articulaires. Nous y distinguerons les muscles pelvi-trochantériens, le muscle iliaque et le psoas. Seul ce dernier est pluriarticulaire.
- Le second groupe comporte des muscles situés plus à distance de l'articulation ; ils sont parfois pluriarticulaires et participent à la musculature de la cuisse. Ils font partie des diverses loges musculaires crurales.

3.1. Les muscles périarticulaires

Les muscles périarticulaires enveloppent l'articulation de la hanche et comprennent deux groupes de muscles :

-le psoas-iliaque à la face antérieure
-les muscles pelvi-trochantériens et carré crural à la face postérieure.

Ils présentent une analogie certaine avec les muscles qui forment la "coiffe des rotateurs" de l'épaule.

3.1.1. Le muscle psoas-iliaque (Fig. 11 et 20)

Le muscle psoas-iliaque est formé de deux muscles : le psoas et l'iliaque qui présentent une insertion fémorale commune sur le petit trochanter.

Le muscle psoas
Les fibres d'origine musculaire sont disposées en deux plans. Les faisceaux musculaires antérieurs s'attachent sur la partie latérale des corps vertébraux et des disques correspondants depuis le bord inférieur de Th12 jusqu'à L5. Le plan postérieur est formé par des faisceaux s'insérant à la face antérieure des apophyses costiformes des vertèbres lombaires.
Entre les plans antérieur et postérieur se forme le plexus lombaire. Rappelons que les branches terminales du plexus émergent aux bords interne (n. obturateur) et externe (n. abdomino-génitaux, fémoro-cutané et crural) du muscle. Seul le nerf génito-crural traverse les corps charnus pour émerger à la face antérieure du muscle.
Le corps musculaire formé par la réunion des différents faisceaux d'origine descend le long de la colonne lombaire de haut en bas et de dedans en dehors, traverse la fosse iliaque et s'engage sous l'arcade crurale. Le muscle croise la face antérieure de la capsule de l'articulation coxo-fémorale dont il est séparé par une bourse séreuse (Fig. 10). Il forme un tendon commun et, avec les fibres du muscle iliaque, s'insère sur le petit trochanter.

Le muscle iliaque
Il est étroitement associé au muscle psoas.
Le muscle iliaque, dont les faisceaux musculaires se sont détachés des 2/3 supérieurs de la fosse iliaque interne, de la face antérieure de l'aileron du sacrum et des ligaments ilio-lombaires, chemine en dehors du muscle psoas formant avec lui une gouttière où passe le nerf crural. Les faisceaux musculaires rejoignent ceux du psoas avant de franchir l'arcade crurale pour former un tendon commun qui s'insère au niveau du petit trochanter (Fig. 11).
Le tendon commun du psoas et du muscle iliaque ainsi que le tendon du muscle droit antérieur (cf plus loin) forment une sangle antérieure à l'articulation coxo-fémorale, renforçant l'action des ligaments capsulaires antérieurs de l'articulation.

3.1.2. Les muscles pelvi-trochantériens

Les muscles pelvi-trochantériens recouvrent la capsule de l'articulation coxo-fémorale (Fig.13 et 14).
Ils contribuent à la stabilité de l'articulation coxo-fémorale en renforçant la partie postérieure de la capsule dont nous avons mentionné la faiblesse.
Aux muscles pelvi-trochantériens, nous associons le muscle carré crural. Nous aurions également pu ajouter le muscle petit fessier dans la mesure où il prolonge l'éventail des muscles pelvi-trochantériens en haut et en avant, mais nous avons préféré le décrire avec les muscles fessiers.

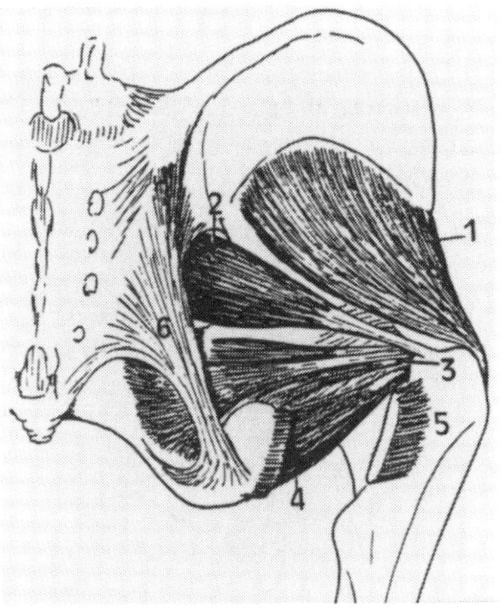

Figure 13.
Représentation des muscles pelvi-trochantériens et du muscle petit fessier. Le muscle carré crural a été représenté sectionné afin de permettre la mise en évidence du muscle obturateur externe.
1. muscle petit fessier ; 2. muscle pyramidal ; 3. tendon commun de l'obturateur interne et des muscles jumeaux ; 4. muscle obturateur externe ; 5. muscle carré crural ; 6. grand ligament sacro-sciatique.

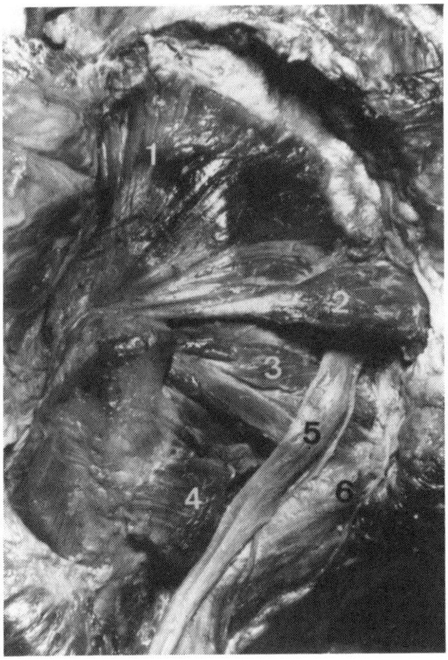

Figure 14

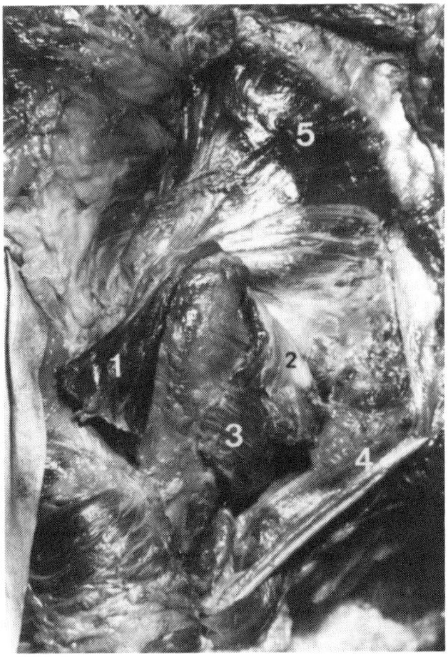

Figure 15

Figure 14.
Dissection du plan des muscles pelvi-trochantériens. Le moyen fessier a été réséqué.
1. muscle petit fessier ; 2. muscle pyramidal ; 3. muscle obturateur interne entouré des muscles jumeaux supérieur et inférieur ; 4. muscle carré crural ; 5. nerf grand sciatique ; 6. tendon commun des muscles ischio-jambiers s'insérant sur la tubérosité ischiatique.

Figure 15.
Idem que la figure précédente mais le muscle pyramidal (1) a été rabattu ainsi que les muscles obturateur interne et jumeaux (2), dévoilant le plan capsulaire. 3 : m. carré crural; 4 : tendon commun des muscles ischio-jambiers ; 5 : m. petit fessier.

a. Le muscle pyramidal (Fig. 13, 14 et 15)

Prenant leurs origines sur la face antérieure du sacrum à hauteur des vertèbres sacrées 2, 3 et 4, les fibres musculaires du pyramidal se dirigent vers le bas, le dehors et l'avant, quittent la cavité pelvienne par la grande échancrure sciatique pour atteindre la région fessière, et s'insèrent sur le bord supérieur du grand trochanter.

Lorsqu'il traverse la grande échancrure sciatique, le muscle subdivise celle-ci en 2 orifices :

- un pertuis sus-pyramidal livrant passage aux vaisseaux et nerfs fessiers supérieurs
- un pertuis sous-pyramidal livrant passage aux nerfs grand et petit sciatiques, à l'artère ischiatique (ou fessière inférieure) et aux vaisseaux et nerfs honteux internes.

b. Le muscle obturateur interne (Fig. 13, 14 et 15)

Ce muscle prenant ses origines sur la face interne de la membrane obturatrice et de la branche ischio-pubienne ainsi que sur la face interne adjacente de l'os iliaque, les faisceaux musculaires convergent vers la petite échancrure sciatique qu'ils contournent en présentant une véritable articulation avec le bord de cette échancrure. Le muscle oblique ensuite brusquement vers le haut et le dehors, appliqué sur la capsule articulaire et en rapport étroit avec les muscles jumeaux. Son tendon terminal s'insère à la face interne du grand trochanter en avant de la fossette digitale.

c. Les muscles jumeaux (Fig. 13, 14 et 15)

Les deux muscles jumeaux, supérieur et inférieur, encadrent l'obturateur interne.

Ils s'attachent respectivement :

- sur la face externe de l'épine sciatique pour le jumeau supérieur
- sur le bord supérieur de la tubérosité ischiatique pour le jumeau inférieur.

Les jumeaux supérieur et inférieur longent les bords correspondants du tendon de l'obturateur interne pour finalement se confondre avec le tendon d'insertion de celui-ci.

d. Le muscle obturateur externe (Fig. 13)

Prenant leurs origines sur la face externe du cadre osseux qui entoure le trou obturé, les faisceaux musculaires se dirigent vers le dehors et l'arrière, passent dans la gouttière sous-cotyloïdienne et croisent obliquement la face postérieure de celle-ci.
L'obturateur externe, satellite du ligament ischio-fémoral, s'insère à la face interne du grand trochanter, dans la fossette digitale. Ce muscle constitue le plafond de la région des adducteurs.

Les muscles pelvi-trochantériens, et plus particulièrement les deux obturateurs ainsi que les jumeaux et le pyramidal, recouvrent la partie postérieure de l'articulation coxo-fémorale. Ces muscles jouent le rôle de ligaments "actifs". Tous rotateurs, justifiant l'analogie avec la disposition musculaire rencontrée au niveau de l'épaule, ces muscles sont parfois appelés la "coiffe des rotateurs de la hanche".

Leur lésion souvent d'origine iatrogène (voie d'abord postérieure de MOORE) ou parfois traumatique déstabilise l'articulation coxo-fémorale et prédispose à la luxation postérieure de la hanche.

3.1.3. Le muscle carré crural (Fig. 14)

Le muscle prolonge vers le bas le plan des muscles pelvi-trochantériens. Il constitue également dans la partie haute de la cuisse la limite entre la région des adducteurs et la loge postérieure.
Prenant son origine sur la face externe de la tubérosité ischiatique, ses fibres se dirigent transversalement et s'insèrent sur le versant externe de la ligne intertrochantérienne postérieure.

Rappelons qu'après s'être dégagés de la grande échancrure sciatique, les nerfs grand et petit sciatiques se dirigent vers la cuisse en cheminant au sein d'un plan cellulo-adipeux qui joue un rôle de plan de glissement entre les muscles trochantériens et les muscles fessiers plus superficiels.

Lors d'abords postérieurs de l'articulation coxo-fémorale, ce plan est soigneusement disséqué pour mettre en évidence les muscles pelvi-trochantériens ; les éléments vasculo-nerveux qu'il contient doivent être protégés.

3.2. Les muscles agissant sur la hanche

Les muscles agissant sur la hanche peuvent être répartis en plusieurs sous-groupes selon la région de la cuisse ou de la fesse à laquelle ils appartiennent.

Nous distinguerons ainsi successivement :

- *Les muscles fessiers :* au nombre de trois, ils peuvent parfois être associés aux muscles pelvi-trochantériens, surtout en ce qui concerne le muscle petit fessier. Le muscle moyen fessier est particulièrement important pour la statique et la dynamique de la hanche. Il intervient de manière prépondérante pendant la marche et plus généralement dans l'équilibre du bassin.

- *Les muscles biarticulaires antérieurs et externe de la cuisse* qui comporteront le tenseur du fascia lata, le muscle droit antérieur et le muscle couturier.

- *Les muscles internes ou adducteurs de la cuisse.* Cet ensemble comporte une série de muscles caractérisés par une origine sur le pourtour du cadre obturé et une insertion fémorale ou tibiale. Ils sont monoarticulaires, à l'exception du muscle droit interne qui participera à la formation de la patte d'oie, s'insérant à la face interne du tibia.

- *Les muscles postérieurs de la cuisse ou ischio-jambiers.* Tous extenseurs de l'articulation coxo-fémorale, ils ont une insertion commune sur la tubérosité ischiatique. Ils sont également fléchisseurs et rotateurs du genou.

3.2.1. Les muscles fessiers

a. Le muscle grand fessier (Fig.16, 17 et 18)

Le muscle grand fessier prend ses origines au niveau de la fosse iliaque externe, en arrière de la ligne semi-circulaire postérieure, sur les tubercules sacrés postéro-externes ainsi que sur les bords latéraux du sacrum et du coccyx. Les différents faisceaux se dirigent vers le bas et le dehors et s'attachent sur la lèvre externe de la ligne âpre (crête du grand fessier) ainsi que sur le fascia lata et l'aponévrose fessière.

b. Le muscle moyen fessier (Fig. 16, 18 et 19)

Le moyen fessier naît de la fosse iliaque externe entre les deux lignes semi-circulaires. Ses fibres convergent vers la face externe du grand trochanter ; les plus postérieures s'insèrent le plus en avant, les antérieures se dirigent vers la partie postérieure du grand trochanter recouvrant partiellement les précédentes.

Rappelons que le champ d'insertion trochantérien des fibres du muscle moyen fessier est limité vers le bas par l'insertion d'une partie des fibres du muscle vaste externe. Il existe une certaine continuité entre les faisceaux musculaires de ces deux muscles et de leur aponévrose. Cette particularité est mise à profit dans certaines voies d'abord de la hanche au cours desquelles une partie de l'insertion des muscles moyen fessier et vaste externe est désinsérée du grand trochanter en sauvegardant la continuité entre les deux muscles. Cette manoeuvre permet de dégager la partie antérieure et supérieure du plan sous-jacent (plan capsulo-ligamentaire antérieur, muscle petit fessier et insertions trochantériennes antérieures des muscles pelvi-trochantériens).

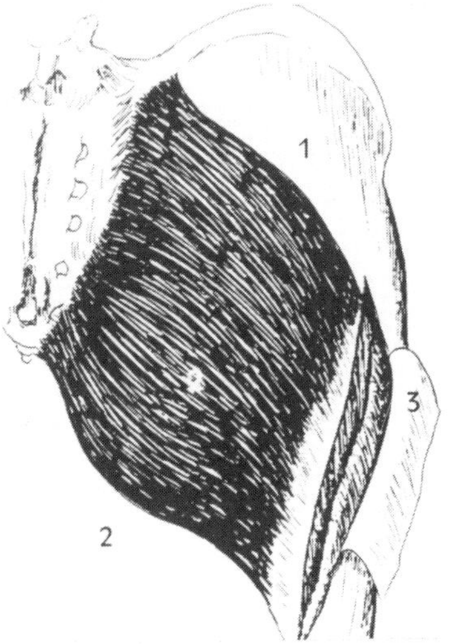

Figure 16

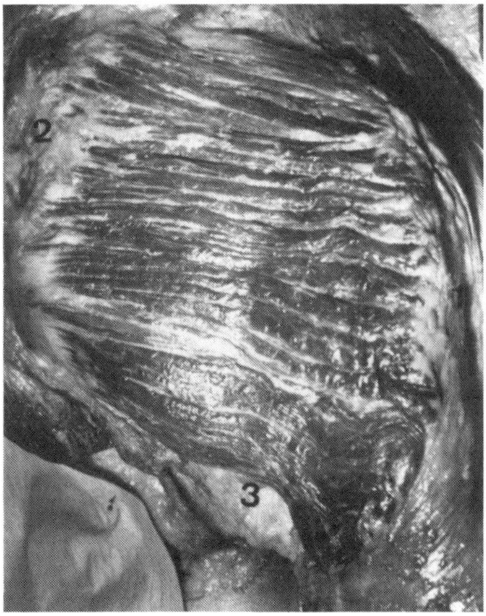

Figure 17

Figure 16.
Représentation schématique du muscle grand fessier. Observer les origines sur le sacrum, le ligament sacro-iliaque postérieur et l'os iliaque : 1. aponévrose fessière ; 2. muscle grand fessier ; 3. aponévrose fessière incisée afin de montrer les insertions du muscle grand fessier à sa face profonde.

Figure 17.
Dissection du muscle grand fessier. Observer la direction oblique des fibres et leur relation avec l'aponévrose qui recouvre le muscle moyen fessier (1) et le début du fascia lata. Noter les origines sur le sacrum (2). Observer également, à la partie inférieure, le plan cellulo-graisseux situé à la face profonde du muscle grand fessier le séparant des éléments plus profonds (3) (tubérosité ischiatique + tendon commun des muscles ischio-jambiers entre autres).

c. Le muscle petit fessier (Fig. 16)

Le muscle s'insère sur la partie de la fosse iliaque externe située en avant et en dessous de la ligne semi-circulaire antérieure et s'attache sur la face antérieure du grand trochanter. Il complète l'éventail des muscles pelvi-trochantériens.

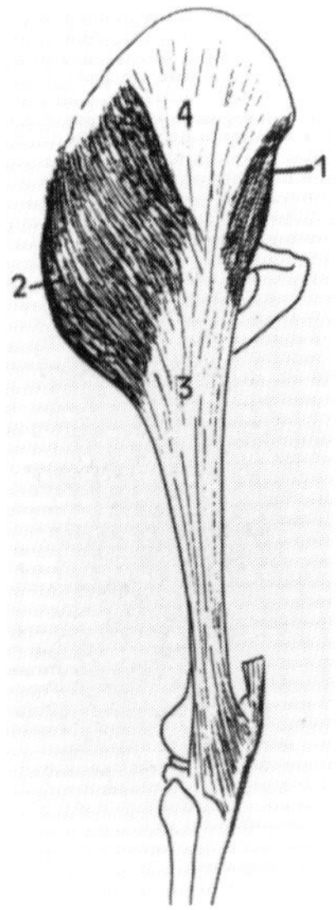

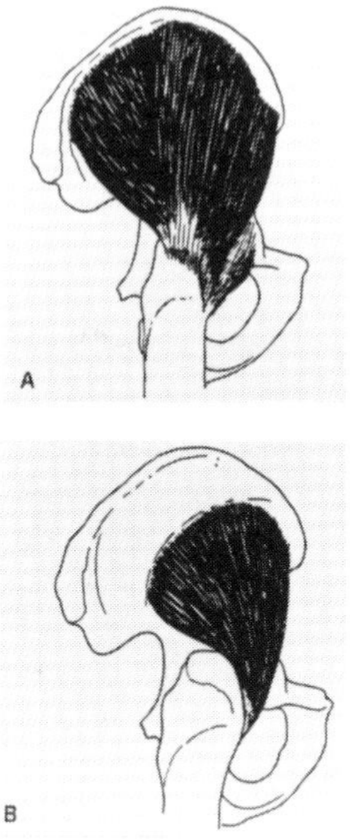

Figure 18 Figure 19

Figure 18.
Représentation schématique du plan musculaire superficiel en vue externe ("deltoïde fessier"-fascia lata) : 1. muscle tenseur du fascia lata ; 2. muscle grand fessier ; 3. fascia lata ; 4. aponévrose du moyen fessier.

Figure 19, A et B.
Représentation schématique des muscles moyen fessier (A) et petit fessier (B)

3.2.2. Les muscles antérieurs et externe de la cuisse

a. Le muscle tenseur du fascia lata (Fig. 18 et 20)

Ce muscle externe est parfois regroupé avec les muscles fessiers ; il participe avec le grand fessier et le moyen fessier à la formation du "deltoïde fessier". Depuis ses origines sur l'épine iliaque antéro-supérieure et la partie antérieure de la crête iliaque, son corps musculaire se poursuit par la bandelette de MAISSIAT qui s'attache à la partie supéro-externe du tibia (tubercule de GERDY). Cette bandelette est en contact étroit avec le grand trochanter dont elle est séparée par un plan de glissement.
Lors de certains mouvements et dans certaines conditions particulières, il peut exister un ressaut de cette bandelette sur le relief osseux (hanche à ressaut ou *snipping hip*).
Le bord postérieur du muscle tenseur du fascia lata jouxte le bord antérieur du muscle moyen fessier. Dans la voie d'abord antéro-latérale de l'articulation coxo-fémorale, la face antérieure de cette dernière peut être abordée, sans section musculaire, en s'insinuant entre ces muscles.
Cet abord, plus antérieur, permet de sauvegarder l'intégrité du muscle moyen fessier, évitant d'écarter les faisceaux de ce muscle tel qu'il est

proposé dans la voie d'abord transglutéale. Remarquons cependant que la partie supérieure de l'espace compris entre ces 2 muscles est traversée par le nerf du tenseur du fascia lata et qu'il peut être partiellement ou complètement lésé lors de cette voie d'abord.

b. Le muscle droit antérieur (Fig. 20)

Le droit antérieur naît par un tendon direct au niveau de l'épine iliaque antéro-supérieure et un tendon réfléchi au niveau de la gouttière sus-cotyloïdienne. Ses fibres se réunissent pour former un tendon qui participe à la formation du tendon quadricipital s'insérant à la base de la rotule.
Le muscle droit antérieur peut être palpé dans l'interstice entre le muscle couturier et le muscle tenseur du fascia lata. Le tendon du muscle droit antérieur est séparé de la face antérieure de l'articulation coxo-fémorale par une bourse séreuse. Celle-ci ainsi que celle du muscle psoas-iliaque peut être atteinte par des processus inflammatoires comme mentionné précédemment.

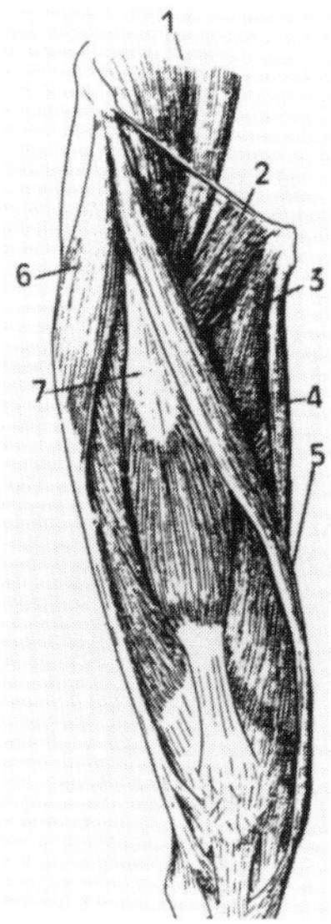

Figure 20.
Représentation schématique des muscles antérieurs et internes de la cuisse :
1. muscles psoas et iliaque ; 2. muscle pectiné ; 3. muscle moyen adducteur ; 4. muscle droit interne ; 5. muscle couturier; 6. muscle tenseur du fascia lata ; 7. muscle droit antérieur.

c. Le muscle couturier (Fig. 20)

Depuis son origine au niveau de l'épine iliaque antéro-supérieure, le muscle couturier se porte en bas et en dedans. Son tendon terminal forme le plan superficiel de la patte d'oie s'insérant à la partie supéro-interne du tibia. Ce muscle, qui contribue à délimiter le triangle de Scarpa en dehors, peut être aisément palpé sur toute sa longueur. Il constituera également une des parois du canal fémoral sur une partie de son trajet.

3.2.3. Les muscles internes ou adducteurs de la cuisse

a. Le muscle pectiné (Fig. 20)

Le muscle pectiné naît du bord antérieur de l'os iliaque au niveau de la surface pectinéale. Son corps charnu se dirige en bas, en dehors et en arrière pour s'insérer sur la branche moyenne de trifurcation de la ligne âpre (crête du pectiné). Il forme le plan superficiel des adducteurs de la cuisse avec le muscle moyen adducteur.

b. Le muscle droit interne (Fig. 20)

Prenant son origine sur la branche descendante du pubis, le droit interne constitue le plan profond de la patte d'oie en s'insérant à la face interne du tibia. Il délimite vers le dedans le triangle de Scarpa. Ce muscle est aisément palpable, en particulier si la hanche est placée en abduction.

c. Le muscle moyen adducteur (Fig. 20)

Situé immédiatement sous le muscle pectiné, le moyen adducteur naît de l'angle et de l'épine du pubis. A partir de ses origines, le muscle devient de plus en plus large et se termine au niveau de l'interstice de la ligne âpre. Ce muscle, fréquemment lésé en pratique sportive, est aisément palpé dans le fond du triangle de Scarpa.

d. Le muscle petit adducteur (Fig. 21)

Le muscle petit adducteur constitue le plan moyen des adducteurs de la cuisse. Il naît de la branche ischio-pubienne, entre les insertions des muscles droit interne et moyen adducteur. Il se termine par deux faisceaux au niveau de l'interstice de la ligne âpre.

e. Le muscle grand adducteur (Fig. 21)

Le plan profond des muscles adducteurs est formé par la grand adducteur qui prend naissance au niveau de la branche ischio-pubienne et de la tubérosité ischiatique et se termine par trois faisceaux :

- un faisceau inférieur qui s'insère sur le tubercule du grand adducteur
- un faisceau supérieur qui se termine sur la branche de trifurcation interne de la ligne âpre
- un faisceau moyen qui se fixe sur l'interstice de la ligne âpre.

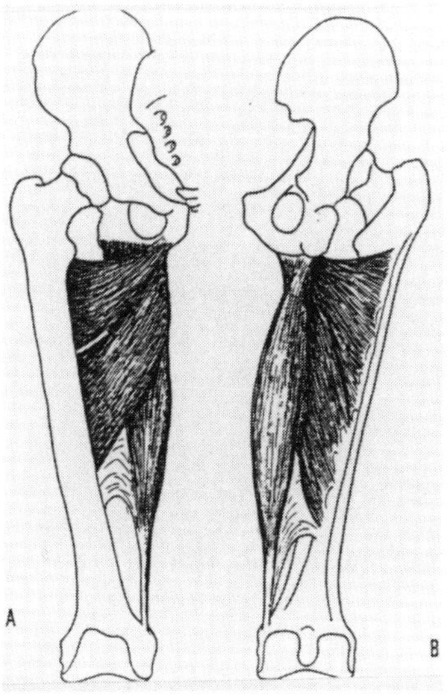

Figure 21

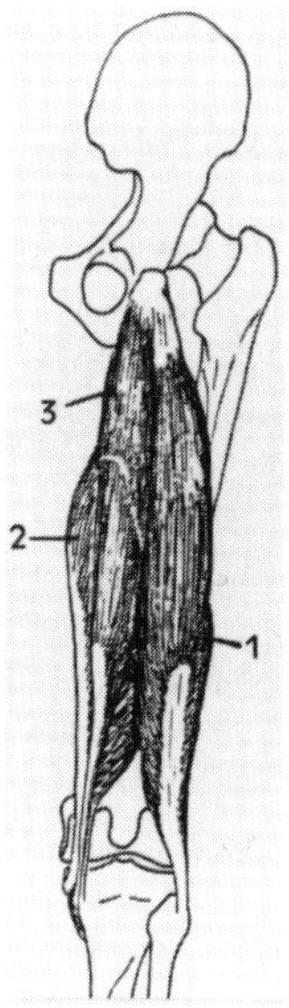

Figure 22

Figure 21.
Représentation schématique du muscle grand adducteur de la cuisse.
(A : vue antérieure ; B : vue postérieure)

Figure 22.
Représentation schématique des muscles ischio-jambiers : 1. longue portion du biceps ; 2. muscle demi-tendineux ; 3. muscle demi-membraneux.

3.2.4. Les muscles postérieurs de la cuisse

Les muscles de ce groupe ont la particularité de posséder tous trois une origine par un tendon que l'on peut considérer comme commun sur la tubérosité ischiatique et une insertion distale sur le squelette jambier, justifiant ainsi leur dénomination de muscles "ischio-jambiers".

Le tendon d'origine est séparé du plan du muscle grand fessier par une bourse séreuse qui recouvre également la tubérosité ischiatique constituant ainsi un plan de glissement important. Les atteintes de cette bourse peuvent être le siège d'ischialgies notamment lors de la pratique de certains sports tel le cyclisme.

a. La longue portion du biceps (Fig. 22)

La longue portion du biceps crural possède une insertion commune avec la courte portion sur la tête du péroné et la tubérosité externe du tibia.

b. Le muscle demi-membraneux (Fig. 22)

Le tendon distal du muscle demi-membraneux se divise en trois faisceaux:

- un tendon direct qui se fixe à la partie postérieure de la tubérosité interne du tibia
- un tendon réfléchi qui se dirige vers l'avant et s'associe dans la gouttière située au niveau de la tubérosité interne du tibia
- un tendon récurrent (= ligament poplité oblique) dont les fibres se perdent dans le plan capsulaire postérieur du genou (coques condyliennes).

c. Le muscle demi-tendineux (Fig. 22)

Il constitue le plan profond de la patte d'oie avec le tendon du droit interne. Il s'insère sur la face interne du tibia.

3.3. Innervation des muscles agissant sur la hanche

A titre indicatif, il nous a paru utile de mentionner l'innervation des divers muscles cités dans le paragraphe précédent sous forme d'un tableau (Tableau I).

4. LES MOUVEMENTS DE L'ARTICULATION COXO-FÉMORALE

L'articulation coxo-fémorale appartenant au groupe des énarthroses, il existe une infinité d'axes autour desquels peuvent s'effectuer les mouvements. Arbitrairement, ces nombreux mouvements seront cependant ramenés à ceux se déroulant autour des 3 axes conventionnels.
Il ne faut cependant pas perdre de vue que des possibilités de combinaison de mouvements sont nombreuses et que la description classique de ces mouvements est réductrice.

Afin de ne pas alourdir l'exposé, nous avons préféré représenter ces possibilités dans le tableau II.

Étant donné la présence de muscles biarticulaires antérieurs et postérieurs, les mouvements autour de l'axe transversal seront influencés par la position du genou.
Le tableau II mentionne en outre quelques-uns des muscles principaux impliqués dans le mouvement. Le paragraphe consacré à l'analyse de l'action des muscles de la hanche complète utilement ces informations.

MUSCLE	PLEXUS	BRANCHE	RACINES
1.Psoas-iliaque	Lombaire	Collatérales du nerf crural	L2-L3
2.Muscles pelvi-trochantériens 2.1.Pyramidal 2.2. Obturateur interne 2.3.Jumeau supérieur 2.4.Jumeau inférieur 2.5.Obturateur ext.	 Sacré Lombaire	Nerf du pyramidal N.de l'obturateur interne N.du jumeau sup. N.du jumeau inférieur et du carré crural Nerf obturateur	S1-S2 L5-S1-S2 L5-S1-S2 L4-L5-S1 L3-L4
3.Carré crural	Sacré	Nerf du jumeau inf. et du carré crural	L4-L5-S1
MUSCLES AGISSANT SUR LA HANCHE			
1.Muscles fessiers 1.1.Grand fessier 1.2.Moyen fessier 1.3.Petit fessier	 Sacré Sacré Sacré	 Nerf fessier inf. Nerf fessier sup. Nerf fessier sup.	 L5-S1-S2 L4-L5-S1 L4-L5-S1
2.Muscles antérieurs et externe 2.1.Tenseur du fascia lata 2.2.Droit antérieur 2.3.Couturier	 Sacré Lombaire Lombaire	 Nerf fessier sup. Nerf crural Nerf crural	 L4-L5-S1 L2-L3-L4 L2-L3-L4
3.Muscles internes et adducteurs 3.1.Pectiné 3.2.Droit interne 3.3.Moyen adducteur 3.4.Petit adducteur 3.5.Grand adducteur	 Lombaire Lombaire Lombaire Lombaire Lombaire et sacré	 Nerf crural-nerf obt. Nerf obturateur Nerf crural-nerf obt. Nerf obturateur Nerf obturateur- n.grand sciatique	 L2-L3-L4 L2-L3-L4 L2-L3-L4 L2-L3-L4 L3-L4 L2-L3-L4-L5-S1
4.Muscles postérieurs 4.1.Longue portion du biceps 4.2.Demi-membraneux 4.3.Demi-tendineux	Sacré Sacré Sacré	Nerf grand sciatique Nerf grand sciatique Nerf grand sciatique	S1-S2-S3 L5-S1-S2 L5-S1-S2

Tableau I.
Innervation des muscles agissant sur la hanche.

Mouvement	Position du genou	Amplitude	Ligaments limitant le mouvement	Muscles principaux
Flexion active	Extension	90°		Psoas-iliaque Couturier
Flexion active	Flexion	120°		Droit antérieur (si genou fléchi) Tenseur du fascia lata. Muscles adducteurs. Pectiné
Flexion passive	Flexion	140°		
Extension active	Extension	20°	Tous les ligaments capsulaires	Grand fessier Ischio jambiers
Extension active	Flexion	10°	idem	Grand adducteur (f.interne)
Extension passive	-	20-30°	idem	
Abduction		45°	Ligament pubo-fémoral	Moyen fessier Grand fessier Petit fessier Tenseur fascia lata (n.b.grand écart frontal: abd.+flexion)
Adduction		30°	Ligament ilio-prétrochantérien	Adducteurs-Pectiné -Droit interne-Grand fessier-Lg.Biceps
Rotation externe		60°	Ligaments ilio-prétrochantérien et pubo-fémoral	Pyramidal-Obturateurs-Jumeaux-Crural-Moyen fessier-Adducteurs
Rotation interne		30°-40°	Ligament ischio-fémoral Ligament pubo-fémoral	Petit fessier Faisceau ant. du moyen fessier

Tableau II.
Les mouvements de l'articulation coxo-fémorale.

5. ACTION DES MUSCLES DE LA HANCHE

Ces actions seront analysées globalement. Afin de ne pas alourdir le texte, nous avons préféré analyser l'intervention des divers muscles dans les principaux mouvements de la hanche.

Les tableaux ci-après n'ont qu'une valeur indicative et résultent d'une analyse de données bibliographiques de divers auteurs. Quelques divergences peuvent exister, en particulier pour les actions secondaires de certains muscles.

Des développements supplémentaires ne nous ont pas paru être d'une grande aide dans un chapitre qui, bien que fondamental, souhaite rester proche des impératifs de la pratique médicale.

5.1. Muscles fléchisseurs de la hanche

Muscles principaux	Muscles accessoires
.Psoas-iliaque : +++ .Droit antérieur : ++ .Couturier : ++ .Tenseur du fascia lata : ++	.Pectiné : + .Moyen adducteur : + .Droit interne : +

Le psoas-iliaque est le plus puissant des muscles fléchisseurs de la hanche ; c'est le seul muscle monoarticulaire, les muscles droit antérieur, couturier et tenseur du fascia lata pontant l'articulation de la hanche et celle du genou.
L'action de flexion du droit antérieur et du couturier augmente avec la flexion du genou.
Soulignons un élément intéressant concernant le tenseur du fascia lata : en effet, c'est le seul muscle fléchisseur innervé par le plexus sacré. En cas de lésion au niveau du crural (plexus lombaire), grâce au tenseur du fascia lata, le sujet peut développer une compensation.

5.2. Muscles extenseurs de la hanche

Muscles principaux	Muscles accessoires
.Grand fessier : +++ .Demi-tendineux : ++ .Demi-membraneux : ++ .Longue portion du biceps : ++	.Grand adducteur

Le grand fessier est le muscle extenseur le plus puissant. C'est aussi le muscle le plus puissant du corps.
Les muscles ischio-jambiers (demi-tendineux, demi-membraneux et longue portion du biceps) sont des muscles biarticulaires. Leur puissance d'extension est maximale lorsque le genou est en extension. L'extension de la hanche au cours de la marche est assurée par les ischio-jambiers ; le grand fessier n'intervient que lors d'activités plus importantes comme le saut ou la course.

5.3. Muscles abducteurs de la hanche

Muscles principaux	Muscles accessoires
.Moyen fessier : +++ .Petit fessier : ++ .Tenseur fascia lata : ++	.Faisceaux supérieurs du grand fessier : + .Pyramidal : +

Le moyen fessier est le principal moteur de l'abduction. Son efficacité augmente avec l'amplitude d'abduction de la hanche. C'est aux environs de 35° d'abduction que sa puissance est maximale, la ligne d'action du muscle

étant alors perpendiculaire à son bras de levier par rapport à l'axe du mouvement.
Le tenseur du fascia lata et les fibres supérieures du grand fessier forment avec l'aponévrose fessière un large triangle à base supérieure dont le sommet se poursuit par la bandelette de MAISSIAT. Cette nappe triangulaire est appelée "deltoïde fessier" par analogie au membre supérieur.
La contraction synergique du tenseur du fascia lata et du grand fessier provoque une abduction pure de la hanche.

5.4. Muscles adducteurs de la hanche

Muscles principaux	Muscles accessoires
.Grand adducteur : +++	.Demi-tendineux : +
.Moyen adducteur : ++	.Demi-membraneux : +
.Petit adducteur : ++	.Long biceps : +
.Droit interne : ++	.Grand fessier : +
	.Carré crural : +
	.Obturateur interne : +
	.Obturateur externe : +

Les muscles adducteurs de la hanche sont nombreux et particulièrement importants pour l'équilibre du bassin. Le plus puissant est représenté par le grand adducteur : la disposition de ses fibres permet un allongement moindre du muscle en position d'abduction lui permettant ainsi de conserver une puissance considérable d'adduction.

5.5. Muscles rotateurs externes de la hanche

Muscles principaux	Muscles accessoires
.Muscles pelvi-trochantériens : +++	.Petit fessier : +
.Pyramidal	.Grand adducteur : +
.Obturateur interne + jumeaux	.Pectiné : +
.Obturateur externe	.Ischio-jambiers : +
.Carré crural : ++	
.Grand fessier : ++	
.Moyen fessier : ++	

De même que les adducteurs, les muscles rotateurs externes de la hanche sont nombreux et beaucoup plus puissants que les rotateurs internes.
Les muscles pelvi-trochantériens sont les principaux rotateurs externes, exerçant essentiellement cette fonction lorsque la hanche est en extension, à l'exception de l'obturateur externe qui est rotateur externe dans son entièreté, tandis que seules les fibres postérieures du moyen fessier et dans une moindre mesure les fibres postérieures du petit fessier ont une composante de rotation externe.

Quant aux adducteurs, ils sont rotateurs externes lorsque le fémur est en rotation externe, ils deviennent rotateurs internes en rotation interne.

5.6. Muscles rotateurs internes de la hanche

Muscles principaux	Muscles accessoires
.Petit fessier : +++ .Tenseur du fascia lata : ++	.Moyen fessier : ++ .Adducteurs

Les muscles rotateurs internes de la hanche sont d'une part moins nombreux que les rotateurs externes et d'autre part environ trois fois moins puissants.
Le petit fessier est le principal rotateur externe (à l'exception de ses fibres postérieures).
Le tenseur du fascia lata ainsi que les fibres antérieures du moyen fessier possèdent une composante de rotation externe non négligeable.

6. VASCULARISATION DE LA COXO-FÉMORALE

La vascularisation de l'articulation coxo-fémorale et plus spécialement de la tête fémorale est particulièrement précaire. Il faut en voir la preuve dans l'incidence élevée de pathologies ischémiques affectant la tête fémorale.
La vascularisation de l'articulation coxo-fémorale sera tributaire de l'artère du ligament rond, d'artères capsulaires alimentées par le réseau artériel de l'artère ischiatique et des artères circonflexes antérieure et postérieure, enfin de l'artère circonflexe postérieure elle-même.

6.1. L'artère du ligament rond

Branche de l'artère obturatrice, cette artère joue un rôle important pendant la croissance puisqu'elle assure seule la vascularisation de l'épiphyse. Progressivement, son rôle s'estompe avec la fin de la croissance et, à l'âge adulte, cette artère n'assume plus un rôle important dans plus de deux tiers des cas.
Il n'est pas rare lors d'examens anatomo-pathologiques d'observer des thromboses de cette artère.
Lorsque l'artère est perméable, elle ne vascularise qu'une petite partie médiale de la tête fémorale chez l'adulte.

6.2. Les artères capsulaires

Les artères capsulaires sont tributaires des réseaux artériels issus des artères circonflexes antérieure et postérieure ainsi que d'anastomoses avec le réseau de l'artère ischiatique.
Ces artères capsulaires vascularisent le pôle inférieur de la tête fémorale ainsi que les structures capsulo-ligamentaires.

Elles vascularisent également le col.
Ces artères sont menacées par les fractures du col du fémur situées à proximité de la tête ainsi que lors de luxations de l'articulation coxo-fémorale.

6.3. L'artère circonflexe postérieure

Cette artère chemine derrière le muscle carré crural.
Elle enjambe le bord supérieur du col et assure la vascularisation de la partie portante de la tête fémorale (un tiers supérieur). Ce territoire souligne l'importance de cette artère.
Lors de l'abord postérieur de la hanche, cette artère est menacée et fréquemment lésée.

Les auteurs expriment leur plus vive gratitude au Prof. J. MILAIRE qui leur a permis de reproduire les schémas présentés dans ce chapitre.

BIOMÉCANIQUE DE LA HANCHE

P. MAQUET

En station debout (Fig.1), les hanches supportent la tête, le tronc et les deux membres supérieurs. Si l'appui est symétrique sur les deux pieds, chaque hanche supporte à peu près 30 % du poids total du corps. Cette force s'exerce verticalement sur l'articulation.

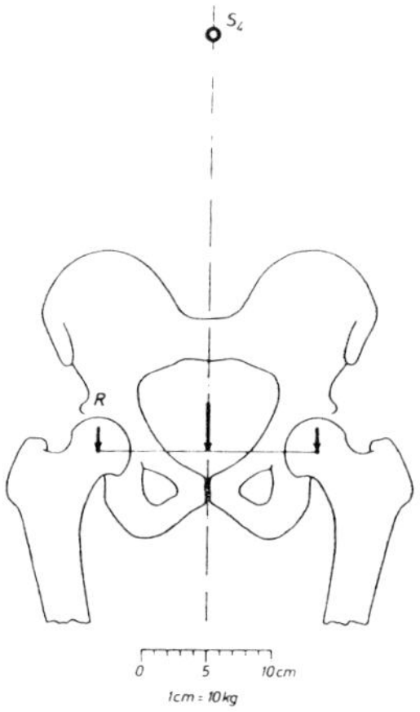

Figure 1.

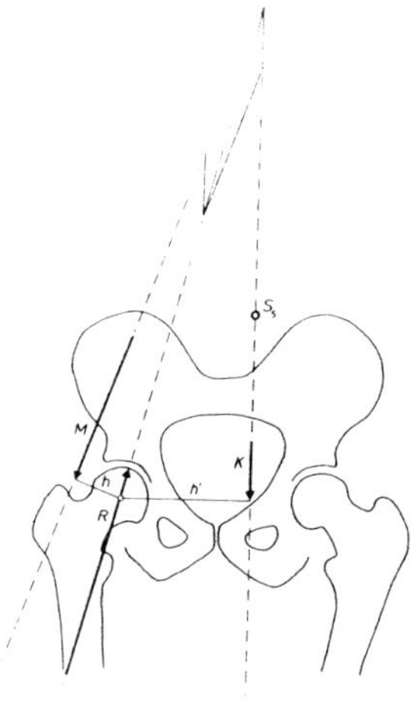

Figure 2.

Figure 1. Sujet debout avec appui symétrique sur les deux pieds.
S 4 : centre de gravité de la masse du corps supportée par les hanches ;
R : force exercée sur une hanche (PAUWELS).

Figure 2.
Forces exercées sur la hanche en charge quand le sujet est debout sur un pied.
S 5 : centre de gravité de la masse du corps supportée par la hanche ; K : force exercée sur la hanche par cette masse ; h' : bras de levier de K ; M : force exercée par les muscles abducteurs ; h : bras de levier de M; R : résultante des forces K et M (d'après PAUWELS).

Lors de la marche, chaque hanche alternativement porte la masse du corps moins le membre inférieur en charge (Fig. 2). Cette masse peut être imaginée comme concentrée en son centre de gravité S 5. Elle exerce une force K comprenant son poids et les forces fictives d'inertie dues à ses accélérations positives ou négatives. La force K agit excentriquement sur la hanche avec un bras de levier h'. Le bras de levier h' est la perpendiculaire abaissée du centre de rotation de la tête fémorale sur la ligne d'action de la force K. Celle-ci tend donc à basculer le bassin en adduction sur le fémur.

Elle est équilibrée par une force musculaire M fournie par les muscles abducteurs mono-articulaires (moyen et petit fessiers) et bi-articulaires (tenseur du fascia lata essentiellement). La force M agit avec un bras de levier h qui est la distance entre la ligne d'action de M et le centre de rotation de la tête fémorale. Puisqu'il y a équilibre, les moments sont égaux et Kh' = Mh. La hanche transmet la résultante R ou somme vectorielle des forces K et M. La ligne d'action de la force R transmise du bassin au fémur et de sa réaction R transmise du fémur au bassin passe par l'intersection des forces K et M et par le centre de rotation de la tête fémorale. D'après PAUWELS, cette ligne d'action est normalement inclinée de 16° sur la verticale. Le vecteur correspondant à la force R s'obtient aisément en construisant le parallélogramme des forces K et M.

La grandeur et la direction de la résultante R dépendent donc :

1. du poids de la masse du corps supportée et de ses accélérations.
2. du bras de levier h' de la force K
3. de la direction de la force musculaire M et de la longueur de son bras de levier h.

La résultante R varie en grandeur pendant la marche du fait des variations des accélérations du centre de gravité S 5. Nous l'avons calculée pour la phase d'appui unilatéral chez le sujet normal pesant 58.7 kg et dont BRAUNE et FISCHER étudièrent la marche. Elle varie entre 4 fois (phase 12, au début de la période d'appui unilatéral) et 1.3 fois (phase 17, au milieu de l'appui unilatéral) le poids du corps. La figure 3 a donne la projection de R et sa grandeur dans le plan frontal, la figure 3 b dans le plan horizontal.

Il apparaît que la force R agit essentiellement dans le plan frontal ou au voisinage de ce plan, à une inclinaison moyenne de 16° sur le plan sagittal. L'étude de la projection frontale des forces agissant sur la hanche est donc très proche de la réalité tridimensionnelle de ces forces. Dans la pratique, elle est suffisante.

Dans une hanche normale, la force R s'exerce au centre de la surface portante de l'articulation et les contraintes de compression qu'elle entraîne dans l'articulation sont égales (Fig. 4). Ceci se traduit par une densité sous-chondrale d'égale épaisseur dans le toit du cotyle (Fig. 5 a) car, comme PAUWELS l'a montré, la quantité d'os sous-chondral (le sourcil) correspond à la grandeur des contraintes dans l'articulation. La forme de la sclérose sous-chondrale dans le toit du cotyle correspond donc au diagramme des contraintes articulaires.

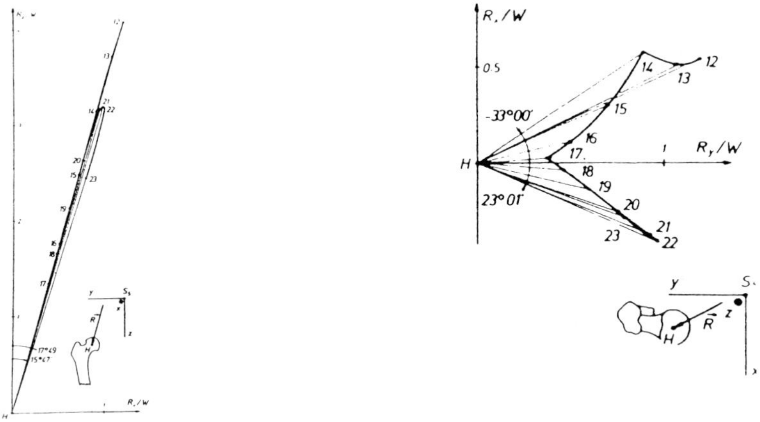

Figure 3.
Projection de la force R sur un plan frontal (a) et sur un plan horizontal (b) pendant les phases d'appui unilatéral droit de la marche selon BRAUNE et FISCHER (indiquées par les nombres). Rz : composante verticale de la force R en fractions du poids du corps W ; Ry : composante horizontale transversale ; Rx : composante horizontale dans le sens de la marche ; H : centre de rotation de la hanche ; S 5 : centre de gravité de la masse du corps supportée par la hanche.

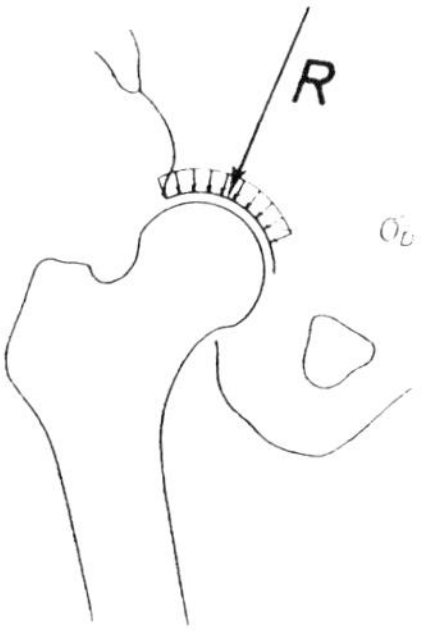

Figure 4.
Force R exercée sur la hanche et contraintes de compression articulaires σD (PAUWELS).

La présence de deux couches de cartilage et la configuration des surfaces articulaires assurent normalement la distribution uniforme des contraintes de compression articulaires, en charge, et un frottement réduit au minimum, pratiquement négligeable. Une densité sous-chondrale en dôme ou en cupule renversée (Fig. 5 b) traduit l'incapacité des tissus à répartir les contraintes articulaires uniformément. Celles-ci sont plus élevées au centre des surfaces portantes et diminuent de part et d'autre de la ligne d'action de la force R.

La densité sous-chondrale en dôme est le premier signe d'une coxarthrose primaire dont la cause première est à rechercher dans un déficit biologique des tissus.
Quand la résultante R se rapproche du bord du cotyle, la surface portante de l'articulation se réduit, même si les surfaces articulaires en contact restent inchangées. Les contraintes de compression ne se distribuent plus symétriquement dans l'articulation de part et d'autre de la ligne d'action de R mais sont concentrées au bord du cotyle. Le triangle dense qui s'y développe (triangle de PAUWELS, fig. 5 c) correspond à leur diagramme de distribution.

a b c d

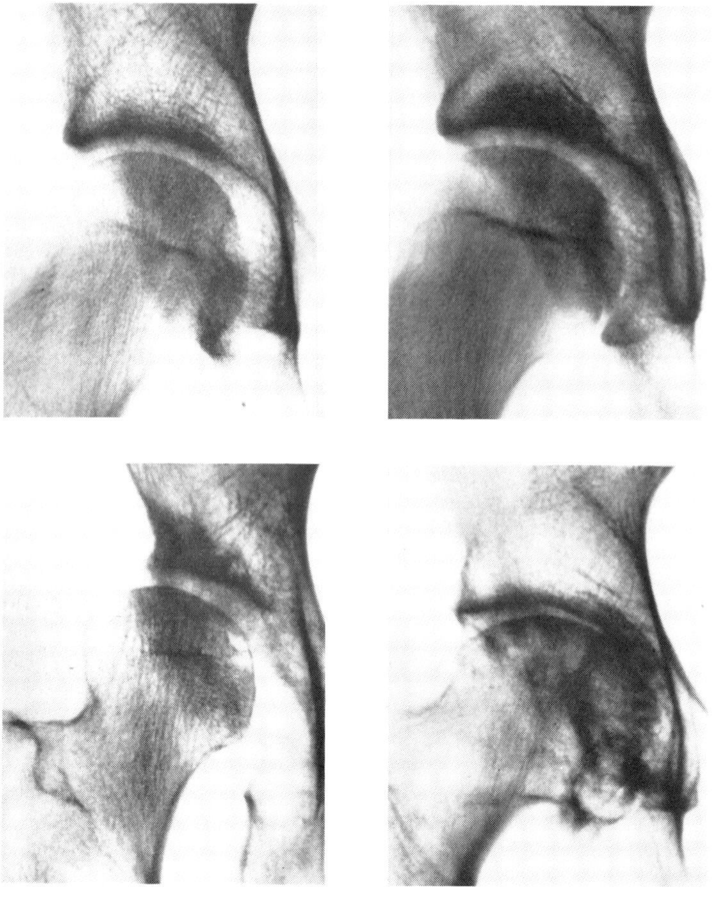

Figure 5.
a. sourcil cotyloïdien d'épaisseur égale dans une hanche normale ; b. sourcil en dôme dans une coxarthrose primaire ; c. sourcil triangulaire au bord du cotyle dans une coxarthrose subluxante ; d. sourcil triangulaire dans le fond du cotyle dans une coxarthrose protrusive.

Un triangle dense à base médiale, dans la profondeur du cotyle (fig. 5 d), accompagne souvent la coxarthrose protrusive. Il suggère un déplacement de la force R en dedans, vers le bord médial de la surface portante articulaire.

Au-delà d'une certaine limite, une grandeur exagérée des contraintes n'entraîne plus une augmentation de la formation de tissu osseux mais sa résorption (loi de PAUWELS) et les triangles latéral ou médial décrits ci-dessus se creusent de kystes en même temps que l'interligne articulaire disparaît et que des ostéophytes se développent dans les zones moins chargées (Fig. 6).

a

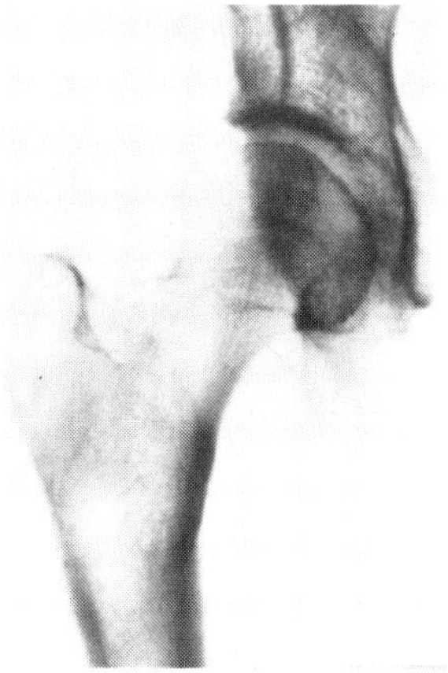

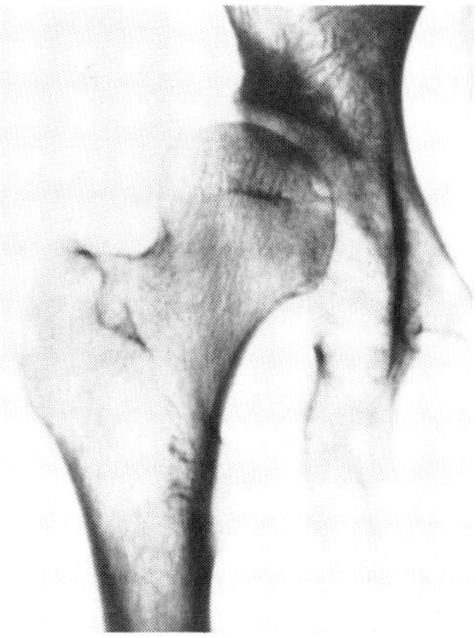

b

c

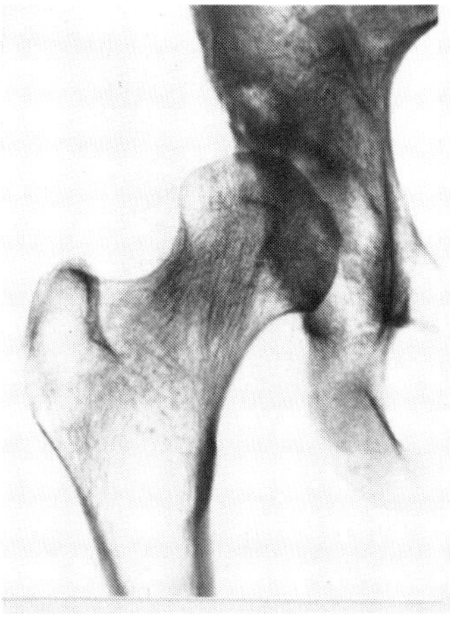

Figure 6.
Au-delà d'un seuil de contraintes, l'apposition d'os fait place à une résorption.
a. Sourcil normal ;
b. triangle dense au bord du cotyle ;
c. au-delà d'un seuil de tolérance, creusement de kystes.

Le développement d'un ostéophyte à la partie médiale de la tête fémorale refoule progressivement celle-ci en dehors, provoquant ou aggravant une subluxation (Fig. 7). Comme la ligne d'action de la force R doit passer par le centre de la tête fémorale, la subluxation progressive de celle-ci déplace R en dehors vers le rebord du cotyle, diminuant ainsi la partie portante de l'articulation et augmentant de plus en plus les contraintes de compression articulaires malgré l'agrandissement des surfaces de contact qui résulte de l'évasement du cotyle et de la présence de l'ostéophyte développé à la partie médiale de la tête fémorale (Fig. 8).

a

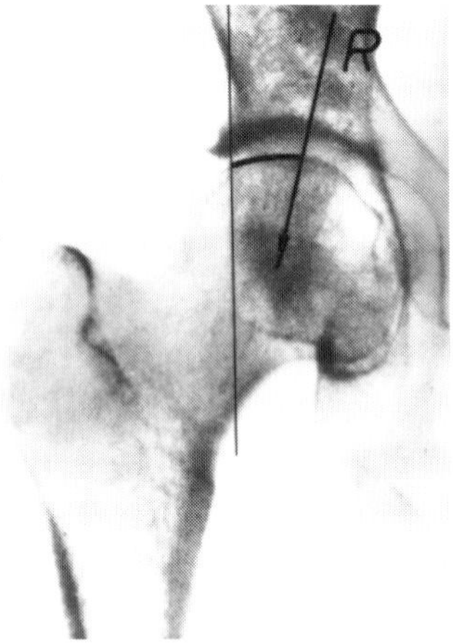

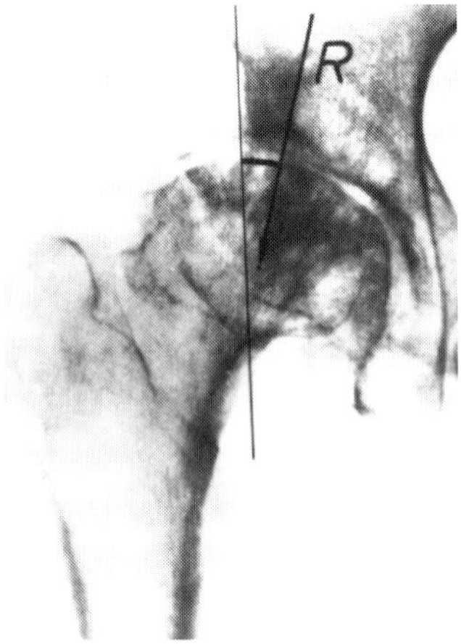

b

c

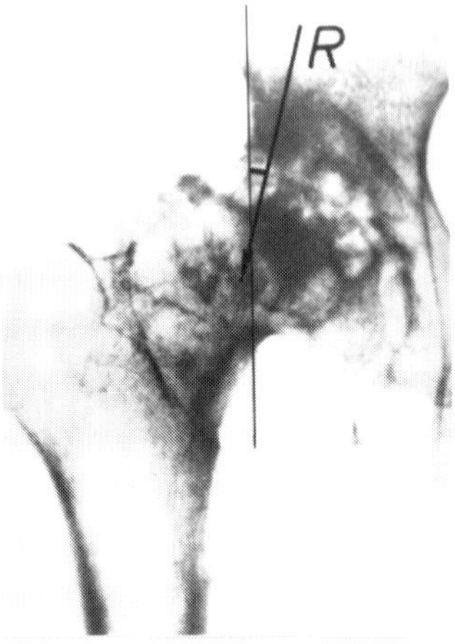

Figure 7.
Refoulement progressif du centre de la tête fémorale en dehors avec déplacement de la ligne d'action de la force R (PAUWELS).

L'angle cervico-diaphysaire est déterminant tant pour la sollicitation mécanique de l'articulation de la hanche que pour celle du col fémoral.

Dans une hanche normale (Fig. 9), la ligne d'action de la force R s'éloigne de l'axe du col fémoral, de plus en plus, distalement à partir du centre de la tête du fémur. La force R sollicite donc le col en flexion, créant des contraintes de compression D dans sa partie médiale et inférieure, des contraintes de traction Z dans sa partie latérale et supérieure. Elle provoque aussi un cisaillement S perpendiculaire à l'axe du col.

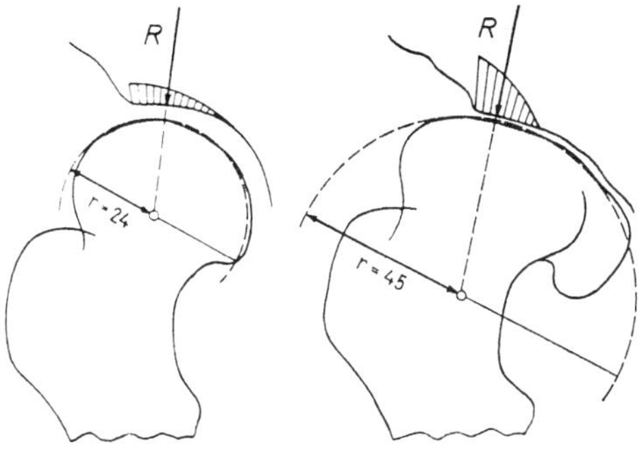

Figure 8.
Augmentation des surfaces articulaires en contact avec diminution de la partie portante de ces surfaces (PAUWELS).

Cette distribution des contraintes dans le col fémoral se traduit à la radiographie sous la forme d'un faisceau de travées osseuses médiales, sollicitées en compression, et d'un faisceau de travées latérales sollicitées en traction (Fig. 10). Ces travées forment des ogives et entourent le triangle de WARD au voisinage de la fibre neutre où les contraintes sont nulles ou trop petites pour entraîner la formation d'os.

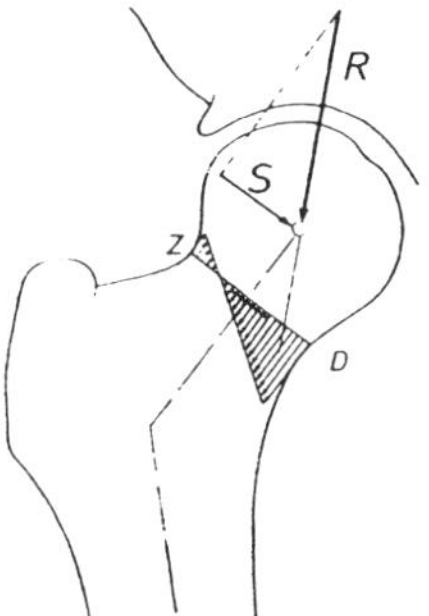

Figure 9.
Sollicitation mécanique du col fémoral par la force R. D : compression ; Z : traction ; S : composante de cisaillement ; le noyau du col est indiqué par un épais trait noir dans le diagramme des contraintes (PAUWELS).

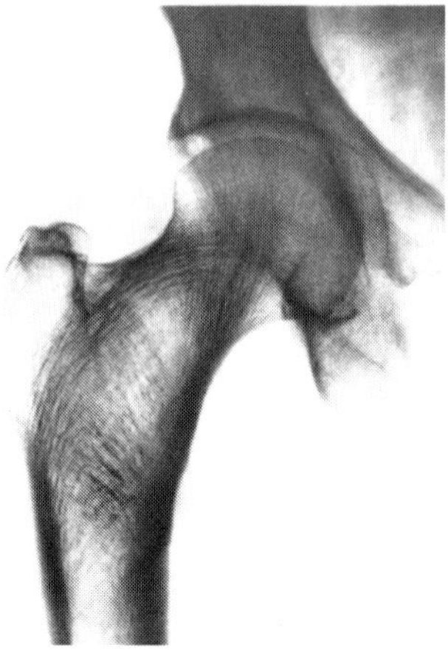

Figure 10.
Structure du col et de la tête du fémur : un faisceau de trabécules médial sollicité en compression, un faisceau latéral sollicité en traction, entre eux le triangle de WARD.

Considérons un col fémoral d'égale longueur et un cotyle de même configuration dans une hanche normale (Fig. 11 a), dans une coxa vara (Fig. 11 b) et dans une coxa valga (Fig. 11 c).

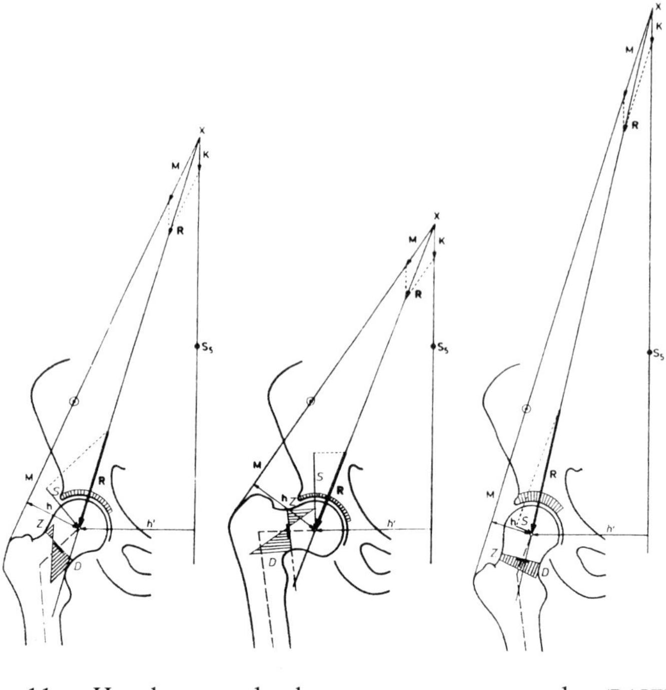

Figure 11. a. Hanche normale ; b. coxa vara ; c. coxa valga (PAUWELS).
S 5 : centre de gravité de la masse du corps supportée par la hanche ; K : force exercée par cette masse ; h' : bras de levier de K ; M : force exercée par les muscles abducteurs; h : bras de levier de M ; X : intersection des lignes d'action des forces K et M ; R : résultante des forces K et M ; S : composante de cisaillement de la force R ; D : compression ; Z : traction ; le noyau du col est indiqué par un épais trait noir.

Dans la coxa vara (Fig. 11 b) le grand trochanter est situé plus haut que normalement. Ceci allonge le bras de levier h de la force musculaire M et modifie la direction de cette force M. L'allongement de h permet aux muscles abducteurs d'équilibrer la force K avec moins de force. Le changement de direction de la force M abaisse l'intersection X des forces M et K et ouvre l'angle formé par les lignes d'action de ces forces. La réduction de la force M et l'ouverture de l'angle MK concourent pour diminuer la résultante R. La ligne d'action de R passant par X et par le centre de la tête fémorale est basculée dans le sens des aiguilles d'une montre dans notre schéma. La ligne d'action de R est donc déplacée en dedans dans le cotyle. Pour autant qu'elle passe au centre de la surface portante de l'articulation, les contraintes de compression se répartissent uniformément. La surface portante est donc agrandie et la force R transmise par l'articulation est diminuée. Par conséquent, les contraintes de compression articulaires sont plus petites dans la coxa vara que dans la hanche normale.

Dans une coxa vara, la ligne d'action de la force R diverge du col fémoral plus que dans une hanche normale. Le col est sollicité davantage en flexion et en cisaillement. Les contraintes de compression sont augmentées dans sa partie médiale et inférieure, celles de traction dans sa partie latérale et supérieure. La composante de cisaillement S est plus grande que dans le col normal. Les travées médiales sollicitées en compression et les travées latérales sollicitées en traction sont nettement plus prononcées que dans une hanche normale. Le triangle de WARD est aussi plus marqué.

En bref, dans la coxa vara la pression articulaire est moins élevée que dans la hanche normale, mais la sollicitation du col fémoral en flexion l'est plus que dans la hanche normale.

Dans la coxa valga (Fig. 11 c), le grand trochanter est situé plus bas que dans la hanche normale. Ceci raccourcit le bras de levier h de la force musculaire M. Les muscles abducteurs doivent donc exercer une force plus grande pour équilibrer la force K due à la masse du corps. La direction des muscles M est rapprochée de la verticale, ce qui déplace vers le haut l'intersection des lignes d'action des forces K et M et ferme l'angle KM. Raccourcissement de h et fermeture de l'angle KM concourent à allonger le vecteur R, c'est-à-dire à augmenter la force transmise par l'articulation. En outre cette force R est rapprochée du bord du cotyle, ce qui réduit la surface portante articulaire. L'accroissement de la force R et la réduction de la surface portante articulaire entraînent une augmentation des contraintes de compression dans l'articulation.
La ligne d'action de la force R reste voisine de l'axe du col fémoral. Elle est dans le noyau ou partie centrale de celui-ci. Il n'y a donc pas de contraintes de traction mais uniquement des contraintes de compression dans le col fémoral. La composante de cisaillement est très petite. Les contraintes de

compression sont égales dans la coupe transversale du col si la ligne d'action de R se confond avec l'axe du col. Dans ce cas la composante de cisaillement est nulle. Si la ligne d'action de R s'éloigne de l'axe du col tout en restant dans le noyau de celui-ci, il n'y a que des contraintes de compression dans le col fémoral mais ces contraintes ne sont pas égales. Elles se distribuent suivant un diagramme trapézoïdal. Dans la coxa valga il n'y a pas de triangle de WARD. Le col est rempli de travées osseuses orientées parallèlement à son axe ou à peu près.

En bref, dans la coxa valga, les contraintes de compression articulaires sont plus élevées que dans la hanche normale ; le col fémoral est sollicité en compression, sans traction et avec peu ou pas de cisaillement.

Quand une coxa valga est corrigée chirurgicalement, l'architecture spongieuse du col fémoral se modifie en conséquence de même que la sclérose sous-chondrale dans le toit du cotyle.

Une patiente de 13 ans présentait une coxa valga subluxante (Fig. 12 a). Un triangle dense au rebord du cotyle indiquait une augmentation et une distribution asymétrique des contraintes de compression dans l'articulation. Les travées spongieuses emplissaient le col fémoral et étaient orientées approximativement suivant l'axe de celui-ci. Cinq ans après une ostéotomie intertrochantérienne de varisation (Fig. 12 b), le triangle dense dans le toit du cotyle est remplacé par une sclérose sous-chondrale d'égale épaisseur. Dans le col fémoral, un faisceau de travées médiales et un de travées latérales s'entrecroisent en ogives et entourent un triangle de WARD.

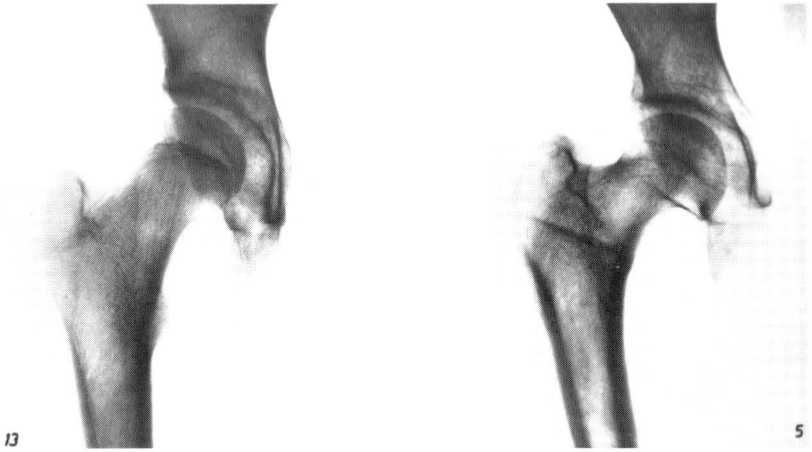

a b

Figure 12.
Patiente de 13 ans. Avant (a) et 5 ans après une ostéotomie varisante (b).

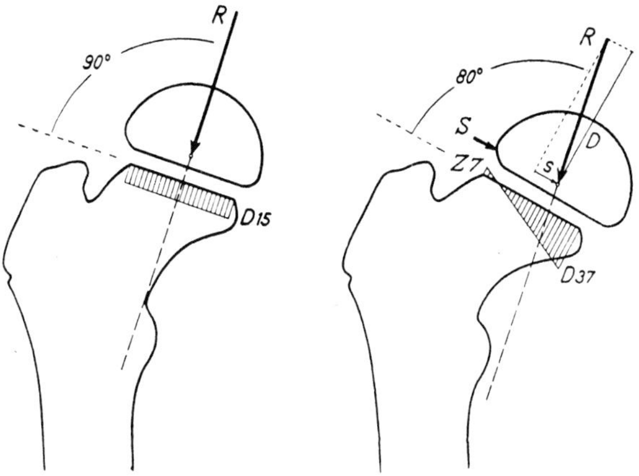

Figure 13.
a. La force R agit perpendiculairement au cartilage épiphysaire de croissance et au centre de celui-ci.
b. Inclinée par rapport au cartilage épiphysaire, la force R y entraîne une distribution inégale des contraintes. D : compression ; S : cisaillement ; Z : traction (PAUWELS).

Normalement, la résultante R agit au centre du cartilage de croissance épiphysaire supérieur et perpendiculairement à celui-ci (Fig. 13 a). Quand, par exemple après une ostéotomie varisante, la ligne d'action de R est rendue oblique par rapport au cartilage épiphysaire (Fig. 13 b), la partie médiale de celui-ci est soumise à une plus grande sollicitation en compression. Sa partie latérale est moins sollicitée en compression et peut même l'être en traction. Pour autant que le cartilage réagisse normalement, il va croître plus rapidement en dedans qu'en dehors jusqu'à être à nouveau perpendiculaire à la ligne d'action de la force R. Ceci explique le redressement du col fémoral après une varisation réalisée chez l'enfant (Fig. 14). Ce redressement oblige parfois à une deuxième varisation.
Pour se soulager, le patient souffrant d'une hanche recourt instinctivement à deux moyens : la boiterie et la canne.

Lors de la boiterie, le tronc est porté vers la hanche pathologique (Fig. 15). Le centre de gravité S 5 est donc déplacé vers la verticale passant par le centre de la tête fémorale en charge. Ceci raccourcit considérablement le bras de levier h' de la force K due à la masse du corps. Cette force peut être équilibrée par une force musculaire M plus petite. La résultante R des forces K et M est donc réduite. Sa ligne d'action est toutefois rapprochée de la verticale. Ceci est habituellement compensé par un basculement du bassin qui empêche la réduction de surface portante qu'entraînerait un rapprochement de la ligne d'action de R du rebord du cotyle. En outre, lors de la boiterie, les pas sont en général plus courts et plus lents.

Les forces fictives d'inertie dues aux accélérations sont réduites, ce qui diminue la grandeur de la force K et donc les pics qu'atteint normalement la force R durant la marche.

a

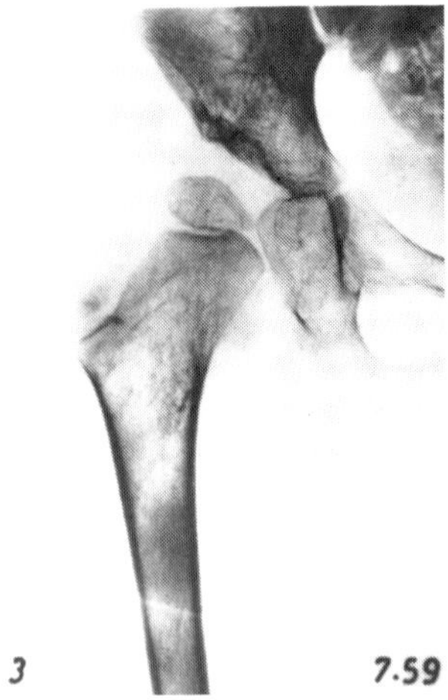

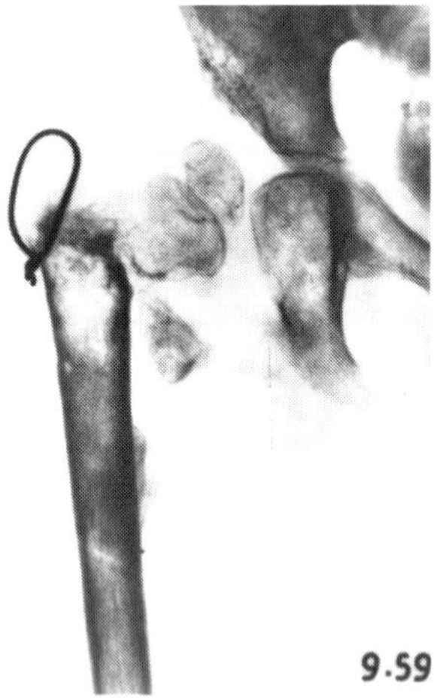

b

c

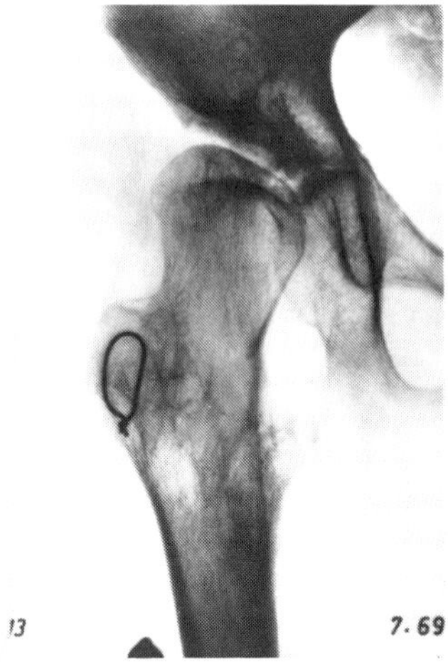

Figure 14.
Dysplasie subluxante de hanche chez une enfant de 3 ans (a).
Traitée par ostéotomie varisante (b).
Redressement du col fémoral (c).

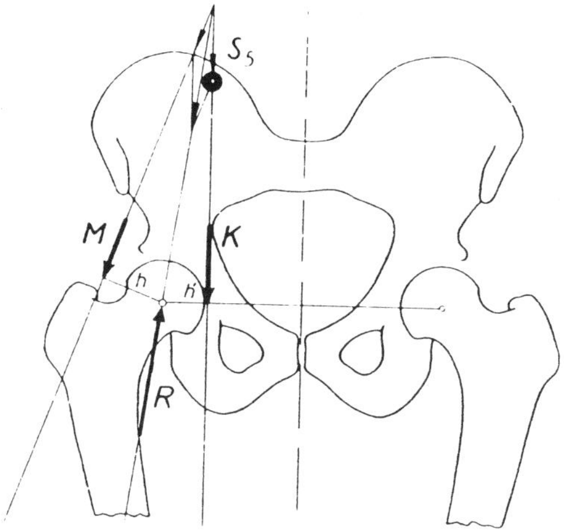

Figure 15. Boiterie (d'après PAUWELS).
S 5 : centre de gravité de la masse du corps supportée par la hanche ; K : force exercée par cette masse ; h' : bras de levier de K ; M : force exercée par les muscles abducteurs ; h : bras de levier de M ; R : résultante des forces K et M

L'utilisation d'une canne, portée du côté opposé à la hanche malade, ajoute une force à celles décrites plus haut (Fig. 16). L'appui de la main sur la canne transmet au sol une force C. Celle-ci agit sur la hanche avec un long bras de levier f. La force C s'oppose à la force K. Leur résultante F (= K - C) agit sur la hanche avec un bras de levier s plus court que h'.

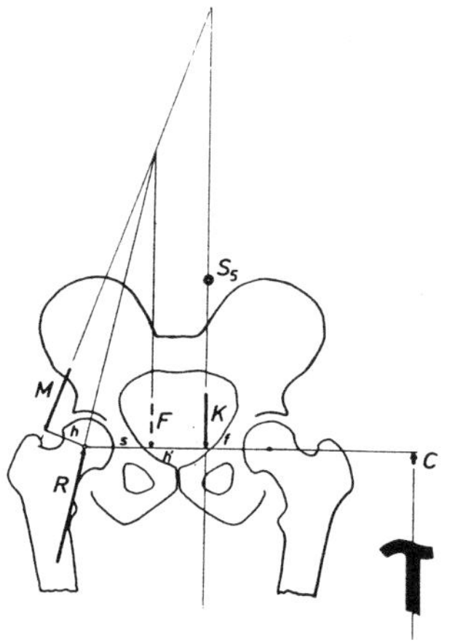

Figure 16. Utilisation d'une canne (d'après PAUWELS).
S 5 : centre de gravité de la masse du corps supportée par la hanche ; K : force exercée sur la hanche par cette masse ; h' : bras de levier de K ; M : force exercée par les muscles abducteurs ; h : bras de levier de M ; C : force exercée sur la canne ; f : bras de levier de C ; F : résultante des forces K et C ; s : bras de levier de F ; R : résultante des forces F et M. R est la force transmise par la hanche.

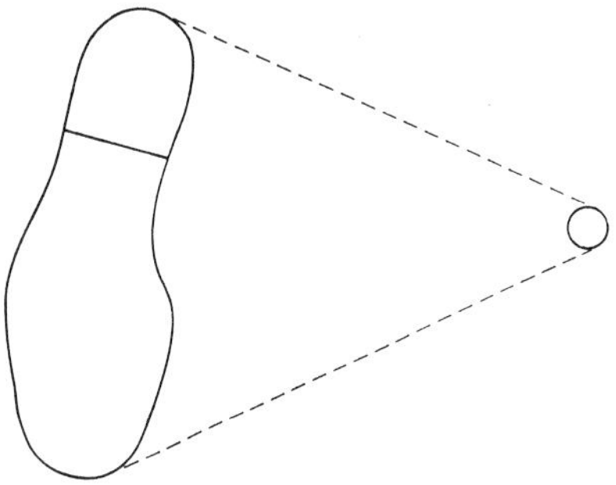

Figure 17.
La canne agrandit considérablement la base de sustentation.

La force musculaire M nécessaire à l'équilibre est donc réduite. Par conséquent la résultante R exercée sur la hanche est diminuée elle aussi. En outre la canne agrandit considérablement la base de sustentation du sujet (Fig. 17). Normalement celle-ci correspond à peu près à la surface déterminée par les contours du pied ou du soulier du membre en appui. Grâce à la canne, elle prend la forme d'un grand triangle dont la base est constituée par la tangente au bord latéral du pied ou du soulier et dont le sommet est le bout de la canne. En agrandissant ainsi la surface portante lors de l'appui unilatéral du pas, la canne améliore considérablement l'équilibre du sujet.

RÉFÉRENCES

BRAUNE W., FISCHER O. The human gait. Springer, Berlin, Heidelberg, 1987.

MAQUET P. Biomechanics of the hip as applied to osteoarthritis and related conditions. Springer, Berlin, Heidelberg, 1985.

PAUWELS F. Biomécanique de la hanche saine et pathologique. Un atlas. Springer, Berlin, Heidelberg, 1977.

PAUWELS F. Biomécanique de l'appareil moteur. Springer, Berlin, Heidelberg, 1979.

IMAGERIE DES LÉSIONS TRAUMATIQUES DE LA HANCHE ET DU COTYLE

S. SINTZOFF

PLAN

I. ARSENAL TECHNIQUE

I.a. Examen radiologique simple

L'examen radiologique simple comporte un film global de débrouillage, rayon perpendiculaire et rayon descendant de 35° dégageant l'anneau pubien (Fig. 2).

L'évaluation de l'articulation coxo-fémorale comprend une étude comparative séparée en incidence antéro-postérieure.

Un rayon ascendant de 25° est l'incidence de choix pour la détection des fractures incomplètes du col fémoral, des nécroses ischémiques.
Il s'y ajoute une incidence en faux profil de LEQUESNE, une incidence oblique alaire.
L'appréciation complète de l'interligne, notamment dans l'évaluation des remplacements prothétiques se réalise par une incidence oblique du cotyle (LEDOUX-LEBARD, LAURENT).
Des épreuves de mobilisation en abduction, adduction, sensibilisent la détection de chondrolyse précoce.

I.b. Tomodensitométrie

Obligatoire, elle réalise avec un minimum de mobilisation, le bilan loco-régional des lésions osseuses, ostéo-articulaires, intra-pelviennes (Fig. 2).

La technique 3D classique basée sur la technique de rendu par Voxels (Cemax, endoplan etc...) ne permet pas un traitement interactif de l'information et ne donne pas accès aux données quantitatives de l'image.

Une méthode récente est le résultat d'un passage technologique de l'industrie vers l'université. L'Aérospatiale a transféré son expérience et son savoir-faire informatique dans le domaine médical en association avec le service d'Orthopédie et de Radiologie du C.H.R. de Purpan de Toulouse (Prof. MANSAT et RAILHAC) [19].
Ils ont créé un système d'imagerie médicale appelé *Géolis*. Une station logicielle indépendante du système d'acquisition restitue immédiatement l'information tridimensionnelle contenue dans un empilement de coupes bidimensionnelles.
Elle permet, en temps réel, immédiatement, la visualisation et la manipulation interactive des structures osseuses et des parties molles. Elle autorise une désarticulation avec simulation de mouvements articulaires autour de points, d'axes. Elle décompose en temps réel des fragments de fracture. Elle réalise un pelage, c'est-à-dire qu'elle déplace de façon interactive un plan de coupe en supprimant les plans antérieurs. Elle

permet la création de prothèses idéales, de modèles anatomiques améliorant le diagnostic, optimisant la stratégie opératoire.

I.c. Imagerie par Résonance Magnétique

En évolution constante, son rôle est le dépistage des fractures occultes de la tête et du col du fémur (contusion, fracture ostéochondrale, intraspongieuse), la détection précoce de la nécrose ischémique, la discrimination entre celle-ci et l'algodystrophie, les contusions médullaires [4, 24] (Fig. 57, 75).

II. INTRODUCTION ANATOMO-RADIOLOGIQUE

II.a. Tissus mous de la hanche (Fig. 1)

Il existe 4 plans graisseux :

. obturateur interne sur la face pelvienne du cotyle, le long du muscle correspondant
. le fascia du psoas au versant interne du col jusqu'au petit trochanter le long du contour interne de son muscle
. en direction du grand trochanter :
- le plus externe : plan situé entre le petit et le moyen fessier
- le plus interne : plan capsulaire pour la majeure partie entre le droit antérieur et le tenseur du fascia lata.

Le plan obturateur est un indicateur utile lorsqu'il est présent. Il se manifeste bilatéralement dans moins de 25 %. Son refoulement est un signe indirect de traumatisme du cotyle adjacent.

II.b. Repères utiles

. le rebord cotyloïdien antérieur nettement moins développé est moins saillant que le rebord postérieur (Fig. 3, 7, 9, 12, 14)
. la ligne ilio-ischiatique correspond à la tangente au contour interne de la lame quadrilatère (Fig. 5, 9). Elle est différente de l'U radiologique de KOHLER, de CALOT correspondant à la section axiale de son segment postérieur. Elle fait partie de la colonne postérieure du cotyle.
. le cintre cervico-obturateur, ligne de MÉNARD ou de SHENTON, suit le contour inférieur du col fémoral (Fig. 9). Il est brisé par le déplacement de la tête fémorale.

La distance entre l'U radiologique et l'épiphyse fémorale est habituellement de 2 à 3 mm (Fig. 6, 9). Un élargissement unilatéral impose la recherche d'un fragment osseux, ostéochondral ou chondral interposé.

II.c. Morphologie trabéculaire

Deux groupes trabéculaires principaux se répartissent au niveau de la tête et du col du fémur :

. les travées de compression : elles sont orientées verticalement, partant de la corticale interne du col vers la tête du fémur suivant une configuration grossièrement triangulaire
. les travées de traction réalisent un arc du contour externe du grand trochanter jusqu'à la corticale supérieure du col au-travers de la tête fémorale croisant les travées de compression dans sa partie centrale

Cette disposition trabéculaire est démasquée, chez les personnes âgées, par l'ostéopénie.

II.d. Variantes de la normale les plus habituelles

. le centre d'ossification accessoire supéro-externe du cotyle, "l'os acétabulaire", ne doit pas être confondu avec un arrachement postérieur (Fig. 10). De localisation postérieure, il présente en général un contour plus dense.
. une déclivité, un aplatissement de la fovéa anatomique sont différents d'une impaction ostéochondrale
. les irrégularités de la surface portante du cotyle se rencontrent normalement au cours de la croissance, de 7 à 12 ans
. les trajets vasculaires nourriciers ne sont pas des fractures. Leur interruption est un témoin indirect de lésion osseuse traumatique.

La morphologie osseuse de la hanche comparée à l'épaisseur de la capsule et à la disposition trabéculaire exprimant les contraintes biomécaniques du col justifie solidité et stabilité articulaires. Elle est cependant susceptible aux lésions traumatiques aux différents stades de la vie.

Au cours de l'adolescence, avant la fusion des cartilages de croissance, l'accident habituel comprend une avulsion des épiphyses trochantériennes ou un déplacement de l'épiphyse fémorale supérieure.

Par assimilation clinique, il faut rechercher des lésions de voisinage.

Elles intéressent :

* les épines iliaques :

. antéro-supérieure à l'insertion du couturier
. antéro-inférieure au niveau du droit antérieur (Fig. 7, 12)

* la tubérosité de l'ischion à l'insertion des adducteurs

* la symphyse pubienne, insertion des grand et court adducteurs. Leur réparation prend un aspect pseudo-tumoral.

Au cours du 3ème âge, l'ostéopénie par ostéoporose d'involution est responsable de la fracture du col fémoral par traumatisme mineur ou spontanément par l'activité journalière.

A l'âge adulte, la position vulnérable de la hanche est la flexion du fémur à 90°, en adduction : la contention principale est assurée par la capsule articulaire ; une force appliquée dans l'axe du fémur peut déstabiliser l'articulation (Fig. 23).

Les traumatismes de la hanche comprennent trois groupes majeurs :

1. avulsion et déplacement des épiphyses de l'extrémité proximale du fémur :

. avulsion des apophyses trochantériennes (par assimilation clinique des noyaux d'ossification périphériques de la ceinture pelvienne)
. déplacement de l'épiphyse fémorale supérieure

Les lésions musculaires traumatiques sont incluses telles que les hématomes musculaires par choc direct ou les ruptures par contraction active.

2. dislocation traumatique de la hanche, luxation :

. antérieure ou postérieure simple
. fracture
. centrale

3. fracture du col fémoral :

. intra-capsulaire (trans-cervicale ou sous-capitale)
. extra-capsulaire (per- ou inter-trochantérienne)

III. AVULSION ET DÉPLACEMENT DES ÉPIPHYSES PROXIMALES DU FÉMUR

III.a. Avulsion du petit trochanter (Fig. 17 b)

Tout comme les ruptures tendineuses, les avulsions surviennent par contraction musculaire active contre résistance en direction opposée : le plus fréquemment, arrêt brutal en course tel qu'un tackle au football ou au rugby.
Le tendon du psoas est attaché au petit trochanter lui-même. L'insertion du muscle, sur une zone plus large de la diaphyse fémorale, limite le degré de déplacement.
La lésion est exceptionnelle après la fusion apophysaire (18 ans).
Le signe de LUDLOFF (impossibilité de flexion active de la cuisse en position assise) est une des clés du diagnostic clinique.

III.b. Avulsion du grand trochanter (Fig. 17 a)

Un choc direct sur le grand trochanter peut entraîner une fracture isolée. Une séparation complète ou un déplacement, bien que rare, peut survenir lors d'une contraction musculaire violente. Les muscles adducteurs et rotateurs entraînent le fragment au-dessus du col du fémur.

III.c. Déplacement de l'épiphyse fémorale supérieure : "épiphysiolyse"

Plusieurs caractéristiques différencient le glissement de l'épiphyse fémorale supérieure du déplacement traumatique des autres épiphyses ou apophyses des extrémités des os longs. (Fig. 18, 19).

Ce déplacement surviendrait plus fréquemment chez les adolescents présentant des troubles hormonaux (hypopituitarisme, hypogonadisme avec obésité et immaturité sexuelle) ou ayant une anamnèse de croissance rapide.
La séparation survient non seulement suite à un mouvement dans un ou deux plans, mais également par torsion axiale dans la région intertrochantérienne.
La fréquence de l'atteinte simultanée des deux hanches, souvent sans anamnèse accidentelle connue, témoigne de l'incertitude pathogénique : la moitié des cas surviennent "spontanément" ; dans l'autre moitié des cas, un traumatisme sévère détermine un déplacement immédiat et complet (Fig. 20).
Le plus souvent, un tableau clinique insidieux s'accompagne d'une douleur de la hanche croissante et d'une évidence radiologique d'un glissement épiphysaire progressif.

Un glissement épiphysaire traité par immobilisation et traction s'accompagne fréquemment d'un déplacement de l'épiphyse hétéro-latérale.

Facteurs favorisants :

* *Un traumatisme* peut précipiter le glissement épiphysaire chez les enfants plus âgés.

* *Accélération de la croissance au cours de l'adolescence :* la vulnérabilité du cartilage de croissance durant cette période est accentuée par une morphologie différente. D'un plan horizontal, il passe vers un plan oblique augmentant les forces de cisaillement.

* *Troubles hormonaux :* la relation entre le glissement de l'épiphyse proximale du fémur et des périodes de croissance osseuse rapide suggère une influence hormonale.
Des études expérimentales ont démontré qu'un déficit des hormones sexuelles, en relation avec l'hormone de croissance, peut entraîner un élargissement du cartilage de croissance : les forces de cisaillement nécessaires au déplacement épiphysaire sont donc moindres. Un retard de maturation osseuse associé à une fréquence accrue de glissement de l'épiphyse fémorale proximale peut aggraver le déséquilibre entre l'hormone de croissance et les hormones sexuelles en allongeant la période de vulnérabilité résultant d'une fermeture retardée.

Malgré ces observations, il n'est pas certain que le taux d'hormones de croissance soit anormal chez les patients présentant un glissement de l'épiphyse fémorale proximale. Un grand nombre de troubles endocriniens dont l'hypothyroïdisme, l'acromégalie, le syndrome adiposo-génital, les tumeurs hypophysaires et des glandes parathyroïdes accompagnent une épiphysiolyse fémorale progressive.

* *Surcharge pondérale :* une des caractéristiques majeures des patients présentant un glissement épiphysaire est une tendance à la surcharge pondérale. L'obésité accroît les forces de cisaillement sur le cartilage de croissance, favorisant le glissement au cours de la vie normale. Sa fréquence est plus grande chez les adolescents actifs, en relation avec ces forces de cisaillement.

* *L'hyperactivité principalement sportive :* ce facteur est un élément essentiel de l'étiologie de l'épiphysiolyse méconnue au cours de la croissance chez les sportifs de haut niveau,

professionnels dont l'environnement notamment paramédical néglige la symptomatologie douloureuse exprimant un glissement progressif arthrogène (Fig. 21).
Ce type d'épiphysiolyse survient fréquemment chez des sujets longilignes ne présentant pas de surcharge pondérale.
Les contraintes pathogènes traumatiques ou micro-traumatiques sont maximales en abduction et rotation externe.

La pauvreté du score diagnostique précoce clinique et radiologique est le fait de l'oubli ou de l'ignorance de cette pathologie.

Quelques recettes améliorent la capacité de l'examen radiologique simple:

* en incidence frontale :

. le critère de normalité est un débord externe d'au moins 25% de l'épiphyse fémorale par rapport à la tangente au contour supéro-externe du col (ligne de KLEIN) (Fig. 22)
. le déplacement externe de la portion diaphysaire interne sous-jacente à l'épiphyse est un excellent indicateur de glissement. En effet, l'extrémité proximale du fémur maintenue dans l'acetabulum comprend, normalement, un segment interne de la diaphyse sous-jacente.
. la réduction de la hauteur épiphysaire (comparative).

* les lignes de FAURÉ comprennent (Fig. 22) :

. la ligne basi-capitale
. l'angle cervico-capital entre la ligne de KLEIN et la ligne basi-capitale normalement de 90°. Il se ferme dans les glissements internes.
. la flèche basi-capitale est la distance du milieu de la ligne basi-capitale à la ligne de projection du bord antérieur de la base épiphysaire. Cette flèche augmente dans les glissement postérieurs.

Ces constructions n'ont de valeur que pour une symétrie absolue de projection des cols fémoraux.

* une incidence efficace de la hanche est l'incidence oblique de LAUENSTEIN (grenouille ou frog-leg) : pour la détection des glissements épiphysaires, l'abduction complète du fémur et la flexion du genou permettant de découvrir précocement un décalage de la métaphyse par rapport à l'épiphyse généralement basculée vers l'arrière.

IV. LUXATION TRAUMATIQUE DE LA HANCHE

a. luxation simple, plus fréquemment postérieure, rarement antérieure
b. luxation-fracture
c. luxation centrale avec fracture acétabulaire.

Quoique ces trois pathologies soient considérées comme des entités séparées, chacune est souvent en relation étroite avec un tableau clinique et une anatomie traumatique semblables.

Dans la luxation-fracture, la connaissance du mécanisme accidentel et de l'anatomie fracturaire est essentielle pour le choix du traitement.

IV.a. Luxation simple de la hanche

Envisageons les divers *mécanismes* amenant à cette lésion.

La flexion du fémur à 90°, en adduction, est la position d'instabilité, de vulnérabilité. La tête fémorale, moins supportée par la cavité cotyloïde, dépend de la capsule articulaire.
Ainsi, les luxations spontanées surviennent dans les poliomyélites, les spina bifida, les paralysies cérébrales, les pathologies infectieuses de la hanche. De même, une hanche normale est vulnérable aux luxations traumatiques si le fémur est repoussé et la cuisse en flexion-adduction. Dans cette position, une force appliquée dans l'axe du membre inférieur comprime la tête fémorale vers la capsule dans le contour postérieur du cotyle. Le traumatisme survient dans les collisions frontales par percussion du fémur contre le tableau de bord par l'intermédiaire du genou. La victime habituelle est le passager avant. Hanches fléchies et genoux croisés, le genou situé le plus près du tableau de bord et recevant donc l'impact est celui du côté de la hanche fléchie en adduction.

Il existe également des luxations lorsque la hanche fléchie n'est pas totalement en adduction, par exemple lors d'une chute (toit, alpinisme). Dans cette position, la tête du fémur est partiellement protégée par l'acetabulum. Un déplacement vers l'arrière entraîne une fracture du mur postérieur. Une abduction de la cuisse au moment de l'impact crée une fracture-luxation centrale s'accompagnant d'une rupture du plancher acétabulaire. Une luxation antérieure peut résulter d'un traumatisme postérieur (piéton renversé par un véhicule).

La tête du fémur se loge au-dessus du trou obturateur et de la crête pubienne (Fig. 25). Le degré d'adduction gère l'anatomie traumatique : complète, elle détermine une luxation postérieure sans fracture ; partielle, une fracture marginale du cotyle. Une adduction partielle entraîne une luxation antérieure.

La luxation postérieure de la hanche, de diagnostic clinique évident, comporte un raccourcissement du membre inférieur s'accompagnant d'une adduction et d'une rotation interne.
Le diagnostic radiologique est aisé : déplacement postéro-supérieur du fémur. La localisation postérieure est reconnue par l'effacement progressif ou complet du petit trochanter (Fig. 25, 27, 28).

La luxation antérieure se présente sous deux formes :

- la première : inférieure à proximité du trou obturateur (Fig. 25, 26)
- la seconde : supérieure, la tête reste en regard de la branche iliopubienne. Le fémur est le plus souvent en rotation externe signalée par un agrandissement du petit trochanter.

Les études expérimentales sur cadavres démontrent que la luxation antérieure basse est le résultat d'une rotation externe forcée en flexion-abduction. La variété haute est le résultat des mêmes forces en extension.
Le traumatisme initial peut résulter d'une collision frontale. Un choc antérieur sévère s'applique sur la cuisse en flexion, abduction et rotation externe de la hanche (motocycliste).

La seconde forme (supérieure) est souvent le résultat d'une force appliquée de l'arrière vers l'avant (piéton renversé par un véhicule).

Les documents radiologiques après réduction doivent être interprétés correctement.

Un critère fondamental est le respect de la ligne cervico-obturatrice, ligne de MÉNARD ou de SHENTON qui doit être continue.
Il faut également vérifier la projection du petit trochanter. Celui-ci s'amoindrit lorsque la hanche est en rotation interne ; il disparaît rarement (Fig. 27, 28). Son effacement complet signe une telle rotation interne que la tête fémorale doit se situer en arrière du cotyle (Fig. 29).

IV.b. Luxation-fracture de la hanche

Une luxation peut s'associer à des fractures du cotyle, de la tête fémorale et parfois de la diaphyse.

Elle est le plus fréquemment postérieure.

* Luxation avec fracture du rebord acétabulaire :

Lorsque la luxation postérieure de la hanche s'accompagne d'une fracture marginale postérieure du cotyle, le fragment se maintient à proximité de la tête fémorale sous l'effet de la traction des fibres de la capsule articulaire. Un fragment plus large peut se détacher complètement imposant une réduction chirurgicale (Fig. 30, 31, 32).

* Luxation de la hanche avec fracture de la tête fémorale :

Une expulsion de la tête du fémur entraîne une fracture marginale. Ces fractures sont fréquemment omises par l'examen radiologique simple de routine. La tomographie computée améliore le score diagnostique de 75 à 80 % (Fig. 33, 34).

IV.c. Luxation centrale-fracture transcotyloïdienne

Le mécanisme de la luxation centrale est entièrement différent. Il s'agit en réalité d'une fracture du plancher acétabulaire avec désorganisation complète de la surface articulaire.

Plusieurs classifications sont proposées, dont la plus utile :

- groupe I : la surface portante du cotyle est intacte (Fig. 35)

- groupe II : comporte une fracture comminutive de la surface portante du cotyle (Fig. 36).

Le mécanisme est probablement différent dans les deux groupes :

* Le groupe I est le résultat d'un système complexe de forces appliquées sur le trochanter et le long de la diaphyse fémorale à partir du genou.

* Le groupe II est le résultat d'un traumatisme direct sur le côté du grand trochanter et du bassin (piéton traversant la rue renversé par un véhicule, occupant d'une voiture comprimé par son voisin). La fracture a été reproduite expérimentalement par une force directement appliquée sur le grand trochanter.

La combinaison qui prévaut le plus fréquemment dans les accidents à grande vitesse comprend les lésions du genou contre le tableau de bord, entraînant une poussée postérieure du fémur. Un choc latéral sur le véhicule détermine un traumatisme direct sur le grand trochanter.

Dans ce groupe, les fractures avec déplacement sont rarement centrales. En réalité le déplacement est interne, habituellement accompagné d'une luxation postérieure, rarement antérieure. Ce traumatisme peut être considéré comme une luxation-fracture de la hanche isolant un large fragment cotyloïdien.

Diagnostic radiologique :

JUDET et LETOURNEL, en 1961 [20], partant d'une conception anatomique personnelle du cotyle, discriminent :

. un pilier postérieur très solide "assurant" le mur postérieur du cotyle
. un pilier antérieur renforçant et supportant la partie antérieure de la surface articulaire
. une zone de faiblesse entre les deux, dont l'arrière-fond est la plus significative
. le toit à l'union supérieure des deux piliers.

Ils définissent ainsi des fractures des colonnes (antérieure, postérieure), transversales, complexes (Fig. 37, 38).

Les fractures simples ou complexes sont décryptées sur les documents radiologiques antéro-postérieurs ; les incidences obliques (alaire, obturatrice), pénibles à réaliser au moment de l'accident, sont devenues obsolètes.

En pratique actuelle, la marche à suivre est un débrouillage dans les plans frontal, perpendiculaire et oblique, à la recherche d'une lésion traumatique, sans mobilisation.
Ce débrouillage est précisé, dans un délai relativement bref, par la tomographie computée associée à des reconstructions (éventuellement tri-dimensionnelles).

La tomographie computée est incontournable dans l'évaluation de la hanche traumatique, précisant les fragments méconnus, les luxations-fractures postérieures ou centrales. Elle réalise un bilan anatomique loco-régional complet, sans manoeuvre douloureuse pour le patient.

L'apport de la reconstruction tridimensionnelle interactive est décrit en introduction (Geolis, MANSAT et RAILHAC) [19].

V. FRACTURE DU COL DU FÉMUR

Les fractures proximales du fémur et leurs complications représentent le risque de santé majeur du 3ème âge par leur fréquence, leur morbidité et leur coût.
La majorité résulte d'un traumatisme mineur, la plupart du temps une chute banale, un petit nombre pouvant survenir spontanément au cours de la vie normale.

Les adultes jeunes sont plus susceptibles de présenter une luxation de la hanche ou une luxation-fracture qu'une fracture du col ou une fracture pertrochantérienne.

Le pourcentage de fractures du col augmente après 45 ans et prend un caractère endémique dans les dernières années de la vie, concernant 10 % des femmes et 5 % des hommes.

Il existe une relation directe entre la perte du contenu minéral osseux donc la sévérité de l'ostéopénie et le risque de fracture proximale du fémur.

Des examens microscopiques de fémur ostéopénique, avec ou sans fracture clinique, ont clairement démontré des fractures de fatigue des travées, particulièrement à la jonction tête-col, niveau de la fracture sous-capitale classique.
De plus, le nombre de travées visibles est directement proportionnel à la sévérité de l'ostéopénie.

Il faut envisager deux grands groupes :

- les fractures intra-capsulaires, lorsque le site fracturaire s'étend du milieu du col jusque dans la région sous-capitale

- les fractures extra-capsulaires intéressant la base du col ou la ligne pertrochantérienne. Elles s'accompagnent habituellement de déformation évidente, de déficit fonctionnel.

V.a. Les fractures intra-capsulaires

Une fracture intra-capsulaire non déplacée permet la mobilisation de la hanche et la marche, entraînant une aggravation progressive de la lésion osseuse qui se manifeste après plusieurs jours ou semaines par un raccourcissement. Un déplacement mineur est souvent le seul signe clinique de l'atteinte traumatique.

Un patient âgé, se plaignant de la hanche après un accident mineur, avec ou sans rotation externe du membre inférieur, *doit être considéré comme porteur d'une fracture du col jusqu'à preuve du contraire.* Un examen radiologique négatif justifie une évaluation par I.R.M. (Fig. 57).

Sur le plan radiologique, la rotation externe raccourcit le col fémoral, aligné plus verticalement avec la diaphyse, agrandit le petit trochanter, déplace le grand trochanter en arrière du col.
La technique radiologique simple comporte donc un examen antéro-postérieur en *rotation interne du fémur,* celle-ci dégageant le col fémoral visualisé quasi de profil.
La rotation interne dégage la zone de transition col-tête, niveau habituel des fractures du 3ème âge. Les formes incomplètes ou impactées se manifestent uniquement par une rupture ou une distorsion de la corticale de la zone de transition, masquée par la rotation externe. Le seul signe de fracture peut être une désorganisation du réseau trabéculaire de compression ou de traction.

Le risque majeur des fractures intra-capsulaires est bien connu : la nécrose ischémique.

Parmi les classifications [20] des fractures intra-capsulaires, mentionnons celle de DELBET (Fig. 39).
Elle tient compte du siège du trait et différencie les fractures :

a. sous-capitale à la jonction tête-col
b. transcervicale médiane
c. basicervicale située à la jonction col-trochanter, souvent considérée comme fracture trochantérienne.

Celle de PAUWELS, dissociant les fractures horizontales et verticales, est moins satisfaisante et ne peut être utilisée qu'après réduction.

La plus utile est la classification de GARDEN, qui comporte 4 stades radiologiques avant réduction (Fig. 40) :

1. Fracture incomplète : le traumatisme s'effectue en adduction ou abduction. La corticale inférieure n'est pas complètement rompue (Fig. 41).

2. Fracture complète sans déplacement : la corticale inférieure du col est interrompue sans déplacement de la tête fémorale.

3. Fracture complète avec déplacement partiel : le fragment capital est en rotation interne indiquée par la direction du groupe trabéculaire correspondant. Le fragment distal est peu déplacé (Fig. 42).

4. Fracture complète avec déplacement : le fragment distal est en rotation externe complète. L'interruption complète permet au fragment proximal de reprendre une position naturelle dans le cotyle (Fig. 44).

V.b. Les fractures extra-capsulaires ou trochantériennes

La classification la plus utile est celle séparant les fractures stables des fractures instables.

Les fractures stables sont sans déplacement ou s'accompagnent d'une désaxation discrète.
Les fractures instables entraînent un déplacement complet avec interruption de l'ensemble des corticales (Fig. 44, 45).

VI. FRACTURES MÉCONNUES, SANS LUXATION

VI.a. Fracture du rebord cotyloïdien postérieur

Le score diagnostique a augmenté de plus de 80 % depuis l'avènement de la tomodensitométrie (Fig. 46, 47, 48, 49).

Cette fracture résulte généralement d'un choc direct sur la rotule ou le membre inférieur tendu, qui détermine soit une fracture sans déplacement du rebord cotyloïdien postérieur soit une compression cartilagineuse sans fracture.
Elle est à l'origine d'une chondrolyse postérieure focale difficilement abordée par l'examen radiologique simple, notamment le faux profil de LEQUESNE.

Elle entre dans le domaine de la radiologie conventionelle par l'incidence axiale du cotyle (LEDOUX-LEBARD et LAURENT) différenciant les parois antérieure et postérieure mais dont l'intérêt est limité depuis l'avènement de la tomodensitométrie.

VI.b. Fracture ostéochondrale

- du cotyle, souvent méconnue : elle se reconnaît par une interruption de la plaque sous-chondrale ou du sourcil cotyloïdien (Fig. 53)

- de la tête fémorale : elle détermine une perte focale de la sphéricité épiphysaire. Elle se localise le plus fréquemment au niveau de la surface portante antéro-supérieure, ou centrale, ou de la région postéro-interne sous l'effet d'une percussion par le seuil cotyloïdien (Fig. 50, 51, 52).

VII. LÉSIONS TRAUMATIQUES OCCULTES [4] [24]

La signification clinique des anomalies osseuses est variable et dépend de l'intensité et du mécanisme accidentel.

Elles échappent à l'examen radiologique simple.
L'I.R.M. est à même de les détecter, de les différencier, et d'apporter une explication à la symptomatologie douloureuse.

Les lésions occultes comprennent les fractures :

a) trabéculaires
b) ostéochondrales

VII.a. Fractures trabéculaires

* non linéaires : des zones de signal élevé suggèrent une hémorragie ou un oedème exprimant la contusion médullaire qui comprend deux morphotypes :

- *réticulaire* par des zones de signal diminué (noir) sur les séquences en écho de spin pondérée Tl au sein de l'hypersignal de la moelle graisseuse épiphysaire ou métaphysaire (Fig. 55b, c)

- *géographique* contigu à l'os sous-chondral, coalescent à l'exception de la périphérie où il se fond dans le signal élevé de la graisse épiphysaire.

* linéaires : se présentent sous forme de petites bandes d'hyposignal sur toutes les séquences, en général inférieures à 2 mm d'épaisseur. Elles peuvent s'associer à une interruption évidente de la trabéculation épiphysaire ou métaphysaire (Fig. 54, 57, 58).

* mixtes : comprennent des images réticulaires et linéaires. Elles s'identifient sous la forme d'un croissant hyposignal sous l'os sous-chondral, entourant une zone centrale hyposignal réticulaire en séquence écho de spin pondérée Tl.

VII.b. Fractures ostéochondrales

* impactées :

Le cartilage d'encroûtement et l'os sous-chondral sont impactés dans le canal médullaire sans fragmentation. Un

hyposignal marqué au niveau de l'impaction en séquence pondérée Tl et T2 caractérise ce type de fracture, associé à une anomalie médullaire comprenant un hypersignal adjacent en séquence pondérée T2, et en séquence inversion-récupération de la graisse, supposé représenter l'oedème.
En section coronale, la fracture se présente sous la forme d'une bande d'hyposignal reconnaissant l'impaction. Les sections sagittales fondamentales localisent la topographie de la lésion. Les séquences en écho de spin pondérée T2 démontrent l'hypersignal régional associé (Fig. 55 a, c).

* déplacées :

Le revêtement cartilagineux et souvent un segment de l'os sous-chondral sont interrompus et partiellement ou totalement déplacés.
La lésion est plus facilement détectée en séquence écho de spin pondérée T2 particulièrement si un épanchement la dégage de l'environnement articulaire.

Le cartilage du sujet jeune en croissance est connu pour sa grande élasticité.
Les forces traumatiques de compression déterminent soit une fracture sous-chondrale soit une lésion traumatique intra-trabéculaire sans léser le cartilage. L'anomalie sous-chondrale est souvent plus large que la lésion en surface du condyle.

VII.c. Distribution des lésions osseuses occultes

Elles comprennent trois variétés : les fractures aiguës, les fractures de stress, les fractures de fatigue sur un os ostéopénique.

* *Les fractures aiguës* peuvent avoir une localisation ostéochondrale, sous-corticale, épiphysaire ou au niveau du col fémoral.

* *Les fractures épiphysaires occultes (de stress)* voient leur diagnostic chez les sujets en croissance amélioré et même parfois établi par les séquences en inversion-récupération de la graisse (STIR).
La distinction entre fractures de stress et fractures aiguës est basée sur l'anamnèse et le tableau clinique, les manifestations I.R.M. étant similaires.
Un événement traumatique unique plutôt qu'une période d'hyperactivité, l'entreprise d'un large segment épiphysaire

plutôt qu'une atteinte localisée, sont des notions utiles à l'établissement du diagnostic.

* *Les fractures de fatigue par ostéopénie :* dans un contexte d'ostéopénie ostéoporotique, malacique, métabolique, les activités journalières de la vie suffisent à déterminer des fractures ou microfractures trabéculaires.

L'apport de l'I.R.M. est la détection des lésions osseuses occultes traumatiques : les fractures aiguës, les fractures de stress, les fractures par insuffisance. La distinction se fait sur la base de l'anamnèse, du tableau clinique et de l'évolution.

La connaissance de ces anomalies osseuses améliore l'interprétation des manifestations à l'I.R.M. de modifications radiologiques simples, subtiles. La conduite thérapeutique en bénéficie.

VII. NÉCROSE ISCHÉMIQUE DE LA HANCHE

Nécrose ischémique, aseptique, avasculaire et ostéonécrose sont des synonymes reconnaissant la mort osseuse par altération de la vascularisation. De tous ces termes, le plus physio-pathologique est celui de *nécrose ischémique.*

L'ostéonécrose est un grand syndrome et non une entité pathologique clinique. Elle recouvre :

1. la nécrose ischémique qui entreprend l'épiphyse de la région sous-chondrale

2. l'infarctus osseux réservé à l'atteinte métaphysaire ou diaphysaire.

Elle résulte d'une réduction significative ou d'une obstruction de la vascularisation (artérielle, capillaire, sinusoïdale, veineuse). Dans le domaine de l'évaluation du dommage corporel, il s'agit le plus souvent des suites d'une interruption physique, traumatique de la vascularisation artérielle circonflexe.

La mort cellulaire par anoxie n'est pas immédiate ; elle survient pendant la progression de la lésion ischémique. L'anoxie entraîne l'absence ou la réduction de tous les métabolites nécessaires à la fonction et à la viabilité cellulaires [22].

Il est admis que les éléments hématopoïétiques sont les premiers à mourir par anoxie en 6 à 12 heures, suivis par les cellules osseuses (ostéocytes, ostéoclastes, ostéoblastes) en 12 à 48 heures. Enfin, les cellules de la moelle graisseuse meurent d'anoxie en 2 à 5 jours.

L'altération précoce des cellules médullaires et osseuses, comprenant principalement une nécrose ostéocytaire, n'est pas spécifique et se rencontre au niveau de n'importe quel foyer fracturaire ou dégénératif évolutif.

Une fois la nécrose ischémique installée, la rupture résultant de la mort et du dommage cellulaire provoque la réponse initiale, inflammatoire. Elle se caractérise par une vasodilatation, une transsudation du liquide intracellulaire, une précipitation de fibrine, une infiltration locale de cellules inflammatoires.

Cette réponse est à la base du développement de la zone hyperhémiée et représente la première étape de la réparation, de la suppression, de la reconstruction de la zone nécrosée.

La nécrose osseuse survenant dans la cavité métaphysaire présente une région médullaire centrale morte entourée de zones :

- de moelle et d'os ischémiés
- d'hyperhémie active
- de moelle et d'os vivant.

La nécrose survenant dans les épiphyses et/ou les petits os présente le même tableau tridimensionnel, sauf qu'une surface est le plus souvent recouverte par de l'os cortical sous-chondral et par le cartilage articulaire.

Ce cartilage articulaire, en raison de sa nutrition prédominante par le liquide synovial, n'est pas affecté au stade initial par l'ostéonécrose sous-jacente sauf bien entendu s'il est impacté directement par l'agression physique.

Le segment osseux nécrosé étant par définition avasculaire, la réparation peut se réaliser à la jonction entre la zone ischémiée entourant le segment mort et la région osseuse viable conservant une circulation intacte : zone hyperhémiée. La réaction réparatrice consiste en un développement progressif d'une bordure osseuse réactionnelle (interface réactive) entre la zone morte et les tissus adjacents viables (Fig. 59) [22]. Généralement, l'interface réactive entoure la masse de la lésion ischémique et la région hyperhémiée adjacente.

Pratiquement au stade initial, la structure osseuse n'est pas altérée directement par la mort des ostéocytes ou l'ostéonécrose.

L'absorption radiologique de la qualité de l'os ou *densité* est basée sur la somme de la matrice osseuse et de son contenu minéral (spécialement calcium) et non sur la viabilité cellulaire.
C'est pourquoi toute modification de la densité osseuse (réduction ou augmentation réelle de la densité radiologique) est une indication de la viabilité nécessitant une activité cellulaire respectivement ostéoblastique et ostéoclastique (Fig. 60, 61). Elle est perçue initialement dans l'os et la moelle viables entourant le segment nécrosé [15-16-17].

La cavité médullaire est un mélange d'os trabéculaire, de moelle hématopoïétique, de moelle graisseuse et d'un lit vasculaire sinusoïdal entouré par une coque d'os cortical non expansive.

L'ostéonécrose se rencontre le plus fréquemment :

- dans les épiphyses spécialement fémorales et humérales
- dans les cavités médullaires métaphyso-diaphysaires des os longs adultes
- occasionnellement dans des petits os du poignet et du pied.

La fonction primaire, principalement de l'os trabéculaire spongieux, est de supporter la plaque osseuse sous-chondrale et de transmettre le stress biomécanique, la charge de la surface articulaire, au fût cortical diaphysaire.
Ainsi l'os cortical est plus concentré dans les épiphyses et à un degré moindre dans la métaphyse des os longs, comme le démontre la distribution trabéculaire de la tête fémorale avant et après fermeture du cartilage de croissance.

Le rôle prépondérant d'une vascularisation unique ou dominante de l'entièreté de l'épiphyse ou d'un segment important de celle-ci est accru par l'absence de circulation collatérale résultant de la couverture cartilagineuse.

Le débit sanguin au travers de la moelle graisseuse et au travers du tissu graisseux est considérablement réduit par rapport aux autres tissus tels que muscle et peau. Les observations radiologiques et anatomiques montrent que l'ostéonécrose survient invariablement dans les zones où domine la moelle graisseuse.

Dans le contexte traumatique, la nécrose ischémique de la tête fémorale est immédiatement dépendante de la rupture de la vascularisation circonflexe telle qu'elle peut se rencontrer dans les fractures intracapsulaires du col, dans les luxations et dans les contusions violentes par choc sur le grand trochanter ou sur le membre inférieur tendu.

Les lésions histologiques, qui peuvent être présentes simultanément au sein de l'épiphyse nécrosée [22], sont classées en 4 types :

- type 1 : disparition de la moelle hématopoïétique avec oedème au sein des zones congestives
- type 2 : nécrose des cellules médullaires graisseuses
- type 3 : nécrose complète de la moelle et des travées osseuses
- type 4 : présence d'une fibrose et apparition d'un os néoformé en périphérie remplaçant les travées osseuses nécrosées.

Elles traduisent différentes phases évolutives de la nécrose, depuis la mort cellulaire sans lésion architecturale jusqu'à l'affaissement de l'os sous-chondral soumis aux contraintes de pression articulaire, responsable des lésions cartilagineuses et de l'arthrose secondaire.

L'évolution destructrice est liée à la fragilité du foyer de nécrose colonisé par des bourgeons conjonctivo-vasculaires. Ce tissu de granulation, pourvu d'ostéoclastes et d'ostéoblastes, assure une résorption des travées nécrotiques et la fabrication d'un os néoformé à partir de la périphérie au contact de l'os sain (interface active).

Les anomalies rencontrées en imagerie reflètent :

- les modifications histologiques présentes au sein de la zone nécrosée et au niveau de l'interface réactive périphérique
- un remaniement architectural et dégénératif secondaire.

La classification de FICAT et ARLET individualise classiquement 4 stades radiologiques [5, 6, 7, 8] :

- stade 1 : infraradiologique, caractérisé par des anomalies hémodynamiques, isotopiques et histologiques (Fig. 59, 71)

- stade 2 : première manifestation radiologique comprenant une condensation sectorielle de la tête fémorale et/ou une plage de déminéralisation hétérogène ou géodique sous-chondrale, cernée en périphérie par la condensation

  Nous proposons de diviser ce stade 2 en deux étapes :

  - 2 a. : ostéosclérose relative par échappement à l'ostéopénie résultant de l'hyperhémie réactionnelle, de la réduction de l'activité (Fig. 60)
  - 2 b. : ensuite développement d'une condensation réelle identifiant la nécrose survenant toujours au niveau de la

sur face portante. L'os devenu incompétent ne permet plus la transmission des contraintes mécaniques responsables d'une évolution ultérieure (Fig. 61, 62).

- stade 3 : identification :

. d'une fracture sous-chondrale sous forme d'une désinsertion linéaire. Celle-ci s'étend à l'interface os mort-os viable réalisant une pseudarthrose préparant l'évolution ultérieure.
. d'une perte de sphéricité de la tête fémorale (Fig. 63, 64, 65, 66, 67, 73).

Une limite ostéocondensée se prolongeant de part et d'autre sous la zone ischémique jusqu'à la surface sous-chondrale fait le lit d'une pseudarthrose.

Le secteur est fragilisé par la résorption de l'interface réactionnelle (réactive) entre os mort et os vivant. Elle prédomine au niveau de l'os compact de la lame sous-chondrale intervenant vraisemblablement dans le développement de la fracture sous-chondrale.

L'os mort inadéquat ne s'adaptant plus aux contraintes mécaniques de la vie normale est le siège d'une fracture de fatigue extensive.

L'aplatissement de la tête fémorale caractéristique du stade 3 est la limite entre les premières périodes comprenant des modifications structurales théoriquement réversibles et l'évolution ultérieure vers l'effondrement et la destruction cartilagineuse.

- stade 4 : correspond à l'affaissement de l'interligne et aux remaniements dégénératifs secondaires (Fig. 69).

Dans la classification en 5 stades de STEINBERG [21] qui reprend celle de FICAT, les 2 premiers ne changent pas, le stade 3 caractérisé par l'apparition d'une ligne claire sous-chondrale précède les stades 4 et 5 (stades 3 et 4 de FICAT).
Le stade 4 de STEINBERG comprend un aplatissement de la tête fémorale sans amincissement de l'interligne.
Le stade 5 voit se développer un amincissement de l'interligne par destruction cartilagineuse consécutive à l'effondrement épiphysaire (Fig. 69, 70).

Ces modifications d'apparition retardée suivent l'évolution des lésions osseuses :

- mort cellulaire au début (stade 1)
- apparition d'une interface réactive périphérique (stade 2)
- résorption des travées nécrosées, fracture et affaissement de l'os sous-chondral (stade 3 et 4)
- retentissement articulaire (stade 5).

La nécrose ischémique affecte conjointement les deux composants fondamentaux du tissu osseux (os minéral et moelle osseuse) intimement liés dans les territoires trabéculaires épiphysaires, métaphyso-diaphysaires.

Il n'y a pas, au début, de modification de la charpente minérale. Cependant, les secteurs nécrotiques dépourvus d'activité métabolique ne réparent plus les microfractures trabéculaires normalement restaurées par le tissu osseux vivant.

Jusqu'à l'avènement de l'I.R.M., seul l'os minéral était accessible à l'exploration radiologique, tomographique ou tomodensitométrique. Les modifications de la moelle étaient évaluées par l'histologie (forage biopsique proposé par FICAT et ARLET) [7].
L'analyse I.R.M., pluridimensionnelle, multispatiale de la moelle osseuse, bien que plus étendue que celle obtenue par le forage étudiant un fragment tissulaire dans le seul axe du prélèvement, doit être confrontée avec l'histologie : son épaisseur de coupe, de 5 mm dans les meilleures conditions actuelles de résolution, est nettement supérieure à celle de l'histologie.

La caractéristique fondamentale de la nécrose ischémique de la tête fémorale est l'évolution vers l'effondrement, la désintégration progressive. Cette évolution est arthrogène, ce qui la différencie d'affections réversibles telles que l'algodystrophie, les fractures occultes, les contusions.

Radiologie conventionnelle

Le retard d'expression radiologique rend les clichés simples de hanche insuffisants pour le diagnostic précoce. Ils doivent néanmoins précéder les autres méthodes d'exploration car la symptomatologie est peu spécifique. A un stade plus avancé, l'étude radiologique fournit un bilan morphologique précis et évalue le retentissement articulaire des formes évoluées.
La connaissance du stade radiologique est indispensable au choix thérapeutique.

La détection de la nécrose ischémique avant le stade 3, théoriquement irréversible, autorise un traitement médical conservateur d'épargne, éventuellement chirurgical (de rotation) prévenant la progression de l'affection.

L'identification en imagerie radiologique repose sur l'échappement (stade 2 a) du secteur nécrosé de la tête fémorale à l'ostéopénie résultant de l'hyperhémie. Il peut faire l'objet d'une résolution complète après mise en décharge.

Tomodensitométrie (T.D.M.)

La technique utilisée comporte des coupes fines et un filtre "dur".
Les reconstructions sagittales définissent mieux l'étendue des lésions par rapport à la surface articulaire.

Les signes tomodensitométriques dans les stades 2, 3 et 4 suivent l'image radiologique simple comprenant une hypodensité sous-chondrale cernée par un liseré hyperdense, une fracture sous-chondrale, une perte de la sphéricité de la tête fémorale.
Au stade 2, la tomodensitométrie reconnaît "l'image de l'astérisque" comprenant une hyperdensité hétérogène centrale modifiant l'architecture normale des travées osseuses. Ces modifications, souvent discrètes initialement, sont appréciées par la comparaison avec le côté opposé intact.

La sensibilité de la T.D.M. est inférieure à celle de l'I.R.M. dans le diagnostic précoce. L'apport de la tomodensitométrie est l'appréciation axiale de la lésion dans une évaluation préopératoire.

Scintigraphie

Les méthodes scintigraphiques reconnaissent précocement une hyperfixation, plus rarement une hypofixation, associée dans certains cas à une zone d'hypercaptation périphérique.

Ses performances sont inférieures à celles de l'I.R.M., sa faible spécificité en particulier explique son score diagnostique inférieur.

Imagerie par résonance magnétique (I.R.M.) [2, 3, 9, 10, 11, 12, 15, 16, 17, 23]

Après repérage, les deux articulations coxofémorales sont analysées avec l'antenne corps entier, dans le plan coronal (vertico-frontal).
Des coupes de 5 mm d'épaisseur, jointives, sont réalisées en séquences d'écho de spin pondérées Tl (T.R. : 500 à 600 ms / 26 à 40 ms) et T2 premier et deuxième écho (T.R. : +/ 2.000 ms, 20 à 30 ms premier écho, 100 à 120 ms pour le deuxième écho).

L'étude de la hanche pathologique doit être réalisée impérativement dans le plan sagittal, en séquence écho de spin pondérée Tl, éventuellement précisée par une injection intraveineuse de produit de contraste (Gadolinium).

Les séquences en écho de gradient pondérées T2* ont l'avantage de diminuer le temps d'examen.
Cependant, les données de la littérature ne permettent pas d'évaluer leurs résultats par rapport à ceux obtenus en séquences longues pondérées en T2, principalement en ce qui concerne la caractérisation de la zone fibro-inflammatoire bordant une nécrose.
Elles paraissent néanmoins très efficaces dans la recherche d'un épanchement articulaire et d'un oedème médullaire.

Le diagnostic de la nécrose ischémique repose sur la mise en évidence d'anomalies de signal en Tl ; les modifications observées en T2 améliorent la spécificité de l'I.R.M.

Le liseré de démarcation ou interface réactive entre le secteur céphalique nécrosé et l'épiphyse fémorale viable, s'étendant de part et d'autre dans la surface sous-chondrale, se caractérise par une bande hyposignal (noire en Tl). Elle se dédouble en T2 par une image hypersignal (blanche) déterminée par un artéfact de déplacement chimique réalisant le signe de "la double ligne" absolument non spécifique.

Le signal du liseré de démarcation se rehausse toujours après injection de produit de contraste.

La zone de nécrose présente un aspect variable que MITCHELL [18] a classé en 5 types selon le signal observé en séquence écho de spin pondérée Tl et T2, corrélé au stade radiologique :

- stade 1 ou 2 : hypersignal graisseux en Tl, (blanc) intermédiaire (gris en T2 dans 83 % des cas). Hypersignal dont l'origine serait hémorragique en Tl et T2 (stade 1 ou 2 dans 67 % des cas) (Fig. 71, 72).

- stades 3, 4, 5 : hyposignal en Tl, augmentant en T2 en rapport avec une réaction liquidienne inflammatoire, un oedème (71 % des cas). Au stade 5 dans tous les cas : hyposignal en Tl et T2 en relation avec le tissu fibreux (Fig. 73).

La fracture sous-chondrale, mal identifiable, se confond avec l'hyposignal du séquestre et de la lame osseuse sous-chondrale en Tl. Elle est mieux visible en T2 sous la forme d'un hypersignal linéaire, variable en fonction de son comblement par du liquide synovial, mieux analysé en coupes sagittales.

L'I.R.M. est plus sensible (89 %) et plus spécifique (71-100 %) que la scintigraphie (sensibilité = 77 %, spécifité = 75 %).
Par son approche multiplanaire, elle évalue l'extension de la nécrose.
Elle améliore les indications du forage car le risque d'effondrement de la tête fémorale semble corrélé à la surface portante intéressée par la nécrose :

- risque nul en cas de surface < 25 %
- risque de 43 % lorsque la surface est entre 25 et 50 %
- une surface > 50 % accroît le risque à 87 % [12].

Diagnostic différentiel de la nécrose ischémique

La coxarthrose géodique se reconnaît par l'amincissement focal typique de l'atteinte dégénérative.

L'algodystrophie osseuse détermine une lésion focalisée, étendue sans liseré de démarcation réalisant en séquence écho de spin pondérée Tl un hyposignal diffus épiphysaire, cervical. Cet hyposignal s'atténue lors de la séquence en densité de protons pour disparaître quasi complètement lors du deuxième écho de la séquence écho de spin pondérée T2 (Fig. 74, 75).
La lésion focalisée s'efface complètement, par prise de contraste après injection intraveineuse de Gadolinium, démontrant la viabilité osseuse permettant d'exclure une nécrose ischémique.

L'association de bandes hyposignal linéaires transversales ne se modifiant pas dans les différentes séquences s'accorde avec des impactions trabéculaires dont on ne sait si elles sont la cause ou la conséquence du processus algodystrophique.

L'hyposignal diffus en Tl se transformant en hypersignal en T2 traduit la présence d'un oedème non spécifique que l'on ne peut considérer comme un stade présumé très précoce de la nécrose.

Un épanchement articulaire est présent dans 58 % des cas et apparaît beaucoup plus fréquent lorsque la tête fémorale a perdu sa sphéricité.

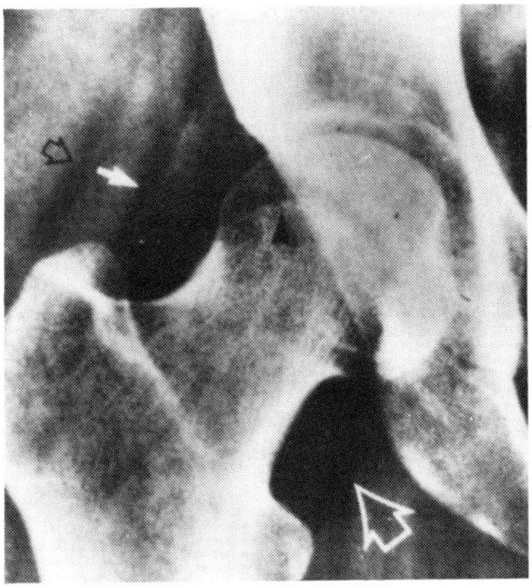

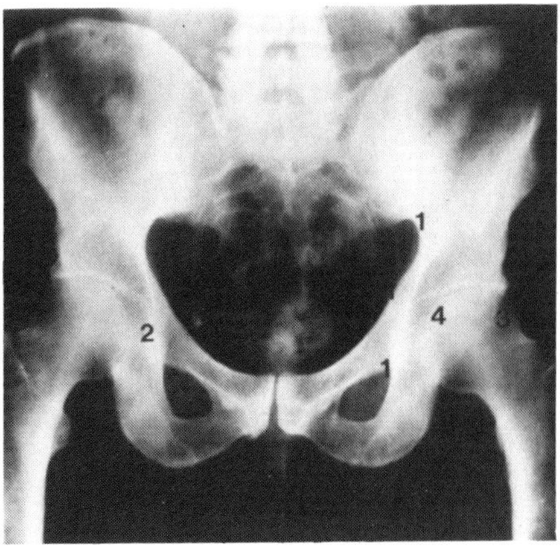

Figure 1. Tissus mous de la hanche.

1. Tête de flèche noire : plan le plus externe situé entre le petit et le moyen fessier. 2. Flèche blanche : plan interne capsulaire, la majeure partie entre le droit antérieur et le tenseur du fascia lata. 3. Tête de flèche blanche : plan interne constitué par le fascia du psoas.

Figure 2. Film antéro-postérieur du bassin.

1. Ligne ilio-ischiatique. 2. Lame quadrilatère. 3. Rebord cotyloïdien postérieur. 4. Rebord cotyloïdien antérieur.

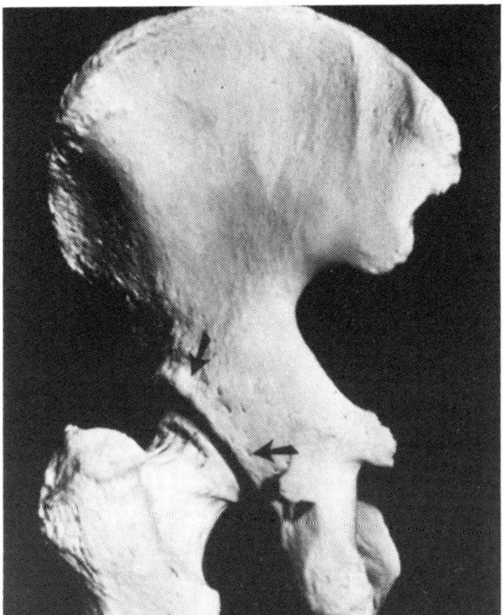

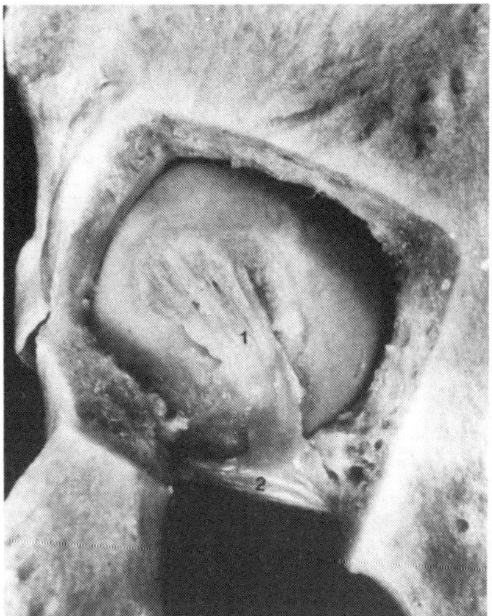

Figure 3. Vue antéro-postérieure d'une pièce coxo-fémorale.

Rebord cotyloïdien antérieur masquant l'épiphyse : flèches noires.

Figure 4. Pièce anatomique. Fenêtre dégageant le pôle central de la tête fémorale.

1. Ligament rond. 2. Ligament transverse.

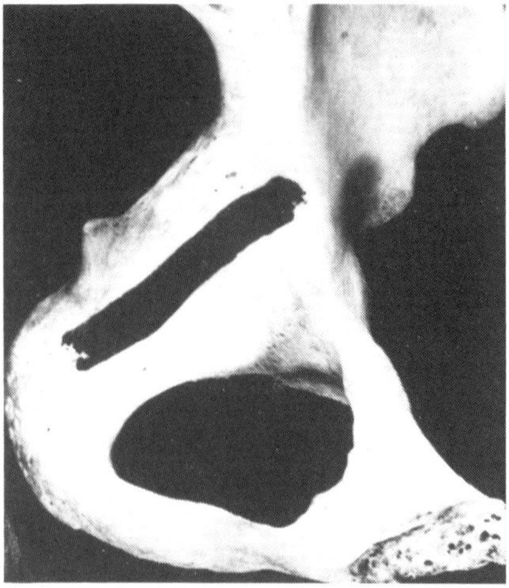

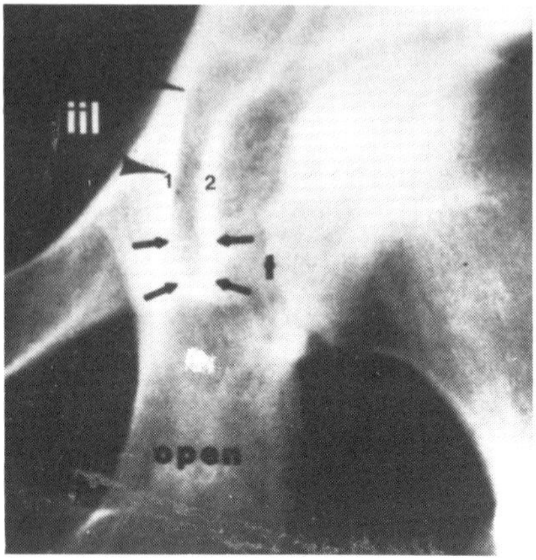

Figure 5. Vue interne de la ceinture pelvienne. Bande noire : ligne ilio-ischiatique.

Figure 6. Image en U de KOHLER, CALOT.
1. Contour externe : arrière-fond du cotyle. 2. Contour interne : paroi interne du bassin.
Section axiale de la lame quadrilatère.

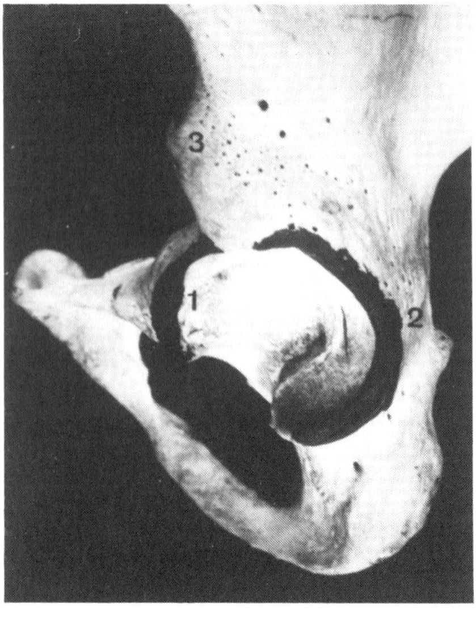

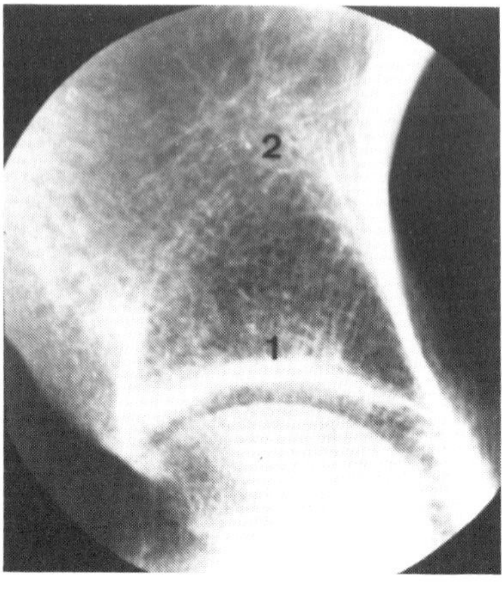

Figure 7. Pièce acétabulaire.
1. Rebord cotyloïdien antérieur. 2. Rebord cotyloïdien postérieur. 3. Épine iliaque antéro-inférieure. 4. Épine iliaque antéro-supérieure.

Figure 8.
1. Sourcil cotyloïdien. 2. Arche gothique de BOMBELLI.

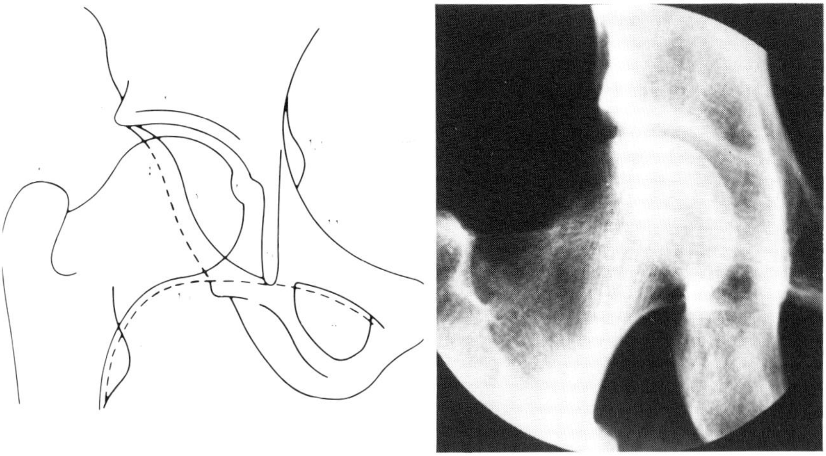

Figure 9. Articulation coxo-fémorale (incidence antéro-postérieure et rotation interne).
a. Schéma : 1. toit du cotyle. 2. sourcil cotyloïdien. 3. bord antérieur du cotyle. 4. bord postérieur du cotyle. 5. U de KOHLER, de CALOT. 6. fossette du ligament rond. 7. petit trochanter. 8. anneau obturateur. 9. grand trochanter. 10. cintre cervico-obturateur, ligne de MENARD, de SHENTON. 11. ligne innominée. 12. épine sciatique.
b. Examen radiologique.

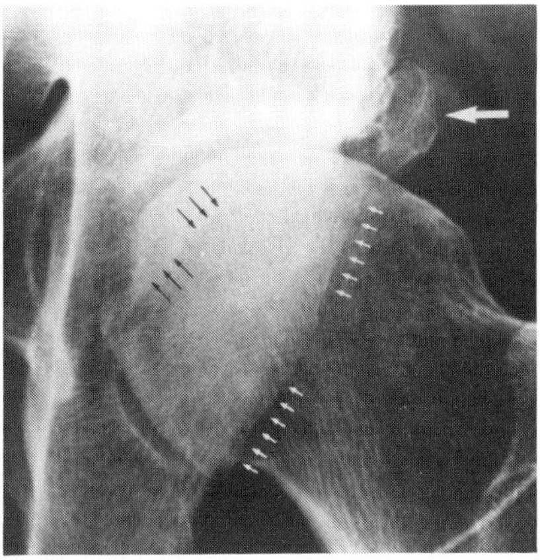

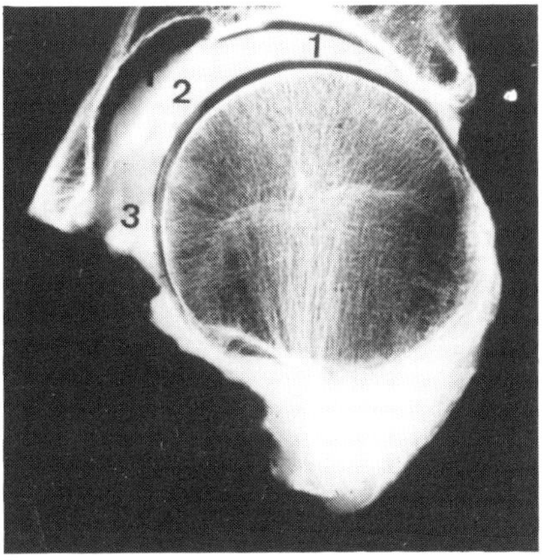

Figure 10. Variante de la normale.
Os acétabulaire et non lésion traumatique : flèche blanche. Rebord cotyloïdien postérieur : flèches noires. Rebord cotyloïdien antérieur : flèches blanches.

Figure 11. Radiographie d'une section coronale (vertico-frontale), d'une pièce coxo-fémorale. Remplissage polymérisé de l'interligne articulaire.
1. segment antéro-supéro-externe. 2. segment central. 3. segment inféro-interne.

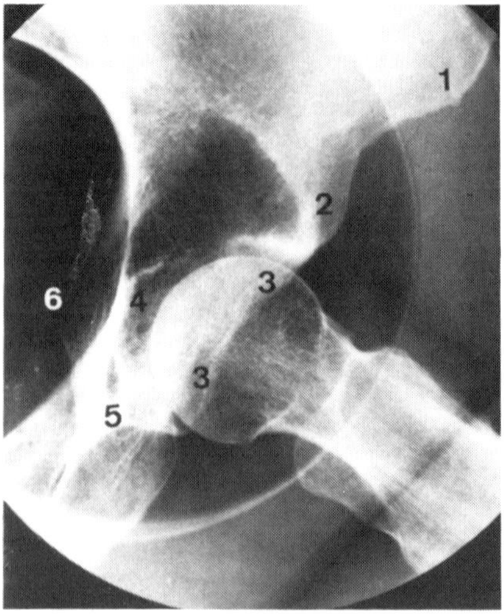

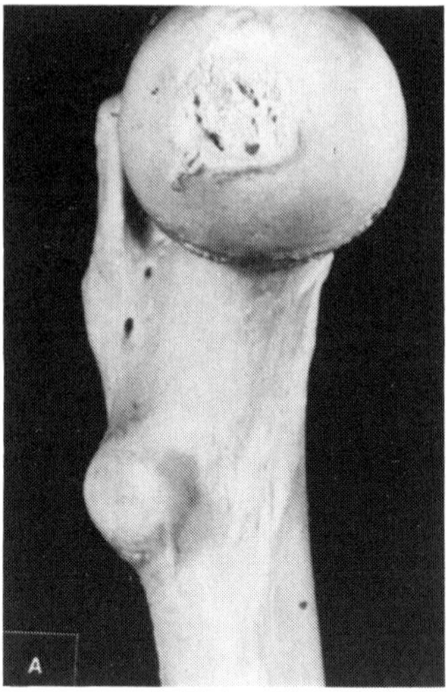

Figure 12. Incidence oblique alaire de la hanche.
1. épine iliaque antéro-supérieure. 2. épine iliaque antéro-inférieure. 3. rebord cotyloïdien antérieur. 4. arrière-fond du cotyle. 5. section transversale de la lame quadrilatère. 6. épine sciatique.

Figure 13 A. Pièce anatomique en faux profil de LEQUESNE.

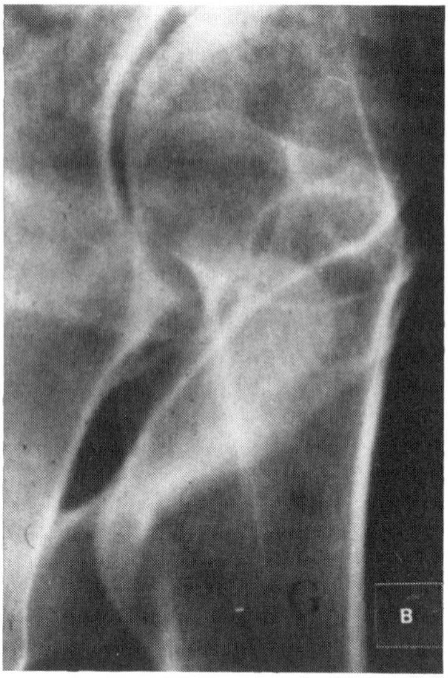

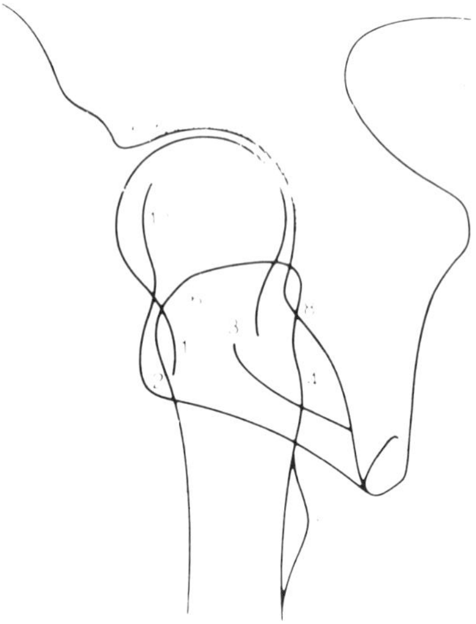

Figure 13 B. Incidence en faux profil de LEQUESNE.

Figure 14. Schéma du faux profil de LEQUESNE.
1. corticale antérieure du col fémoral. 2. corticale antérieure du grand trochanter. 3. corticale postérieure du col fémoral. 4. corticale postérieure du grand trochanter. 5. petit trochanter. 6. grand trochanter. 7. épine sciatique. 8. sourcil cotyloïdien. 9. auvent cotyloïdien supérieur. 10. rebord cotyloïdien antérieur.

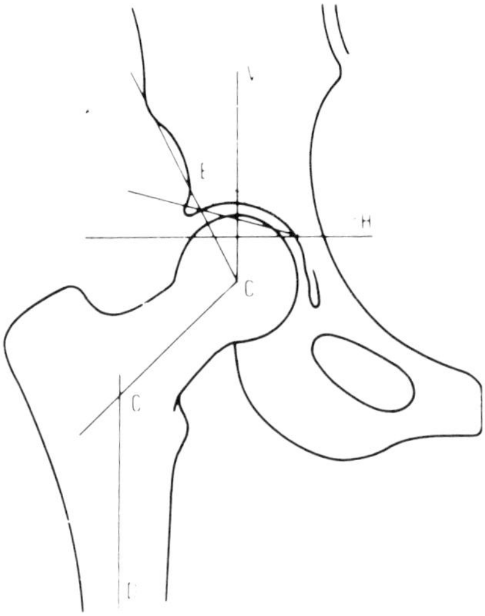

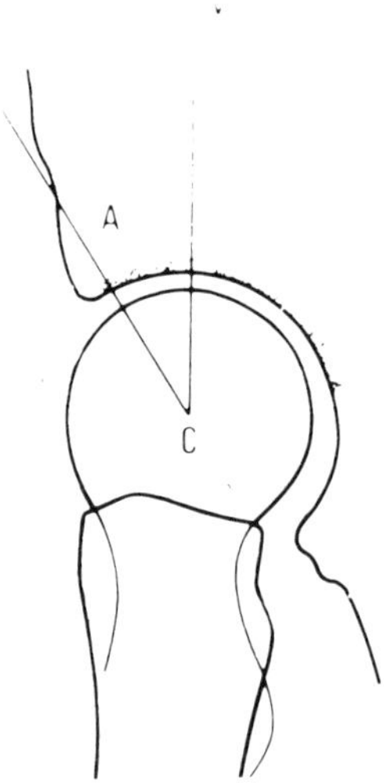

Figure 15. Schéma de la coxométrie de face.
Angle VCE : supérieur ou égal à 25°. Angle HTE : obliquité du toit du cotyle inférieure ou égale à 10°.
Angle CCD : céphalo-cervico-diaphysaire.

Figure 16. Coxométrie en faux profil de LEQUESNE.
Angle VCA : couverture antérieure de la tête fémorale supérieure à 25°. N.B. : la branche oblique A passe par l'extrémité antérieure du sourcil cotyloïdien et non par le relief de l'auvent.

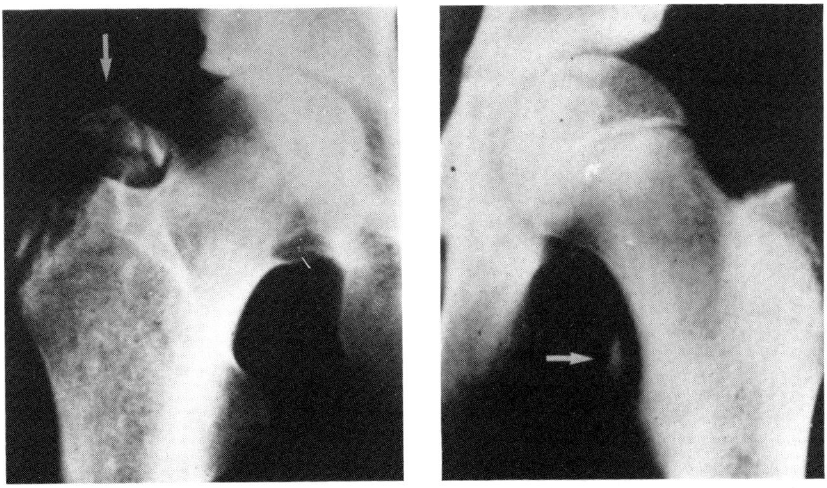

A **B**

Figure 17.
A: avulsion grand trochanter. B: avulsion petit trochanter : flèche blanche.

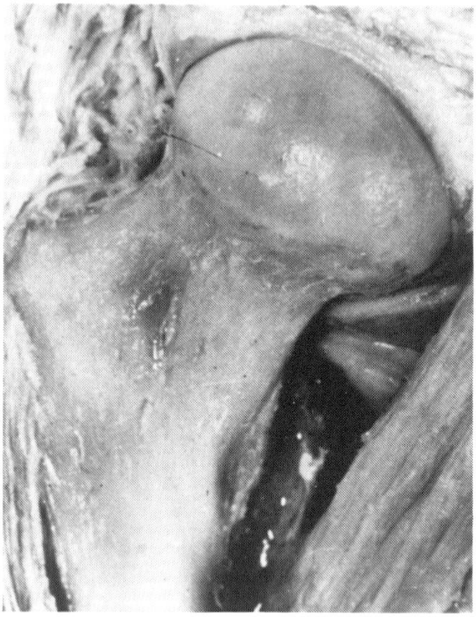

Figure 18. Pièce anatomique.
séquelle d'épiphysiolyse à l'âge adulte.

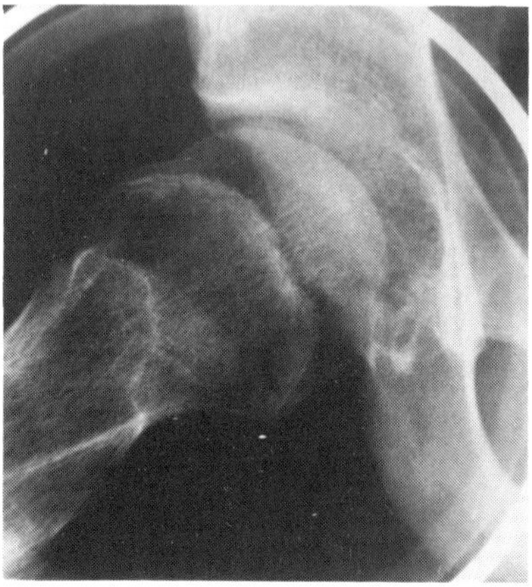

Figure 19. Séquelle d'épiphysiolyse en cours de croissance.
Glissement épiphysaire.

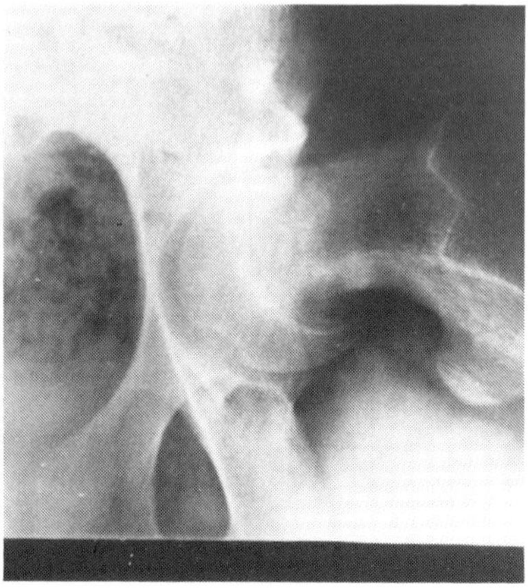

Figure 20. Epiphysiolyse récente.
a : incidence de LOEWENSTEIN.

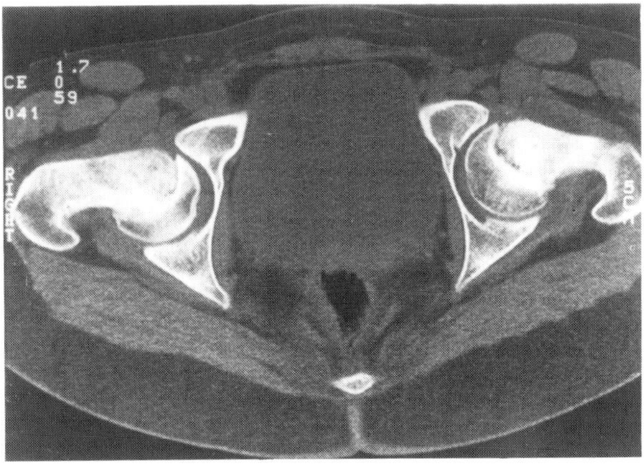

Figure 20.
b. Examen tomodensitométrique. Épiphysiolyse bilatérale.

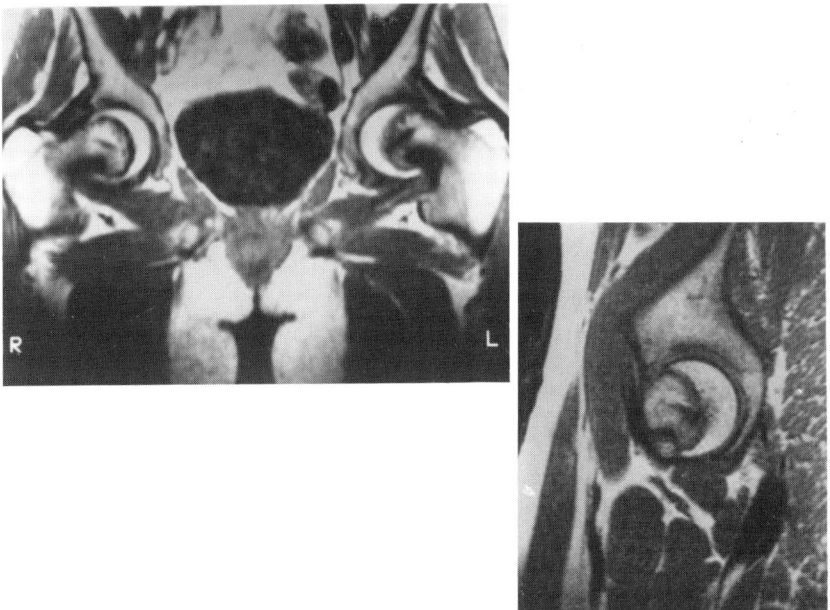

Figure 20.
c : I.R.M. : section coronale : Tl : T.R. : 600 ms, T.E. : 25ms.
d : étude sagittale de la tête fémorale droite : Tl : T.R. : 600 ms, T.E. : 25 ms.

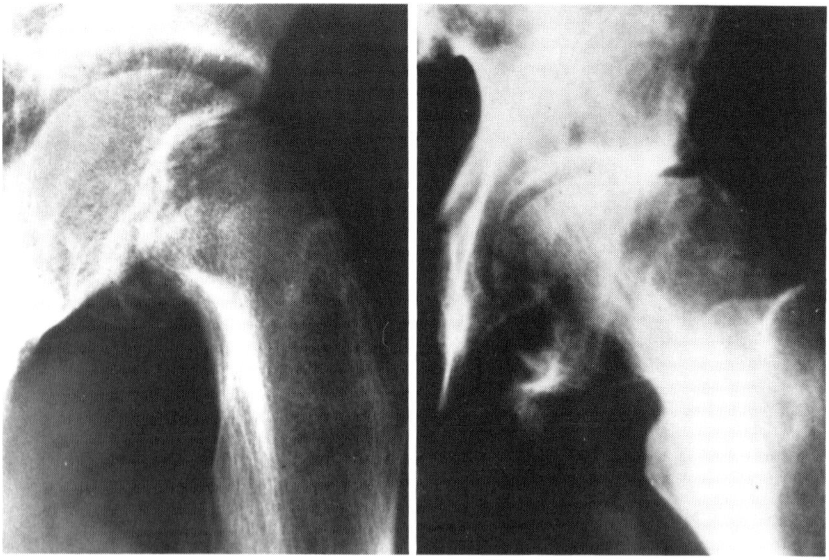

Figure 21.
a : épiphysiolyse à 17 ans. b : coxarthrose à 36 ans.

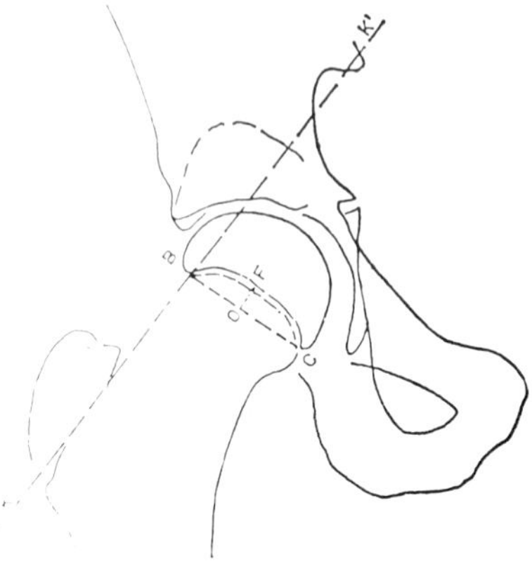

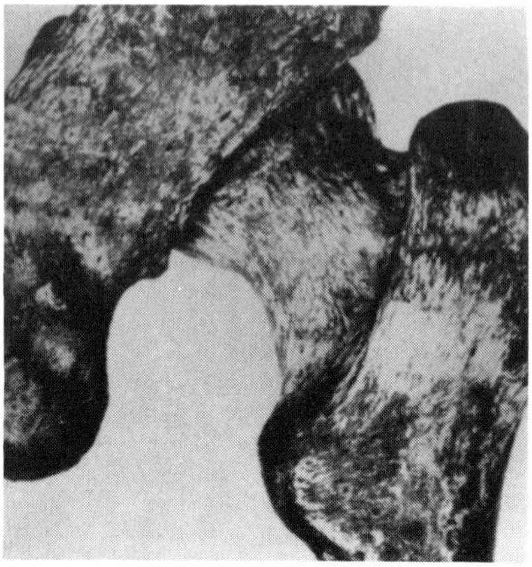

Figure 22. Schéma contrôlant la position de l'épiphyse fémorale.
KK' : ligne de KLEIN. BC : lignes de FAURÉ : - ligne basicapitale BC - flèche basicapitale OF - angle cervico-capital KBC.

Figure 23. Position de vulnérabilité.
Flexion à 90° en adduction (passager).

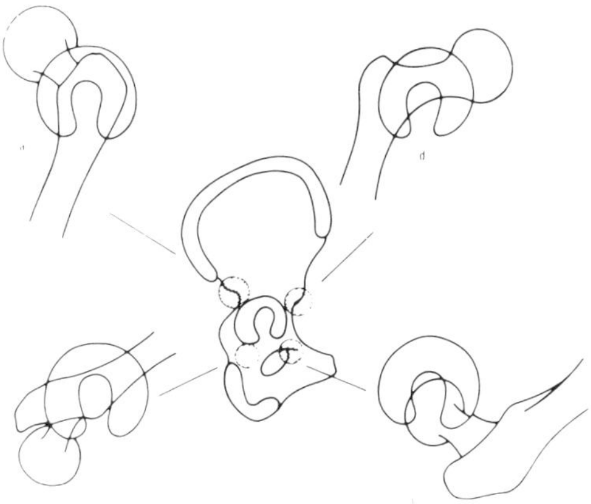

Figure 25. Distribution des luxations de l'épiphyse fémorale supérieure.
a : postéro-supéro-externe (50 %). b : ischiatique postéro-inférieure (25 %).
c : obturatrice antéro-inférieure (15 %). d : pubienne ou antéro-supérieure (10 %).

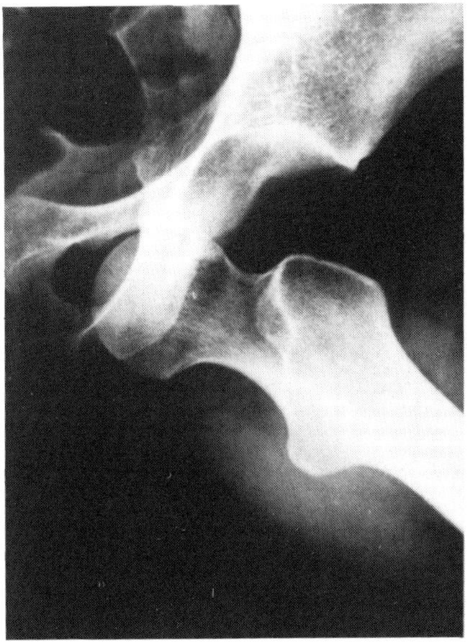

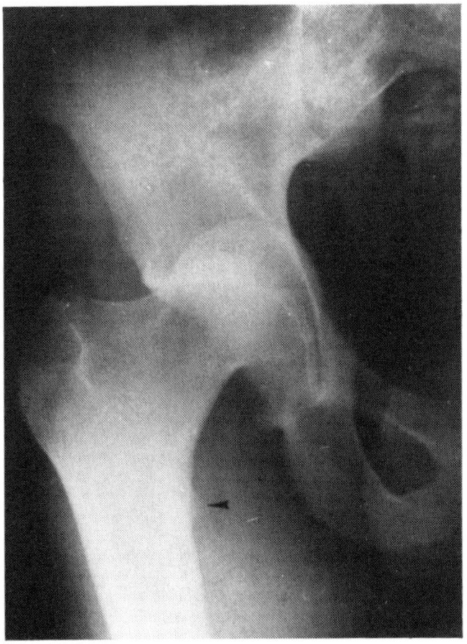

Figure 26. Luxation antéro-inférieure obturatrice.
Rotation externe reconnue par un agrandissement du petit trochanter : flèche noire.

Figure 27. Luxation postéro-supérieure.
Effacement du petit trochanter (tête de flèche noire) démontrant la rotation interne signant la topographie postérieure.

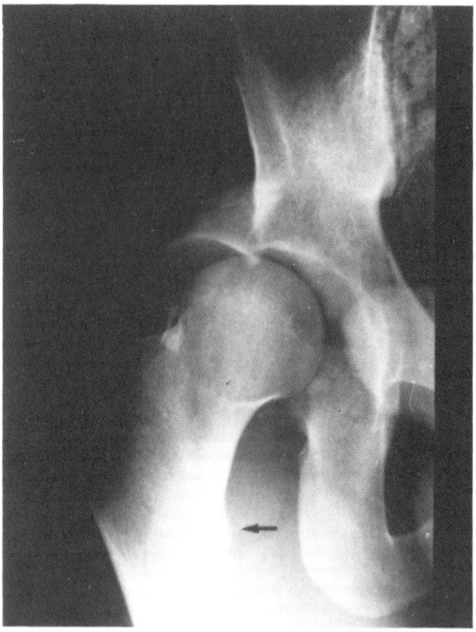

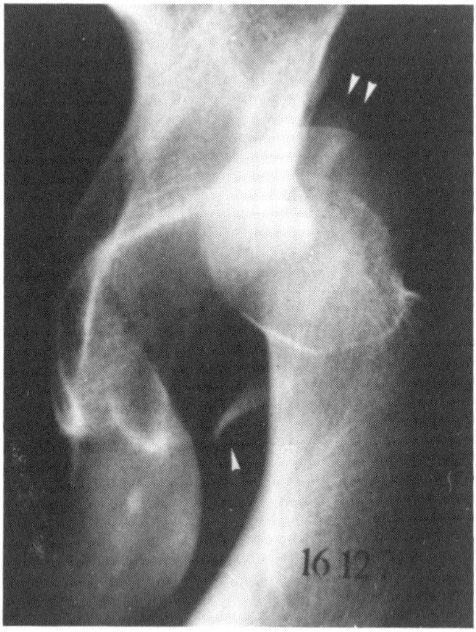

Figure 28. Luxation postéro-supérieure.
Rotation interne démontrée par l'effacement du petit trochanter signant la topographie postérieure (flèche noire) et fracture du rebord cotyloïdien postéro-supérieur.

Figure 29. Luxation postéro-supérieure.
Rotation interne : disparition du petit trochanter et double fragmentation (flèches blanches) du rebord cotyloïdien postéro-supérieur.

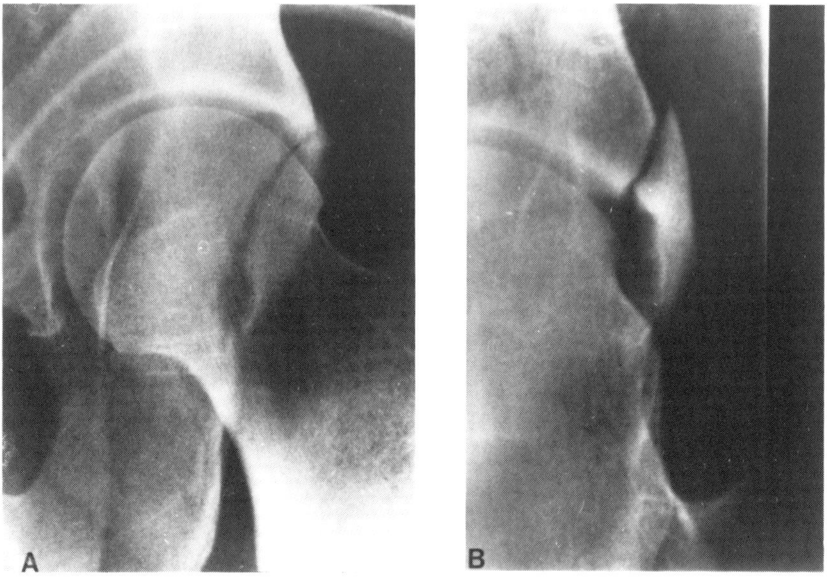

Figure 30. Fracture du rebord cotyloïdien postérieur après réduction de la luxation.
A. incidence antéro-postérieure. B. incidence oblique obturatrice.

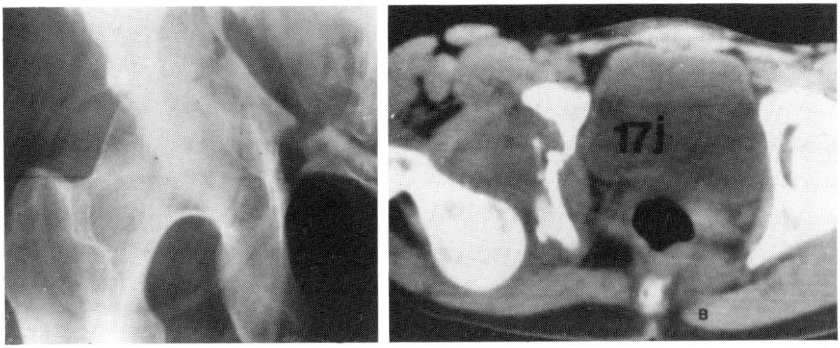

Figure 31. Luxation postérieure de l'épiphyse fémorale.
Effraction du mur cotyloïdien postérieur diagnostiquée en TDM.
A : J0 : Rx simple non interprétée. B : J17 : en tomodensitométrie.

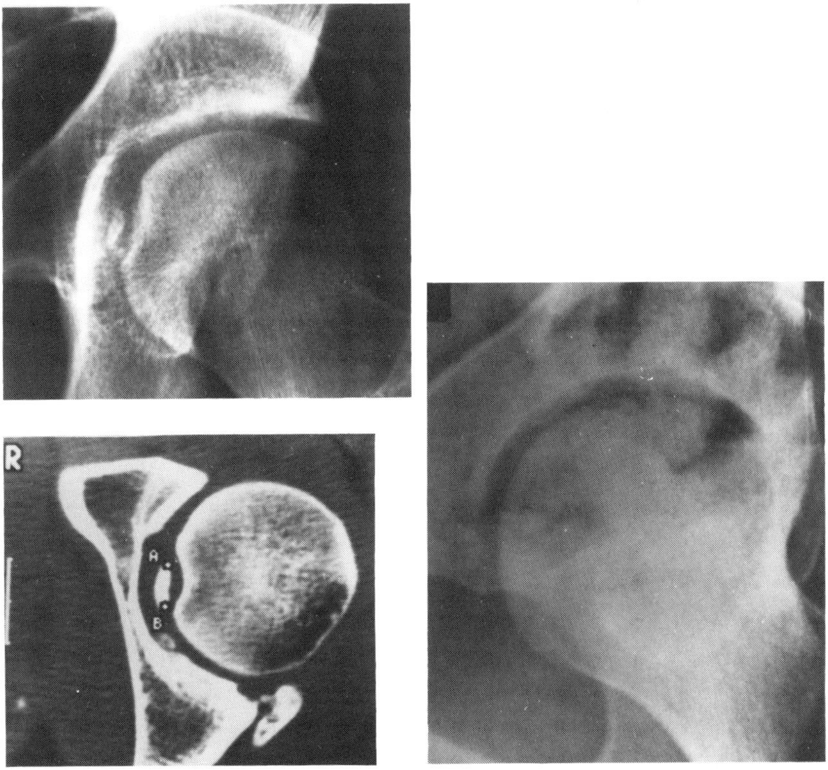

Figure 32.
a : un an après réduction de luxation postérieure de la tête fémorale. Fragment intra-articulaire : flèches noire et blanche en regard de la fovea. Mur postérieur imprécis. b : incidence obturatrice : intégrité apparente du mur cotyloïdien postérieur. c : examen tomodensitométrique : fracture marginale postérieure non réduite. Fragment intra-articulaire confirmé + satellite postérieur.

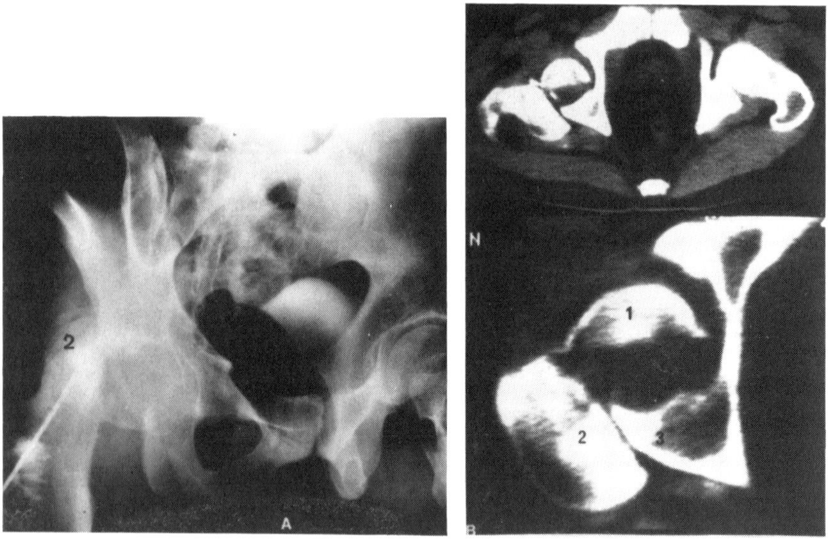

Figure 33. Luxation postérieure et fracture de la tête fémorale.
A : situation mal identifiée. Embrochage implanté dans la partie postérieure (2) de la tête fémorale empalée par le rebord cotyloïdien postérieur. B : examen tomodensitométrique : séparation complète de l'épiphyse par le mur cotyloïdien postérieur (3) : 1. portion articulaire. 2. segment luxé.

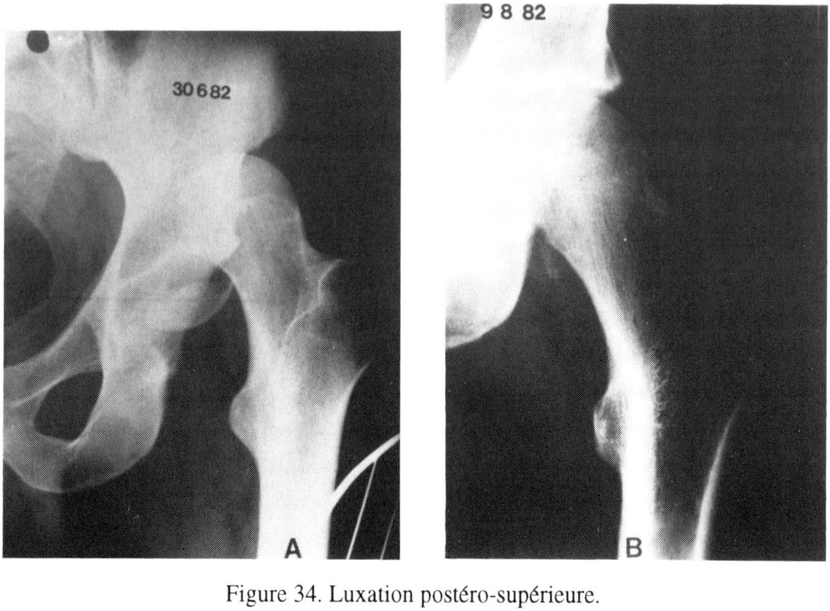

Figure 34. Luxation postéro-supérieure.
A : fracture de la tête fémorale non reconnue J0 flèche noire courbe.
B : J40 : incidence de face.

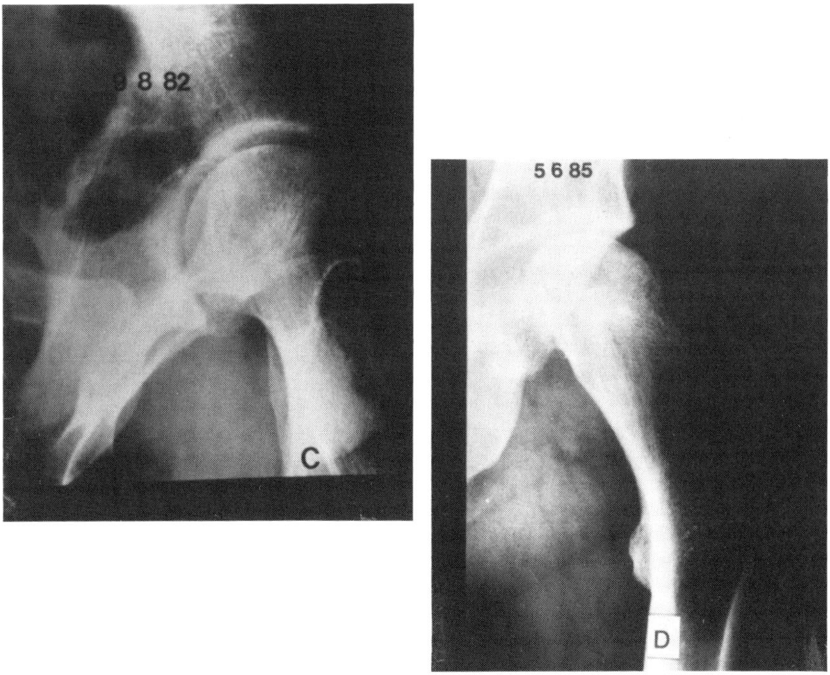

Figure 34.
C : J40 : incidence en faux profil. D : 2 ans 11/12, incidence antéro-postérieure.

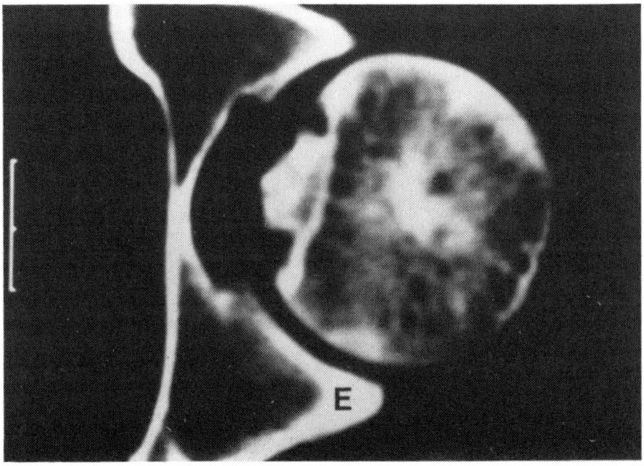

Figure 34.
E : 2 ans 11/12, examen tomodensitométrique : amputation de la tête fémorale et incorporation du fragment.

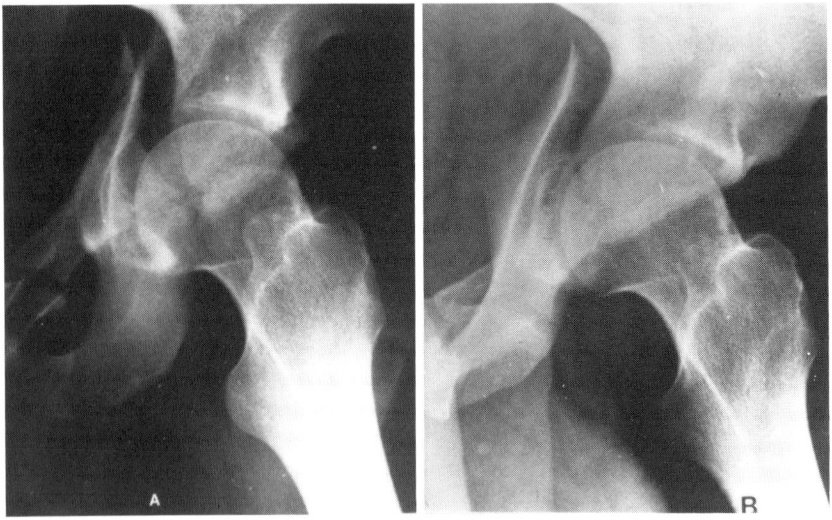

Figure 35. Luxation centrale, fracture transcotyloïdienne, surface portante intacte.
A : J0 : examen antéro-postérieur. B : J0 : oblique alaire.

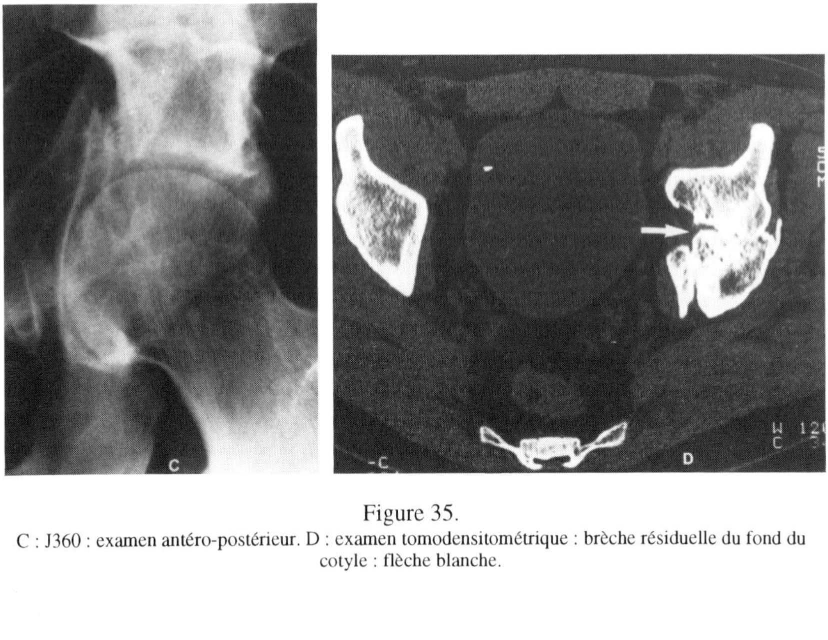

Figure 35.
C : J360 : examen antéro-postérieur. D : examen tomodensitométrique : brèche résiduelle du fond du cotyle : flèche blanche.

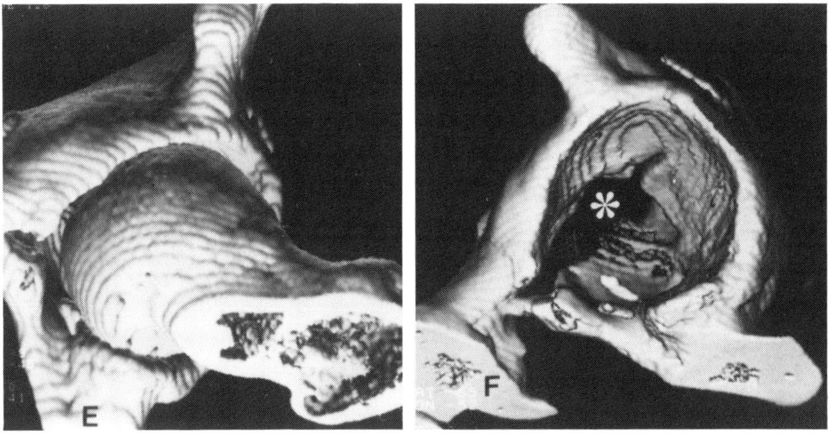

Figure 35.
E : construction tridimensionnelle.
F : extraction du fémur. Détail de la brèche cotyloïdienne (astérisque).

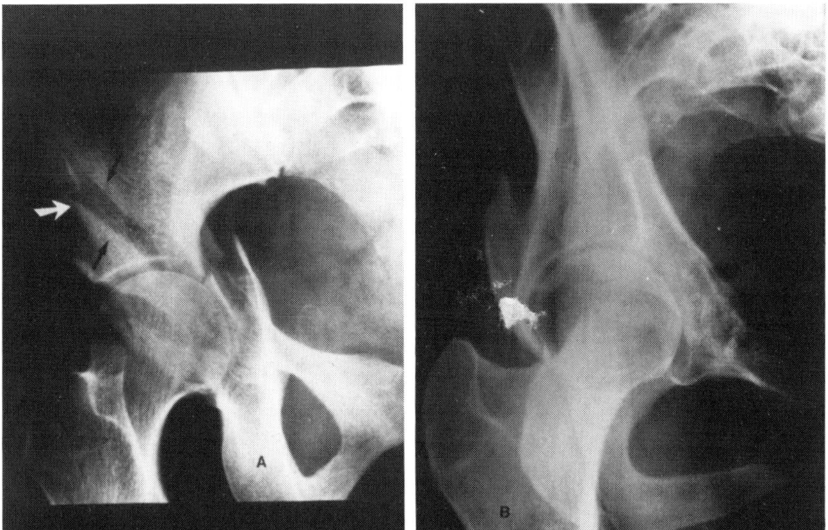

Figure 36. Luxation centrale, fracture intéressant la surface portante.
A : J0 incidence de face. Flèches noires et blanches : refend dans la surface portante.
B : J0 incidence obturatrice.

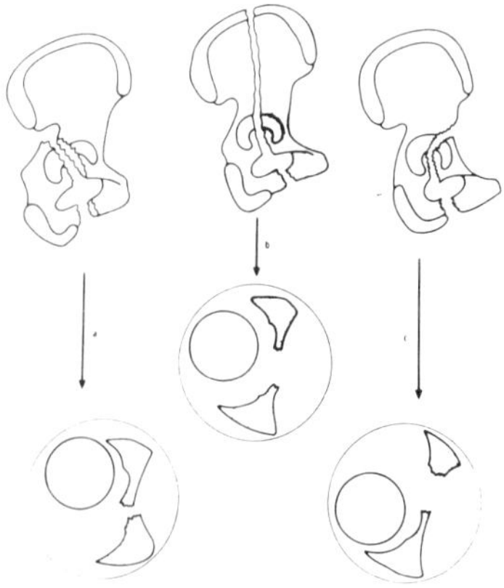

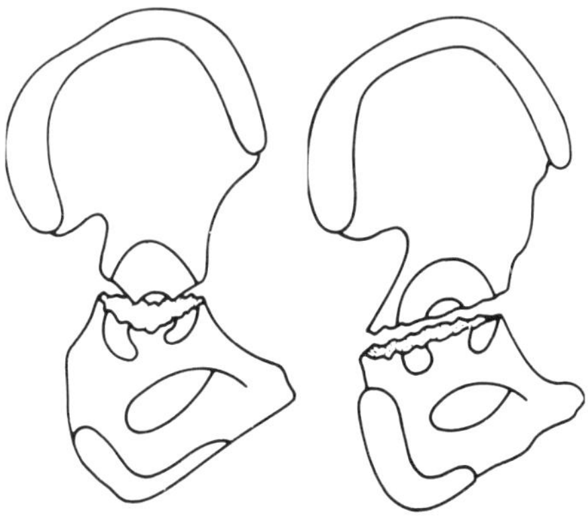

Figure 37. Schéma des fractures du cotyle.
A : colonne postérieure. B : verticale intermédiaire. C : colonne antérieure.

Figure 38 : schéma des fractures transversales du cotyle.

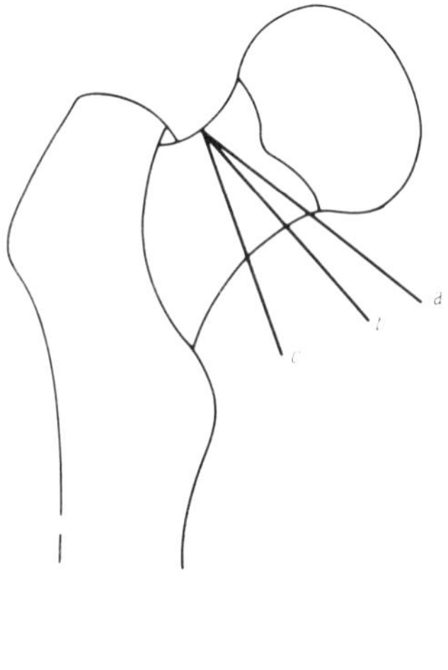

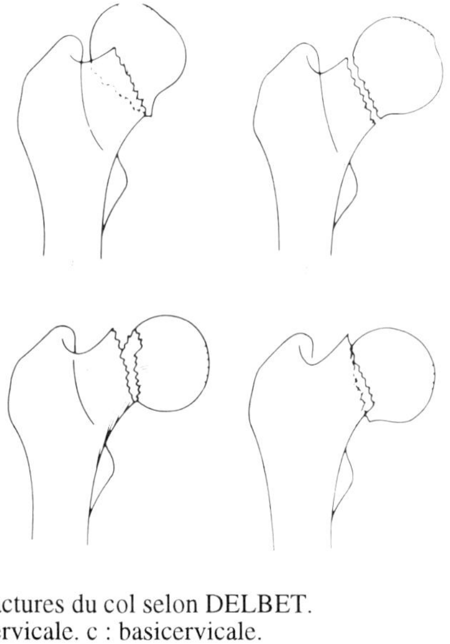

Figure 39. Classification des fractures du col selon DELBET.
a : sous-capitale. b : transcervicale. c : basicervicale.

Figure 40. Classification des fractures du col fémoral selon GARDEN.
a : type I. b : type II. c : type III. d : type IV.

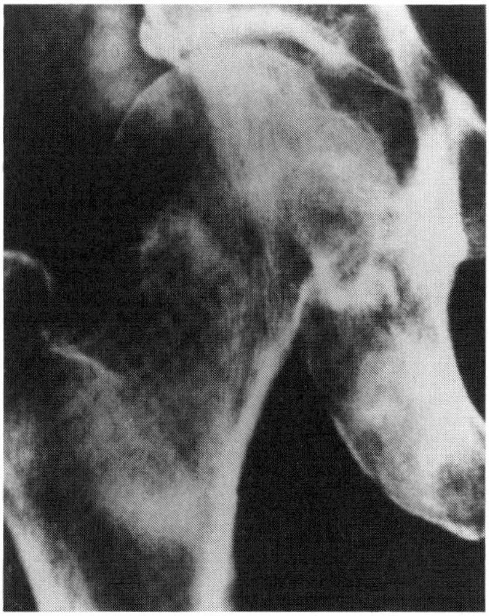
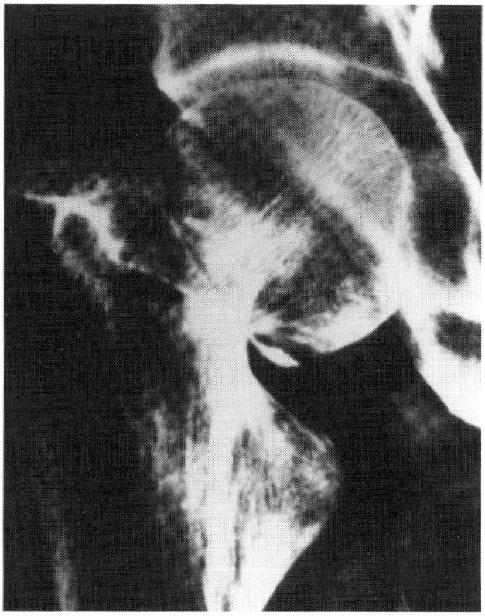

Figure 41. Fracture du col fémoral type GARDEN I.

Figure 42. Fracture du col fémoral type GARDEN III.

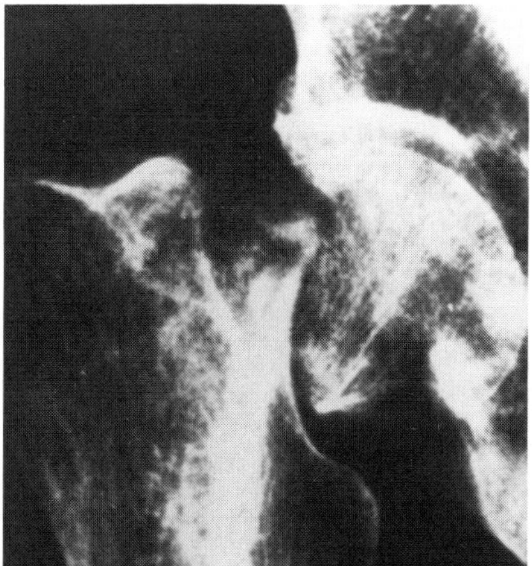
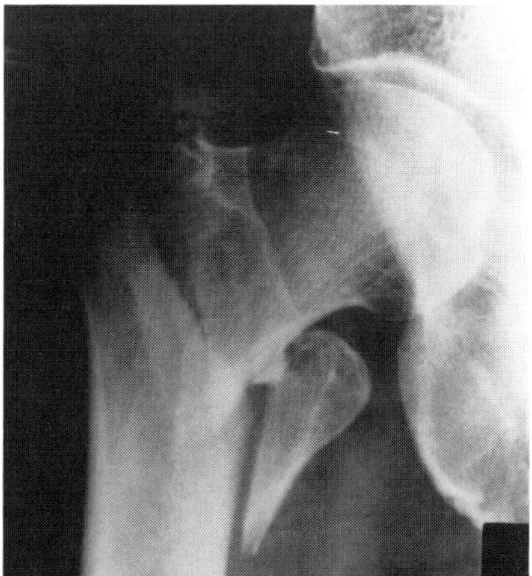

Figure 43. Fracture du col fémoral type GARDEN IV.

Figure 44. Fracture pertrochantérienne instable isolant le petit trochanter.

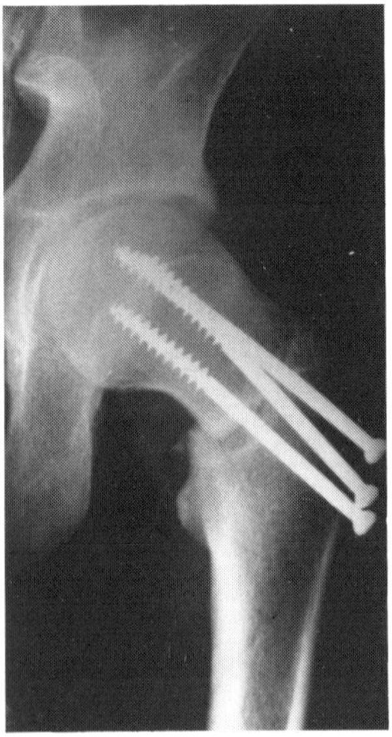

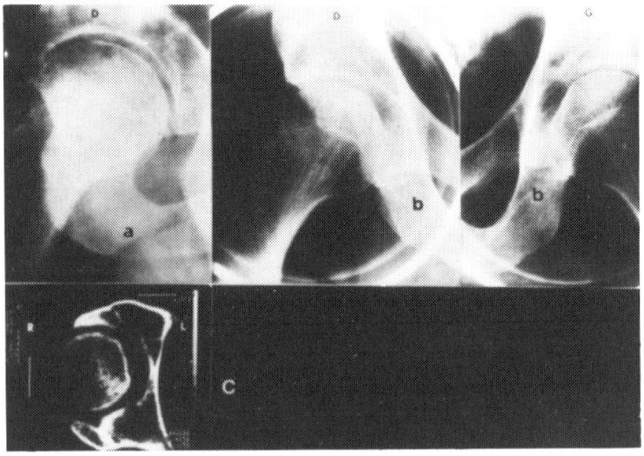

Figure 45. Fracture pertrochantérienne.
Ostéosynthèse.

Figure 46. Fracture méconnue du rebord cotyloïdien postérieur droit.
A : examen radiologique simple en incidence obturatrice ne découvrant pas de lésion. B : comparaison frontale des deux hanches : idem. C : examen tomodensitométrique identifiant une reconstruction de fracture du rebord cotyloïdien postérieur droit.

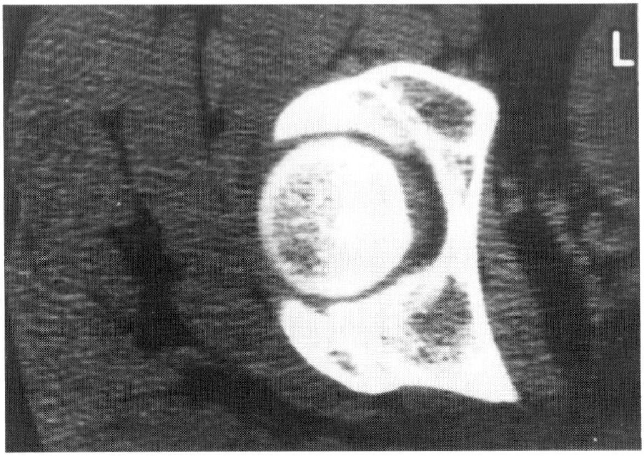

Figure 47. Examen tomodensitométrique de la hanche droite 18 mois après un choc contre le tableau de bord.
Examen radiologique simple négatif. TDM : consolidation de fracture du rebord cotyloïdien postérieur. Pincement polaire postérieur de l'interligne : coxarthrose posttraumatique.

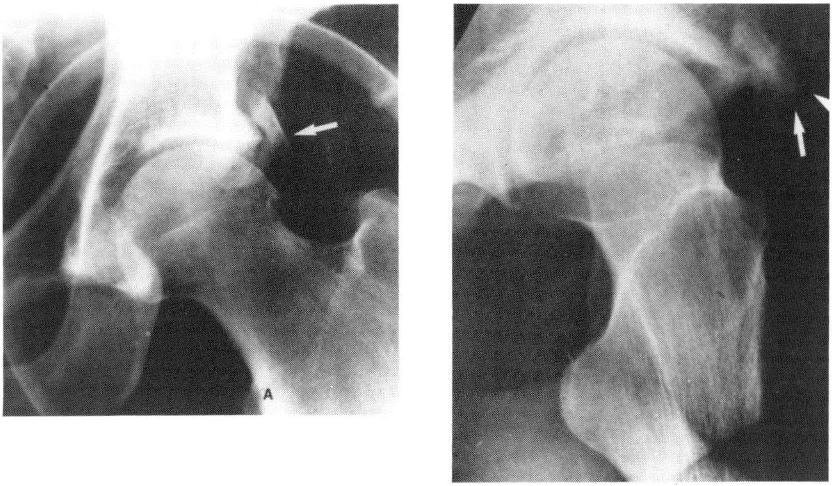

Figure 48.
A : examen radiologique simple de la hanche gauche 12 mois après un accident déterminant un choc contre le tableau de bord. B : fracture méconnue du rebord cotyloïdien postéro-externe de face, en faux profil. Fragment résiduel : flèche blanche.

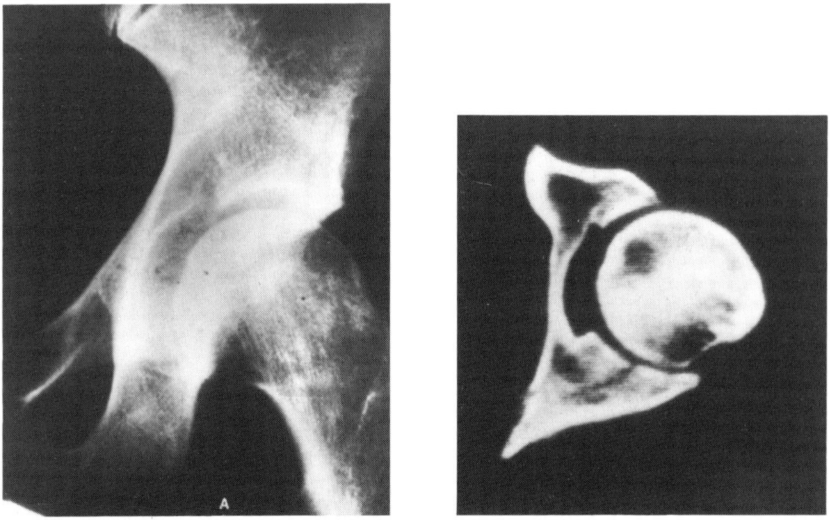

Figure 49.
A : examen radiologique simple de face hanche gauche J0 après accident de roulage comprenant un choc contre le tableau de bord : négatif. B : examen tomodensitométrique J2 : fracture linéaire sans déplacement du mur cotyloïdien postérieur. Amincissement focal de l'interligne : lésion cartilagineuse traumatique. Coxarthrose prévisionnnelle.

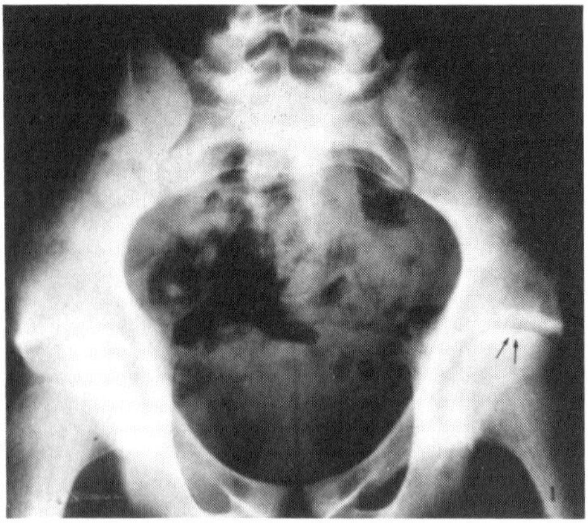

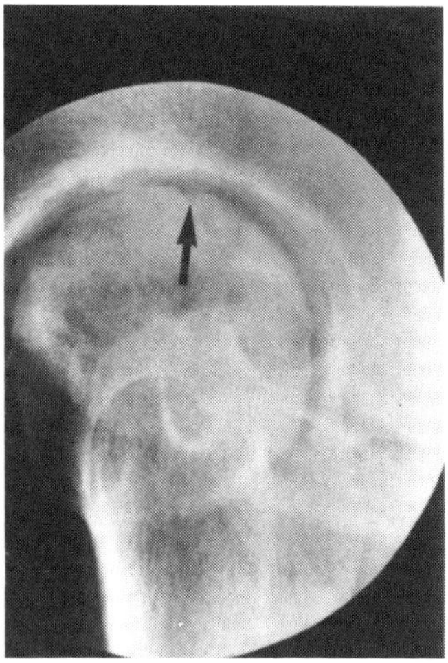

Figure 50. Fracture impaction ostéochondrale de la tête fémorale gauche
(flèches noires).

Figure 51. Impaction sous-chondrale de la tête fémorale.
Incidence de LEQUESNE : flèche noire.

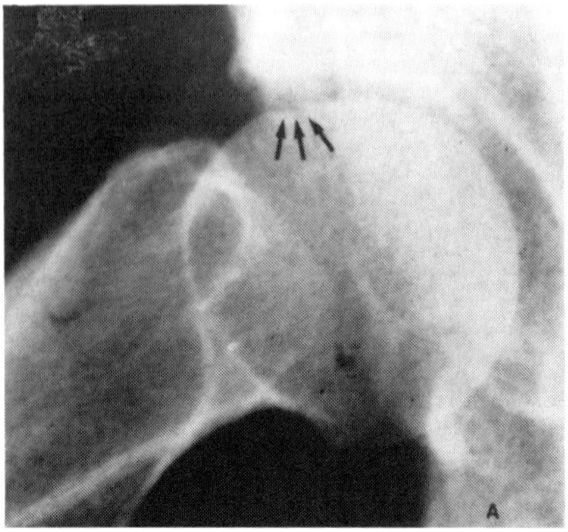

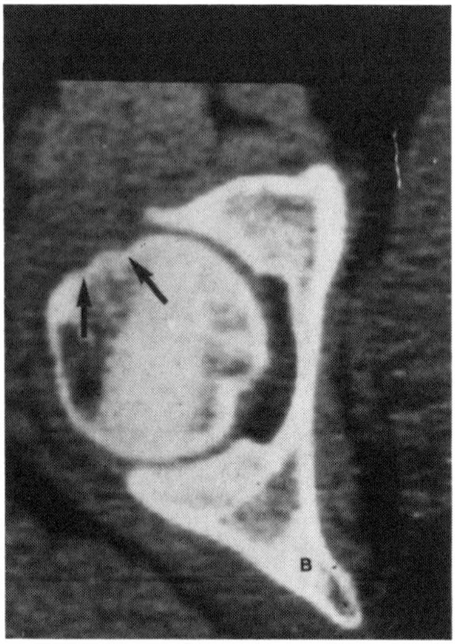

Figure 52.
A : impaction sous-chondrale de la tête fémorale à 2 ans : flèches noires.
B : idem tomodensitométrie : flèches noires.

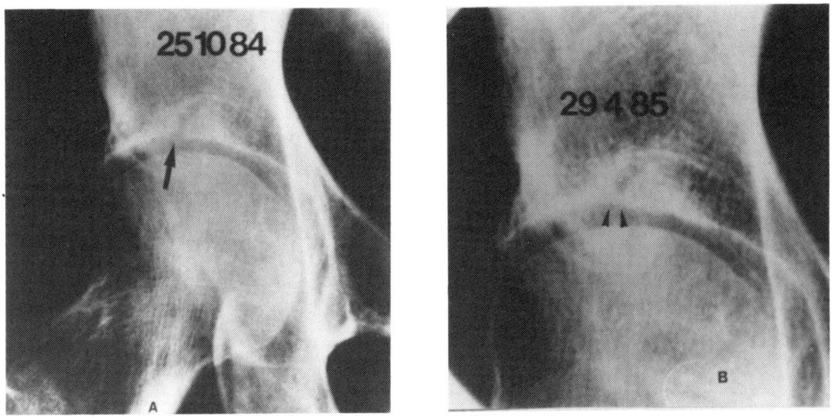

Figure 53. Fracture ostéochondrale du cotyle.
A : 25.10.84 : flèche noire. B : 29.04.85 : fermeture de la lame sous-chondrale (têtes de flèches noires).

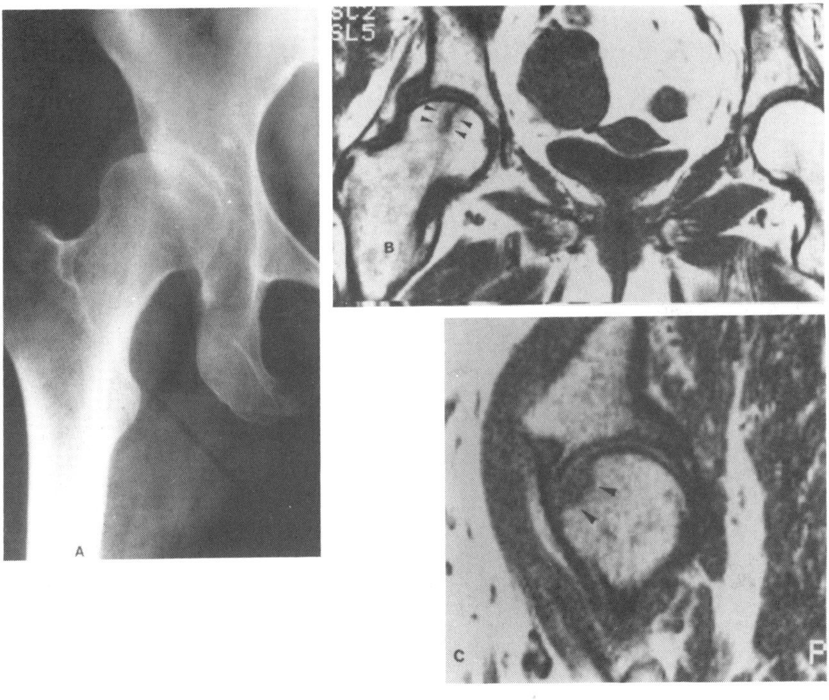

Figure 54. Fracture occulte linéaire de la tête fémorale.
A : examen radiologique simple. B : I.R.M.: section coronale en Tl : T.R. : 600 ms, T.E. : 20 ms (têtes de flèches noires). C : section sagittale en Tl paramètres identiques (têtes de flèches noires).

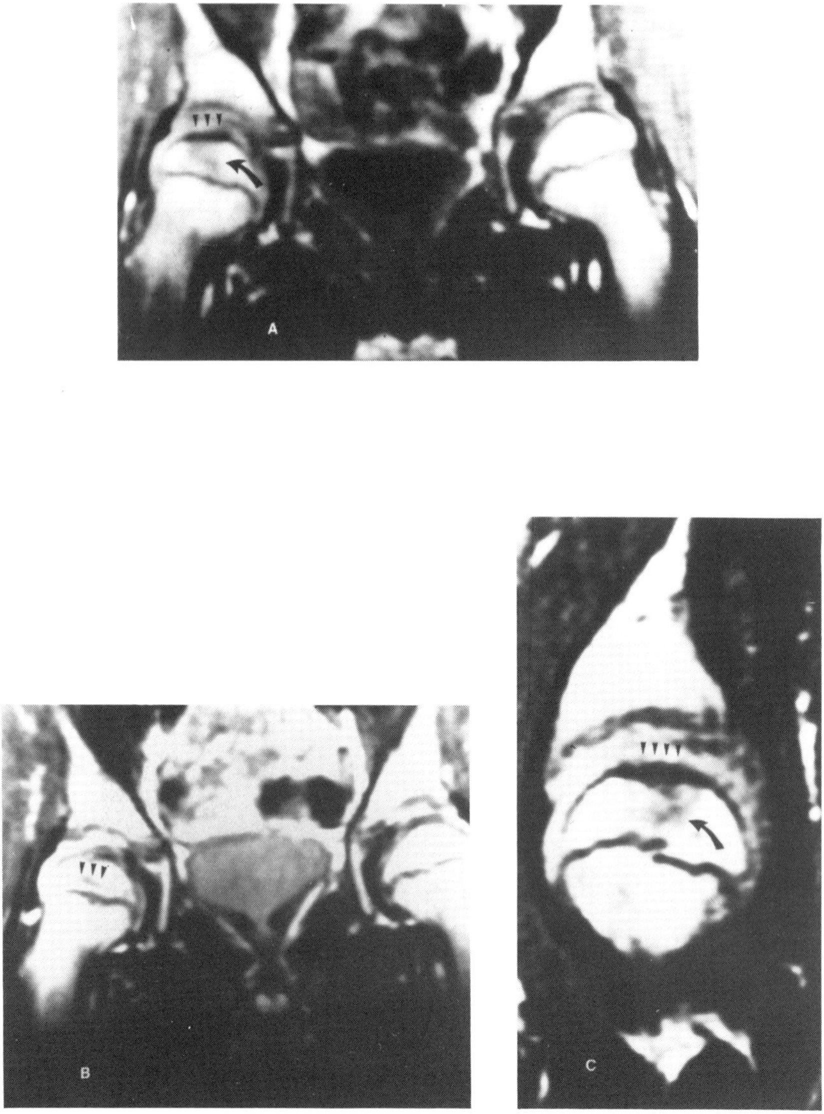

Figure 55. Fracture occulte réticulaire de la tête fémorale.

A : section coronale Tl : T.R. : 500 ms, T.E. : 30 ms. Impaction sous-chondrale : petites flèches noires. Fracture réticulaire occulte au dessus du cartilage de croissance : flèche courbe.
B : T2 premier écho : T.R. : 2.000 ms, T.E. : 20 ms. Fracture occulte réticulaire : flèche noire.
C : section sagittale en Tl. Impaction sous-chondrale : têtes de flèches noires. Fracture occulte réticulaire (flèche courbe noire).

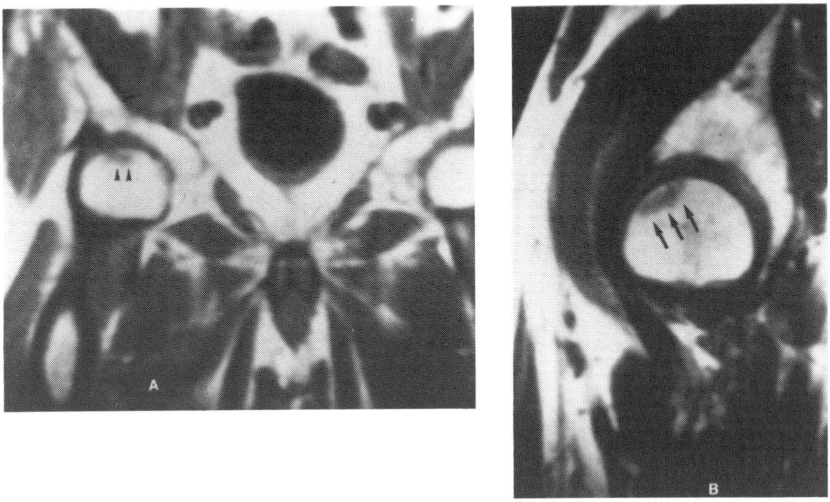

Figure 56. Fracture occulte de la tête fémorale droite.
A : section coronale en Tl : T.R. : 600 ms, T.E. : 25 ms : têtes de flèches noires.
B : section coronale en Tl : fracture occulte linéaire (flèches noires).

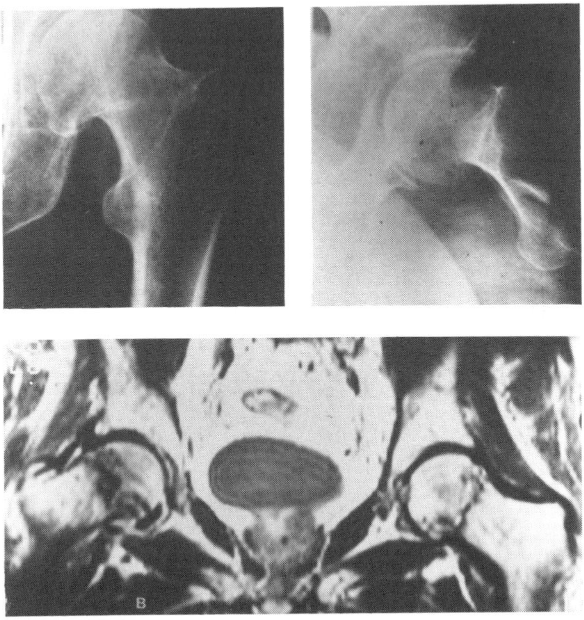

Figure 57. Fracture occulte linéaire du col fémoral.
A : examen radiologique simple du col fémoral gauche ne démontrant pas de lésion.
B : I.R.M. section coronale en Tl : T.R. : 570 ms, T.E. : 25 ms. Fracture occulte linéaire du col fémoral gauche. Identification d'une fracture du col fémoral droit asymptomatique.

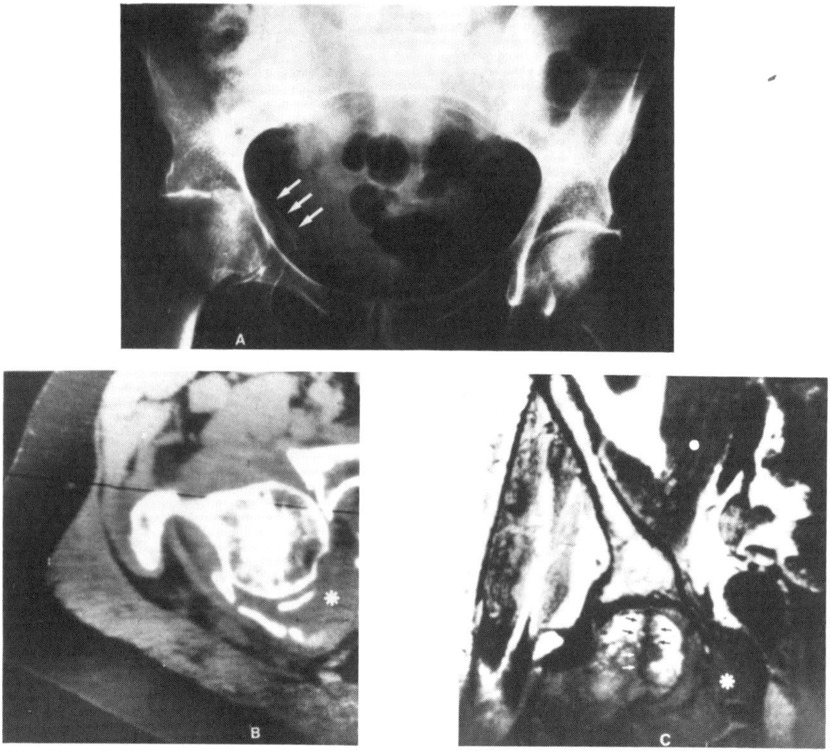

Figure 58. Fracture occulte linéaire de la tête fémorale.
A : luxation centrale du fémur droit sur métastase (flèches blanches). B : examen tomodensitométrique : métastase (astérisque blanc). C : examen I.R.M. Section coronale en Tl : T.R. : 600 ms, T.E.: 40 ms. Métastase : astérisque blanc. Fracture occulte linéaire de la tête fémorale : flèches noires et blanches.

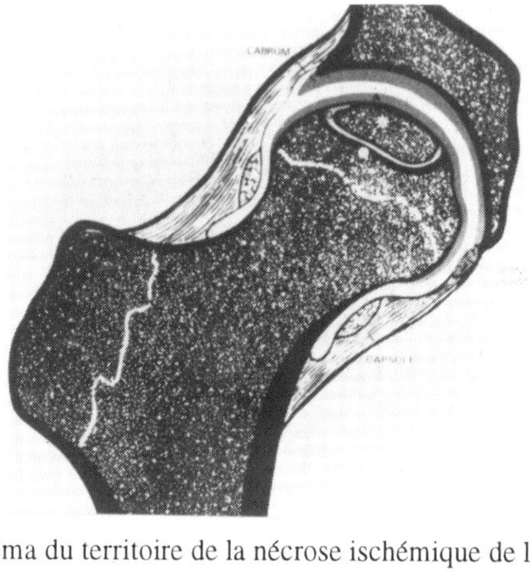

Figure 59. Schéma du territoire de la nécrose ischémique de l'épiphyse fémorale.
Zone nécrosée : astérisque blanc. Interface réactive : petites têtes de flèches blanches. Stade I de FICAT infraradiologique.

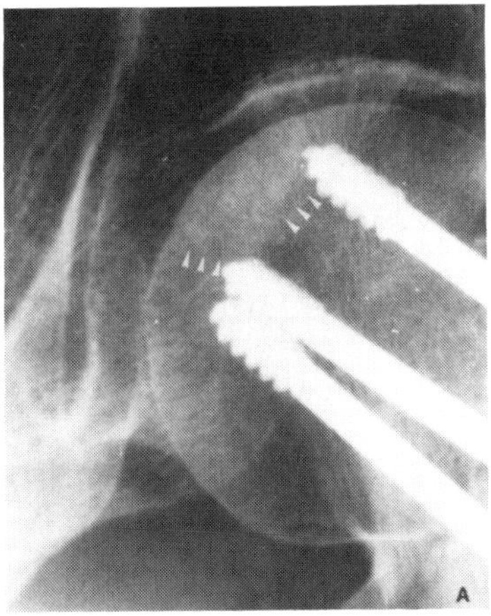

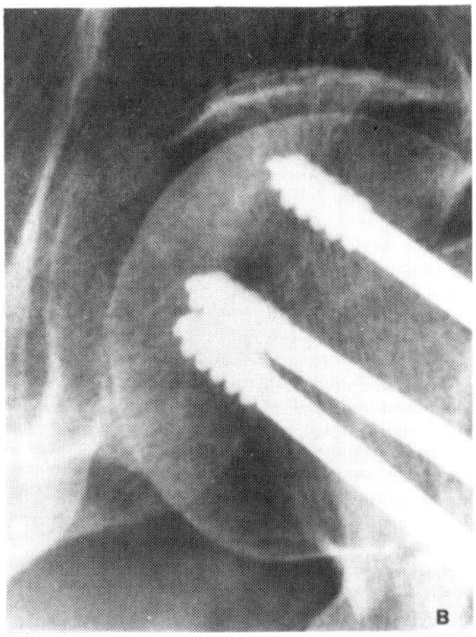

Figure 60. Fracture du col fémoral type GARDEN III.
A : J40 : nécrose ischémique stade II a : densité normale échappant à l'hyperhémie "échappement" : têtes de flèches blanches. B : J90. C : J260 : après mise en décharge : estompement de l'échappement : guérison. Correction de la pseudarthrose.

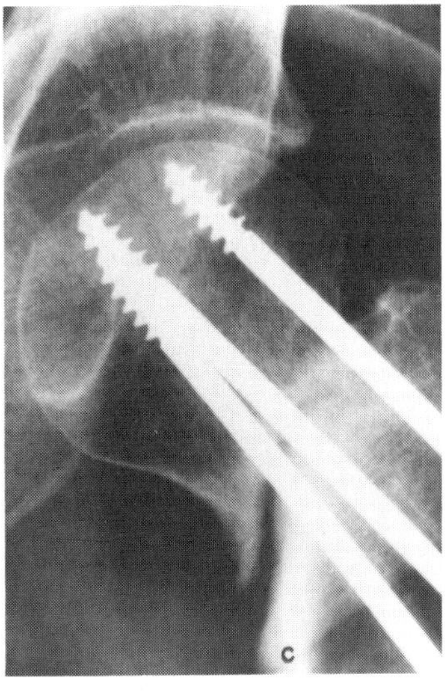

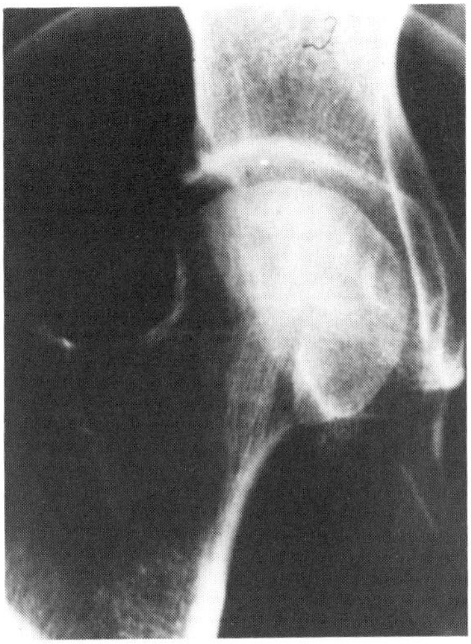

Figure 61.
Stade II b : condensation réelle de la nécrose ischémique.

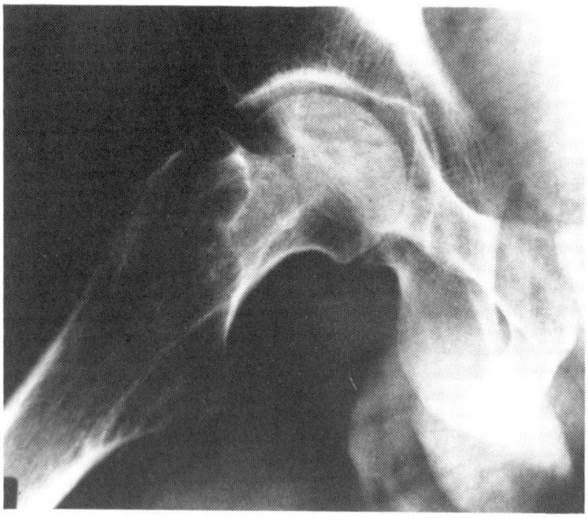

Figure 62. Nécrose ischémique au stade IIb : hypodensité polaire.

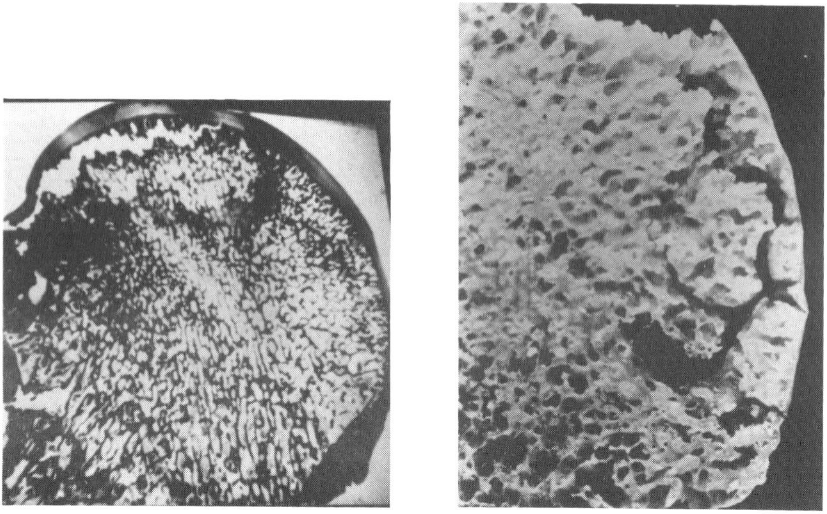

A B

Figure 63.
A : nécrose ischémique au stade III de FICAT : fracture de stress sous-chondrale se prolongeant dans l'interface réactive : microphotographie de pièce anatomique. B : macrophotographie.

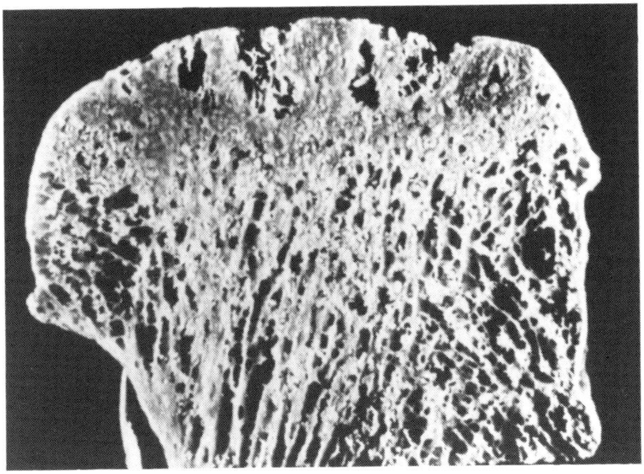

Figure 64. Photographie de pièce anatomique.
Nécrose ischémique au stade III de FICAT.

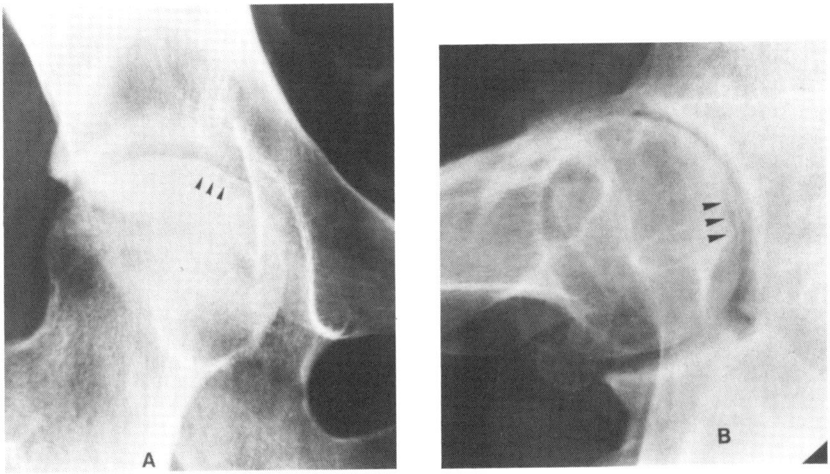

Figure 65. Nécrose ischémique au stade III.
A : incidence antéro-postérieure. Fracture sous-chondrale (têtes de flèches noires). B : incidence oblique (têtes de flèches noires).

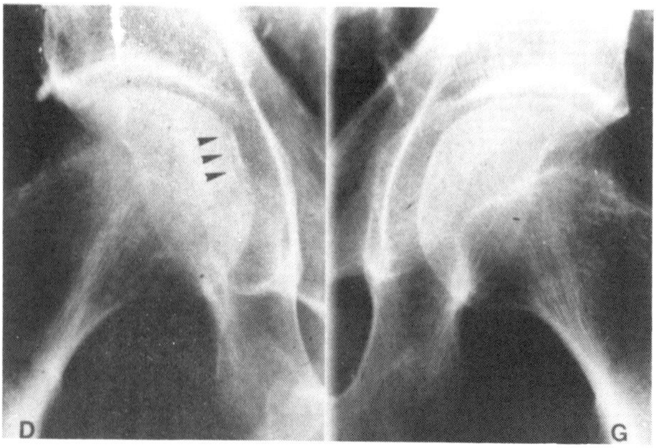

Figure 66. Nécrose ischémique de la tete fémorale droite au stade III.
Fracture sous-chondrale (têtes de flèches noires).

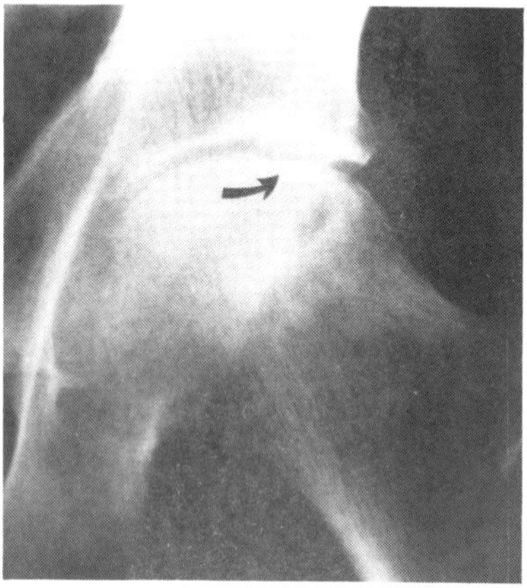

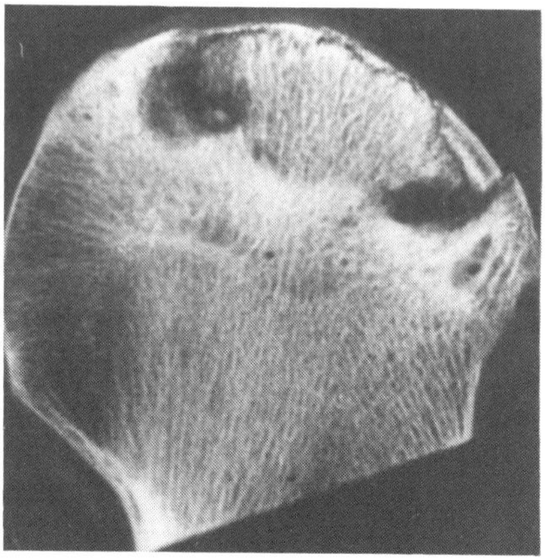

Figure 67. Nécrose ischémique au stade III de FICAT.
Fracture sous-chondrale, perte de sphéricité : flèche noire courbe.

Figure 68. Photographie de pièce de nécrose ischémique au stade IV de FICAT.
Effondrement épiphysaire.

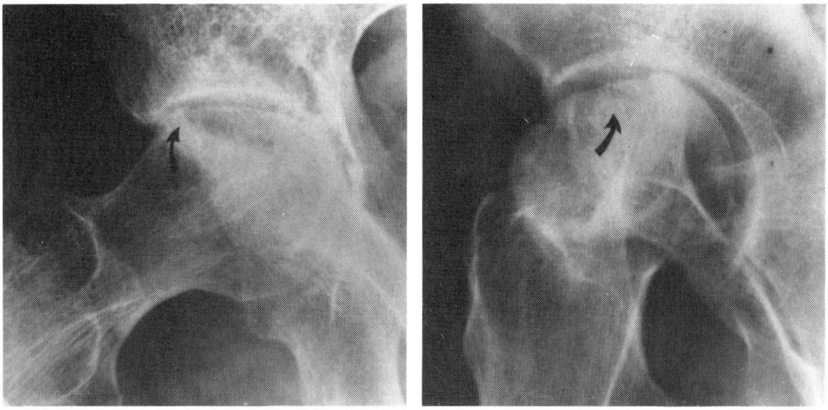

Figure 69. Nécrose ischémique au stade IV de FICAT.
A : incidence antéro-postérieure : flèche noire. B : incidence de faux profil : flèche noire.

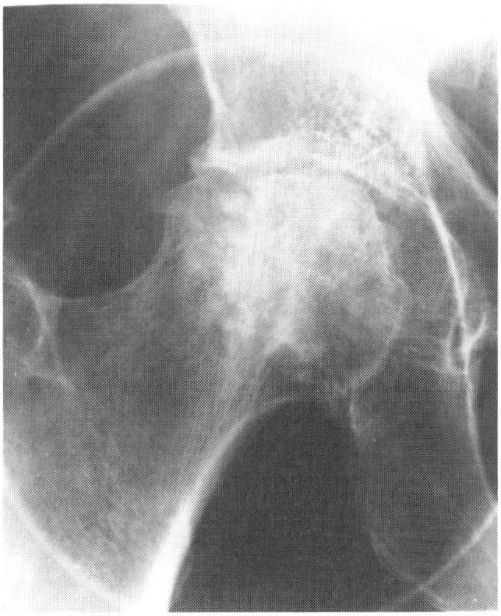

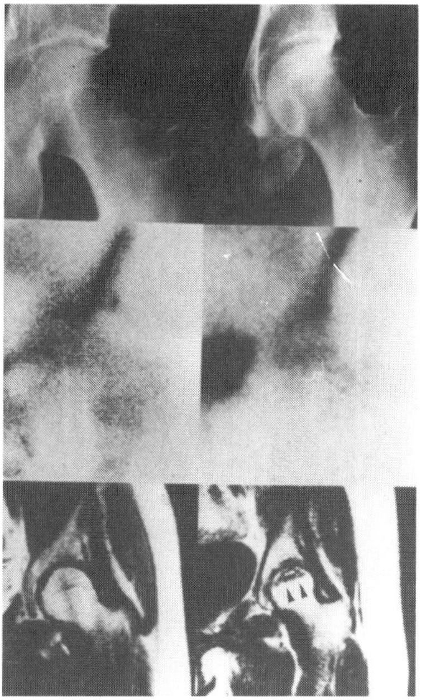

Figure 70. Nécrose ischémique au stade V de STEINBERG.
Effondrement céphalique, articulaire.

Figure 71. Nécrose ischémique au stade I.
T.R. : 600 ms, T.E. : 30 ms : têtes de flèches noires. Examen radiologique simple et scintigraphie négatifs.

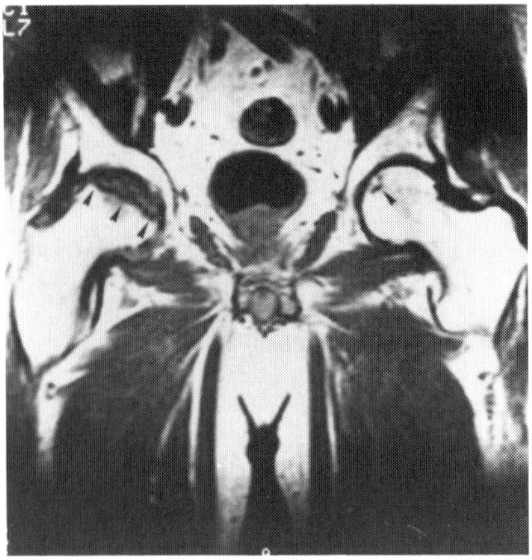

A

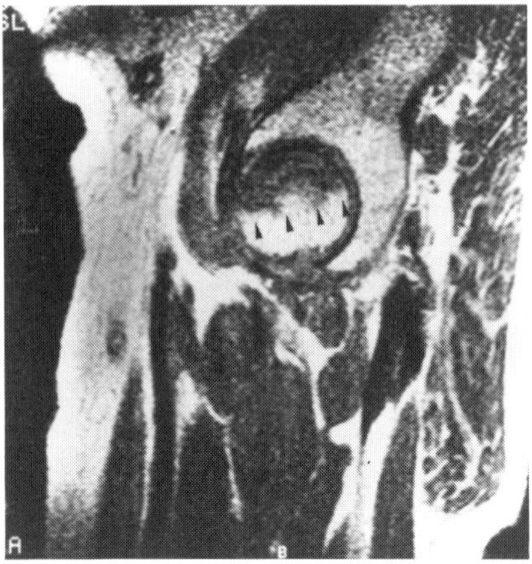

B

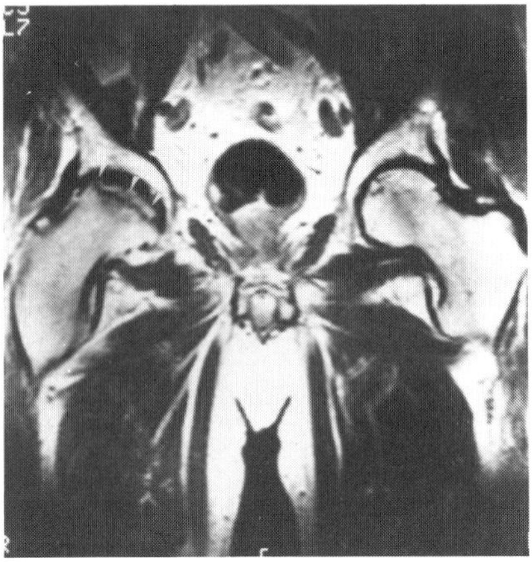

C

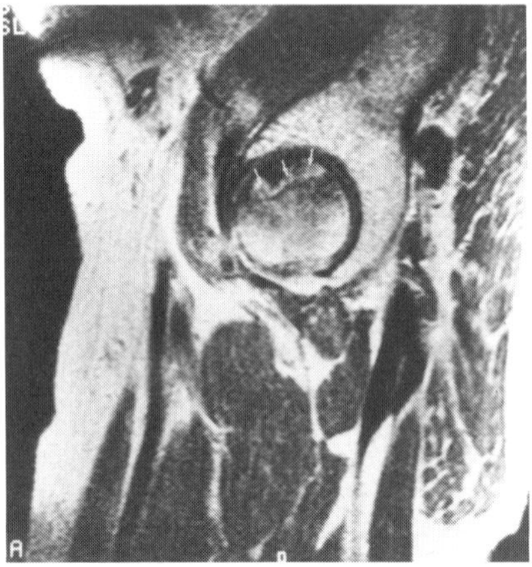

D

Figure 72. Nécrose ischémique en I.R.M.

A : section coronale en Tl sans Gadolinium : T.R. : 826 ms, T.E. : 25 ms (têtes de flèches noires). Du côté gauche, hyposignal compatible avec une fracture ou une nécrose débutante. B : section sagittale en séquence pondérée Tl sans injection de Gadolinium identifiant la topographie de la lésion. C : sections coronales (Tl après Gadolinium). D : rehaussement au sein du segment nécrosé (Tl après Gadolinium) : têtes de flèches blanches.

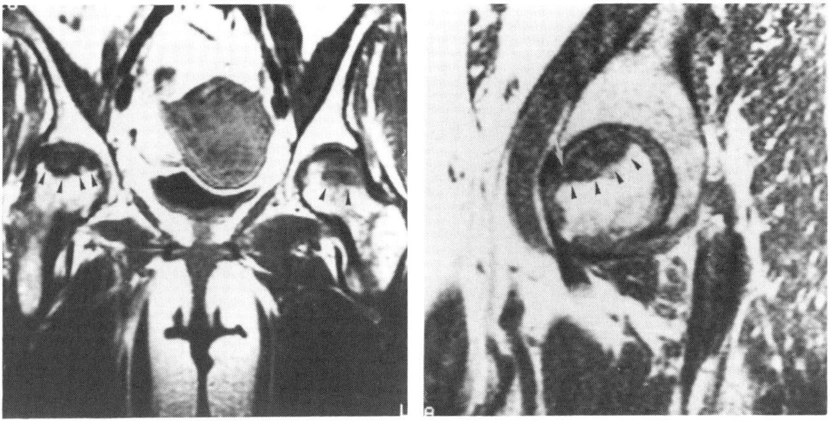

Figure 73. Nécrose ischémique bilatérale identifiée par l'examen radiologique simple.
Stade III de FICAT.

A : section coronale en Tl : T.R. : 475 ms, T.E. : 25 ms (têtes de flèches noires). B : section sagittale de la tête fémorale droite en séquence pondérée Tl (paramètres identiques) localisation antéro-supérieure de la nécrose (têtes de flèches noires). Effondrement sous-chondral (flèche blanche).

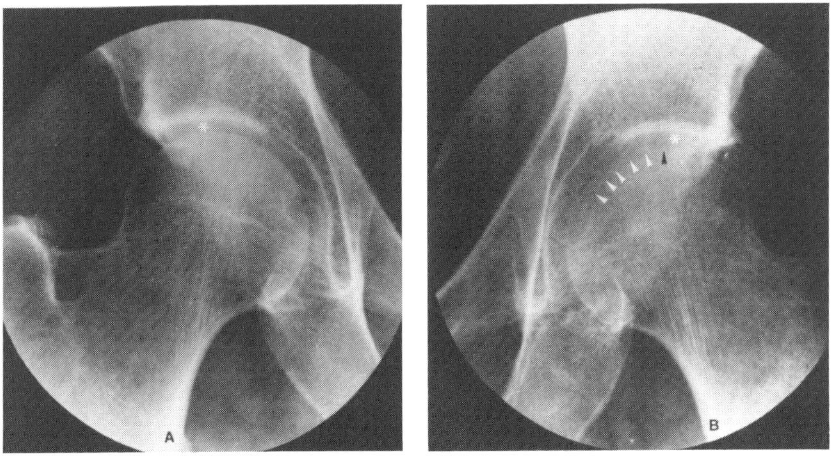

Figure 74.

A : hanche droite non douloureuse, normale. Epaisseur de l'interligne : astérisque.
B : hanche gauche : algodystrophie. Raréfaction osseuse. Ténuité des corticales (têtes de flèches blanches et noire). Respect de l'interligne (astérisque). Absence de signe d'infection et de nécrose.

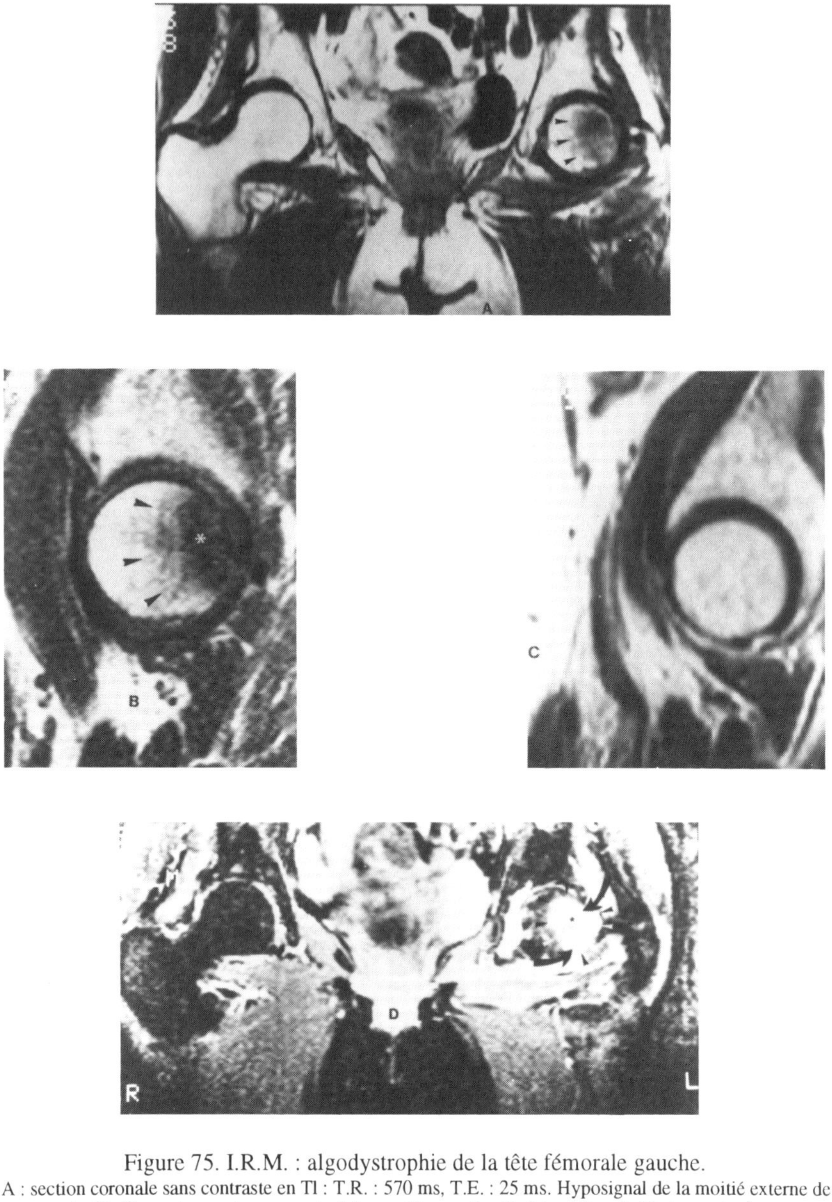

Figure 75. I.R.M. : algodystrophie de la tête fémorale gauche.

A : section coronale sans contraste en Tl : T.R. : 570 ms, T.E. : 25 ms. Hyposignal de la moitié externe de la tête fémorale gauche non sectoriel sans démarcation linéaire (têtes de flèches noires).

B : hanche gauche : section sagittale en Tl sans injection de contraste. Hyposignal diffus, non focalisé de la moitié postérieure de l'épiphyse humérale (astérisque, têtes de flèches noires).

C : section sagittale identique en Tl après injection intraveineuse de Gadolinium. Effacement complet de l'hyposignal sectoriel déterminé par la prise de produit de contraste reconnaissant la viabilité de la tête fémorale permettant d'exclure une nécrose ischémique.

D : section coronale en séquence inversion-récupération de la graisse (STIR) : T.R. : 1.200 ms, T.E. : 30 ms. Hypersignal de la tête fémorale gauche remplaçant l'hyposignal en Tl reconnaissant une réaction oedémateuse excluant la nécrose ischémique (flèches et étoile).

BIBLIOGRAPHIE

1. ARLET J., MAZIERES B. L'ostéonécrose de la tête fémorale. Gaz. Med. France, 86; 121-132, 1979.

2. BASSET L.W., GOLD R.H., REICHER M., BENNETT L.R., TOOKE S.M. Magnetic resonance imaging in the early diagnosis of ischemic necrosis of the femoral head. Preliminary results. Clin. Orthop. 214, 237-248, 1987.

3. BELTRAN J., HERMEN L.J., BURK J.M., ZUELER W.A., CLARK R.N., LUCAS J.G., WEISS L.D., YANG A. Femoral head avascular necrosis : MR Imaging with clinical pathologic and radionuclide correlation. Radiology, 166, 215-220, 1988.

4. DEUTSCH A.L., MINK J.H., WAXMAN A.D. Occult fractures of the proximal femur : MR Imaging. Radiology, 170, 113-116, 1989.

5. FICAT P. Idiopathic bone osteonecrosis of the femoral head. J. Bone Joint Surg., 67B, 3-9, 1985.

6. FICAT R.P. Idiopathic bone osteonecrosis of the femoral head : early diagnosis and treatment. J. Bone Joint Surg., 67A, 3-9, 1985.

7. FICAT R.P., ARLET J. Ischémie et nécrose osseuses. L'exploration fonctionnelle de la circulation intra-osseuse et ses applications. Masson Edit. Paris, 223 p., 1977.

8 FICAT R. P., ARLET J. Ischemia and necroses of bone. Williams and Wilkins, Baltimore, 1980.

9. GENEZ B.M., WILSON M.R., HOUK R.W., WEILAND F.L., UNGER H.R. Jr., SHIELDS N.N., RUGH K.S. Early osteonecrosis of the femoral head : detection in highrisk patients with MR Imaging. Radiology, 168, 521-524, 1988.

10. GILEPSY T., GENANT H.K., HELMS C.A. Magnetic resonance imaging of osteonecrosis. Radiol. Clin. North Am., 24, 193-208, 1986.

11. GLICKSTEIN M.F., BURK D.L.Jr., SCHIEBLER M.L., COHEN E.K., DALINKA M.K., STEINBERG M.E., KRESSEL H.Y. Avascular necrosis versus other diseases of the hip : sensitivity of MR Imaging. Radiology, 169, 213-215, 1988.

12. HELENON O., LEBRETON C., HELENON Ch., BIGOT J.M. Ostéonécrose aseptique de la tête fémorale. In : *"Imagerie de la hanche"*. FLAGEAT J. Collection d'Imagerie Radiologique. Masson, 122-131, 1992.

13. LEQUESNE M. Ostéonécrose aseptique de la tête fémorale avec chondrolyse rapide. Acta. Orthop. Belg. 38, 516-525, 1972 et Rev. Chir. Orthop. 59, 21-25, sup. n° 1, 1973.

14. LEQUESNE M., MAUGER B. L'algodystrophie décalcifiante de la hanche. In : LEQUESNE M. *"Les maladies de la hanche de l'adulte."* Documenta Geigy, Basel, 83-92, 1980.

15. MALDAGUE B., MALGHEM J. Le diagnostic radiologique précoce de la nécrose aseptique post-traumatique de la tête fémorale. Acta Orthop. Belg. 50, 324-342, 1984.

16. MALDAGUE B., VANDEBERG B., MALGHEM J. Ostéonécrose et pseudo-ostéonécrose de la tête fémorale. In : Morvan E, ed. *"IRM Osteoarticulaire."* Paris. Sauramps-Vigot, 169-190, 1990.

17. MALGHEM J., MALDAGUE B. Aspect radiologique des nécroses épiphysaires et implications pathogéniques. Acta Orthop. Belg., 47, 200-224, 1981.

18. MITCHELL D.G., RAO V.M., DALINKA M.K., SPROTZER C.E., ALAVI A., STEINBERG M.E., FALLON M., KRESSEL H.Y. Femoral head avascular necrosis : correlation of MR Imaging, radiografic staging, radionuclide imaging and clinical findings. Radiology, 162, 709-715, 1987.

19. RAILHAC J.J., DEHALDAT F., ASSOUN J., RICHARDI G., FOURNIE B., BONNEVIALE T., MANSAT M. Utilisation de l'Imagerie 3D par le procédé Geolis. Communication in : *"La Coxarthrose"*, Université Libre de Bruxelles, 4 et 5 décembre 1992.

20. RIEUNAU G., UTHEZA G. Manuel de traumatologie. 4° Edition, Masson, 1983.

21. STEINBERG M.E., HAYKEN G.D., STEINBERG D.R. A new method for evaluation and staging of avascular necrosis of the femoral head. In : ARLET J., FICAT P.R., HUNGERFORD D.S. *"Bone circulation"* , Williams & Wilkins Cy. Baltimore/London, 398-403, 1984.

22. SWEET DE., MADEWELL JE. Pathogenesis of osteonecrosis. In : RESNICK D., ed. *"Diagnosis of bone and joint disorders"*, Saunders, Philadelphia, 2780-2831, 1981.

23. VANDEBERG B., MALGHEM J., LABAISSE M.A., NOEL H., MALDAGUE B. Avascular necrosis of the hip : comparison of contrast-enhanced and non-enhanced MR Imaging with histologic correlation. Radiology, 182, 445-450, 1992.

24. YAO L., LEE J.K. Occult intraosseous fracture : detection with MR Imaging. Radiology, 167, 749-751, 1988.

FRACTURES DU COTYLE

Ph. DELINCÉ

I. PATHOGÉNIE

Les fractures du cotyle résultent le plus souvent de traumatismes à haute énergie, tels que les accidents de voiture ou de moto, ou les chutes de lieux élevés. Le cotyle est fracturé par la tête fémorale qui l'enfonce, en lui transmettant un choc reçu

- soit au niveau du grand trochanter (piéton heurté par le pare-choc d'une voiture, chute d'un lieu élevé avec réception sur le flanc, accidenté dont le bassin est écrasé transversalement)
- soit au niveau du genou, celui-ci ainsi que la hanche étant fléchis à 90° (accident du tableau de bord)
- soit au niveau du pied, le genou étant en extension et la hanche à différents degrés d'abduction et en extension (chute d'un lieu élevé avec réception sur le pied).

Ces fractures sont, dans la majorité des cas, associées à des fractures de l'anneau pelvien dont le caractère comminutif et le déplacement des fragments seront d'autant plus importants que l'énergie traumatique est plus intense.
Il s'agit d'accidents touchant principalement l'homme, le plus souvent entre 20 et 50 ans. L'enfant n'est cependant pas épargné : il s'agit alors de décollements épiphysaires et de fractures des différentes parties constitutives de l'Y cotyloïdien.
La mortalité associée aux fractures du bassin varie de 5 à 30 % (1, 2). Celle-ci est fonction du plus ou moins grand nombre de lésions qui y sont associées : squelette et tissus mous (85 % des cas), système respiratoire (60 %), système nerveux central (40 %), système gastro-intestinal (30 %), appareil génito-urinaire (12 %), système cardio-vasculaire (6 %) (3).

II. TABLEAU CLINIQUE

Si la fracture du cotyle n'est qu'un des éléments d'une fracture complexe du bassin, le blessé est le plus souvent en état de choc et le traitement en urgence consiste en une rééquilibration hémodynamique et une évaluation la plus complète possible des lésions associées musculo-squelettiques et viscérales : génito-urinaires, abdominales, thoraciques et crânio-cérébrales.

Chez de tels polytraumatisés, alors que les lésions squelettiques périphériques sont cliniquement évidentes, celles du bassin ne sont souvent diagnostiquées qu'à l'occasion de l'examen radiographique qui doit être systématique. En effet, la déformation du bassin est rarement évidente. La palpation, en tentant de mobiliser les ailes iliaques, permet de réveiller les douleurs fracturaires mais, étant donné le peu de précision de ces manoeuvres et leur potentielle nocivité, il est déconseillé de les réaliser.

Lorsque la fracture du cotyle est isolée, I'examen clinique est souvent plus démonstratif :

- le raccourcissement d'un membre inférieur associé à une attitude en flexion-adduction et rotation interne doit faire évoquer la fracture du cotyle, associée à une luxation postérieure de la tête fémorale.
- La fracture du cotyle avec luxation centrale intrapelvienne de la tête fémorale sera responsable d'un faible raccourcissement du membre inférieur, mais d'une attitude vicieuse de celui-ci en abduction-extension et rotation externe irréductible. Le diagnostic différentiel principal est la fracture per- ou sous-trochantérienne du col fémoral.

III. DIAGNOSTIC

Celui-ci nécessite un examen radiologique qui comportera au minimum 4 clichés : le bassin de face, le cliché en incidence antéro-postérieure, et les deux incidences obliques à 45°, alaire et obturatrice, de la hanche traumatisée.

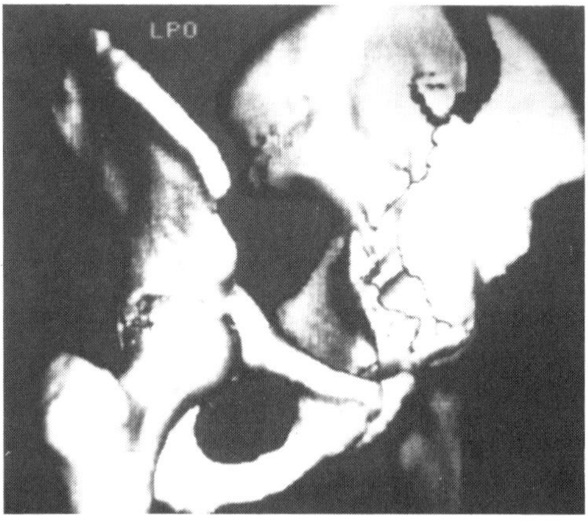

Figure 1.
Reconstruction tridimensionnelle d'une fracture des deux colonnes du cotyle gauche.

Plus récemment, différents auteurs ont souligné l'aide au diagnostic apportée par les examens en tomographie computérisée (4, 5, 6) ainsi que par les techniques d'imagerie permettant la reconstruction tridimensionnelle des pièces squelettiques (3) (Fig. 1).
Ces examens complémentaires permettent de décrire avec précision la fracture, et ainsi de la situer dans un système de classification.

A. Anatomie du cotyle

Le cotyle ne doit pas être considéré comme une structure isolée, mais bien comme une partie intégrante d'un hémi-bassin.
Le cotyle est décrit comme une structure contenue entre les bras d'une lettre Y inversée, formée par la colonne postérieure (= colonne ilio-ischiatique) et la colonne antérieure (= colonne ilio-pubienne) (Fig. 2 a, b, c).

1. La colonne postérieure ou ilio-ischiatique : elle s'étend depuis l'aile iliaque, en haut, jusqu'à l'ischion, en bas.
Ce segment de l'hémi-bassin comporte une face interne dénommée lame quadrilatère qui constitue la face endo-pelvienne du cotyle qui sera fracturée lors d'une fracture-luxation centrale de la tête fémorale. La surface postérieure de cette colonne constitue le mur postérieur du cotyle et la moitié postérieure de la surface articulaire cotyloïdienne. Le bord postérieur de la colonne ilio-ischiatique est formé par la grande et la petite échancrures sciatiques.

2. La colonne antérieure ou ilio-pubienne : elle s'étend depuis la crête iliaque, en haut, jusqu'à la symphyse pubienne, en bas, en passant par la moitié antérieure de la surface articulaire cotyloïdienne. Elle comprend donc les épines iliaques antéro-supérieure et antéro-inférieure, l'éminence ilio-pectinée, le bord antérieur du cotyle et la branche horizontale du pubis.

3. La branche ischio-pubienne du bassin : elle réunit la partie postérieure de la colonne antérieure à la partie antérieure de la colonne postérieure, et constitue ainsi le bord inférieur du trou obturateur.

B. Anatomie radiographique

L'aile iliaque et le cadre obturateur sont situés dans des plans orthogonaux qui forment chacun avec le plan frontal un angle de 45° (Fig. 2). Dès lors, la radiographie du bassin ou d'un hémi-bassin, en incidence antéro-postérieure, ne permet d'obtenir qu'une image en demi profil de l'aile iliaque et du cadre obturateur lorsque le patient est en décubitus dorsal.

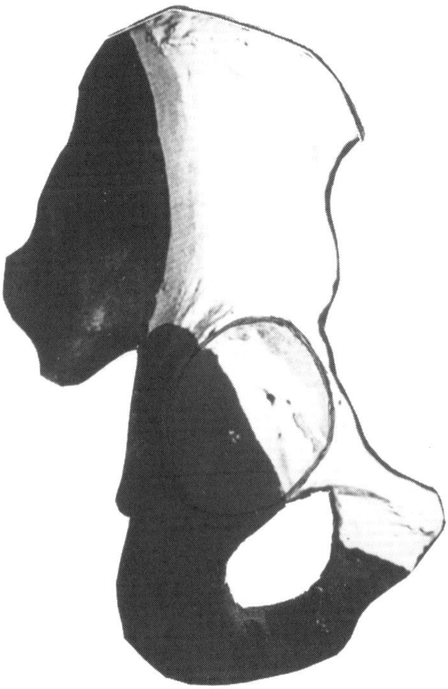

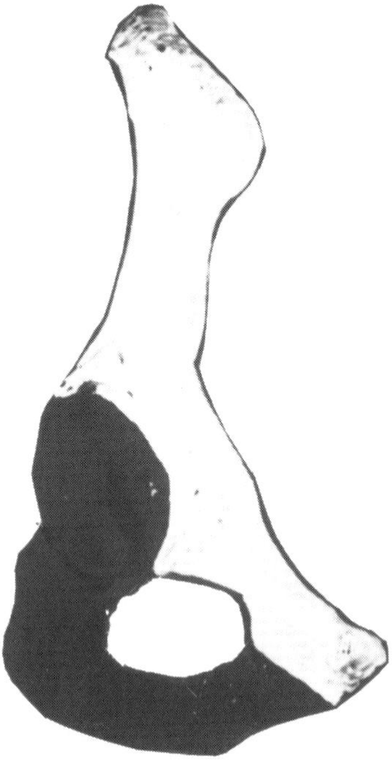

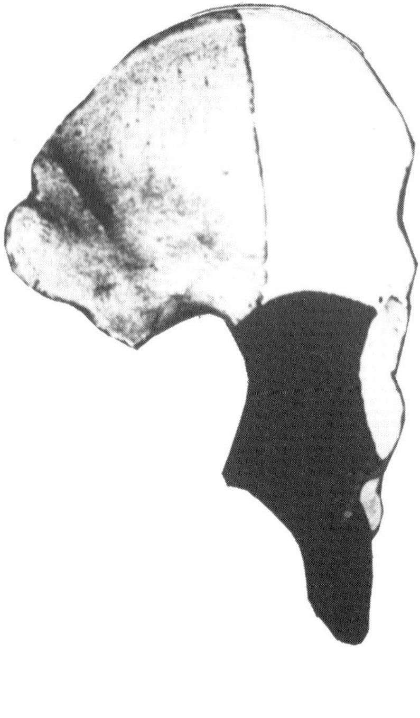

Figure 2 a, b et c. Différentes vues de l'hémibassin.
a : vue de profil.
b : vue obturatrice.
c : vue alaire
En blanc la colonne antérieure, en foncé, la colonne postérieure, en noir, la branche ischio-pubienne, en gris, la moitié postérieure de l'aile iliaque dont la plus grande partie est attachée au sacrum au niveau de l'articulation sacro-iliaque.

L'orifice externe du cotyle se trouve, quant à lui, dans un plan formant un angle de 70° avec le plan frontal. Dès lors, pour obtenir une image de face de l'aile iliaque et du cadre obturateur de l'hémibassin droit, il sera nécessaire, tout en gardant le rayon incident vertical, de placer le patient en décubitus latéral à 45°, respectivement droit et gauche. Les deux incidences obliques ainsi obtenues sont appelées "alaire" lorsque l'aile iliaque est de face et le cadre obturateur de profil, et "obturatrice" lorsque le cadre obturateur est de face et l'aile iliaque de profil.

Différents repères osseux, représentés par des lignes radiologiques denses, peuvent être identifiés sur ces trois incidences centrées sur la hanche (Fig. 3, 4, 5) :

a) L'incidence antéro-postérieure (Fig. 3 a, b) :

1. ligne ilio-pectinée, correspondant, dans ses 3/4 inférieurs au bord antéro-supérieur de la colonne antérieure et donc au détroit supérieur du bassin (ligne innominée), et dans son 1/4 supérieur à la face interne du toit de la grande échancrure sciatique
2. ligne ilio-ischiatique représentant la face interne (lame quadrilatère) de la colonne postérieure
3. le "U" radiologique ("teardrop") dont la branche externe représente la partie inférieure du fond cotyloïdien et la branche interne représente le versant externe du canal obturateur
4. toit du cotyle
5. bord antérieur du cotyle
6. bord postérieur du cotyle.

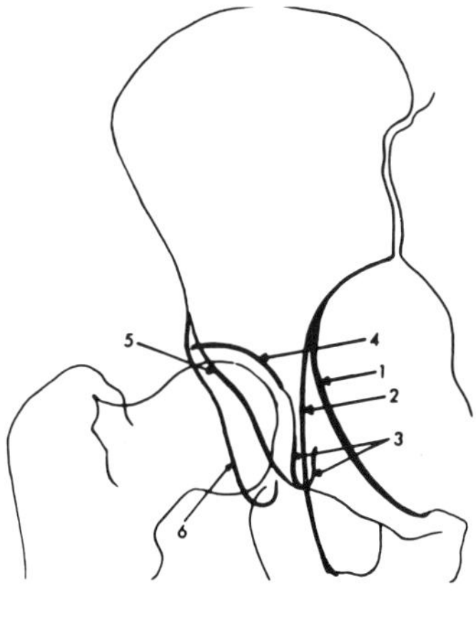

Figure 3 a.
Schéma des lignes radiologiques denses.

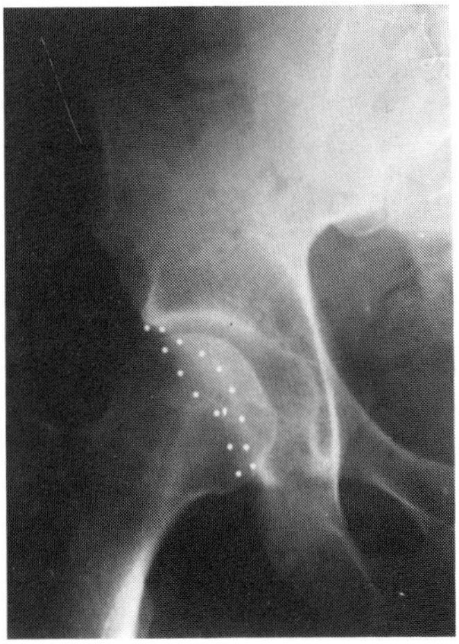

Figure 3 b.
Radiographie en incidence A-P.

b) L'incidence obturatrice (cadre obturateur en incidence de face, aile iliaque en incidence de profil) (Fig. 4 a, b) .

c) L'incidence alaire (aile iliaque vue de face, cadre obturateur vu de profil) (Fig. 5 a , b).

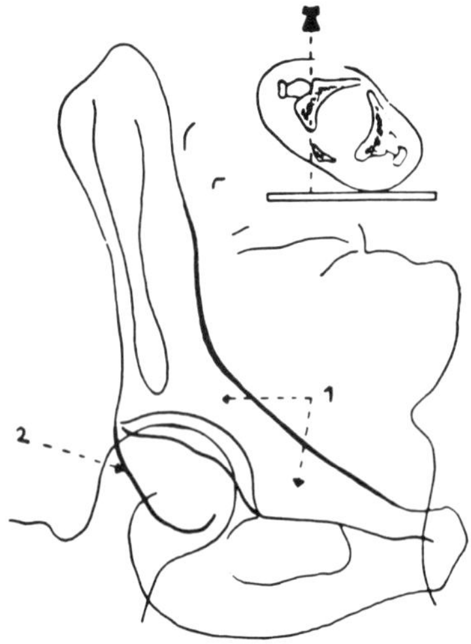

Figure 4 a.
Schéma des lignes radiologiques denses sur l'incidence obturatrice :
1. ligne iliopectinée ; 2. bord postérieur du cotyle.

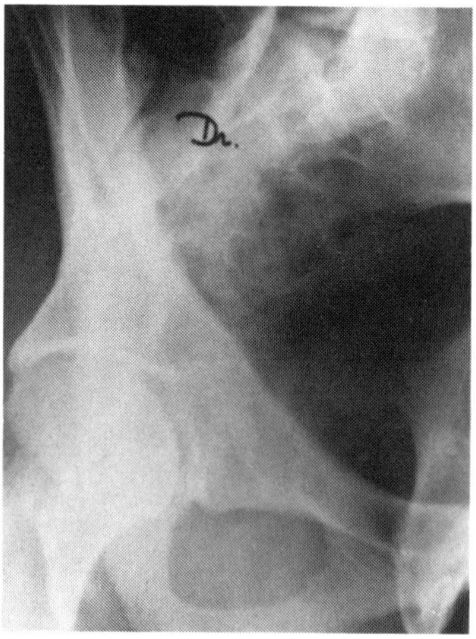

Figure 4 b.
Radiographie en incidence obturatrice.

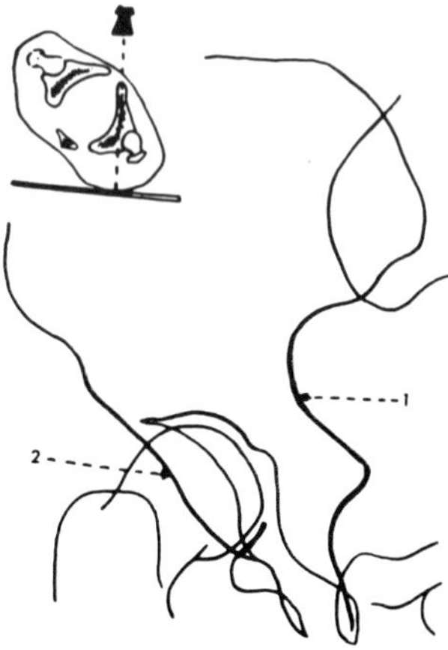

Figure 5 a.
Schéma des lignes radiologiques denses à identifier sur l'incidence alaire :
1. ligne ilio-ischiatique ; 2. bord antérieur du cotyle.

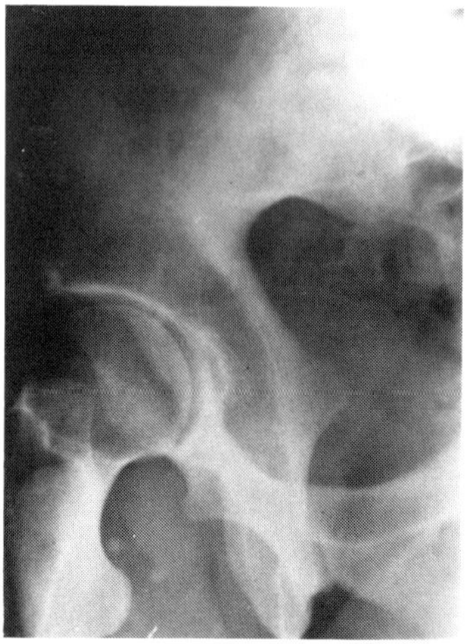

Figure 5 b.
Radiographie en incidence alaire.

C. Diagnostic radiographique

* Ainsi, l'existence d'une solution de continuité dans la ligne ilio-pectinée visualisée sur l'incidence antéro-postérieure sera encore mieux objectivée sur l'incidence obturatrice et témoigne d'une fracture de la colonne antérieure.

* De même, une solution de continuité au niveau de la ligne ilio-ischiatique sera déjà suspectée sur l'incidence antéro-postérieure, mais sera encore mieux mise en évidence sur l'incidence alaire. Elle permet d'affirmer l'existence d'une fracture de la colonne postérieure.

* La congruence de la tête fémorale avec le toit du cotyle s'apprécie le mieux sur les incidences antéro-postérieure et obturatrice.

L'examen en tomographie computérisée grâce aux coupes horizontales du bassin permet au clinicien de reconstruire mentalement en trois dimensions les fractures diagnostiquées par la radiologie conventionnelle. Par ailleurs, l'examen en tomographie computérisée illustre de façon beaucoup plus évidente les lésions fréquemment associées de la partie postérieure du bassin et notamment les fractures du sacrum, les entorses et luxations sacro-iliaques (Fig. 6).

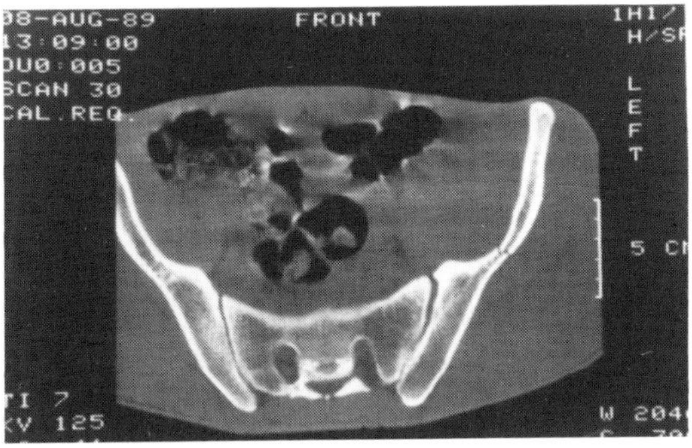

Figure 6.
Coupe tomographique identifiant une entorse sacro-iliaque gauche (ouverture de l'espace sacro-iliaque) et une fracture de l'aile iliaque du côté gauche.

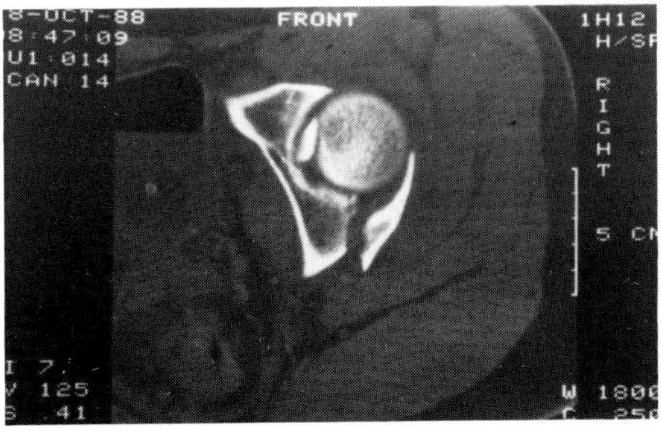

Figure 7.
Coupe tomographique de la hanche droite identifiant une fracture déplacée du mur postérieur et un fragment intra-articulaire libre provenant d'une fracture parcellaire de la tête fémorale.

De même, dans de rares cas de fractures parcellaires de la tête fémorale associées aux fractures du cotyle, la tomographie computérisée apprécie mieux que la radiologie conventionnelle la qualité de la réduction des fragments de tête fémorale qui sont cependant souvent présents sous forme de fragments intra-articulaires libres (Fig. 7).
Enfin, la tomographie computérisée est la seule technique capable d'apprécier au mieux la congruence de la tête fémorale dans le cotyle, à savoir la conservation du parallélisme entre la tête fémorale et les parois antérieure, interne et postérieure du cotyle (Fig. 8). Cette congruence tête-cotyle peut parfois n'être altérée que par des incarcérations fragmentaires dans la paroi postérieure du cotyle, ou par des fractures- impactions de la paroi cotyloïdienne, non visibles par la radiographie conventionnelle.

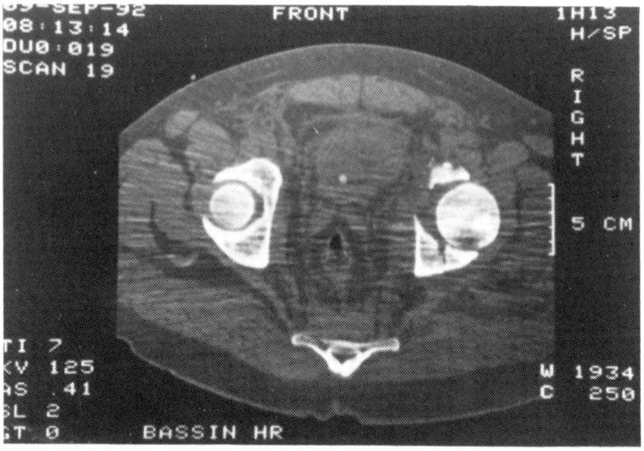

Figure 8.
Coupe tomographique des deux hanches identifiant, à la suite d'une fracture des deux colonnes du cotyle droit, une perte de congruence tête-cotyle.

IV. CLASSIFICATION ET DESCRIPTION DES FRACTURES DU COTYLE

La classification la plus couramment utilisée dans le monde est celle des Professeurs JUDET et LETOURNEL (7). Elle a été établie après l'observation de plus de 400 fractures du cotyle. Son succès est probablement lié au fait qu'elle remplit trois critères importants :

- la corrélation de la radiographie avec les limites anatomiques osseuses
- sa reproductibilité
- son utilité clinique par l'aide qu'elle apporte dans la décision thérapeutique et la planification d'un éventuel geste opératoire destiné à la fixation des fractures.

La classification de JUDET et LETOURNEL identifie deux grandes catégories de fractures du cotyle (Tableau I) :

- les fractures élémentaires
- les fractures associées

Fractures élémentaires **Fractures associées**

Type	Incidence	Type	Incidence
Mur postérieur	26,8 %	Fractures en "T"	6,4 %
Colonne postérieure	4,5 %	Mur et colonne postérieurs	2,6 %
Mur antérieur	2,1 %	Transverses et mur postérieur	20,2 %
Colonne antérieure	4,7 %	Mur ou colonne antérieure et 1/2 transverse postérieure	4,9 %
Transverse	9,2 %	Deux colonnes	18,6 %

Tableau I.
Classification des fractures de cotyle.
(Prof. JUDET et LETOURNEL).

a) Fractures élémentaires (Fig. 9 à 13)

La fracture du mur antérieur ou postérieur implique l'existence d'au moins deux traits de fracture isolant un fragment cotyloïdien de la colonne antérieure ou postérieure, tandis qu'une fracture de la colonne antérieure ou postérieure implique l'existence d'au moins deux traits de fracture qui détachent la colonne antérieure ou postérieure du reste de l'hémibassin.
Dans les fractures de colonne, qu'elles soient antérieures ou postérieures, un des deux traits de fracture qui sépare une colonne par rapport à l'autre est fréquemment localisé au niveau de la branche ischio-pubienne. Ainsi, lors d'une fracture de colonne postérieure, le trait de fracture débute en général au niveau de la grande échancrure sciatique, s'étend plus ou moins verticalement au travers du toit du cotyle et de la cavité articulaire pour se terminer dans le trou obturateur et la branche ischio-pubienne (Fig. 10).
Les fractures isolées de colonne ou de murs antérieurs sont beaucoup plus rares (Fig. 11 et 12).
Bien que traversant les deux colonnes, les fractures transverses sont classées parmi les fractures élémentaires car une partie du toit du cotyle reste attachée à l'aile iliaque : elles sont ainsi d'un meilleur pronostic que les fractures plus complexes atteignant les deux colonnes où tous les fragments articulaires du cotyle sont séparés de l'aile iliaque (Fig. 13).

N.B. *Figures 9 à 18 : dessins des dix types de fracture du cotyle identifiés par les Professeurs JUDET et LETOURNEL dans leur classification en fractures élémentaires (9 à 13) et fractures associées (14 à 18).*

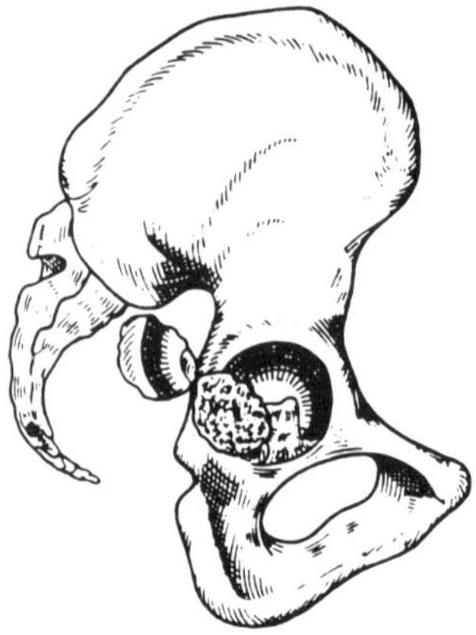

Figure 9.
Fracture du mur postérieur.

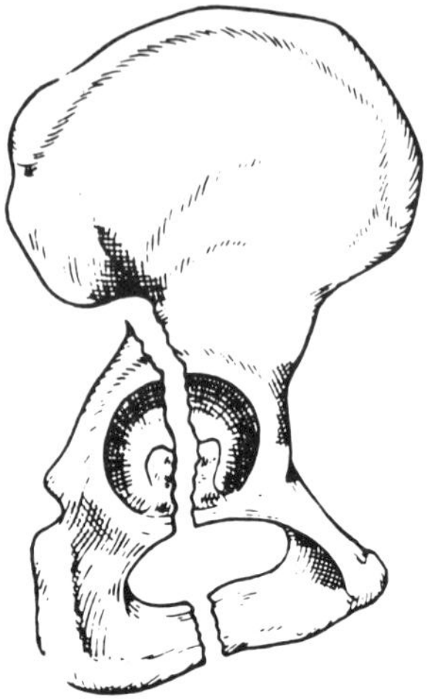

Figure 10.
Fracture de la colonne postérieure.

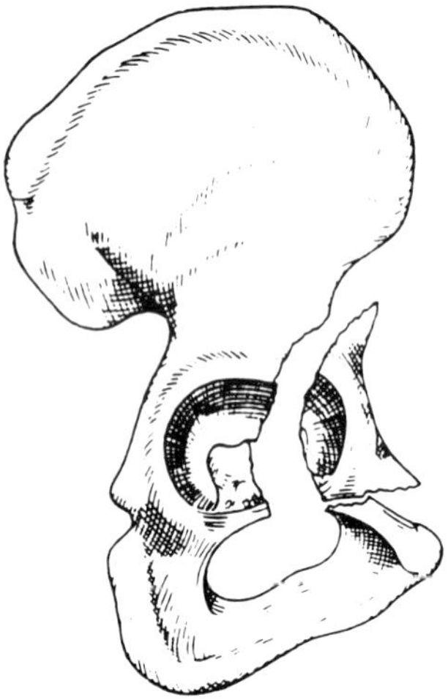

Figure 11.
Fracture du mur antérieur.

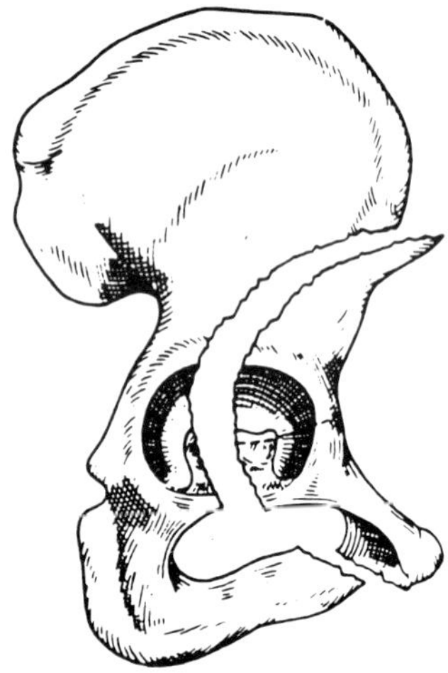

Figure 12.
Fracture de la colonne antérieure.

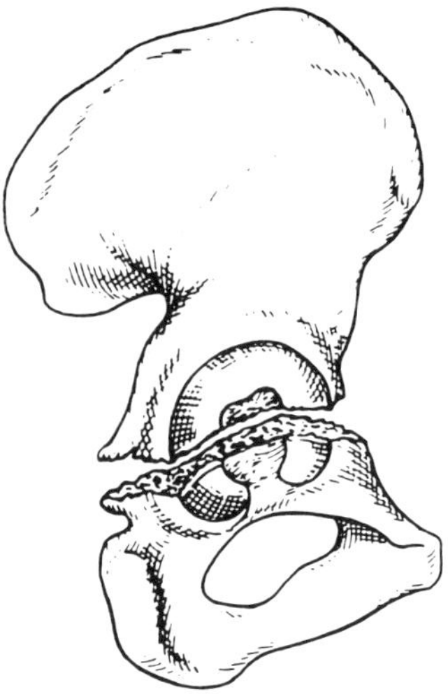

Figure 13.
Fracture transverse.

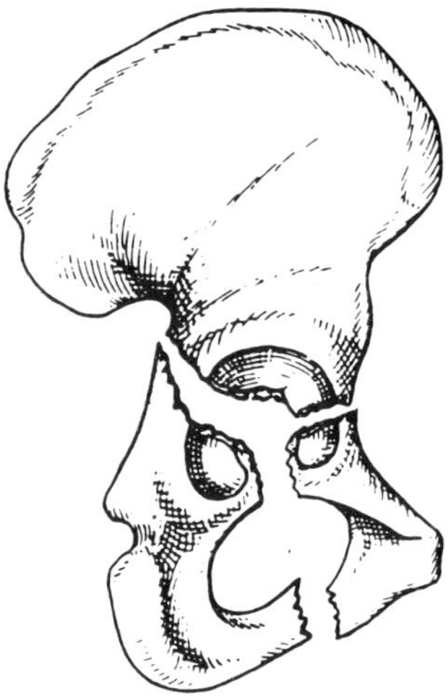

Figure 14.
Fracture en "T".

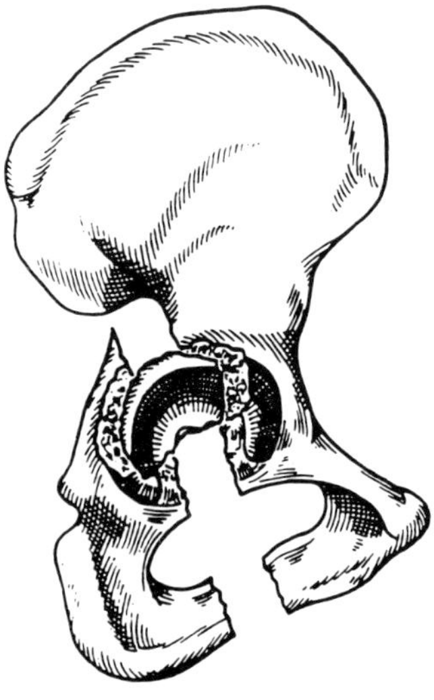

Figure 15.
Fracture de colonne et mur postérieurs.

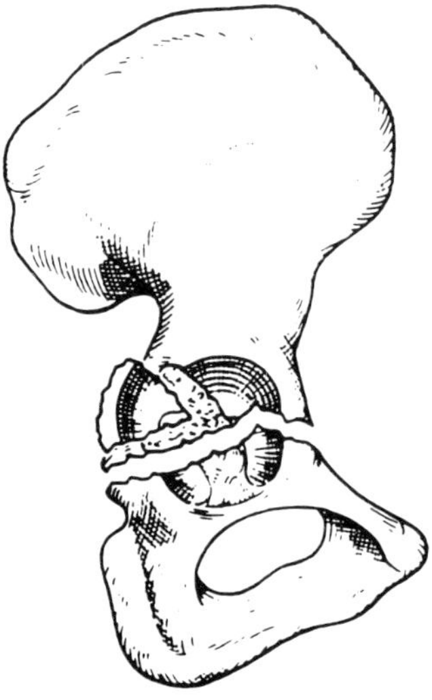

Figure 16.
Fracture transverse associée à une fracture du mur postérieur.

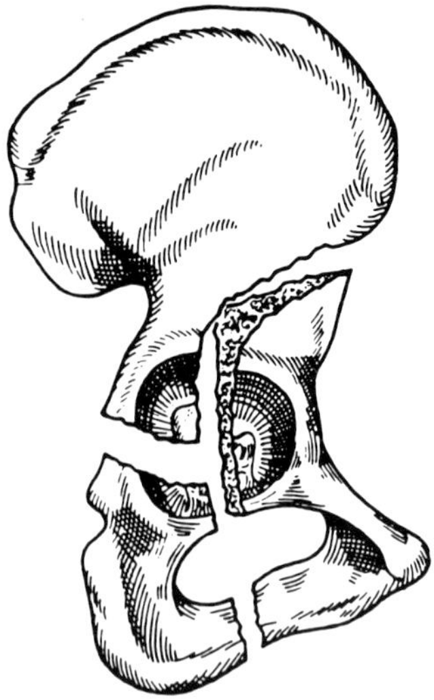

Figure 17.
Fracture de colonne antérieure associée à une fracture transverse de colonne postérieure.

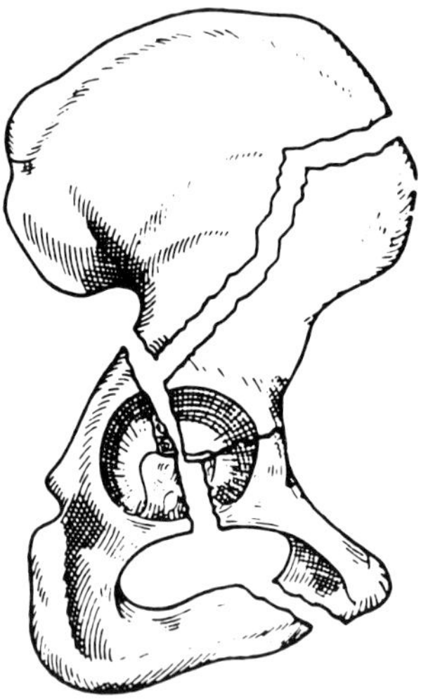

Figure 18.
Fracture des deux colonnes.

b) Fractures associées (Fig. 14 à 18)

Elles ont été divisées en 5 types principaux :

1. Les fractures en T résultent d'une fracture transverse associée à une fracture verticale située au fond du cotyle et s'étendant jusqu'au trou obturateur (Fig. 14).

2. Les fractures associées de la colonne et du mur postérieurs sont fréquentes (Fig. 15). La fracture du mur postérieur est toujours bien visible. Par contre, la fracture de la colonne postérieure, plus difficile a diagnostiquer, sera suspectée par l'existence d'une fracture de la branche ischio-pubienne. Fréquemment, la fracture de colonne postérieure n'est pas déplacée, et c'est principalement sur la fracture de mur postérieur que doit se porter l'attention du chirurgien lors de la reconstruction.

3. La fracture transverse associée à une fracture du mur postérieur est très fréquente, puisqu'elle représente environ 1 cas sur 5 (Fig. 16).

4. Dans le cas de fracture du mur ou de la colonne antérieurs, associée à une fracture hémitransverse postérieure, la fracture de la colonne postérieure correspond à la moitié postérieure d'une fracture transverse pure (Fig.17). C'est pourquoi elle a été appelée fracture hémitransverse de la colonne postérieure.

5. Les fractures associées des deux colonnes sont les fractures les plus complexes du cotyle (Fig. 18).
Dans les cas difficiles, plus aucun segment articulaire du cotyle n'est intact. Le segment de colonne postérieure est séparé de l'hémibassin par une ligne de fracture qui débute généralement dans la grande échancrure sciatique et se termine dans la branche ischio-pubienne comme les fractures simples de colonne postérieure, mais il existe des traits de fracture secondaires dans cette colonne postérieure qui traversent la moitié postérieure du cotyle. Le segment de colonne antérieure fracturé est en général multifragmentaire, associé à des fractures de l'aile iliaque. Le plus souvent, il ne persiste plus qu'un fragment d'aile iliaque restant attaché au sacrum, le reste de l'hémibassin étant déclaré comminutif dans le protocole radiologique.

L'examen de la fréquence des différents types de fractures de cotyle permet de constater que, élémentaires ou associées, les fractures atteignant la colonne ou le mur postérieurs représentent plus de la moitié des cas.

À l'inverse, les fractures du mur et de la colonne antérieurs ne sont isolées que dans environ 7% des cas.
Or ce sont ces fractures antérieures qui sont le plus aisément visualisées sur l'incidence antéro-postérieure du bassin, qui reste encore trop souvent la seule incidence radiologique réalisée. Cependant, comme on peut le constater à la lecture du tableau, elles sont fréquemment associées à une fracture de la colonne postérieure, qui est, elle, par contre très mal mise en évidence sur la seule incidence antéro-postérieure. C'est pourquoi il est absolument indispensable de faire réaliser les deux incidences obliques, et notamment l'incidence alaire qui permet de bien dégager l'ensemble de la colonne postérieure, où seront alors révélés les traits de fracture associés aux fractures de la colonne antérieure.

V. CAS CLINIQUES

Quelques exemples illustrés radiologiquement permettent de comprendre comment utiliser de façon optimale les différentes incidences radiologiques pour correctement mettre en évidence les traits de fracture au niveau des deux colonnes du cotyle.

Exemple n° 1

La fracture du mur postérieur est de loin la plus fréquente.
Elle est presque toujours associée à une luxation postérieure de la tête fémorale (Fig. 19).
Outre la fracture parcellaire de la tête fémorale, parfois associée à la luxation-fracture postérieure du cotyle, l'autre complication consiste en l'incarcération d'un fragment osseux dans le bord postérieur du cotyle, ou

en l'impaction d'une partie de la paroi cotyloïdienne, qui aboutissent à une incongruence des surfaces articulaires (Fig. 20).
Ce ou ces fragments, à l'occasion du geste chirurgical, devront être désimpactés pour obtenir une bonne congruence tête-cotyle. La méconnaissance, lors du geste chirurgical, de cette incarcération fragmentaire ou de cette impaction peut aboutir, lors de la réduction de la luxation de la tête fémorale, à une mauvaise réduction du fragment de mur postérieur resté attaché à la capsule de la tête fémorale. En effet, les fragments de mur postérieur restent le plus souvent attachés au tissu capsulaire et accompagnent la tête fémorale postérieurement (Fig. 19, 20).

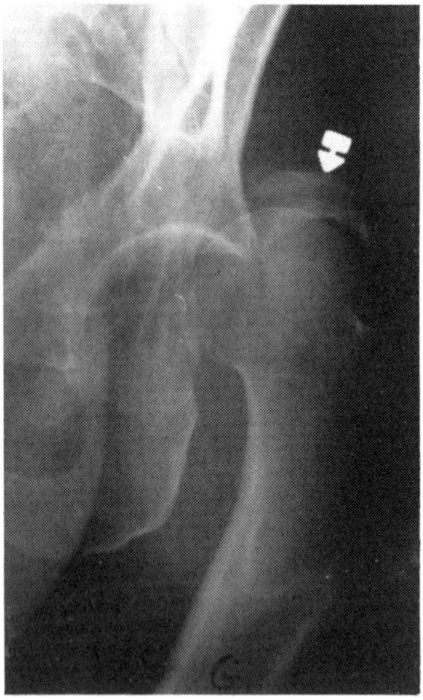

Figure 19.
Radiographie en incidence obturatrice d'une luxation postérieure de hanche gauche associée à une fracture du mur postérieur (flèche).

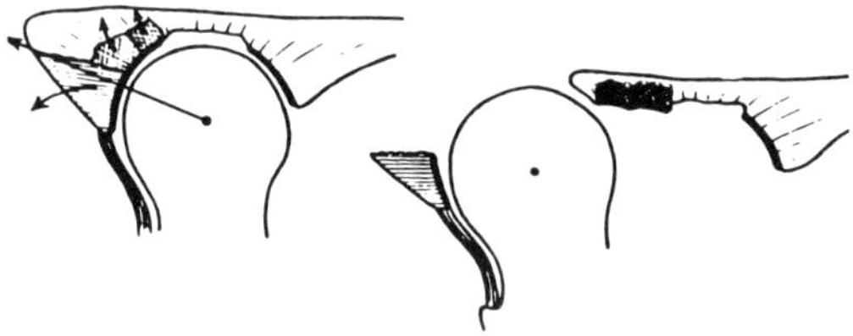

Figure 20.
Schéma d'une luxation postérieure associée à une fracture du mur postérieur du cotyle.

Exemple n° 2

Lors d'une fracture du mur postérieur, la seule ligne radiologique qui est interrompue est celle qui limite le bord postérieur du cotyle. Sur l'incidence antéro-postérieure, la disparition du mur postérieur rend anormalement bien visible le bord antérieur du cotyle (Fig. 21). Le fragment est en général bien visible sur la radiographie réalisée lorsque la hanche est en position de luxation.
Il peut se repositionner plus ou moins anatomiquement lors de la réduction de la luxation.

Dans ces conditions, les tomographies computérisées permettent de juger de la qualité de la réduction des fragments postérieurs et ainsi de la récupération ou non d'une bonne congruence articulaire (Fig. 7).

Par ailleurs, lors des manoeuvres de réduction réalisées sous anesthésie générale, le chirurgien peut aisément se rendre compte de l'importance de l'instabilité articulaire. Plus celle-ci est intense, plus les dégâts osseux du mur postérieur du cotyle sont importants.

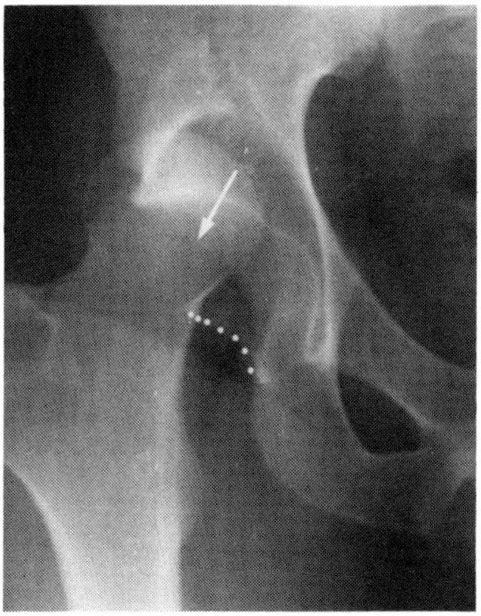

Figure 21.
Radiographie en incidence antéro-postérieure d'une luxation postérieure de hanche droite associée à une fracture du mur postérieur. Le bord antérieur du cotyle est anormalement bien visualisé (flèche) et le bord postérieur du cotyle est incomplet (pointillés).

C'est donc l'intensité de cette instabilité appréciée cliniquement et la qualité de la congruence articulaire appréciée sur les tomographies computérisées qui permettent de poser une indication chirurgicale de réduction et de stabilisation par ostéosynthèse.

Exemple n°3

La luxation postérieure de hanche n'est parfois associée qu'à un minuscule arrachement du bord postérieur du cotyle qui ne sera visualisé que sur des coupes tomographiques (Fig. 22).

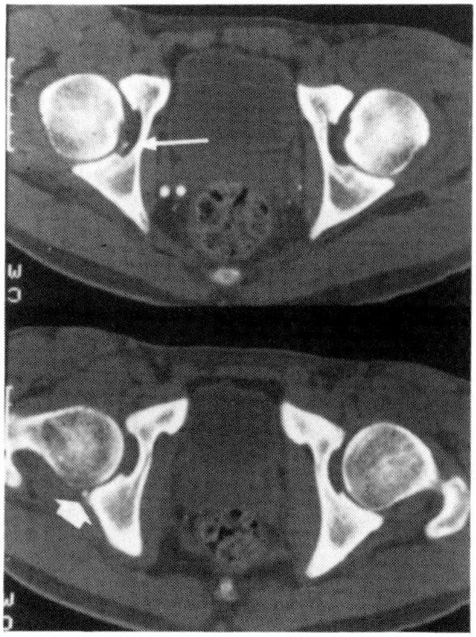

Figure 22.
Coupes tomographiques des hanches, mettant en évidence un minuscule arrachement du bord postérieur du cotyle (tête de flèche) et un fragment intra-articulaire libre provenant de la tête fémorale (flèche).

Exemple n° 4

La fracture transverse implique une fracture des colonnes antérieure et postérieure du cotyle.

La fracture s'étend transversalement depuis la colonne antérieure jusqu'au bord postérieur de la colonne postérieure (Fig. 23). Les segments supérieur et inférieur de chacune des colonnes sont indemnes de toute lésion.

La radiographie en incidence antéro-postérieure illustre la fracture transverse par la mise en évidence d'une ligne fracturaire interrompant les lignes ilio-pectinée et ilio-ischiatique et traversant le mur postérieur du cotyle (Fig. 23).

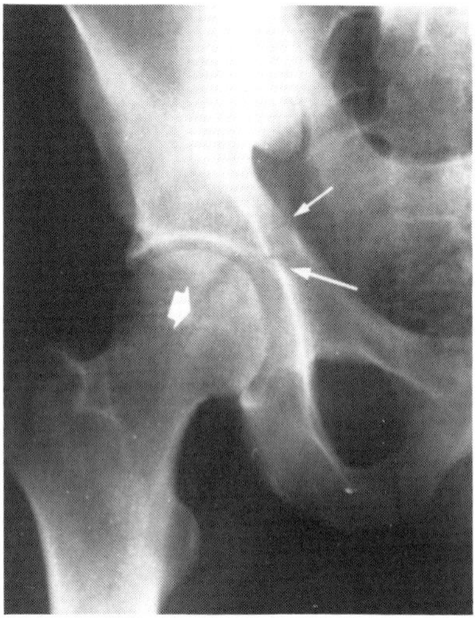

Figure 23.
Radiographie d'une fracture transverse non déplacée du cotyle : la ligne fracturaire interrompt la ligne ilio-pectinée (petite flèche), la ligne ilio-ischiatique (grande flèche) et traverse le mur postérieur du cotyle (tête de flèche).

Exemple n° 5

Le plus souvent, les fractures transverses sont associées à un déplacement en rotation des fragments l'un par rapport à l'autre, parfois responsable d'une incongruence entre le toit du cotyle et la tête fémorale (Fig. 24). Le segment inférieur est en général déplacé vers le centre du corps, étant donné les forces exercées sur ce fragment par l'impaction de la tête fémorale. Ce déplacement est associé à une rotation autour d'un axe vertical passant au travers de la symphyse pubienne, mais également autour d'un

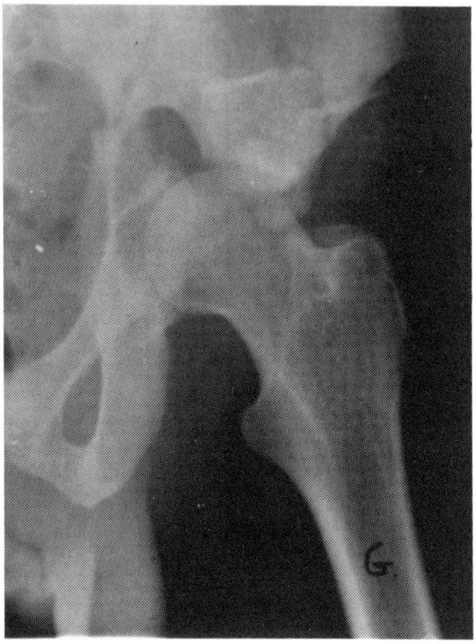

Figure 24.
Radiographie d'une fracture transverse déplacée du cotyle gauche, associée à une fracture de l'aile iliaque. Sur cette incidence alaire, le déplacement en rotation des fragments l'un par rapport à l'autre est démontré puisque le cadre obturateur ne devrait normalement pas être visualisé. Une petite partie du toit du cotyle reste attachée à l'aile iliaque. Le parallélisme entre ce fragment de toit et la tête fémorale semble être conservé.

autre axe horizontal passant par la symphyse pubienne et le point de rupture du bord postérieur de l'anneau pelvien. Cette rotation selon les deux axes aboutit ainsi à une translation interne du fragment inférieur, beaucoup plus marquée au niveau de son bord postérieur que de son bord antérieur. Donc, radiologiquement, le déplacement sera plus marqué au niveau de la ligne ilio-ischiatique qu'au niveau de la ligne ilio-pectinée.

Exemple n° 6

Les fractures de mur antérieur sont toujours très bien visualisées sur l'incidence antéro-postérieure (Fig. 25).
Leur déplacement se marquera par une rupture de la ligne ilio-pectinée. Cependant, ces fractures sont rarement isolées (Tableau I). La présence d'un trait de fracture au niveau de la branche ischio-pubienne doit faire suspecter une fracture associée de colonne antérieure ou postérieure. L'incidence alaire révèle que la fracture de mur antérieur est ici associée à une fracture transverse non déplacée de colonne postérieure (Fig. 26).

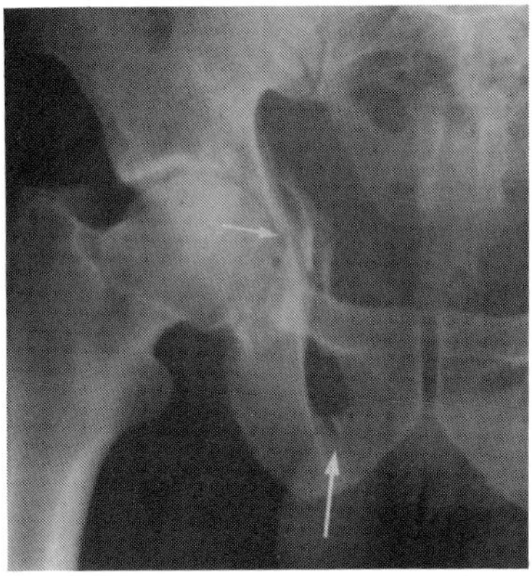

Figure 25.
Radiographie en incidence antéro-postérieure d'une fracture de mur antérieur, associée à une fracture transverse de colonne postérieure. La présence d'un trait de fracture au niveau de la branche ischio-pubienne (grande flèche) doit faire suspecter une fracture de colonne postérieure déjà suspectée par la rupture de la ligne ilio-ischiatique (petite flèche) mais qui sera mieux mise en évidence sur l'incidence alaire (Fig. 26).

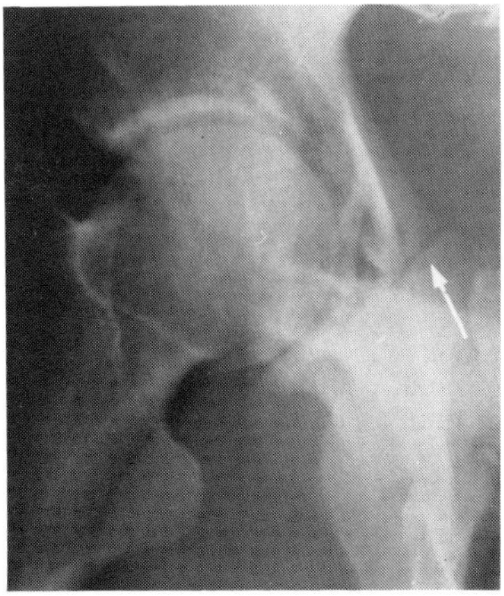

Figure 26.
Radiographie en incidence alaire d'une fracture transverse de colonne postérieure associée à une fracture de mur antérieur. Le trait fracturaire interrompt le bord de la grande échancrure sciatique et traverse la lame quadrilatère (flèche).

Exemple n° 7

Les fractures associées des deux colonnes sont souvent qualifiées de fractures comminutives du cotyle (Fig. 27).
L'incidence antéro-postérieure met en évidence une rupture des lignes ilio-pubienne et ilio-ischiatique, ainsi que plusieurs traits de fracture traversant le fond du cotyle.
L'incidence alaire illustre parfaitement la fracture de colonne postérieure qui débute en haut au niveau du toit de la grande échancrure sciatique et se termine en bas dans la branche ischio-pubienne.
De même, on constate que les traits de fracture du fond du cotyle sont en fait localisés dans le mur antérieur (Fig. 28).

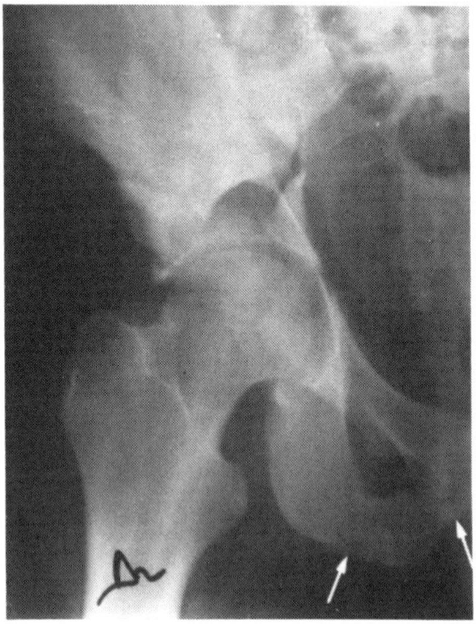

Figure 27.
Radiographie en incidence antéro-postérieure d'une fracture associée des deux colonnes du cotyle droit. Fracture en deux endroits de la branche ischio-pubienne (flèches). Rupture de la ligne ilio-ischiatique et de la ligne ilio-pectinée. Traits de fracture dans le fond du cotyle.

Sur l'incidence obturatrice, la fracture du mur antérieur traverse l'éminence ilio-pectinée en bas et l'aile iliaque en haut. Par contre, le mur postérieur est indemne de toute fracture (Fig. 29).

En résumé

Seul un diagnostic précis des fractures du cotyle et du bassin permet de juger correctement des indications thérapeutiques.
Atteindre cet objectif nécessite la réalisation de radiographies et de tomographies computérisées. Les incidences obliques à 45° nécessitent de tourner le patient sur la table de radiographie et ne sont dès lors pas aisément réalisables. Cependant, il faut, à chaque occasion, insister auprès des radiologues pour obtenir ces clichés qui, mieux que des tomographies computérisées mais en association avec celles-ci, permettent de juger avec précision de l'importance du déplacement des fragments et donc de l'opportunité de réduction à ciel ouvert des fractures.
Les tomographies computérisées, par contre, illustrent mieux les incongruences éventuelles de la tête fémorale au sein de la cavité cotyloïdienne, révèlent les petits fragments libres intra-articulaires, et

surtout les fractures associées du sacrum ainsi que les entorses et luxations sacro-iliaques, toujours plus difficiles à mettre en évidence par l'examen radiographique standard.

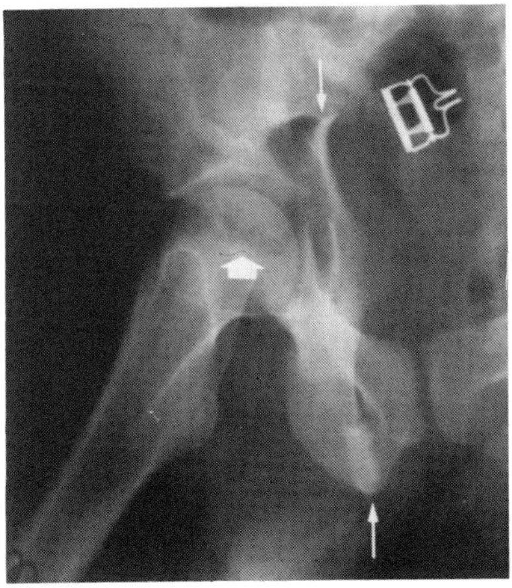

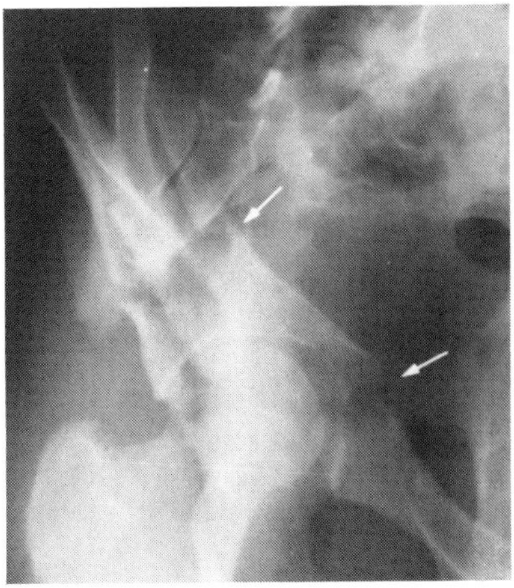

Figure 28.
Radiographie en incidence alaire d'une fracture associée des deux colonnes du cotyle droit. Fracture de colonne postérieure (flèches). Les traits de fracture du fond du cotyle traversent en fait le mur antérieur (tête de flèche).

Figure 29.
Radiographie en incidence obturatrice d'une fracture associée des deux colonnes du cotyle droit. Fracture du mur antérieur à hauteur de l'éminence ilio-pectinée et de l'aile iliaque (flèches). Le mur postérieur est indemne de toute fracture.

VI. TRAITEMENT DES FRACTURES DU COTYLE

La coxarthrose post-traumatique est certainement la complication majeure la plus fréquente des fractures du cotyle. Le but du traitement est donc d'obtenir la réduction la plus anatomique possible de la surface articulaire cotyloïdienne, de manière à obtenir une répartition harmonieuse des contraintes au niveau de la tête fémorale. La réduction anatomique de la fracture du cotyle ne permet cependant pas toujours d'éviter l'évolution vers l'arthrose. Il faut se rappeler que ces fractures résultent de traumatismes à haute énergie qui peuvent également occasionner, par compression, des lésions irréversibles des surfaces articulaires, non visibles par les examens radiologiques, ou encore provoquer une nécrose ischémique de la tête fémorale.

Il est en général admis qu'au sein de la surface articulaire des déplacements entre les fragments de moins de 3 mm sont négligeables, alors que les fractures où des déplacements supérieurs à 3 mm sont mis en évidence doivent être réduites chirurgicalement. C'est donc bien l'obtention d'une congruence articulaire satisfaisante qui décide de l'abstention ou de l'intervention chirurgicale.

Le traitement conservateur consiste le plus souvent en une traction longitudinale exercée sur le membre inférieur et en un repos au lit durant six semaines. Une mobilisation du bassin autour de la tête fémorale ainsi immobilisée sera recommandée dans certains cas, et obtenue par des exercices de flexion et extension du tronc.

Si une intervention chirurgicale est décidée, elle est idéalement réalisée entre le 3ème et le 10ème jour post-traumatique.
Le délai de 48 heures entre le traumatisme et la chirurgie est nécessaire pour obtenir une hémostase satisfaisante des foyers fracturaires.
Le seul geste chirurgical réalisé en urgence par le chirurgien orthopédiste sera, lorsque l'accidenté est polytraumatisé et qu'il présente une fracture complexe du bassin, de poser un fixateur externe de manière à refermer l'anneau pelvien et à diminuer le volume des espaces morts pour tenter de tarir au plus vite l'hémorragie osseuse du bassin. Par contre, la fréquence importante de lésions associées intra-abdominales ou urologiques nécessitera l'intervention en urgence d'un chirurgien gastro-entérologue ou urologue.

Au-delà du 10ème jour, la difficulté à réduire les fragments est croissante étant donné la formation d'un tissu de granulation, voire même déjà d'un cal fracturaire qui se développe très rapidement au niveau du bassin.
Les contre-indications au traitement chirurgical sont principalement un état général altéré secondaire aux problèmes hémodynamiques ou pulmonaires qui surviennent souvent chez les polytraumatisés, une infection locale ou encore une ostéoporose importante, comme on peut la rencontrer chez des patients âgés.

La technique chirurgicale est choisie en fonction de la localisation de la fracture.

Les trois abords les plus fréquemment réalisés sont :

1. L'abord postérieur de KÖCHER-LANGENBECK

2. L'abord antérieur ou ilio-inguinal

3. Un abord mixte ilio-fémoral pour contrôler simultanément les structures antérieures et postérieures (7).
Différentes variantes de cette dernière voie d'abord ont été décrites dans la littérature (8, 9, 10, 11). Il n'est pas nécessaire ici de détailler ces techniques opératoires, mais bien peut-être d'en décrire les complications éventuelles.

1. L'abord postérieur de KÖCHER-LANGENBECK se réalise sur un patient généralement installé en décubitus ventral (Fig. 30) et parfois en décubitus latéral. Une traction longitudinale, au moyen d'une broche transcondylienne, est exercée sur le fémur. Afin de détendre le nerf sciatique, le genou doit être fléchi à 90° en plaçant la jambe verticalement. Les dangers de cette voie d'abord sont liés à l'installation du patient et à l'abord de la grande échancrure sciatique :

- installation du patient : il faut veiller à éviter des compressions au niveau des épines iliaques antéro-supérieures contre le plan de la table (compression du nerf fémoro-cutané, escarres cutanées au niveau des reliefs osseux saillants), ainsi qu'au niveau du périnée par la contre-barre d'appui vertical.

- abord de la grande échancrure sciatique :

a) pour dégager et réduire les fragments du mur postérieur ou de la colonne postérieure, le nerf grand sciatique doit être refoulé vers le dedans. Il risque d'être contusionné par l'écarteur maintenu par l'assistant.
b) L'artère et le nerf fessiers émergent de la cavité pelvienne par la grande échancrure sciatique au bord supérieur du muscle pyramidal, se réfléchissent sur le bord supérieur de la grande échancrure pour remonter sur la face externe de l'aile iliaque. C'est au niveau de ce contournement du bord supérieur de la grande échancrure que l'artère ou le nerf fessiers peuvent, soit être incarcérés dans la fracture, soit être déchirés par la rugine qui dégage la grande échancrure sciatique.

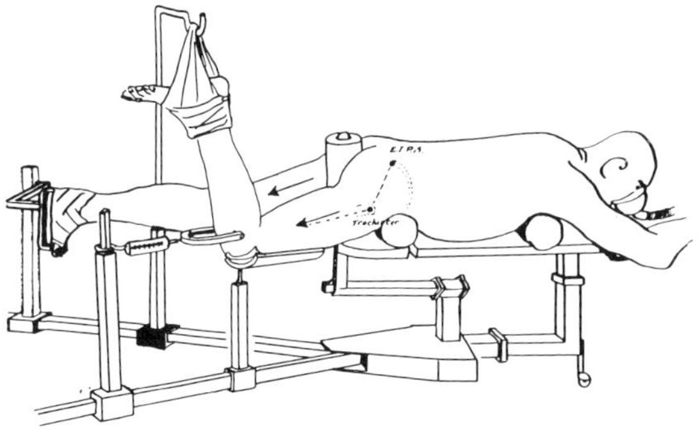

Figure 30.
Installation du patient en décubitus ventral pour un abord chirurgical postérieur de hanche selon KÖCHER-LANGENBECK (incision chirurgicale en pointillé).

2. L'abord de la colonne antérieure se fait chez un patient en décubitus dorsal, par une incision ilio-inguinale qui débute au niveau de l'épine iliaque antéro-supérieure et se termine à un travers de doigt au-dessus du bord supérieur de la symphyse pubienne (Fig. 31).
Cette incision peut être prolongée vers l'autre hémibassin s'il s'agit d'une fracture bilatérale de colonne antérieure, ou remonter le long de la crête iliaque si la fracture de colonne antérieure est associée à une fracture de l'aile iliaque.

- Du point de vue neurologique, la structure la plus en danger est donc le nerf fémoro-cutané lors de la dissection de la région de l'épine iliaque antéro-supérieure.
Quant au nerf crural, il est logé entre le muscle iliaque et le muscle psoas. Il est souvent bien enveloppé par ces deux muscles, et ne risque pas d'être lésé, sauf si des tractions importantes sont exercées au niveau de cette masse musculaire.

- L'autre complication de cette voie d'abord est d'ordre vasculaire, puisque les vaisseaux iliaques doivent être disséqués.

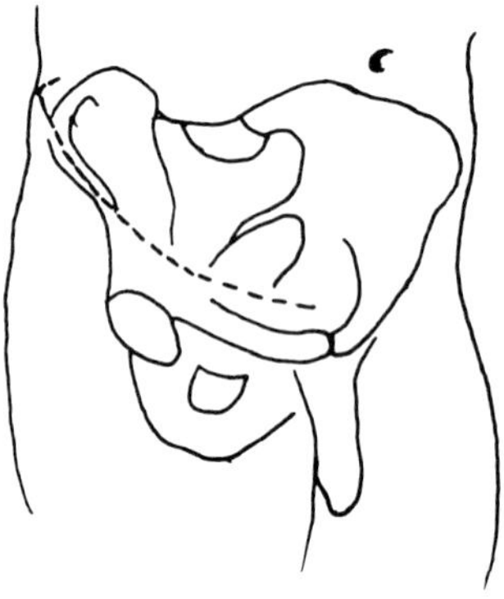

Figure 31.
Incision ilio-inguinale (pointillés) pour aborder chirurgicalement la colonne antérieure du cotyle.

Leur dissection ne doit pas être trop minutieuse afin de ne pas léser le tissu cellulaire riche en lymphatiques entourant les vaisseaux, ce qui occasionnerait une fistule lymphatique au niveau de l'incision cutanée.
Une traction trop importante sur ces vaisseaux peut être responsable d'une thrombose veineuse, voire artérielle.

- Le ruginage de la face postérieure du pubis ne doit pas s'étendre trop en profondeur pour éviter de léser le paquet vasculo-nerveux obturateur lors de son passage dans le canal obturateur situé sous la branche ilio-pubienne.

- Enfin, il faut veiller à ne pas ouvrir le canal inguinal. Tout au plus, l'orifice superficiel de ce canal sera élargi, et devra être réparé minutieusement en fin d'intervention.

3. La troisième voie d'abord présente plusieurs variantes en fonction des auteurs qui l'utilisent (Fig. 32 a-c).

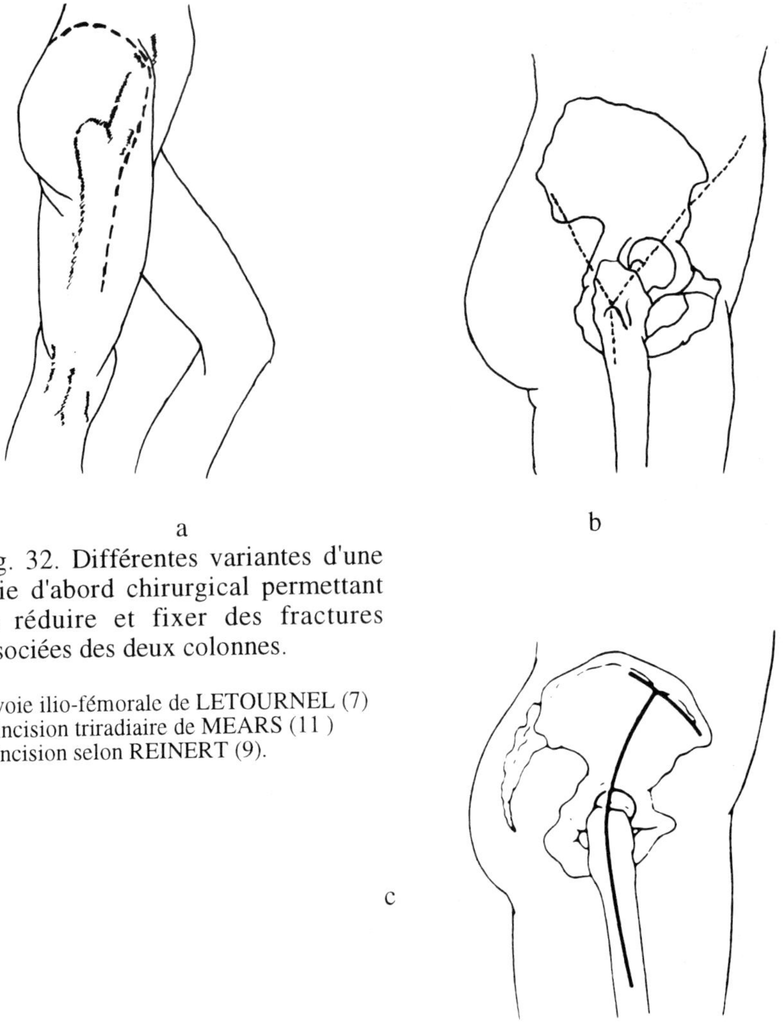

a b c

Fig. 32. Différentes variantes d'une voie d'abord chirurgical permettant de réduire et fixer des fractures associées des deux colonnes.

a. voie ilio-fémorale de LETOURNEL (7)
b. incision triradiaire de MEARS (11)
c. incision selon REINERT (9).

Elle s'effectue sur un patient installé en décubitus latéral. Une traction longitudinale, par l'intermédiaire d'une broche transcondylienne, est parfois exercée sur le fémur, le genou étant maintenu en flexion à 90° afin de relâcher le nerf grand sciatique. Le dégagement de la fosse iliaque externe et du bord supérieur du cotyle non seulement implique la dissection proximale des muscles moyen et petit fessier en ruginant la fosse iliaque externe, mais aussi leur section au niveau de leur insertion distale (7).

Afin de réduire la morbidité de cet abord, certains conseillent de détacher proximalement les muscles de la fosse iliaque externe en découpant une languette d'os aux dépens de la crête iliaque, ce qui faciliterait leur réinsertion en fin d'intervention (9).
D'autres, plutôt que de sectionner les muscles fessiers distalement, les désinsèrent par l'intermédiaire d'une trochantérotomie qui naturellement sera refixée en fin d'intervention par une ostéosynthèse le plus souvent à l'aide de vis ou de cercles métalliques (8, 10) (Fig. 33).
Par ailleurs, cette voie d'abord nécessite la section de l'insertion proximale du tenseur du fascia lata, du couturier et du droit antérieur, respectivement au niveau des épines iliaques antéro-supérieure et antéroinférieure. Cet abord ne permet cependant pas de descendre très bas sur la colonne antérieure et la branche ilio-pubienne ne peut ainsi être atteinte. Le nerf crural et les vaisseaux fémoraux ne courent donc aucun risque. Comme pour les deux autres voies d'abord, le nerf fémoro-cutané, le nerf grand sciatique et le paquet vasculo-nerveux fessier peuvent être lésés.
Par ailleurs, le ruginage de la fosse iliaque externe est fréquemment associé au développement d'ossifications hétérotopiques parfois très invalidantes dans les mois suivant l'intervention chirurgicale (Fig. 34).

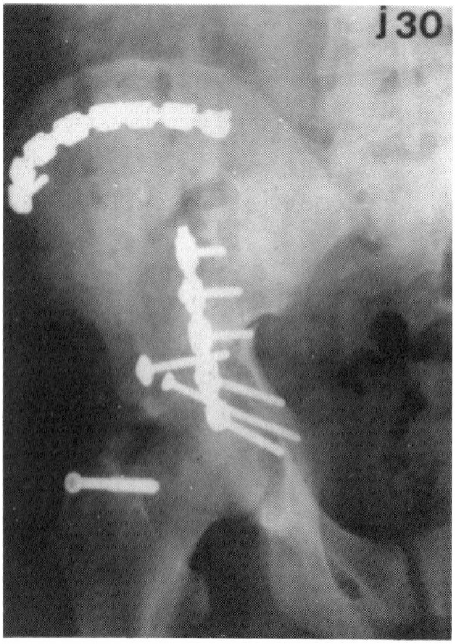

Figure 33. Contrôle au 30ème jour.
Ostéosynthèse par voie d'abord mixte d'une fracture associée des deux colonnes (exemple n° 7).

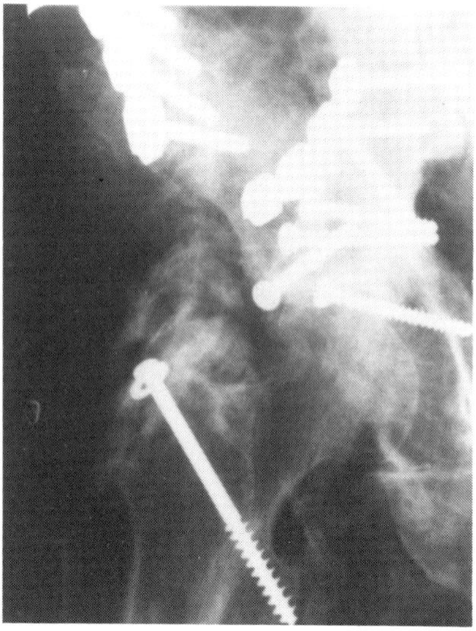

Figure 34. Contrôle à 6 mois.
Ossifications ectopiques abondantes réduisant modérément la mobilité.

D'une façon générale, les fractures sont opérées par l'une ou l'autre de ces voies d'abord en fonction de la localisation antérieure ou postérieure du plus grand déplacement des fragments.

Ainsi, en ce qui concerne les fractures élémentaires, les fractures de colonne ou de mur postérieurs sont abordées par la voie de KÖCHER-LANGENBECK ; les fractures de la colonne ou du mur antérieurs par une voie ilio-inguinale.
Les fractures transverses qui présentent souvent le plus grand déplacement au niveau de la colonne postérieure seront plus fréquemment opérées par une voie d'abord de KÖCHER-LANGENBECK. Exceptionnellement, elles le seront par une voie ilio-inguinale ou mixte.
Les fractures transverses, associées à une fracture du mur postérieur, ainsi que les fractures en T seront elles aussi le plus souvent traitées par une voie d'abord de KÖCHER-LANGENBECK ou par voie mixte.
Les fractures associées du mur antérieur et de la colonne antérieure seront naturellement abordées par la voie ilio-inguinale.
Les fractures de la colonne ou du mur antérieurs, associées à une hémi-transverse postérieure seront le plus souvent abordées par une voie d'abord ilio-inguinal, étant donné que la fracture hémitransverse postérieure est souvent non déplacée et ne nécessite donc pas de réduction. Les fractures des deux colonnes nécessitent toujours une voie mixte.

Lorsque la réduction et la fixation des fractures sont estimées satisfaisantes, aucune traction ne doit être maintenue dans les jours qui suivent l'intervention chirurgicale.
La mobilisation de la hanche peut être entamée dès les premiers jours. C'est en général après une semaine que le patient est invité à marcher en n'autorisant qu'un appui partiel sur le membre inférieur du côté opéré. L'appui total sera autorisé le plus souvent après une période de deux mois.

Les complications post-opératoires immédiates sont celles de toute chirurgie orthopédique : infection de collections hématiques mal drainées, thrombose veineuse profonde et embolie pulmonaire, complications liées à la transfusion sanguine, en se rappelant que les pertes sanguines peropératoires peuvent varier de 1 à 10 litres.

VII. SÉQUELLES DES FRACTURES DU COTYLE (Tableau II)

La complexité des fractures et de leur voie d'abord explique que l'intervention chirurgicale ne permet pas toujours d'obtenir une réduction satisfaisante des fractures.
Dans les meilleures mains, la réduction est jugée satisfaisante dans une proportion de 67 % à 91 % des cas (7, 12, 13, 14).
Quant aux résultats à long terme des patients traités chirurgicalement, ils sont en général jugés excellents ou bons dans 83 % des cas ; médiocres et mauvais dans 17 % des cas (7, 13).
Il n'existe pas d'étude randomisée permettant de juger de la supériorité du traitement conservateur par rapport à un traitement chirurgical. Par contre, parmi les patients qui auraient du bénéficier d'un traitement chirurgical qui

n'a pu être réalisé du fait de complications d'ordre général, les résultats ne sont considérés satisfaisants que dans 25 % des cas (13).

Séquelles			
	Neurologiques	Paralysie	sciatique
			sciatique poplité externe
			crurale
			obturatrice
			fessière
		Méralgie paresthésique (nerf fémoro-cutané)	
	Vasculaires	Thrombose iliaque	veineuse
			artérielle
		Fistule lymphatique	
	Ossifications ectopiques		
	Nécrose avasculaire de la tête fémorale		
	Coxarthrose		
	Syndromes douloureux lombaires, fessiers, inguinaux		
	Troubles de la marche et de la statique des membres inférieurs		
	Dysfonctionnements urinaires		
	Impuissance sexuelle		

Tableau II. Séquelles des fractures du cotyle.

Du point de vue neurologique, les lésions du nerf grand sciatique sont certainement parmi les plus fréquentes et peuvent être iatrogènes lorsque le cotyle a été abordé postérieurement, soit par la voie de KÖCHER-LANGENBECK, soit par la voie mixte ilio-fémorale.
Il faut cependant se rappeler que souvent cette contusion du nerf grand sciatique existe dès l'accident dans les fractures de colonne postérieure ou du mur postérieur associées à une luxation postérieure de hanche (30 % des cas) (14).
Afin de ne pas aggraver ces lésions neurologiques traumatiques, il est donc important lors de l'abord de la région postérieure du cotyle de détendre le nerf grand sciatique par la position en flexion à 90° du genou. Il est rare d'observer une lésion iatrogène du nerf sciatique lors d'un abord ilio-inguinal, sauf si une mèche utilisée pour placer une vis sur la colonne antérieure est enfoncée trop profondément dans la région rétro-acétabulaire.
Le tableau clinique, dans la majorité des cas, est celui d'une atteinte du nerf sciatique poplité externe. Cela pourrait être expliqué par une plus grande

sensibilité à l'étirement des fibres du sciatique poplité externe, ou alors par l'origine radiculaire d'un certain nombre de palysies sciatiques (15).
Le nerf crural ou le nerf obturateur peuvent être contusionnés lors de l'approche ilio-inguinale.

Quant au nerf fémoro-cutané, sa lésion sera responsable d'une méralgie paresthésique. Elle peut survenir après un abord postérieur chez un patient en décubitus ventral (compression sur la table), après un abord ilio-inguinal ou mixte ilio-fémoral (dissection de la région de l'épine iliaque antéro-supérieure).

Le nerf fessier et l'artère qui l'accompagne peuvent être lésés soit par le traumatisme (le nerf fessier est parfois retrouvé incarcéré dans la fracture supérieure de la colonne postérieure), soit par les manoeuvres de ruginage pour dégager le bord supérieur de la grande échancrure sciatique, qui sont alors responsables d'une hémorragie difficilement contrôlable étant donné la rétraction dans la cavité pelvienne du moignon de l'artère fessière.
Le nerf fessier peut également être lésé par une traction trop importante exercée sur les muscles abducteurs, qu'il y ait eu ou non une ostéotomie du grand trochanter, lors d'une voie d'abord mixte ilio-fémorale. Le signe de Trendelenbourg peut donc être dû à une parésie des muscles fessiers. Mais une diminution de force des muscles fessiers peut aussi être secondaire à leur nécrose partielle par rupture de l'artère fessière ou à leur réparation chirurgicale insuffisante après ruginage de la fosse iliaque externe et section distale des muscles à proximité du grand trochanter, ou encore à l'échec de l'ostéosynthèse de la trochantérotomie.

A plus long terme, les complications sont représentées par le développement d'ossifications ectopiques, surtout en cas de désinsertion des muscles fessiers de la fosse iliaque externe, comme cela peut être le cas dans la voie d'abord postérieur de KÖCHER-LANGENBECK ou plus fréquemment dans la voie mixte ilio-fémorale (Fig. 34). Elles sont responsables d'une limitation de la mobilité de la hanche supérieure à 20 %, dans 5 % des abords selon KÖCHER-LANGENBECK et dans 14 % des abords mixtes ilio-fémoraux (14). Pour les éviter, plusieurs auteurs recommandent une radiothérapie préventive postopératoire ou l'administration d'indométacine (16).

La complication à long terme la plus fréquente reste, bien entendu, l'arthrose post-traumatique secondaire à l'incongruence articulaire ou à la nécrose avasculaire de la tête fémorale, qui se rencontre principalement chez les patients présentant une luxation postérieure de la hanche (fréquence moyenne = 25 %, grande variabilité dans les études publiées en fonction de la gravité des traumatismes étudiés) (Fig. 35, 36).

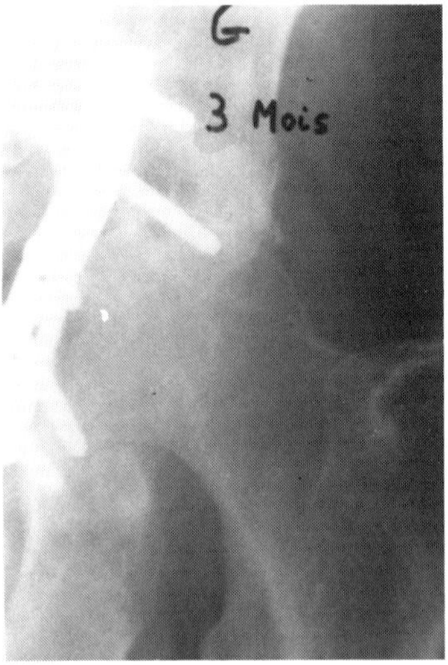

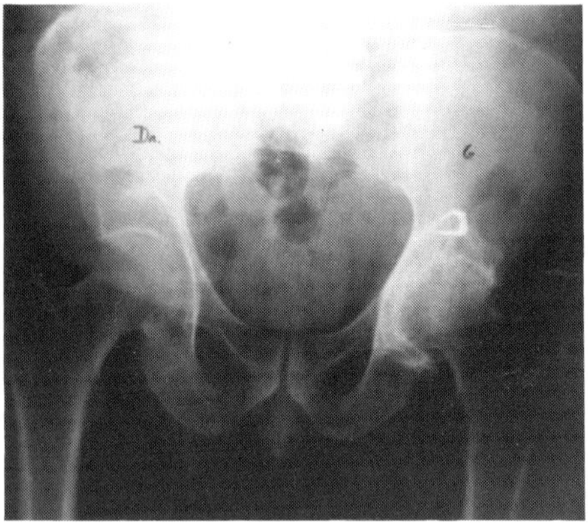

Figure 35. Nécrose avasculaire de la tête fémorale.
Contrôle à 3 mois d'une fracture-luxation postérieure de la hanche gauche.

Figure 36. Coxarthrose gauche.
Fracture-luxation postérieure de hanche gauche traitée chirurgicalement 20 ans auparavant.

Différents syndromes douloureux, souvent localisés dans les régions lombaire ou fessière sont rencontrés. Ceux-ci peuvent s'expliquer par les ossifications ectopiques, les cals vicieux du sacrum, l'élongation traumatique des ligaments sacro-iliaques, ou encore être secondaires à une inégalité de longueur des membres inférieurs lorsque des déplacements importants du cotyle n'ont pas éte réduits.

Les anomalies de la marche sont le plus fréquemment dues à une perte de force des muscles fessiers, mais parfois à des rotations vicieuses du membre inférieur par défaut de réduction des fractures du cotyle.

Enfin, différents dysfonctionnements urinaires peuvent s'observer. Ils résultent de lésions anatomiques vésicales et/ou urétrales surtout lors de disjonctions de la symphyse pubienne.
Parfois l'accidenté se plaint également de troubles de l'érection ou d'impuissance. Ceux-ci sont le plus souvent associés à des lésions urétrales, mais surviennent parfois en l'absence de tout traumatisme des voies urinaires basses. Les hypothèses pathogéniques sont variées : origine vasculaire, neurologique, voire psychologique (18).

BIBLIOGRAPHIE

1. ROTHENBERGER D.A., FISHER R.P., STRATE R.G. et al. The Mortality Associated with Pelvic Fractures. Surgery, 84 : 356-361, 1978.

2. GILLILAND M.D., WARD R.E., BARTON R.M., MILLER P.W., DUKE J.H. Factors Affecting Mortality in Pelvic Fractures. J. Trauma, 22 : 691-693, 1982.

3. MEARS D.C. Fracture-Dislocation of the Pelvic Ring. In *"Operative Orthopaedics"*, CHAPMAN M.W. and MADISON M. ed., Lippincott Company, Philadelphia, 1 : 287-312, 1988.

4. WALKER R.H., BURTON D.S. Computerized Tomography in Assessment of Acetabular Fractures. J. Trauma, 22 : 227-234, 1982.

5. LABBE J.L., ADAM Ph., ALBERGE Y., FICAT R.P. La place de la tomodensitométrie dans le diagnostic et le traitement des fractures du cotyle. Acta Orthop. Belg., 50 : 310-323, 1984.

6. TILLIE B., FONTAINE Ch., STAHL Ph., CAILLIERET J., DUQUENNOY A. Apport de la tomodensitométrie au diagnostic et au traitement des fractures du cotyle. A propos de 88 cas. Rev. Chir. Orthop., 73 : 15-24, 1987.

7. LETOURNEL E., JUDET R. Fractures of the Acetabulum. ELSON R.A. ed., Springer-Verlag, Berlin, Heidelberg, New-York, 1981.

8. BRAY T.J., ESSER M., FULKERSON L. Osteotomy of the Trochanter in Open Reduction and Internal Fixation of Acetabular Fractures. J. Bone Joint Surg., 69A : 711-717, 1987.

9. REINERT C.M., BOSSE M.J., POKA A., SCHACHERER T., BRUMBACK R.J., BURGESS A.R. A Modified Extensile Exposure for the Treatment of Complexe or Malunited Acetabular Fractures. J. Bone Joint Surg., 70A : 329-337, 1988.

10. SENEGAS J., LIORZOU G. Ostéosynthèse des fractures complexes du cotyle par une voie d'abord externe élargie. Rev. Chir. Orhop., 60, Suppl. II, 259-261, 1974.

11. MEARS D.C., RUBASH H. Pelvic and Acetabular Fractures. Slack, Thorofare, N.J., 1986.

12. HEEG M., KLASEN H.J., VISSER J.D. Operative Treatment for Acetabular Fractures. J. Bone Joint Surg., 72B : 383-386, 1990.

13. MATTA J.M. Dislocations of the Hip and Fractures of the Acetabulum. In *"Surgery of the Musculoskeletal System"*, C. Mc COLLISTER EVARTS ed., 2nd edition, Churchill Livingstone, New York, 3 : 2517-2547, 1990.

14. CHIP ROUTT Jr M.L., SWIONTKOWSKI M.F. Operative Treatment of Complex Acetabular Fractures. Combined Anterior and Posterior Exposures during the Same Procedure. J. Bone Joint Surg., 72A : 897-904, 1990.

15. DECOULX P., DECOULX J., DUQUENNOY A., SPY E., LOB G. L'origine radiculaire des paralysies sciatiques par luxation-fracture de la hanche. Rev. Chir. Orthop., 57 : 355-373, 1971.

16. BOSSE M.J., POKA A., REINERT C.M., ELLWANGER F., SLAWSON R., Mc DEVITT E.R. Heterotopic Ossifications as a Complication of Acetabular Fracture : Prophylaxis with Low-Dose Irradiation. J. Bone Joint Surg., 70A : 1231-1237, 1988.

17. Mac LAREN A.C. Prophylaxis with Indometacin for Heterotopic Ossification after Bone Open Reduction of Fractures of the Acetabulum. J. Bone Joint Surg., 72A : 245-247, 1990.

18. KING J. Impotence After Fractures of the Pelvis. J. Bone Joint Surg., 57A : 1107-1109, 1975.

FRACTURES ET LUXATIONS DE LA HANCHE

I. KEMPF, D. DAGRENAT, H. LAMY

PLAN

A. FRACTURES DE L'EXTRÉMITÉ SUPÉRIEURE DU FÉMUR

INTRODUCTION

Au niveau de l'extrémité supérieure du fémur, presque tout oppose les fractures de la tête et du col d'une part et les fractures de la région trochantérienne d'autre part.
Les différences anatomopathologiques, biologiques, évolutives et thérapeutiques sont grandes bien que le tableau clinique, le terrain et le pronostic vital soient identiques chez le vieillard.

L'évolution des fractures cervicales vraies et des fractures isolées de la tête fémorale est dominée par le risque de pseudarthrose et de nécrose, suivie d'arthrose post-traumatique.
De telles complications sont tout à fait exceptionnelles pour une fracture de la région trochantérienne.

L'indication thérapeutique est plus difficile en cas de fracture cervicale vraie, où l'on pourra parfois hésiter entre le traitement conservateur et la prothèse.
Pour les fractures de la région trochantérienne, l'arthroplastie n'a que peu de place et le débat porte essentiellement sur le type d'ostéosynthèse à appliquer.

Après avoir étudié l'épidémiologie des fractures de l'extrémité supérieure du fémur, nous envisagerons ensuite successivement :

- les fractures du col du fémur de l'adulte
- les fractures trochantériennes
- les fractures de la tête du fémur
- les fractures de l'extrémité supérieure du fémur chez l'enfant.

ÉPIDÉMIOLOGIE

Les fractures de l'extrémité supérieure du fémur concernent essentiellement le sujet âgé.
Près de 90 % des fractures surviennent après 50 ans et l'âge moyen est de 74 ans, avec une nette prédominance féminine (plus de 2/3 des cas).

Les fractures de la région trochantérienne sont environ trois fois plus fréquentes que les fractures cervicales vraies.

L'incidence des fractures de l'extrémité supérieure du fémur varie selon la population étudiée : elle était de 98/100.000 aux USA, de 44/100.000 en Finlande et seulement de 5,6/100.000 dans une population noire d'Afrique du Sud selon des études réalisées entre 1968 et 1973.

Dans les pays développés, cette incidence augmente avec le temps à cause du vieillissement de la population (augmentation de 111 % entre 1971 et 1981 dans une étude britannique).

Ces données rendent compte de l'enjeu socio-économique de cette pathologie dans nos pays occidentaux.

De toute évidence une prévention de ces fractures s'impose. Celle-ci passe par la prévention de l'ostéoporose grâce à une alimentation équilibrée en apport phospho-calcique, à l'administration quotidienne de calcium et de vitamine D, à la prise d'oestrogènes par la femme plus de dix ans après la ménopause et à la pratique régulière d'exercice physique.

I. FRACTURES DU COL DU FÉMUR OU FRACTURES CERVICALES VRAIES

I.1. ÉTUDE CLINIQUE

Les signes cliniques des fractures du col du fémur sont bien connus : douleur, impotence fonctionnelle et attitude vicieuse en rotation externe et raccourcissement.
Les pièges classiques sont le malade polytraumatisé chez qui une fracture du col du fémur peut être méconnue ainsi que la fracture engrenée en coxa valga sans attitude vicieuse et où la marche est encore parfois possible.

Le traumatisme est habituellement violent chez le sujet jeune.
Chez le patient âgé une simple chute de sa hauteur est généralement incriminée : il ne faudra alors pas méconnaître un éventuel accident vasculaire cérébral ou cardiaque à l'origine de la chute.
Les antécédents et le degré d'autonomie antérieure seront précisés car ils interviennent dans la décision thérapeutique.

I.2. ÉTUDE RADIOLOGIQUE - DÉFINITION ET CLASSIFICATIONS

Une fracture du col fémoral est une fracture dont le trait siège dans la zone limitée en haut par le pourtour cartilagineux de la tête fémorale (col chirurgical) et en bas par la ligne inter-trochantérienne antérieure et la crête inter-trochantérienne postérieure.
En pratique, un certain nombre de fractures de l'extrémité supérieure du fémur sont situées à la frontière entre les fractures du col et les fractures de la région trochantérienne : ce sont les fractures cervico-trochantériennes et basi-cervicales.

Deux classifications sont aujourd'hui couramment utilisées :

- **La classification de PAUWELS** (Fig. 1), basée sur la direction du trait de fracture, résulte d'une approche biomécanique du problème. Elle distingue trois types de gravité croissante :

- le type 1 où le trait de fracture fait un angle inférieur à 30° par rapport à l'horizontale
- le type 2 où cet angle est compris entre 30° et 50°
- le type 3 où cet angle est supérieur à 50°.

Remarquons que, pour les fractures déplacées, la détermination de l'orientation du trait de fracture ne peut se faire qu'après réduction et que, par ailleurs, cette classification ne tient pas compte des déplacements possibles dans le plan sagittal.

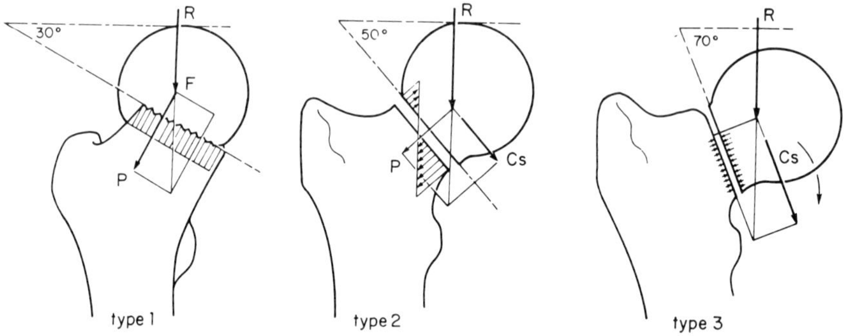

Figure 1. Classification de PAUWELS.

- **La classification de GARDEN** (Fig. 2) est basée sur le déplacement objectivé par l'orientation des travées spongieuses de la tête fémorale. Elle distingue quatre types de gravité croissante :

- le type 1 où les travées céphaliques sont verticalisées, faisant un angle inférieur à 160° avec les travées cervicales. C'est la classique fracture engrenée en coxa valga.
- le type 2 correspond à une fracture complète non déplacée : les travées sont brisées mais non déplacées.
- le type 3 où les travées de la tête sont horizontales alors que les travées cervicales sont plutôt verticales. C'est une fracture à déplacement partiel autour d'une charnière habituellement postéro-inférieure.
- le type 4 correspond à une fracture à déplacement total. L'orientation des travées est sensiblement normale mais il existe un décalage.

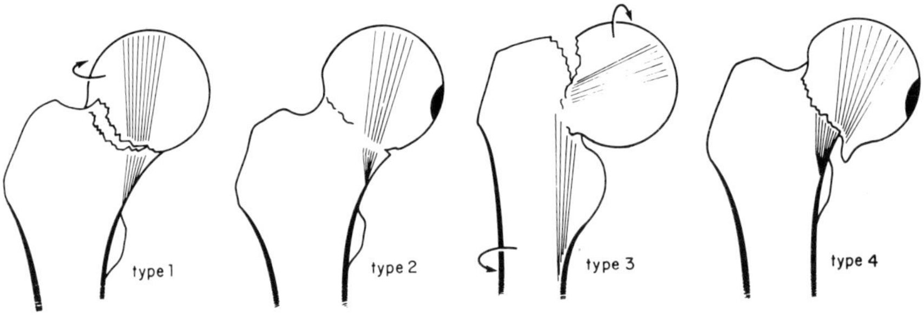

Figure 2. Classification de GARDEN.

MOLÉ, sur une série de 300 cas consécutifs, a dénombré :

- 17 % de fractures de type 1
- 5 % de fractures de type 2
- 46 % de fractures de type 3
- 29 % de fractures de type 4
- 3 % de fractures spiroïdes.

A l'heure actuelle se manifeste de plus en plus une tendance à la simplification, distinguant :

- les fractures *stables* (type 1 et certaines de type 2)
- les fractures *instables* (types 3 et 4).

- Enfin, la classification AO doit être mentionnée.
C'est une classification générale de l'ensemble des fractures, qui tente de créer un langage universel sous forme d'un codage.

Les fractures du col fémoral sont codées 3 1 B (3 pour fémur, 1 pour extrémité supérieure et B pour col).
Deux chiffres supplémentaires sont ajoutés pour décrire la variété.

Certaines fractures restent difficilement classables, comme *les fractures spiroïdes* qui sont rares et surviennent habituellement chez le sujet jeune après un traumatisme violent. Leur réduction est souvent difficile à cause d'un embrochage de la capsule par le bec de la spire qui rend alors nécessaire une capsulotomie antérieure.

I.3. TRAITEMENT DES FRACTURES CERVICALES RÉCENTES

Il n'y a aujourd'hui plus de place pour le traitement conservateur des fractures du col du fémur par extension continue.
Le postulat du traitement permettant le lever et si possible l'appui précoces reste valable, même si cette mise en charge immédiate ne semble pas influer sur le taux de mortalité post-opératoire.

Le traitement se résume à l'alternative suivante :

- L'ostéosynthèse a pour objectif d'obtenir la consolidation grâce à un montage stable permettant la mobilisation précoce, voire solide autorisant l'appui. Elle est grevée d'un pourcentage non négligeable d'échecs immédiats (démontage) ou éloignés (pseudarthrose, nécrose).

- L'arthroplastie permet le lever et l'appui précoces et épargne au malade les aléas de l'ostéosynthèse. Cette technique n'est cependant pas exempte de complications et sa longévité n'est pas garantie.

- L'ostéosynthèse

Elle doit être réalisée si possible en urgence.
Si l'état du malade ne le permet pas, on installera provisoirement une traction transtibiale ou transcondylienne.

Le mode d'ostéosynthèse le plus répandu est extra-articulaire, à foyer fermé, après réduction sur table orthopédique et sous contrôle radioscopique.
La technique intra-articulaire à foyer ouvert avec arthrotomie est systématique pour les uns et occasionnelle pour les autres.
Deux techniques particulières dites "préventives" méritent mention : la greffe pédiculée de JUDET et la valgisation immédiate.

Quelle que soit la méthode, *la réduction de la fracture* est un temps essentiel car sa qualité régit le pronostic de l'ostéosynthèse.
La réduction doit être anatomique, les déplacements n'étant tolérables que dans des amplitudes minimes (5° pour les angulations et 5 mm pour les translations).
En cas d'impossibilité de réduction à foyer fermé, la réduction aura lieu à foyer ouvert après arthrotomie.
Seules les fractures engrenées en coxa valga ne doivent pas être réduites.

L'ostéosynthèse proprement dite s'effectue avec des agents de synthèse variés, les matériels les plus utilisés actuellement étant :

- les vis (vis AO, vis creuses...) pour vissage triple parallèle ou en triangulation (Fig. 3)
- les vis-plaques (type DHS, THS).

Ces matériels modernes ont en commun le principe de la compression inter-fragmentaire et autorisent le recul des vis (ou de la vis) rendu nécessaire par les phénomènes de résorption au niveau du foyer de fracture.
L'abord est externe avec ou sans désinsertion du vaste externe selon le matériel utilisé.

Certaines études biomécaniques ont démontré la supériorité des montages en triple vissage parallèle, mais ont également montré qu'aucune ostéosynthèse n'autorise la mise en charge des fractures instables, celle-ci n'étant possible que pour les fractures de type PAUWELS 1 ou 2, d'angle inférieur à 40°, bien synthésées.

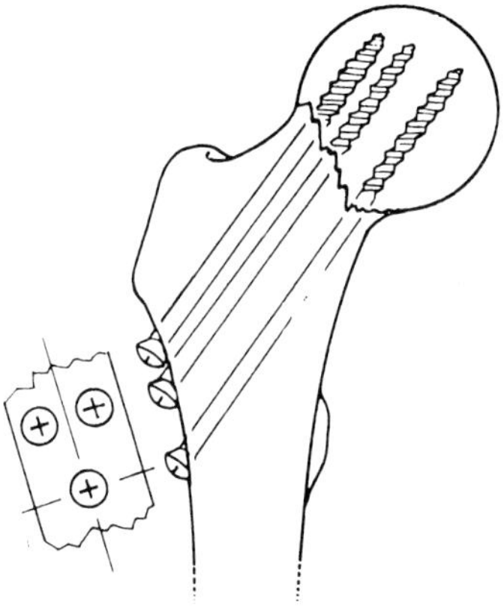

Figure 3.
Ostéosynthèse par triple vissage parallèle.

- L'arthroplastie

Cette méthode, dont les grands pionniers furent MOORE (1942), J. et R. JUDET (1950) et THOMPSON (1954), semble à première vue parée de toutes les vertus face à l'ostéosynthèse.
Elle supprime les risques de démontage, de pseudarthrose et de nécrose et par conséquent les réinterventions.
De plus elle permet le lever et la reprise fonctionelle immédiats.
Elle n'est toutefois pas exempte de complications : luxations, infections, usure cotyloïdienne prématurée, descellement.

Trois types d'arthroplasties sont à la disposition du chirurgien :

- la prothèse céphalique
- la prothèse intermédiaire
- la prothèse totale de hanche.

L'intervention n'est pas une urgence, contrairement à l'ostéosynthèse.

La voie d'abord sera pour certains postérieure, malade installé en décubitus latéral.
D'autres préfèreront la voie antéro-externe de HARDINGE, réalisée en décubitus dorsal et qui diminue significativement le risque de luxation. La coupe du col fémoral sera faite à la scie oscillante au niveau adapté à la configuration de l'implant et en tenant compte de la morphologie de la hanche contro-latérale, le centre de la tête devant habituellement se situer à hauteur du sommet du grand trochanter.
Pour les prothèses céphaliques et intermédiaires la taille est déterminée par la mesure du diamètre de la tête extraite.

- La prothèse céphalique

C'est la plus souvent utilisée.
Son principe est simple : si le cotyle est sain, seuls la tête et le col fracturés doivent être remplacés.

La prothèse de MOORE qui a été le premier modèle de prothèse fémorale non cimentée est de moins en moins utilisée, au profit d'autres prothèses cimentées (THOMPSON, MÜLLER...) (Fig. 4).

- La prothèse intermédiaire

Son principe consiste à interposer entre le cotyle et la tête fémorale une cupule rétentive ou mobile pour réduire le coefficient de friction entre tête métallique et cartilage cotyloïdien.
Par ailleurs, elle est facilement totalisable par implantation d'un cotyle prothétique.
L'expérience montre que la prothèse a tendance à se mobiliser en bloc comme une prothèse céphalique et que d'autre part l'opportunité de totalisation se présente rarement.
Son coût est plus important que celui de la prothèse céphalique.

Ces prothèses intermédiaires apportent un bénéfice surtout théorique au patient survivant plus de cinq ans après l'opération.

Certaines études cliniques révèlent un discret avantage par rapport aux prothèses céphaliques.

- La prothèse totale de hanche d'emblée

Devant les bons résultats de la prothèse totale dans le traitement des coxopathies chroniques, la tentation est grande de la poser d'emblée dans les fractures récentes du col fémoral.
Les critiques d'une telle attitude sont :

- un alourdissement non négligeable de l'intervention
- la moins bonne tenue du cotyle sur un os porotique que sur sur un os sous-chondral dur comme dans la coxarthrose
- les résultats corrects de la prothèse céphalique chez des patients dont l'espérance de vie est souvent limitée
- un coût supérieur.

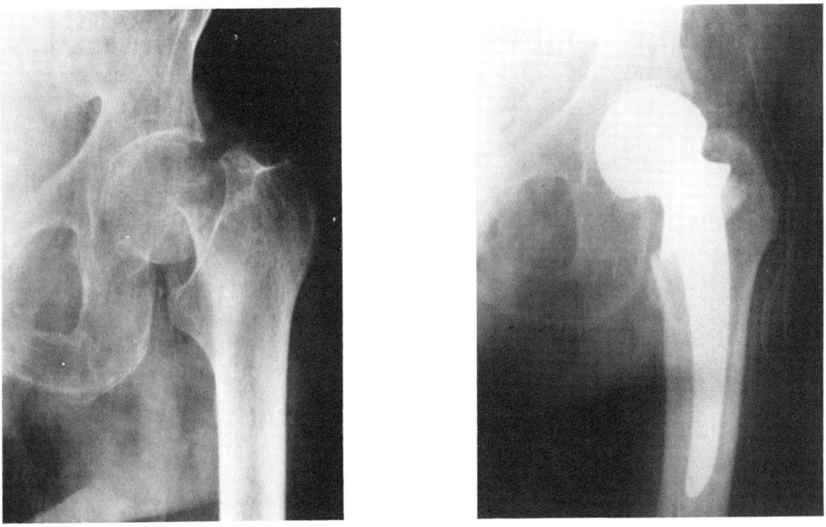

a b

Figure 4.
a. Fracture type GARDEN 4 déplacée chez une femme âgée.
b. Indication de prothèse céphalique.

Les indications thérapeutiques

- Le traitement par ostéosynthèse sera impératif :

- chez l'adulte jeune (jusque 50 ans) quel que soit le type de fracture.
- en cas de fracture engrenée en coxa valga (PAUWELS 1, GARDEN 1) ou en cas de fracture de type PAUWELS 2, GARDEN 2, quel que soit l'âge.

- *L'arthroplastie céphalique ou intermédiaire* sera indiquée :

  - en cas de fracture déplacée (GARDEN 3 et 4), chez le sujet âgé.

- *L'arthroplastie totale de hanche d'emblée* ne devrait concerner que :

  - les fractures du col fémoral sur coxarthrose préexistante ou associées à une atteinte cotyloïdienne d'une autre nature.

Ces indications sont volontairement schématiques.
Il est indispensable de considérer chaque patient comme un cas particulier et de prendre en compte toutes les données radiologiques, cliniques et sociales avant de poser une indication.
Ainsi, par exemple, on pourra être amené à réaliser une ostéosynthèse chez un patient de plus de 70 ans, en bon état général et encore très valide, qui présente un fracture du col de type GARDEN 3 ou 4 à faible déplacement.

I.4. COMPLICATIONS

Nous ne ferons que rappeler les complications classiques, médicales ou chirurgicales, locales ou générales, communes à tout type de traitement, ainsi que celles propres aux arthroplasties (luxation, descellement, cotyloïdite).

Nous ne nous attarderons que sur deux complications majeures des fractures du col fémoral traitées par ostéosynthèse :

1. La pseudarthrose

La peudarthrose du col compliquerait environ 25 % de l'ensemble des fractures du col fémoral ostéosynthésées (10 % pour les fractures de type GARDEN 1 et 2 et 30 % pour celles de type GARDEN 3 et 4).
La fréquence de cette complication a fortement baissé pour plusieurs raisons :

- une meilleure "sélection" des fractures ostéosynthésées
- l'amélioration de la qualité des matériels d'ostéosynthèse
- l'utilisation d'une greffe pédiculée ou la valgisation immédiate dans les cas à "risque".

Les pseudarthroses lâches, à grand déplacement, sur fractures non traitées ont disparu dans nos pays développés.
Aujourd'hui, les pseudarthroses observées après ostéosynthèse de fractures du col fémoral sont des pseudarthroses serrées.
Leur diagnostic repose sur la persistance de douleurs après la reprise de l'appui et sur l'étude radiologique qui retrouve inconstamment un espace

clair interfragmentaire et des signes de mobilité ou de rupture du matériel d'ostéosynthèse.
En cas de doute on réalisera des tomographies.
Si l'on suspecte une nécrose associée de la tête fémorale, on pourra compléter le bilan par une scintigraphie, une phlébographie ou un scanner.

Le traitement des pseudarthroses repose aujourd'hui principalement sur deux méthodes :

- *L'ostéotomie de valgisation* selon PAUWELS (Fig. 5) dont le principe est d'horizontaliser le trait de pseudarthrose pour transformer les contraintes de cisaillement en forces de compression.

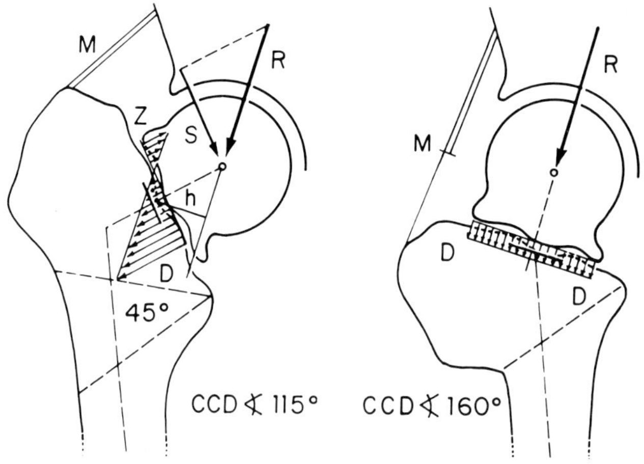

Figure 5.
Ostéotomie de valgisation selon PAUWELS pour pseudarthrose.

C'est une ostéotomie de résection cunéiforme à la hauteur du petit trochanter avec fixation par lame ou vis-plaque et translation externe du fragment distal pour éviter le genu valgum.
Son taux de réussite serait de 70 à 80 %.

Ce traitement s'adresse à la pseudarthrose serrée avec tête viable d'un patient de moins de 60 ans chez qui on veut tenter un traitement conservateur.

- *L'arthroplastie totale* est indiquée chez le sujet âgé ou lorsque la tête fémorale est nécrosée.

A côté de ces deux méthodes essentielles d'autres interventions gardent pour certains des indications :

- La greffe pédiculée de JUDET
- L'ostéotomie inter-trochantérienne avec translation interne de PUTTI - McMURRAY
- L'arthrodèse de hanche
- La résection tête et col de GIRDLESTONE complétée par une ostéotomie selon MILCH ou une coaptation trochantéro-iliaque.

2. La nécrose de la tête fémorale

Cette complication surviendrait dans 30 à 36 % de l'ensemble des fractures du col fémoral ostéosynthésées (20 à 25 % pour les fractures de type GARDEN 1 et 2 et 40 à 45 % pour les fractures de type GARDEN 3 et 4).

Elle est le plus souvent la conséquence d'une lésion irréversible du pédicule vasculaire postéro-supérieur.
Il s'agit d'un effondrement progressif de la tête fémorale qui se développe insidieusement dans les deux années qui suivent la fracture.
Elle se manifeste cliniquement par des douleurs mécaniques et une impotence fonctionnelle croissantes.

La radiologie conventionnelle reste muette au début, puis le diagnostic devient évident au stade de l'effondrement de la tête.
Au stade initial, ou pourra s'aider de tomographies, d'une phlébographie, d'une scintigraphie ou d'un scanner.

Le traitement de cette nécrose de la tête fémorale est soit conservateur soit prothétique.

Le traitement conservateur est surtout représenté par les *ostéotomies*, puisque les autres méthodes dites "biologiques", telles la greffe pédiculée de JUDET ou l'opération de PHEMISTER (mise en place d'un greffon rigide cortical ou cortico-spongieux à travers le col), n'ont pas fait la la preuve de leur efficacité. Il en est de même des greffes avec anastomose microvasculaire.

Les ostéotomies ont pour objectif de soustraire la zone nécrosée à la charge et d'en favoriser la réhabitation. Elles ne sont réalisables que si l'étendue de la nécrose n'est pas trop importante.
Il peut s'agir :

- d'une ostéotomie de varisation, de valgisation
- de flexion ou d'extension isolée ou combinée
- de retournement en avant (SUGIOKA) ou en arrière (KEMPF et MOLÉ).

L'arthroplastie pourra être :

- Une cupule de VERNON-LUCKE qui se comporte un peu comme une arthroplastie céphalique et donne 50 à 60 % de résultats valables.
Elle peut être tentée chez l'adulte jeune lorsqu'un traitement conservateur n'est pas envisageable et si le cartilage cotyloïdien est sain.

- Une prothèse totale cimentée ou non selon l'âge du patient.
C'est cette solution qui est à l'heure actuelle la plus fréquemment appliquée.

CAS PARTICULIERS

1. Les fractures de fatigue du col fémoral

Ce sont des fractures qui surviennent suite à des traumatismes répétés déterminant des microfractures qui s'étendent progressivement pour aboutir à une véritable solution de continuité.
Au niveau du col du fémur, ces fractures surviennent à tout âge. La morphologie de la hanche en coxa vara y prédispose. Chez le sujet jeune elles sont secondaires à des efforts excessifs et répétés, comme dans les classiques marches forcées des jeunes recrues.
Cliniquement ces fractures se traduisent le plus souvent par des douleurs progressives pouvant devenir très intenses, avec impotence fonctionnelle croissante.
Radiologiquement il s'agit d'une solution de continuité au sein d'une zone de densification osseuse. En cas de doute la scintigraphie peut aider au diagnostic.

On distingue deux types de fractures de fatigue :

- Les fractures par distraction débutant au bord supérieur du col, qui peuvent se compléter en fractures déplacées en coxa vara, et dont le traitement est l'ostéosynthèse.

- Les fractures par compression, à la partie inférieure du col, qui évoluent spontanément vers la guérison.

2. Les fractures pathologiques

Ce sont des fractures qui surviennent sur un os dont la solidité est altérée par une lésion de nature variée (tumeur, dystrophie osseuse, maladie de Paget).

2.1. Les fractures pathologiques sur os tumoral

Ce sont les fractures pathologiques les plus fréquentes au niveau du col fémoral.

L'aspect radiologique est variable selon la nature de la tumeur : l'image traversée par le trait de fracture sera kystique à contours nets dans les cas bénins, ou lytique, claire, sans limites précises, érodant la corticale, dans les cas malins.
Plus rarement il s'agira d'un aspect mité diffus ou d'une image condensante.

Le problème diagnostique est double : distinguer les tumeurs primitives des tumeurs métastatiques et, dans cette seconde hypothèse, rechercher la tumeur d'origine si elle n'est pas connue.

Le diagnostic de tumeur primitive passe par une biopsie chirurgicale.
La fracture métastatique inaugurale n'est pas rare.

Il faudra rechercher la tumeur d'origine en collaboration avec un service de cancérologie, en utilisant tous les moyens diagnostiques modernes et en faisant appel à la notion classique de cancers "ostéophiles" (sein, rein, thyroïde, prostate, poumon, utérus et tube digestif).

Le traitement chirurgical de ces fractures pathologiques du col fémoral dépend de leur nature histologique : traitement en règle conservateur en cas de tumeur bénigne du sujet jeune, remplacement prothétique en cas de métastase.

2.2. Les fractures pathologiques post-radiothérapie sont rares et volontiers méconnues.
Elles ont été décrites par DUPARC qui distingue trois types :

- type 1 : simple tassement trabéculaire sous-capital qui guérit par mise en décharge
- type 2 : sous-capital engrené en coxa vara, habituellement traité par prothèse
- type 3 : déplacé, également traité par arthroplastie.

II. LES FRACTURES TROCHANTÉRIENNES - DÉFINITION ET CLASSIFICATIONS

Ce sont des fractures dont le trait siège en partie ou en totalité dans la région délimitée en haut par la base d'implantation du col et en bas par une ligne horizontale située à 2,5 cm en dessous du petit trochanter (DECOULX et LAVARDE, 1969).

Ces fractures, situées dans une région caractérisée par sa structure osseuse spongieuse et à corticale mince ont, par rapport aux fractures cervicales vraies, une meilleure tendance à la consolidation.

- **La classification de RAMADIER et DECOULX** (Fig. 6) distingue cinq variétés de fractures :

- les fractures cervico-trochantériennes (27 %)
- les fractures pertrochantériennes, simples (24 %) et complexes (31 %)
- les fractures inter-trochantériennes (3 %)
- les fractures sous-trochantériennes (5 %)
- les fractures trochantéro-diaphysaires (27 %).

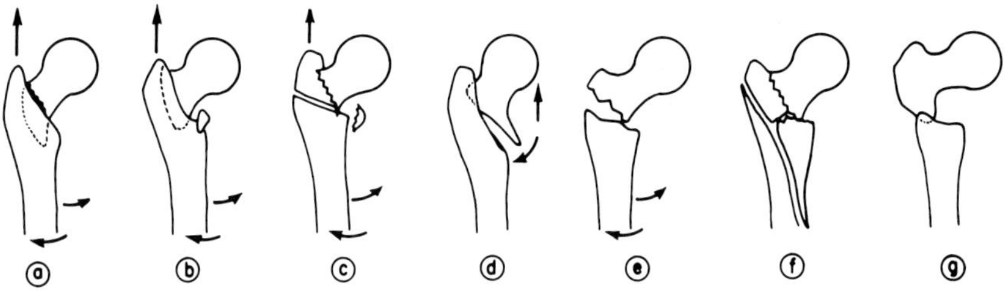

Figure 6.
Fractures trochantériennes. Classification de RAMADIER et DECOULX.

- **La classification de ENDER** (Fig. 7 a) comporte 8 types de fractures selon le siège du trait.

Pour les fractures pertrochantériennes, elle reconnaît des fractures en rotation externe, avec ouverture antérieure du foyer et des fractures en rotation interne où le bec du fragment proximal s'encastre dans le fragment distal.
La connaissance de ces variétés est utile pour la réalisation des manoeuvres de réduction.

- Dans **la classification AO** les fractures trochantériennes sont codées 3 1 A (3 pour fémur, 1 pour extrémité supérieure et A pour région trochantérienne). Deux chiffres supplémentaires sont ajoutés pour décrire la variété.

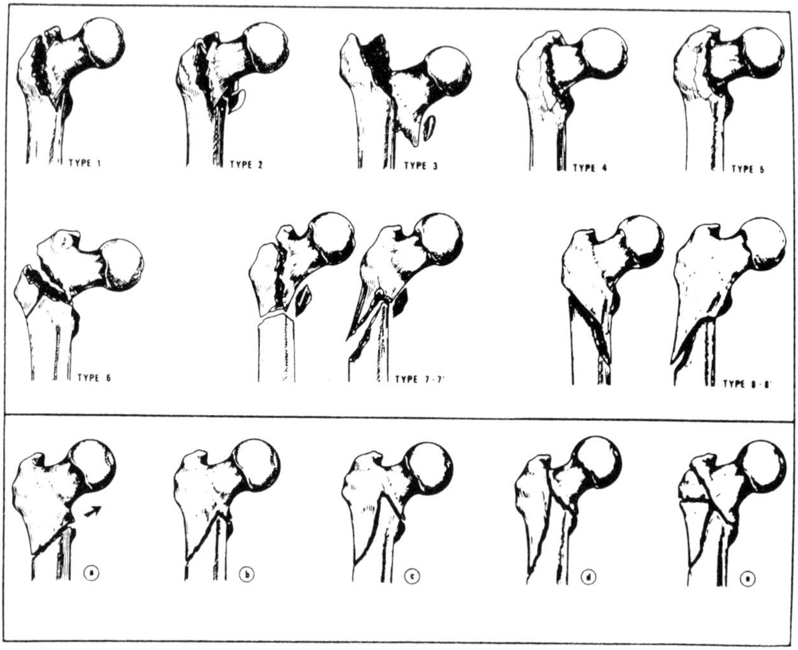

Figure 7.
a. Fractures trochantériennes. Classification de ENDER.
b. Fractures sous-trochantériennes. Classification de BOYD.

- La distinction entre **fractures trochantériennes stables et instables** est importante tant pour le choix du type d'ostéosynthèse que pour la décision de mise en charge post-opératoire.
Les éléments osseux de la stabilité sont essentiellement le pilier interne et la plaque trochantérienne postérieure.
A ces éléments s'ajoute le rôle des parties molles contituées par le manchon musculo-tendino-ligamentaire, comme en témoignent les fractures du type 3 de ENDER avec ascension du fragment distal.
Les fractures "stables" représentent environ la moitié des fractures trochantériennes : ce sont les fractures basi-cervicales ainsi que les fractures pertrochantériennes simples.

LE TRAITEMENT

L'objectif du traitement de ces fractures est le même que pour les fractures cervicales vraies : il doit éviter le décubitus prolongé et permettre le lever et si possible l'appui précoce. Aujourd'hui le traitement orthopédique,

comme la suspension-traction de RIEUNAU, n'a plus sa place dans l'arsenal thérapeutique des fractures trochantériennes.
Les indications sont généralement plus simples que pour les fractures cervicales.
Le débat difficile entre traitement conservateur et remplacement prothétique ne se pose que rarement et la discussion porte essentiellement sur le type d'ostéosynthèse à appliquer.

Les méthodes thérapeutiques actuelles sont :

- les ostéosynthèses à foyer ouvert
- les ostéosynthèses à foyer fermé
- le remplacement prothétique, beaucoup plus rarement.

1. Les ostéosynthèses à foyer ouvert

Deux catégories de matériel d'ostéosynthèse à foyer ouvert coexistent : les lames-plaques monoblocs et le clou-plaque monobloc de STACCA d'une part, et les vis-plaques à compression d'autre-part.

- *Les lames-plaques monoblocs* (Fig. 8 et 9)

Bien qu'en perte de vitesse, ce type de matériel est encore utilisé par certains.

- La lame-plaque AO à 130° est utilisable pour les fractures simples peu déplacées ou parfaitement réduites.

- La plaque condylienne AO à 95° améliore la compression grâce à une ou deux vis plus ou moins perpendiculaires au trait de fracture et grâce à la précontrainte, obtenue sur la plaque par le tendeur de plaque ou l'utilisation d'une plaque autocompressive.

Pour améliorer la stabilité du montage certains réalisent en complément une greffe cortico-spongieuse du pilier interne ou, pour les fractures métastatiques, une injection de ciment acrylique.

Certains procédés comme la valgisation immédiate ou la pénétration cervico-diaphysaire ont le même objectif mais alourdissent considérablement l'intervention.

- *Les vis-plaques à compression* (Fig. 10)

Les modèles actuels, dont les plus utilisés sont la DHS (*Dynamic Hip Screw*) et la THS (*Trochanteric Hip Screw)*, sont des versions améliorées

des vis-plaques de PUTTI et de POHL et de la vis DKP de DESCAMPS. Leur technique de pose est similaire et bien réglée.
Comme les lames-plaques, les vis-plaques à compression ne suffisent pas à stabiliser les fractures complexes et nécessitent alors des techniques complémentaires (greffes, cerclages...).

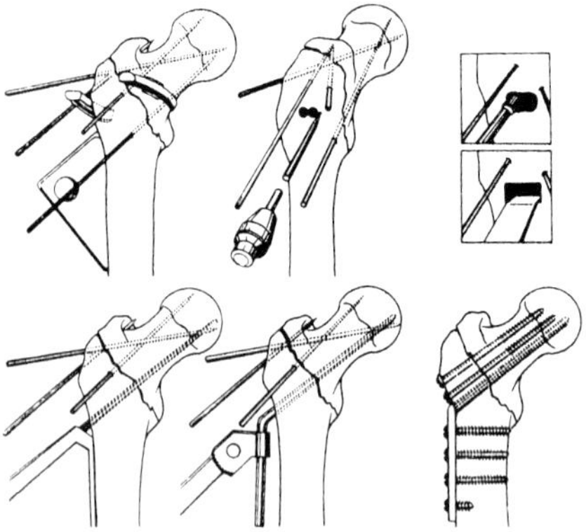

Figure 8.
Ostéosynthèse des fractures trochantériennes par lame-plaque monobloc à 130°.

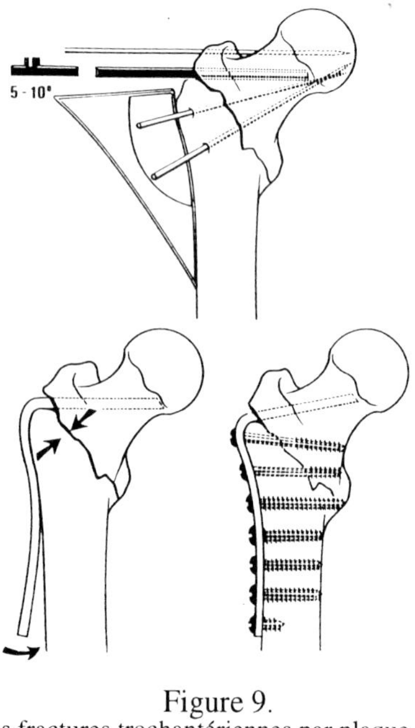

Figure 9.
Ostéosynthèse des fractures trochantériennes par plaque condylienne à 95 °.

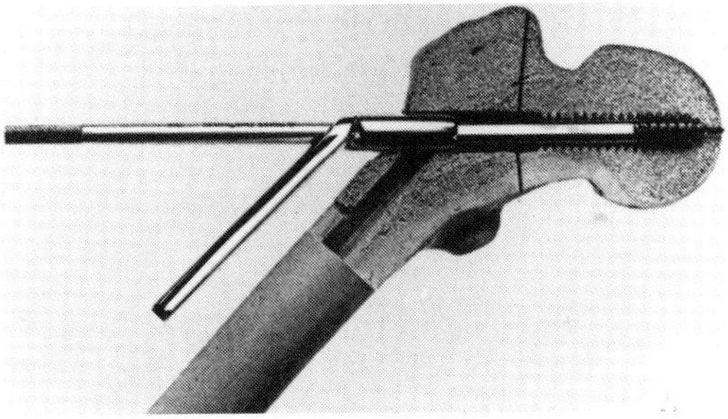

Figure 10.
Vis-plaque DHS.

Tous ces procédés à foyer ouvert ont l'avantage théorique de permettre une réduction anatomique plus précise. En réalité, la réduction précise de tous les fragments et en particulier du petit trochanter n'est pas indispensable.
Par ailleurs, pour les fractures instables, il se produit souvent un tassement secondaire stabilisateur auquel le matériel doit pouvoir s'adapter.
Cette adaptation est possible pour les vis-plaques, où la vis cervicale peut coulisser dans le canon de la plaque, mais ne l'est pas pour les matériels monoblocs où il existe un risque de perforation de la tête en cas de tassement du foyer de fracture.

Cet avantage contestable du foyer ouvert est obtenu au prix du dépériostage et d'une dévascularisation supplémentaire des fragments et d'un risque infectieux accru.

Du fait de la position périphérique du matériel, par l'importance du bras de levier, les conditions mécaniques sont défavorables et ces méthodes ne stabilisent correctement que les fractures simples avec pilier médial intact. Pour les fractures instables elles ne permettent pas une mise en charge précoce.

2. Les ostéosynthèses à foyer fermé

Deux méthodes à foyer fermé occupent aujourd'hui le devant de la scène : l'enclouage de ENDER et le clou Gamma.
Ces méthodes possèdent des avantages incontestables : elles respectent mieux la biologie en préservant la vascularisation périostée et leur principe mécanique est meilleur car, le matériel étant centro-médullaire, le bras de levier est plus faible.

Ces ostéosynthèses à foyer fermé sont réalisées en décubitus dorsal sur table orthopédique, sous contrôle scopique et comportent un premier temps de réduction de la fracture.

2.1. L'enclouage de ENDER avec verrouillage coulissant selon KEMPF-BITAR (Fig. 11 a, b).

L'enclouage "élastique" de ENDER est une méthode utilisée par son auteur depuis 1969 et améliorée en 1980 grâce au verrouillage coulissant.

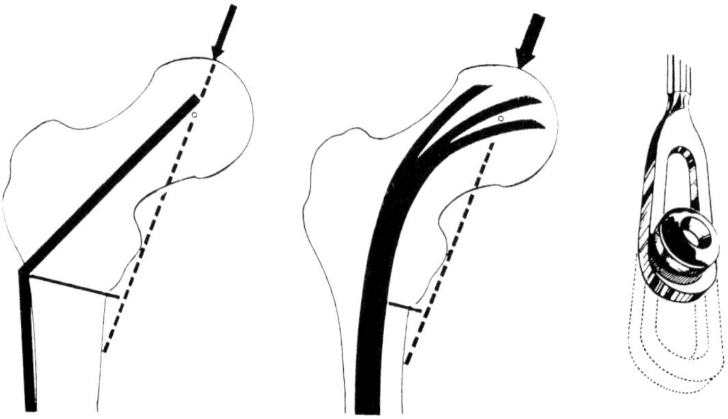

a b c

Figure 11.
a, b. Principe mécanique de l'enclouage à foyer fermé selon ENDER.
c. La palette distale perforée pour verrouillage coulissant.

Cet enclouage consiste à fixer la fracture, préalablement réduite, à l'aide de plusieurs clous introduits à foyer fermé à partir de la région sus-condylienne interne et poussés à travers le canal médullaire jusque dans la tête fémorale.

Dans sa méthode originale l'enclouage de ENDER comportait des inconvénients rédhibitoires : fréquents cals vicieux en rotation externe, varus et raccourcissement, descente des clous avec intolérance au niveau du genou et perforations proximales.

Dans sa version actuelle, depuis l'adjonction du verrouillage coulissant, l'enclouage de ENDER a gardé pour certains une place dans le traitement des fractures trochantériennes.

Pour plusieurs types de fractures trochantériennes l'enclouage de ENDER réalise un montage solide permettant un appui précoce sur le membre inférieur fracturé.
Réalisée à foyer fermé, cette méthode respecte le plus la biologie de la consolidation et diminue notablement le risque infectieux.

L'inconvénient principal de la méthode est représenté par la fréquence des signes d'intolérance au niveau du genou (30 %) : douleurs, tuméfaction persistante et parfois limitation des mouvements.
L'autre inconvénient est la fixation insuffisante des fractures complexes de type 7 et 8.

2.2. Le clou Gamma (Fig. 12)

Il représente le dernier développement du traitement des fractures trochantériennes selon le principe du clou intra-médullaire verrouillé à foyer fermé. Il est né des insuffisances de l'enclouage de ENDER.
Le clou Gamma a été mis au point au Centre de Traumatologie de Strasbourg (I. KEMPF, A. GROSSE, G. TAGLANG) et s'inpire à la fois du clou en Y de KÜNTSCHER et du clou verrouillé.
Le clou Gamma se compose d'un clou intra-médullaire évasé à sa partie supérieure et muni d'un orifice oblique permettant l'introduction d'une vis cervicale et de deux orifices pour le verrouillage distal.

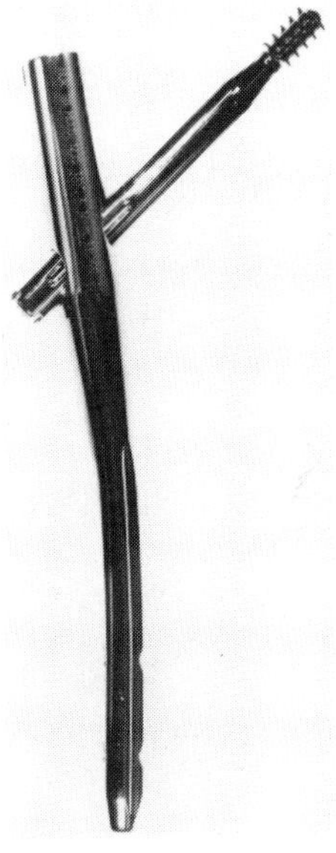

Figure 12.
Le clou Gamma.

Le clou existe actuellement en trois diamètres (12, 14 et 16 mm) et sa longueur standard est de 20 cm. Sa forme est incurvée en valgus et plusieurs angulations sont diponibles pour la vis cervicale (125°, 130°, 135° et 140°).
Le clou le plus utilisé est de diamètre 12 mm et d'angulation 130°.
La vis cervicale, de longueur variable (80 à 130 mm), est filetée à son extémité distale et présente quatre sillons longitudinaux à sa partie proximale. Ces sillons reçoivent une vis de blocage introduite dans la partie supérieure du clou qui empêche la rotation de la vis cervicale mais autorise un recul de celle-ci.

La version clou Gamma long peut être utilisée dans certaines fractures trochantéro-diaphysaires.

Comme l'enclouage de ENDER, l'ostéosynthèse par clou Gamma est réalisée en décubitus dorsal sur table orthopédique, sous contrôle scopique, après réduction de la fracture.
L'abord, le point d'entrée et la mise en place du guide s'effectuent comme dans l'enclouage traditionnel du fémur. L'introduction du clou se réalise à la main et après alésage.
Après contrôle du degré d'enfoncement du clou, on met en place l'ancillaire de visée proximale grâce auquel on va réaliser à la fois la pose de la vis cervicale et le verrouillage distal.

Le clou Gamma représente un progrès par rapport à l'enclouage selon ENDER puisqu'il supprime les intolérances au niveau du genou et permet la mise en charge quel que soit le type de fracture.

3. La chirurgie prothétique

Différents auteurs ont préconisé le traitement par prothèse des fractures trochantériennes du sujet âgé pour permettre un mise en charge immédiate quel que soit le type de fracture.

Divers types de prothèses sont proposés selon la fracture : prothèse céphalique simple, prothèse totale à assise horizontale trochantéro-diaphysaire (LORD), prothèse totale massive (MÜLLER, VIDAL GOALARD).
C'est une intervention plus lourde que l'arthroplastie conventionnelle puisqu'elle nécessite des résections osseuses plus étendues et une voie d'abord élargie.
Pour cette raison et du fait des bons résultats de l'ostéosynthèse, cette méthode ne devrait être appliquée qu'à titre exceptionnel, par exemple en cas de fracture trochantérienne sur coxarthrose mal tolérée.

Les indications thérapeutiques

En résumé, les indications thérapeutiques des fractures trochantériennes sont relativement simples.
L'ostéosynthèse étant pratiquement systématique, seul le choix du matériel peut-être discuté :

- Il sera recouru à la vis-plaque et parfois à la lame-plaque condylienne à 95° par les partisans de l'ostéosynthèse à foyer ouvert.

- Le clou Gamma aura la préférence des adeptes du foyer fermé mais l'enclouage de ENDER dans sa version actuelle garde des indications (par exemple les fractures pertochantériennes type 1 et 2 du vieillard).

LES COMPLICATIONS

1. La pseudarthrose et la nécrose

La pseudarthrose est rare et tend presque à disparaître grâce aux progrès de l'ostéosynthèse. Elle concerne surtout les fractures inter- et sous-trochantériennes.
Son traitement fera appel soit à la réostéosynthèse éventuellement complétée par une greffe, soit à l'ostéotomie de valgisation pour réorienter le trait de pseudarthrose.

La nécrose est une complication exceptionnelle des fractures trochantériennes. Son traitement sera l'arthroplastie totale.

2. Les cals vicieux

Ils constituent la complication la plus fréquente mais ne sont pas toujours mal tolérés.
Seuls les vices importants en varus-raccourcissement, en rotation externe ou interne, mal tolérés, chez des patients en bon état général, nécessiteront une ostéotomie correctrice.

CAS PARTICULIERS

1. Les fractures pathologiques

Comme au niveau du col fémoral, les fractures pathologiques les plus fréquentes sont les fractures pathologiques sur os tumoral. Leurs problèmes diagnostiques sont les mêmes.

Les grandes indications thérapeutiques se résument ainsi :

- En cas de tumeur bénigne, le traitement sera en règle conservateur.

- En cas de tumeur maligne primitive, le traitement chirurgical sera, selon les cas, soit une résection large avec remplacement par une prothèse massive, soit conservateur avec exérèse tumorale et reconstruction fémorale. Ce traitement chirurgical s'intègre dans un protocole comprenant selon les cas une radiothérapie ou une chimiothérapie complémentaires.

- Pour les fractures trochantériennes métastatiques, qui sont les plus fréquentes, le traitement chirurgical n'est pas discutable aujourd'hui.
Il supprime les douleurs, améliore le confort et permet une vie fonctionnelle acceptable chez des patients dont l'espérance de survie serait, après fracture sur métastase, de 16 à 22 mois pour le cancer du sein, de 7 à 15 mois pour celui du rein, de 9 à 12 mois pour celui de la prostate, et de 1 à 5 mois pour le cancer du poumon (DUPARC).

Le traitement est presque toujours palliatif.

Les méthodes à foyer fermé (ENDER ou clou Gamma) semblent les mieux adaptées au traitement des fractures trochantériennes pathologiques, car l'intervention est en règle simple, peu choquante, et le montage est solide, autorisant l'appui précoce.

Les méthodes à foyer ouvert sont généralement soit insuffisantes (ostéosynthèse seule), soit trop lourdes (ostéosynthèses avec ciment).

Pour les atteintes très étendues, la prothèse massive représente une bonne solution.

2. Les fractures isolées du grand et du petit trochanter

Les fractures isolées du grand trochanter sont rares et surviennent chez le vieillard.
Elles sont la conséquence d'une contraction brutale des muscles fessiers ou d'un traumatisme par choc direct.
Leur traitement sera fonctionnel si la fracture est incomplète ou peu déplacée, et chirurgical en cas de fragment important déplacé. L'ostéosynthèse par brochage-haubanage est mécaniquement plus fiable que le vissage.

Les fractures isolées du petit trochanter sont encore plus rares et surviennent essentiellement chez l'enfant suite à un arrachement par l'intermédiaire du psoas lors d'un mouvement forcé en abduction ou en hyperextension.

III. LES FRACTURES DE LA TÊTE FÉMORALE

Ce sont des fractures beaucoup plus rares que les fractures cervicales ou trochantériennes.
Elles touchent le sujet jeune et sont la conséquence d'un traumatisme violent, parfois d'un poly-traumatisme.
Les fractures isolées de la tête fémorale n'existent pas : elles sont toujours associées à une luxation de la hanche ou à une fracture du cotyle.

Selon les séries, les fractures de la tête fémorale compliqueraient 6 % à 26 % des luxations traumatiques de la hanche.

Ce sont des lésions graves en raison de leur difficulté thérapeutique et de leur mauvais pronostic.

DIAGNOSTIC

Il est radiologique et n'est pas toujours aisé en urgence devant une luxation de la hanche associée ou non à une fracture du cotyle : il faut donc varier les incidences si l'on a la moindre suspicion de fracture de la tête.

Avant de réduire une luxation il est impératif d'affirmer ou d'infirmer l'existence d'une fracture associée de la tête et de préciser l'état du col fémoral.

La classification de PIPKIN (Fig. 13), qui a un intérêt pronostique et thérapeutique, définit quatre types de fractures, tous associés à une luxation de la hanche :

- Type I : fracture parcellaire de la tête fémorale, sous la zone fovéale.
- Type II : fracture de la tête fémorale avec un volumineux fragment emportant la zone fovéale. Le trait de fracture part généralement du pôle supérieur de la tête et se termine sur le bord inférieur du col, fragilisant ce dernier.
- Type III : fracture de la tête fémorale associée à une fracture du col du fémur, iatrogène ou non.
- Type IV : fracture de la tête fémorale associée à une fracture du rebord cotyloïdien.

Certaines fractures échappent à cette classification : ce sont **les fractures par impaction.**
Elles sont plutôt l'apanage des luxations antérieures, notamment dans leur forme obturatrice.
Souvent méconnues, ces lésions seraient fréquentes (80 % des luxations obturatrices selon DELEE).
Leur diagnostic peut nécessiter le recours aux tomographies ou au scanner.

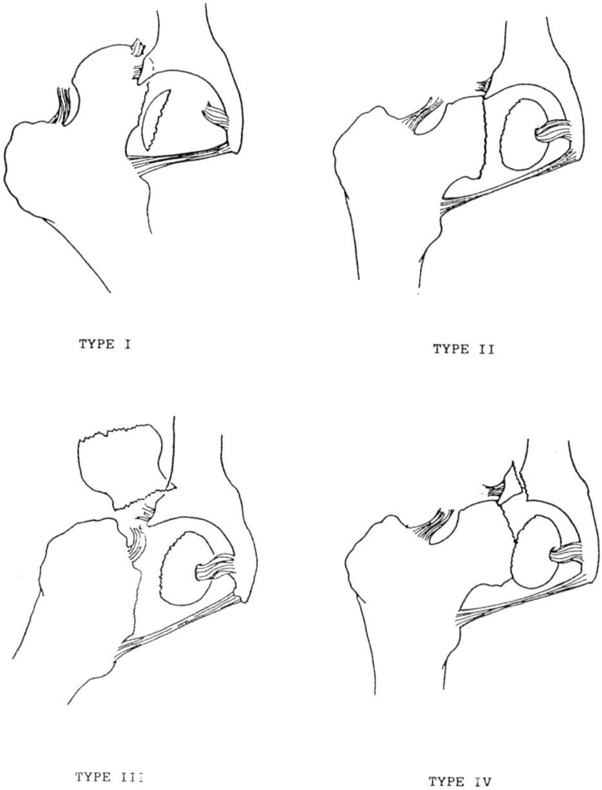

Figure 13.
Classification de PIPKIN.

TRAITEMENT

Le traitement comporte deux problèmes : l'un vis-à-vis de la luxation et l'autre vis-à-vis de la réduction et de la fixation du fragment.

- *Dans les fractures de type I,* le traitement orthopédique peut être tenté.
Après réduction de la luxation, sous anesthésie générale, de façon très prudente et éventuellement sous contrôle radioscopique, on testera la

stabilité de la hanche puis on réalisera un bilan pour apprécier la congruence articulaire (radiographies de face, profil et 3/4, tomographies ou scanner).
Si la réduction est parfaite le traitement sera orthopédique : 6 semaines de traction suivies de 6 semaines de décharge.
Si le fragment est mal réduit, un abord chirurgical s'impose pour réduire et fixer le fragment, ou l'ôter s'il est petit.

- *Dans les fractures de type II ou de type I irréductibles,* la réduction de la luxation se fera de façon sanglante après reposition et fixation du fragment.
La voie d'abord sera antérieure ou postérieure selon les cas.
La synthèse pourra se faire selon deux techniques : vissage direct de dedans en dehors ou vissage en rappel au mieux avec des vis cannelées, après fixation du fragment de dedans en dehors par deux broches provisoires.

- *Dans les fractures de type III,* la réduction sanglante avec ostéosynthèse s'impose. Le pronostic étant très réservé, l'arthroplastie d'emblée peut être indiquée chez le sujet plus âgé.

- *Dans les fractures de type IV,* le traitement, le plus souvent chirurgical, est à moduler en fonction du type de fracture de la tête fémorale et du type de fracture du cotyle.

- *Dans les fractures par impaction,* le traitement consiste en une simple décharge pendant six à huit semaines.

LES COMPLICATIONS

1. Les paralysies sciatiques

Leur fréquence est d'environ 10 à 15 %. Ce taux correspond d'ailleurs à la fréquence de cette complication dans les luxations de hanche.
Elles régressent en règle lentement, parfois de façon incomplète.

2. Les nécroses

Le risque de nécrose semble plus important que pour une luxation simple et est encore aggravé en cas de réduction sanglante, de fracture de type III, ou de voie d'abord postérieure.

3. Les ossifications

Cette complication justifie pour certains un traitement préventif par Indométacine.

4. L'arthrose post-traumatique

Son apparition est surtout liée à la gravité des lésions, aux lésions associées du cotyle, ou à l'insuffisance du traitement initial.
Les nécroses et les arthroses en zone non portante (pôle inférieur) sont souvent bien tolérées longtemps.
Les autres relèvent de la chirurgie prothétique.

IV. FRACTURES DE L'EXTRÉMITÉ SUPÉRIEURE DU FÉMUR CHEZ L'ENFANT

Autrefois très rares, les lésions traumatiques de l'extrémité supérieure du fémur connaissent chez l'enfant une certaine recrudescence liée aux traumatismes de la circulation et à la pratique de plus en plus répandue de sports à risques.
Ces traumatismes ont chez l'enfant un pronostic redoutable, grevé d'un taux de complications et de séquelles graves. Ainsi, nécrose, pseudarthrose, refracture et troubles de croissance menacent plus d'un cas sur deux.

DIAGNOSTIC

Ce type de fracture résulte le plus souvent soit d'un choc direct appliqué à la région trochantérienne soit d'un choc axial transmis par le fémur à la hanche.
Le diagnostic est habituellement facile devant une attitude typique en adduction, flexion, rotation externe et raccourcissement. Toutefois, dans un contexte de polytraumatisme, ces fractures risquent d'être méconnues.
L'analyse radiologique permet de préciser le diagnostic et de classer la lésion :

La classification de DELBET (Fig. 14) en quatre types est la plus utilisée.

- *Le type 1* ou fracture décollement épiphysaire est rare (10 %). Ces fractures font partie des lésions de type SALTER I.
Elles peuvent être associées à une luxation de l'épiphyse par rapport au cotyle, formes de très mauvais pronostic.

- *Le type 2* ou fracture trans-cervicale est le type le plus fréquent (près de 50 %).
Comme chez l'adulte, l'instabilité de la fracture peut être analysée par la classification de PAUWELS.

- *Le type 3* ou fracture basi-cervicale (environ 40 % des fractures cervicales).

- *Le type 4* ou fracture intertrochantérienne, de meilleur pronostic.

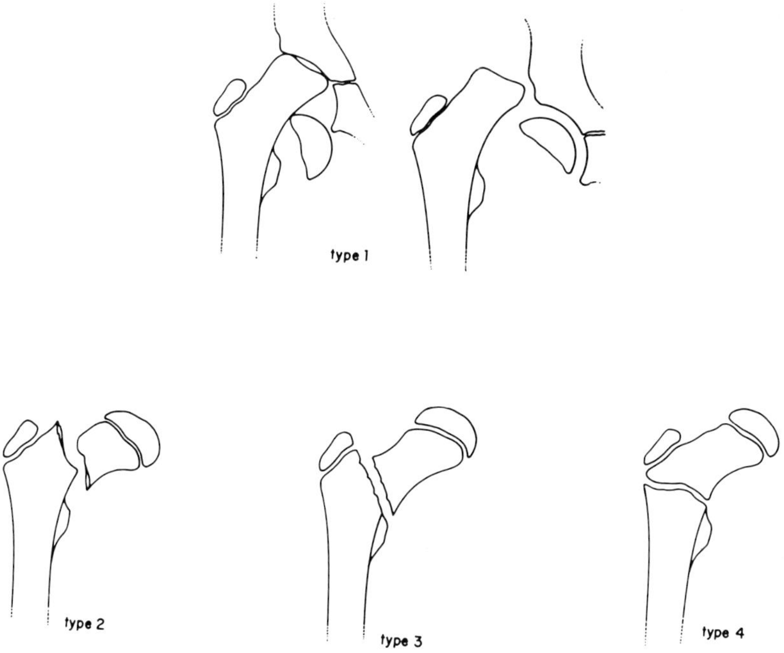

Figure 14.
Classification de DELBET.

TRAITEMENT

Le traitement des fractures de l'extrémité supérieure du fémur chez l'enfant est une urgence.

Le premier temps est *la réduction de la fracture* : celle-ci sera faite sous anesthésie générale, de préférence sur table orthopédique et sous contrôle scopique.
Les manoeuvres, réalisées de manière douce et progressive, associent habituellement une traction axiale modérée, une abduction et une rotation interne progressives du membre.
Le deuxième temps du traitement sera, selon le type fracturaire :

- soit *l'immobilisation plâtrée* par plâtre pelvi-cruro-malléolaire avec prise crurale controlatérale
- soit *la fixation chirurgicale* avec des broches chez le tout petit ou avec deux vis à spongieuse chez l'enfant plus grand (vissage parallèle en compression).

Les indications thérapeutiques

- *Le traitement orthopédique* s'adresse aux fractures :

  - de type 2 peu ou pas déplacées, à trait horizontal
  - de type 1 à déplacement minime.

- *Le traitement chirurgical* s'adresse aux autres types de fracture.

La réduction sera obtenue le plus souvent par des manoeuvres externes mais, dans certains cas, comme les types 1 avec luxation épiphysaire, l'arthrotomie sera nécessaire.

Pour la plupart des fractures, quel que soit le traitement, il sera prudent de différer l'appui au-delà du cinquième mois.
L'appui ne sera alors autorisé que si le trait de fracture n'est plus visible et si la scintigraphie n'objective pas de nécrose.

COMPLICATIONS

1. La nécrose post-traumatique

La nécrose post-traumatique de l'épiphyse fémorale supérieure constitue chez l'enfant la complication la plus grave et la plus invalidante, source potentielle d'un handicap définitif.
Elle est très fréquente pour les types I (plus de 70 %), mais aussi pour les types II (35 à 50 %) et pour les types III (27 %).

Les signes radiographiques apparaissent en moyenne 9 à 12 mois après le traumatisme et on décrit *trois types de nécroses* (RATLIFF) :

- Le type I, le plus fréquent, nécrose cervicale et céphalique.
- Le type II, nécrose uniquement épiphysaire.
- Le type III, atteignant exclusivement un segment de col situé entre le trait de fracture et le cartilage de croissance sous-capital.

Le pronostic de ces nécroses est souvent défavorable, sauf dans les formes très localisées, polaires supérieures, qui peuvent plus ou moins se remodeler.

Mis à part la reprise différée de l'appui et l'entretien de la mobilité articulaire, la survenue d'une nécrose n'appelle aucune sanction thérapeutique précoce, en particulier chirurgicale, compte tenu des possibilités de remodelage.
Ce n'est qu'après un délai de 18 mois à 2 ans que l'on pourra éventuellement envisager une ostéotomie de réorientation fémorale.

2. Retard de consolidation, pseudarthrose et refracture

On pourra évoquer un retard de consolidation si le trait de fracture reste bien visible après un délai de 5 à 6 mois.
Cette complication menace surtout les fractures de type II à trait vertical.
D'autre part, en cas de réintroduction trop précoce de l'appui, on peut observer une déformation progressive du col en coxa vara, parfois difficile à distinguer d'une pseudarthrose.
Comme chez l'adulte, l'ostéotomie de valgisation est indiquée afin de réhorizontaliser le trait de pseudarthrose.

3. L'épiphysiodèse

L'atteinte d'un cartilage de croissance de la chondro-épiphyse fémorale proximale peut entraîner des déformations variables selon son siège initial.
Ainsi, l'arrêt de croissance de la zone sous-capitale favorise la déformation en varus, et la stérilisation de la zone sous-trochantérienne produit une coxa valga. Si l'épiphysiodèse est harmonieuse on observera un col court.
Une évolution en coxa vara peut, avant l'âge de 10 ans, être rattrapée par une épiphysiodèse du grand trochanter. Plus tard, seule l'ostéotomie de valgisation sera possible.

CONCLUSION

La fracture du col fémoral reste chez l'enfant une lésion rare, mais de pronostic sévère. Ainsi, selon LEUNG, plus de 80 % des patients garderont des images radiographiques anormales, avec une répercussion fonctionnelle grave dans un cas sur quatre.

B. LES LUXATIONS TRAUMATIQUES DE LA HANCHE

I. LES LUXATIONS TRAUMATIQUES PURES

DÉFINITION

La luxation traumatique de la hanche est un déplacement permanent d'origine traumatique de la tête fémorale autour de la cavité cotyloïde déshabitée, à la suite d'un traumatisme violent (Fig. 15).

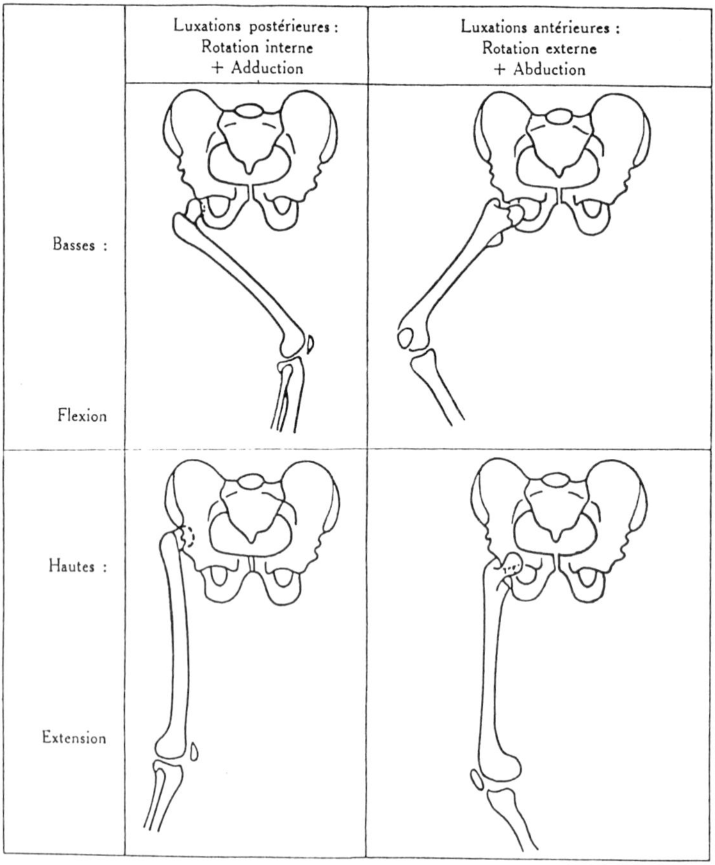

Figure 15.
Déplacement de la tête fémorale dans les différentes variétés de luxation de la hanche.
Les caractères de l'attitude vicieuse permettent le diagnostic clinique
(d'après MERLE d'AUBIGNÉ).

ÉPIDÉMIOLOGIE

Le plus souvent secondaires aux accidents de la voie publique (64 %), elles nécessitent un mécanisme à haute énergie et s'intègrent souvent dans un tableau de poly-fractures (syndrome du tableau de bord) ou de poly-traumatisme.
Elles surviennent le plus souvent chez des sujets jeunes (20-30 ans), avec une prédominance masculine nette.

MÉCANISME

Le mécanisme est indirect, avec un impact sur le genou alors que la cuisse est en flexion-adduction (luxation postérieure) ou en abduction-rotation externe (luxation antérieure).
Trois conditions sont nécessaires pour qu'une hanche se luxe : une attitude propice, un choc violent, un col fémoral solide.

ANATOMIE PATHOLOGIQUE

- Luxation régulière et irrégulière

BIGELOW en 1882 propose une classification, encore utilisée, selon l'état du ligament de Bertin.
On différencie ainsi les luxations régulières, caractérisées par l'intégrité du ligament qui limite et dirige le déplacement de la tête fémorale :

- luxation iliaque (50 %)
- ischiatique (25 %)
- obturatrice (15 %)
- pubienne (10 %).

Dans les luxations irrégulières, le ligament de Bertin a cédé et le déplacement n'est plus limité.
On distingue dans ce cas les variétés sus- et sous-cotyloïdiennes.

- Déplacement de la tête fémorale

Quand la tête fémorale se déplace vers l'arrière, le fémur se place forcément en rotation interne et adduction. Si la tête fémorale roule en avant, le fémur se porte en rotation externe et abduction.

- Lésions associées

Les lésions capsulaires (déchirure, désinsertion du bourrelet) sont constantes, de même que les lésions musculaires.

Les lésions vasculaires, en dehors des lésions du pédicule circonflexe, sont rares.

Les lésions nerveuses sont dominées par les lésions tronculaires ou partielles du nerf sciatique (de 7 à 36 %) lors des luxations postérieures, par compression, étirement voire section complète. Les nerfs crural et obturateur peuvent être touchés lors des luxations antérieures.

Les lésions osseuses articulaires sont extrêmement fréquentes : fracture du cotyle (79 %) touchant le plus souvent la paroi postérieure ou le sourcil cotyloïdien.
Les lésions de la tête fémorale par impaction seraient plus fréquentes qu'il n'apparaît radiologiquement, expliquant la survenue d'arthrose ultérieure.

DIAGNOSTIC - CONDUITE A TENIR

Clinique

Le diagnostic est le plus souvent évident chez un blessé conscient, victime d'un traumatisme violent : douleur de hanche, impotence fonctionnelle absolue dans un tableau d'état de choc et surtout attitude vicieuse caractéristique précisant la variété de luxation à savoir adduction-rotation interne dans les luxations postérieures et abduction-rotation externe dans les luxations antérieures.

Mais le diagnostic peut être plus difficile en particulier chez le polytraumatisé inconscient ou en cas de fracture du fémur associée masquant l'attitude vicieuse.
La radiographie de bassin, systématique dans ces cas-là, prend toute son importance.

Un examen complet dépiste un état de choc (constant) et recherche les lésions locales associées : vasculaire par la palpation des pouls et surtout nerveuse, sciatique notamment, avec la vérification de la mobilité et de la sensibilité des orteils.

L'examen radiologique

Une radiographie du bassin de face et un cliché de la hanche de profil suffisent avec la clinique pour affirmer le diagnostic et préciser le siège de la luxation (document médico-légal).

Des clichés centrés de face, de profil et de 3/4 peuvent être nécessaires, en cas de doute sur une éventuelle lésion associée de la tête fémorale ou du cotyle, avant tout geste de réduction.

Traitement

- Réduction orthopédique

Elle doit être effectuée dans les délais les plus brefs, le pronostic de nécrose ultérieure étant directement lié à la précocité de cette réduction (0 % avant 4 heures, 50 % au-delà de 12 heures).

Certains impératifs doivent être respectés :

- Traitement de l'état de choc, réduction au bloc opératoire, sous anesthésie générale et curarisation profonde, avec des manoeuvres énergiques mais sans brutalité, en essayant de faire parcourir le chemin inverse de la luxation à la tête fémorale.

- La manoeuvre la plus utilisée est celle de BÖHLER avec une traction verticale sur la hanche fléchie, associée plus ou moins à des manoeuvres latérales et de rotation alors qu'un aide maintient fermement le bassin en appuyant sur les crêtes iliaques.

- La stabilité post-réductionnelle de la hanche doit être testée par des essais de mobilisation de la hanche.

- Des clichés de face et de profil sont obligatoires pour vérifier la réduction obtenue (valeur médico-légale) et déceler une éventuelle anomalie.

- L'attitude ultérieure est mal codifiée. La plupart des auteurs préconisent la mise en décharge stricte de 4 à 6 semaines, avec une période de repos au lit, soit en décubitus simple soit en traction suspension, pendant 15 à 21 jours.

- Réduction chirurgicale

Elle a des indications plutôt rares : en cas de fracture associée de la tête, du col ou de la diaphyse fémorale, et en cas d'irréductibilité, d'incarcération ou de luxation vieillie.

COMPLICATIONS DES LUXATIONS PURES

- Les complications immédiates

Elles sont dominées par les risques d'*atteintes neurologiques* en particulier du nerf sciatique dans les luxations postérieures.

Une attitude chirurgicale peut se justifier devant un hématome compressif (exploration par scanner) mais, le plus souvent, on en est réduit à surveiller la récupération neurologique très variable (6 mois à 2 ans) par des examens cliniques et électromyographiques répétés.

Les complications vasculaires artérielles sont exceptionnelles. Elles se manifestent par un syndrome ischémique distal. Elles imposent une réduction urgente, une artériographie si le syndrome ischémique ne se lève pas après la réduction et un traitement spécifique.

- Les complications péri-réductionnelles

Les fractures de la tête ou du col fémoral peuvent être la conséquence de manoeuvres de force ou de méconnaissance de la radiographie initiale.

L'irréductibilité est due à l'interposition de parties molles, en général le bourrelet cotyloïdien mais parfois aussi une interposition musculaire.
L'interposition ou l'incarcération articulaire, qu'il s'agisse d'un fragment cotyloïdien ou du bourrelet sont généralement consécutives à des manoeuvres de réduction.
Le diagnostic est précisé par des radiographies comparatives et, au moindre doute, par un scanner ou un arthroscanner.
Dans tous les cas, la levée chirurgicale de l'interposition ou de l'incarcération est impérative.

Les luxations récidivantes sont rares et seraient plutôt dues à des interpositions méconnues ou à des facteurs favorisants (dysplasie cotyloïdienne).

- Les complications tardives

Relativement fréquentes, elles justifient une surveillance régulière et prolongée.

La nécrose de la tête fémorale est plus fréquente dans les luxations postérieures.
Sa survenue est imprévisible, et les taux varient de 6 à 25 % selon les séries avec, comme facteur favorisant reconnu, le délai réductionnel.
Le délai d'apparition est variable, de 3 mois à 2 ans.
Son diagnostic et son traitement ne se différencient pas de ceux de la nécrose idiopatique.

L'arthrose est la complication ultime.
Elle est également de survenue imprévisible, même en l'absence d'incongruence radiologique.

Les taux varient de 30 à 70 % et les facteurs de mauvais pronostic sont : l'âge, la violence du traumatisme et les fractures associées.

Citons enfin le problème des *calcifications péri-articulaires* dans les suites des luxations de hanche, en général sans conséquence clinique.

II. LES LUXATIONS-FRACTURES DE LA TÊTE FÉMORALE

Les fractures de la tête fémorale ont toujours été décrites comme associées à une luxation de hanche ou à une fracture du cotyle ou aux deux.
Elles constituent des lésions graves en raison de leur difficulté thérapeutique et de leur mauvais pronostic.

1. LES FRACTURES VRAIES DE LA TÊTE FÉMORALE

Fréquence

On a vu qu'elles compliquent le plus souvent des luxations postérieures de la hanche. Leur incidence par rapport à la luxation varie selon les séries de 6 à 26 %.

Classification

La classification de PIPKIN (Fig.13) est la plus généralement admise, de part son intérêt thérapeutique et pronostique.

Diagnostic

Il est essentiellement radiologique et n'est pas toujours aisé en urgence.

Devant une luxation de hanche plus ou moins associée à une fracture du cotyle, il faut donc varier les incidences si on a la moindre suspicion de fracture de la tête.

Avant de réduire la luxation, il faut pouvoir affirmer la fracture céphalique et notamment préciser l'état du col fémoral.

Traitement

Il comporte deux problèmes, l'un vis-à-vis de la luxation et l'autre vis-à-vis de la réduction et de la fixation du fragment.

Dans les types I, la plupart des auteurs autorisent la réduction orthopédique de la hanche qui doit toujours être réalisée avec précaution, *"sans brutalité, sous anesthésie générale et curarisation profonde"*.

Cette réduction est difficile et échoue une fois sur trois.
Une fois la réduction réalisée, il faut tester la stabilité de la hanche, et entreprendre un bilan radiologique complet (face, profil, trois-quart, tomographies, ou mieux scanner) pour apprécier la congruence articulaire :

- le fragment de tête fémorale est parfaitement réduit : le blessé est alors mis en traction 6 semaines puis en décharge pendant 6 autres semaines.

- le fragment de tête fémorale est mal réduit : un abord chirurgical s'impose, plutôt par voie antérieure, type WATSON-JONES ou HARDINGE, pour ôter ou fixer le fragment selon sa taille.

Dans les types II ou les types I irréductibles, la réduction de la luxation doit être chirurgicale.

Le choix de la voie d'abord est difficile.

Voie externe avec trochantérotomie, voie postérieure ou voie antérieure semblent les plus logiques.
Elles permettent le contrôle à vue de la réduction de la luxation et la fixation directe du fragment.

Dans tous les cas, il convient de réduire et fixer la fracture de la tête avant la réintégration de la hanche.
La fixation du fragment est au mieux assurée par des vis, avec un vissage direct de dedans en dehors, ou plus élégamment de dehors en dedans sur des broches guides, avec 2 vis, l'une dans la fovéa et l'autre dans la partie inférieure du col.

Dans les types III, la réduction chirurgicale s'impose, avec en fonction de l'âge soit une ostéosynthèse par vis ou broches, avec un pronostic très réservé, soit d'emblée une arthroplastie avec une prothèse céphalique.

Rappelons toutefois que la fracture du col fémoral est souvent en fait un accident de la réduction orthopédique (survient dans 25 à 50 % des cas de tentative de réduction orthopédique de type II) et le seul traitement valable en est la prévention.
C'est dire l'importance de manoeuvres douces lors de la réduction de la luxation de hanche dans les types I et la réduction chirurgicale systématique dans les types II.

Dans les types IV, le traitement est à moduler en fonction du type de fracture de la tête fémorale et du type de fracture du cotyle.

Il faut envisager séparément le traitement des 2 lésions, la priorité étant fonction de la gravité de chaque fracture.
Dans le cas de fracture de la paroi postérieure, la voie d'abord chirurgicale postérieure permet le contrôle de toutes les lésions.
Le pronostic secondaire d'arthrose post-traumatique est aggravé et directement fonction du type de fracture du cotyle.

Complications

Elles sont les mêmes que dans la luxation pure, avec des taux de nécrose et d'arthrose toutefois nettement supérieurs.
Elles ont été envisagées dans le chapitre traitant des fractures de la tête fémorale.

2. FRACTURES PAR IMPACTION DE LA TÊTE FÉMORALE

Elles sont plutôt l'apanage des luxations antérieures et notamment de la forme obturatrice.
C'est la partie supéro-externe qui vient buter contre la marge antéro-inférieure du cotyle déterminant une lésion allant d'une impaction simple ostéochondrale à une véritable encoche plus ou moins profonde.
Souvent méconnues, ces lésions sont pourtant très fréquentes (80 % des cas de luxations obturatrices).
Leur diagnostic est radiographique et peut nécessiter le recours aux tomographies voire au scanner.
Leur traitement consiste en une décharge simple pendant 6 à 8 semaines.
La survenue d'une arthrose précoce est la complication la plus fréquente et on la retrouve systématiquement pour des encoches ostéochondrales supérieures à 4 mm.

L' ÉPIPHYSIOLYSE DE LA TÊTE DU FÉMUR

W. TAILLARD

I. INTRODUCTION

A la suite de BOUSSEAU qui en fit la première description en 1871, on a donné le nom d'*épiphysiolyse, epiphyseolysis capitis femoris, Epiphysenlösung, slipped capital femoral epiphysis, coxa vara adolescentium,* à une lésion primaire de la ligne de croissance de la tête du fémur qui, sous l'influence de facteurs hormonaux encore mal connus, perd sa cohésion normale et n'amarre plus correctement la tête fémorale sur son col. La tête fémorale n'est alors plus maintenue en place que par son manchon périosté et, soumise à un surmenage mécanique même modéré, elle bascule le plus souvent vers le bas et l'arrière (Fig. 1).

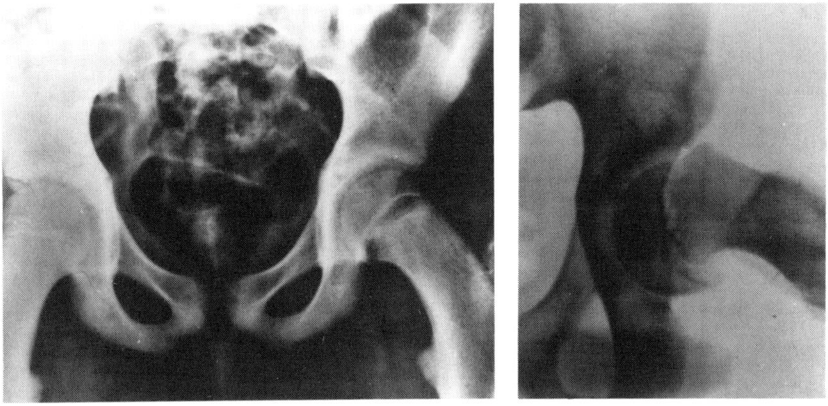

a b

Figure 1.
a. Épiphysiolyse progressive de la hanche gauche. Élargissement du cartilage de croissance et légère bascule de la tête en varus.
b. Épiphysiolyse aiguë. Radiographie axiale montrant la dislocation complète de la tête déplacée et basculée en arrière.

En effet, nous constatons que dans 98 % des cas le déplacement se fait vers le bas et le dedans (en varus) et seulement dans 2 % des cas en dehors (en valgus). La tête bascule pratiquement toujours vers l'arrière. Les rares cas publiés de déplacement vers l'avant méritent encore confirmation.

La lésion primitive du cartilage épiphysaire consiste en une solution de continuité dans la zone du cartilage columnaire comme l'ont démontré les rares pièces anatomiques disponibles.
Des biopsies de la ligne épiphysaire de la tête fémorale avant glissement, (1, 17) de celle de la crête iliaque (32) ou du grand trochanter (TAILLARD) chez des patients atteints d'épiphysiolyse ont montré des signes de désorganisation du cartilage de croissance, souvent élargi, et allant parfois jusqu'à la fente caractéristique de la lyse (Fig. 2).

Cette fragilisation du disque épiphysaire ne touche pas seulement la tête fémorale au cours de l'adolescence mais également les autres lignes épiphysaires. Des lyses ont été observées au genou, aux noyaux épiphysaires du petit trochanter ou des apophyses épineuses et même au niveau du listel marginal du corps vertébral. La prédominance de la localisation à la hanche est due aux sollicitations mécaniques importantes subies par cette articulation, en particulier au cours des activités sportives souvent intenses des adolescents.

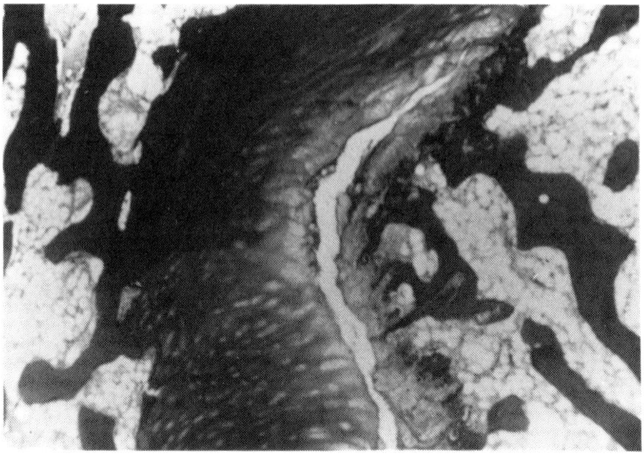

Figure 2.
Coupe histologique d'une biopsie de la ligne épiphysaire du grand trochanter chez une patiente atteinte d'épiphysiolyse.
Le cartilage de croissance est désorganisé du côté diaphysaire (vers le bas de l'image) où l'ossification enchondrale fait défaut à plusieurs endroits. Une fente (la lyse) parcourt la zone de cartilage columnaire.

Cette faiblesse mécanique n'est que passagère ; elle guérit avec la fin de la croissance et la fermeture de la ligne épiphysaire. Malheureusement cela prend du temps, la période d'affaiblissement pouvant durer plusieurs mois, voire 1 à 2 ans ! Cette période s'accompagne d'un grand risque de bascule de la calotte épiphysaire fémorale, déplacement qui, comme nous le verrons plus loin, est la cause des séquelles tardives presque toujours graves et qu'il faut essayer d'éviter à tout prix.

Classiquement, il existe deux formes cliniques de l'épiphysiolyse :

- *la forme aiguë,* survenant en général à la suite d'un traumatisme parfois minime, et qui présente une symptomatologie caractéristique semblable à celle d'une fracture du col du fémur. La tête se disloque complètement de son col, provoquant une invalidité sérieuse.
  Le diagnostic est en général aisé et la lésion ne passe presque jamais inaperçue (Fig. 1 b).

- *la forme chronique ou progressive,* à évolution lente, et dans laquelle la tête se déplace petit à petit vers le bas et l' arrière, ne provoquant souvent que des symptômes discrets et passagers qui font que la lésion n'est pas reconnue ou que le diagnostic est posé trop tardivement (Fig. 1 a, 6).

II. LE TABLEAU CLINIQUE

L'épiphysiolyse est une affection qui touche l'adolescent au cours de sa période de croissance rapide, soit entre 13 et 16 ans d'âge biologique chez les garçons et entre 11 et 14 ans chez les filles (Fig. 3).
La période dangereuse se termine avec la fin de la croissance rapide marquée par l'apparition des caractères sexuels secondaires et, pour les filles, des premières menstruations. On ne connaît en effet pas de cas d'épiphysiolyse chez une fille normalement réglée (Fig. 3).

Il semble bien que l'affaiblissement du cartilage épiphysaire soit lié à une dysfonction du mécanisme hormonal contrôlant la croissance, en particulier dans l'action conjuguée de l'hypophyse et des gonades.
Les caractères de cette dysfonction restent cependant encore mystérieux. De nombreux arguments cliniques parlent en faveur du rôle des glandes endocrines. Citons la fréquence des lyses dans les syndromes endocriniens accompagnés d'une hyperfonction hypophysaire ou d'une hypofonction gonadique (castrats, tumeurs de l'hypophyse, gigantismes, etc..).

Citons aussi les divers types constitutionnels chez lesquels la lyse est particulièrement fréquente : adiposo-génital (près de 70 % des cas de lyses présentent ce type constitutionnel), eunuquoïde, gigantisme pubertaire, ainsi que la limitation de la maladie exclusivement à la période de croissance pubertaire.

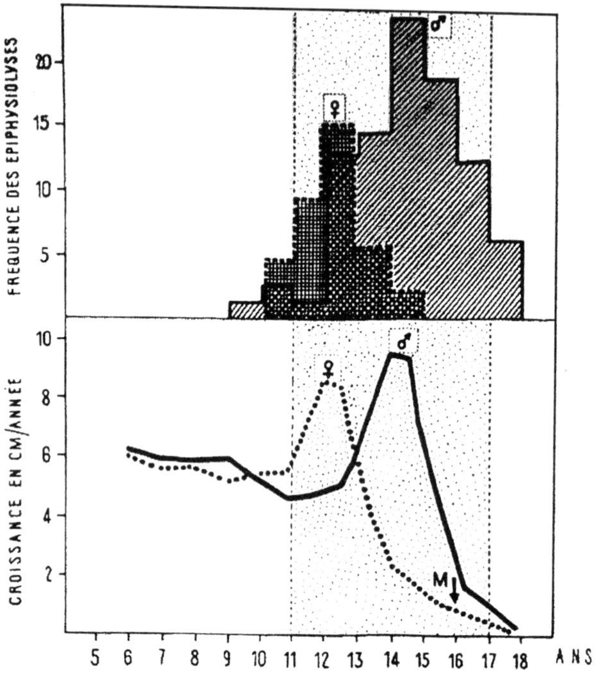

Figure 3.
Courbe de la fréquence des épiphysiolyses chez la fille et le garçon comparée à celle de leur vitesse de croissance. Les sommets des courbes de fréquence et de croissance coïncident parfaitement. Noter que l'on n'observe plus d'épiphysiolyses chez les filles après l'apparition de la menstruation (M).

Les patients d'une classe d'âge différente, enfants ou adultes, ne présentent une épiphysiolyse que s'ils sont atteints d'une affection endocrine ou d'une autre lésion pouvant toucher leur cartilage épiphysaire (irradiation du bassin pour tumeur par exemple) (3, 5, 16).

Cependant, tous les dosages hormonaux pratiqués jusqu'ici n'ont pu mettre en évidence une anomalie quelconque chez les patients atteints d'épiphysiolyse (hormone de croissance, oestrogènes, testostérone, thyroxine, somatomédine C, hormone thyréotrope etc..) (6, 22).

L'épiphysiolyse touche, selon une statistique suédoise (15), 6 garçons sur 10.000 et 3 filles sur 10.000. On estime en général une sex-ratio de 2/3 de garçons pour 1/3 de filles. Il semble aussi que la lyse s'observe plus volontiers au printemps et en été que durant les saisons froides. Quelques cas familiaux (14) ou chez des jumeaux vrais (2) ont été publiés.

Symptomatologie

Trop souvent, l'épiphysiolyse à son début évolue tout à fait silencieusement. Elle ne provoque qu'une certaine fatigue, de très vagues douleurs à la hanche irradiant vers la rotule et trop facilement taxées de "douleurs de croissance". Très souvent aussi, la hanche reste indolore, le patient ne se plaignant que du genou. Il faut donc contrôler systématiquement les hanches en présence d'un syndrome douloureux du genou pour lequel on ne trouve pas de signes locaux objectifs.
Ces vagues symptômes sont des plus importants, car ce sont eux qui doivent mettre sur la piste de l'épiphysiolyse, surtout s'ils s'accompagnent des signes objectifs suivants :

- une diminution même légère de la rotation interne de la hanche alors que la rotation externe est normale et symétrique

- une limitation de l'abduction alors que l'adduction reste aussi normale et symétrique.

Ces anomalies de la mobilité sont des signes quasi certains d'un début de glissement de la calotte épiphysaire vers le dedans et l'arrière.
Au début de l'évolution, ils ne s'accompagnent d'aucune autre anomalie de la forme ou de la fonction articulaire. La flexion et l'extension restent normales, le signe de Trendelenbourg est négatif et il n'y a pas d'atrophie musculaire mesurable.
Ce n'est que plus tard, lorsque le glissement sera devenu grave, qu'un syndrome plus complet se dessinera avec la raideur articulaire, la bascule du bassin, les contractures musculaires, la boiterie, l'atrophie musculaire et le raccourcissement du membre inférieur touché. Mais c'est alors très tard pour poser le diagnostic ; le glissement est déjà important et les chances d'une guérison sans séquelles bien compromises.

La présence d'une limitation de la rotation interne de la hanche chez un adolescent permet déjà de poser un diagnostic presque certain d'épiphysiolyse ; tout au moins ces deux critères, âge et mobilité, imposent un examen radiographique urgent qui permettra de confirmer le diagnostic.

La figure 4 résume les signes radiologiques caractéristiques.
Il est indispensable de prendre un cliché de profil de la hanche qui permet de mesurer correctement l'angle de bascule de la tête nécessaire à un planning thérapeutique adéquat. Les meilleures incidences sont celles utilisées pour la mesure de l'antétorsion du col fémoral. On admet généralement qu'une bascule inférieure ou égale à 30° est bénigne ; un déplacement de 30° à 60° est sérieux et, s'il dépasse 60°, il est très sévère et compromet sérieusement l'avenir de la hanche touchée.

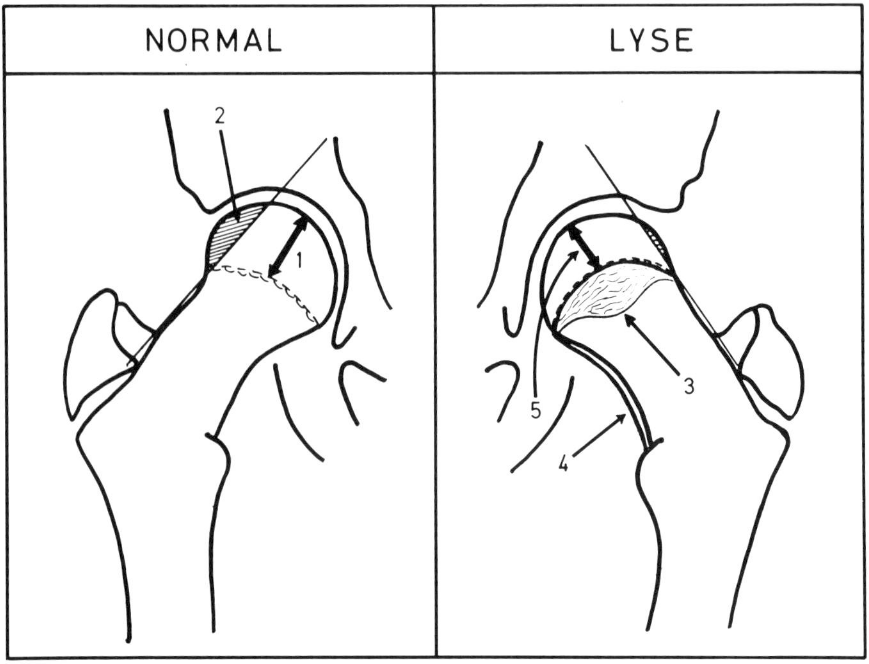

Figure 4 a. Les signes radiographiques de l'épiphysiolyse.
(Sur la radiographie de face).
1 et 5 : diminution de la hauteur de la calotte épiphysaire (due à la bascule postérieure de la tête). 2 : diminution de la zone de la tête qui se projette en dehors d'une ligne prolongeant le bord supérieur du col.
3 : élargissement de la ligne épiphysaire.
4 : double contour périosté.

Notons que les techniques de l'imagerie moderne telles que le scanner ou la résonance magnétique ne sont que rarement nécessaires, soit pour poser le diagnostic, soit pour apprécier l'importance du glissement (13).

Une attention toute particulière sera portée à la hanche controlatérale dite "saine". En effet, il est certain que son cartilage de croissance est aussi plus ou moins affaibli et qu'une menace de glissement pèse sur elle. Les statistiques s'accordent pour admettre que 50 % au moins des épiphysiolyses sont bilatérales (15, 18).

La présence de signes cliniques ou radiologiques suspects et, à plus forte raison, un début de bascule de la tête fémorale imposeront un geste thérapeutique prévenant tout déplacement ultérieur.

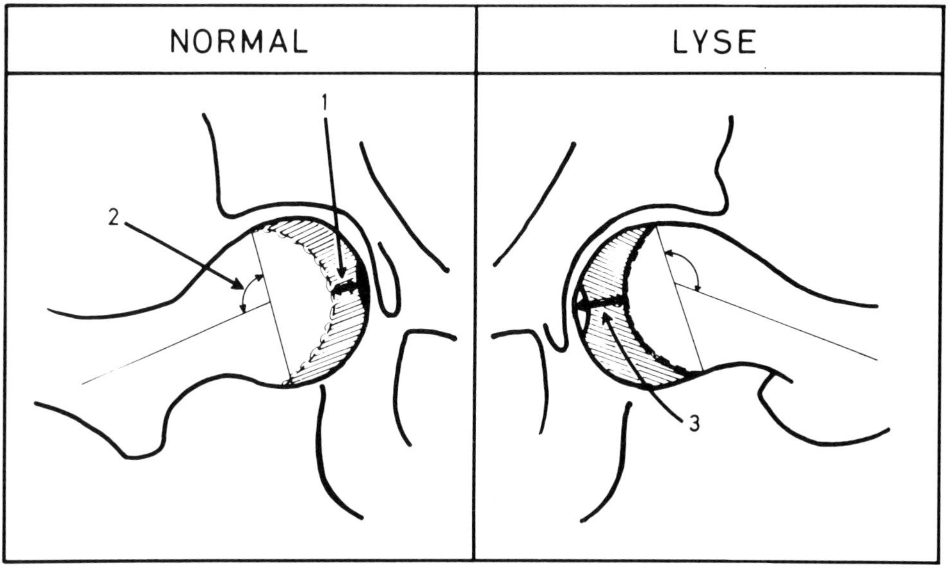

Figure 4 b. Les signes radiographiques de l'épiphysiolyse.
(Sur la radiographie de profil).
1 et 3 : augmentation de l'épaisseur de la calotte épiphysaire.
2 : augmentation de l'angle entre l'axe du col et l'axe de la ligne épiphysaire.
C'est l'augmentation de cet angle qui mesure la gravité de la bascule de la tête.

III. LE TRAITEMENT

Tout diagnostic d'épiphysiolyse implique de façon absolue une thérapeutique urgente, dont le but essentiel sera de stabiliser la calotte épiphysaire sur son col et de prévenir toute bascule jusqu'à la fermeture normale de la ligne de croissance à la fin de celle-ci.

De nombreuses méthodes ont été proposées et appliquées avec plus ou moins de succès.
Citons l'immobilisation plâtrée, la mise en extension et en rotation interne pour essayer de réduire le glissement, les appareils orthopédiques de décharge, les cures hormonales visant à accélérer la fermeture du cartilage de croissance, etc... Toutes ces méthodes sont sujettes à la même critique : elles ne stabilisent pas la tête fémorale sur son col ; elles ne font que la décharger, la laissant à la merci d'un minime incident, tel qu'un simple faux

mouvement dans le lit, qui déclenchera le glissement avec tous les dangers que cela comporte.
D'autre part, elles sont grevées d'un grand nombre de complications et leur application ne va pas sans de multiples désagréments (longues hospitalisations, problèmes scolaires, etc...).
Toutes ces méthodes ont été pratiquement abandonnées au profit du traitement chirurgical, seul capable d'assurer une stabilité durable de la hanche (4, 7).
Le traitement chirurgical dépend schématiquement de l'importance du glissement mesuré, sur la radiographie axiale, par l'angle de bascule de la tête (Fig. 4 b) :

- Pour les bascules égales ou inférieures à 30°, considérées comme bénignes et ne nécessitant pas de mesures de recentrage de la tête fémorale, on utilisera une des techniques proposées pour fixer le cartilage épiphysaire : embrochage, vissage, enclouage, enchevillement par une ou plusieurs petites greffes osseuses suivie d'une période de décharge plus ou moins longue sur deux cannes anglaises selon l'âge du patient.
Toutes ces techniques donnent de bons résultats quant à la stabilisation de la tête sur son col.
Elles sont cependant aussi la source de complications pratiquement toujours dues à une difficulté ou une erreur technique. Ainsi, l'usage de vis s'accompagne volontiers de difficultés d'extraction du matériel d'ostéosynthèse (21). Il est souvent difficile de trouver le point correct d'insertion d'un clou massif ou d'une grande vis.
La plupart des auteurs s'accordent donc pour recommander l'usage de broches. Le danger de ces dernières est la perforation du cartilage articulaire qui laisse la pointe d'une broche labourer les surfaces de glissement de l'articulation. Il est très difficile de s'assurer, par la radiographie, que la broche poussée jusque dans la zone sous-chondrale reste bien à l'intérieur de la tête. Il est donc indispensable de ne pas enfoncer les broches trop profondément dans la tête fémorale. Leur extrémité ne devrait pas s'approcher de plus de 3 mm du cartilage articulaire. L'expérience montre d'ailleurs qu'il suffit qu'elles passent à travers le cartilage épiphysaire pour assurer sa stabilisation. (Fig. 5) (20, 21, 25, 26, 28, 33).
L'efficacité et la simplicité de ces techniques ont poussé de nombreux auteurs à recommander l'embrochage systématique de la hanche controlatérale dite "saine" des patients atteints d'épiphysiolyse. Nous savons que ces hanches sont elles aussi menacées d'un glissement et une telle mesure met sûrement ces adolescents à l'abri d'une bascule bilatérale.

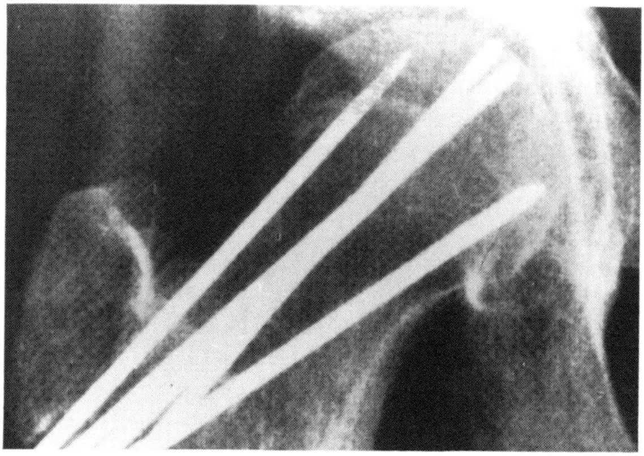

Figure 5.
Fixation de la tête en bonne position sur le col fémoral par 4 broches.
Les 2 broches médianes sont trop longues et risquent de perforer la surface articulaire.
Les 2 broches latérales sont correctes, elles traversent la ligne épiphysaire mais sont à bonne distance de la zone sous-chondrale.

Si une fixation de la hanche controlatérale n'est pas effectuée, il sera indispensable de la surveiller de très près jusqu'à la fermeture de sa ligne de croissance, ou jusqu'aux premières règles chez les filles.

- Les bascules de 30° à 60° provoquent une incongruence articulaire avec une limitation permanente de la mobilité de la hanche, en particulier de la rotation interne.
Si un certain nombre de patients s'accommodent bien de leur défaut et ne souffrent pas de leur hanche durant plusieurs années voire décennies, d'autres sont plus vite gênés et réclament un geste thérapeutique. Il est alors nécessaire de corriger le défaut anatomique. La plupart des spécialistes proposent de le faire au moyen d'une ostéotomie sous-trochantérienne combinant une flexion, une rotation et une valgisation de façon à remettre la zone de charge déplacée de la tête fémorale dans sa position normale par rapport au cotyle (12).
La statistique de MAUSSEN (24) fait état de 90 % de bons résultats 15 à 25 ans après l'intervention à condition que la bascule ne dépasse pas 40°.

- Pour les déplacements très importants (plus de 60°), où la calotte épiphysaire apparaît comme couchée derrière le col du fémur sur la radio de profil (Fig. 6), l'ostéotomie sous-trochantérienne n'est plus suffisante pour rétablir une congruence articulaire acceptable.

trochantérienne n'est plus suffisante pour rétablir une congruence articulaire acceptable.
Il faut alors recourir aux techniques qui, par une résection partielle ou un remodelage de la zone déformée du col fémoral, libèrent la tête basculée en arrière et en bas et permettent de la replacer en bonne position sur son col (8, 11, 23, 27, 29). Ces techniques sont extrêmement délicates et réclament des mains expérimentées !
En effet, il est très facile de léser la vascularisation de la tête et de provoquer l'une des deux complications les plus graves de l'épiphysiolyse : une nécrose de la tête fémorale ou de son cartilage.
Certaines statistiques font état de plus de 50 % de telles complications, alors que celles publiées par des chirurgiens plus expérimentés en rapportent moins de 10 % (27).
Ces résultats montrent bien l'importance du diagnostic précoce, avant que le déplacement de la tête ne soit trop important, pour éviter les suites catastrophiques des 3 complications caractéristiques de l'épiphysiolyse de la tête du fémur (9).

Dans les cas aigus, il sera presque toujours possible de replacer la tête fémorale en bonne position par une prudente manipulation de la jambe en rotation interne et en abduction.
Cette manipulation doit cependant être faite le plus vite possible après la dislocation de la tête et être suivie d'une fixation par embrochage. On obtient ainsi la stabilisation de la tête fémorale en bonne position sur son col (Fig. 1 et 7).
En cas d'échec, il n'est pas prudent de recourir à des manoeuvres de force ; il faudra réaliser une réduction ouverte.

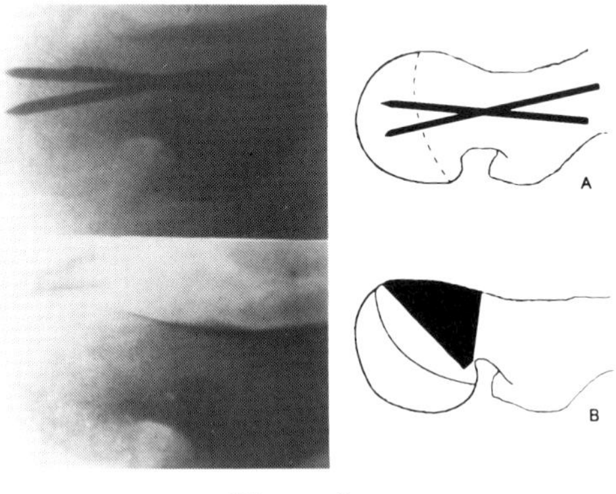

Figure 6.
Épiphysiolyse grave avec bascule de la calotte épiphysaire derrière le col fémoral (B). La déformation est corrigée par la résection d'un trapèze osseux dans le col et la reposition de la tête sur son col. Fixation par des broches et guérison à 3 mois post op. (A).

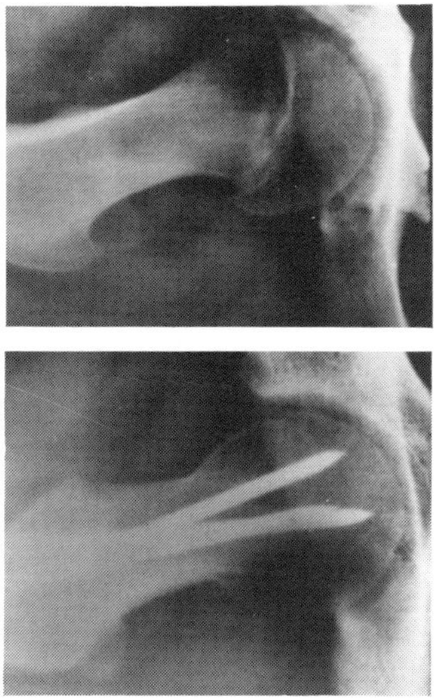

Figure 7.
Reposition et fixation par broches de l'épiphysiolyse aiguë de la figure l, b. Fermeture de la ligne de croissance 12 mois plus tard.
Une activité de la ligne épiphysaire peut en effet se maintenir quelque temps après l'embrochage, le cartilage de croissance "glissant" le long des broches qui assurent sa stabilité.

IV. LES COMPLICATIONS DE L'ÉPIPHYSIOLYSE

Deux complications ***précoces*** sont particulièrement graves :

- La nécrose de la tête

Cette complication s'observe surtout après un glissement aigu ou des tentatives de réduction brutales du glissement aigu ou progressif, ainsi que dans les suites des interventions sur le col du fémur.
Elle peut survenir précocement, dans les semaines qui suivent le glissement, ou plus tardivement jusqu'à une ou deux années après la période aiguë.
Son pronostic est toujours sévère ; elle conduit le plus souvent à la destruction de l'articulation, à son ankylose ou son remplacement par une prothèse totale.

- La nécrose du cartilage

Décrite par WALDENSTRÖM en 1930, elle est nommée plus volontiers aujourd'hui "chondrolyse" (Fig. 8).
Il s'agit, non pas d'une véritable "nécrose" du cartilage, mais d'une réaction très voisine de celles rencontrées dans les arthrites inflammatoires, c'est à dire de la destruction du cartilage hyalin par un pannus fibro-vasculaire et de son remplacement par un fibro-cartilage, d'où le nom de *"coxite laminaire"* que lui avait donné RUTISHAUSER (31).

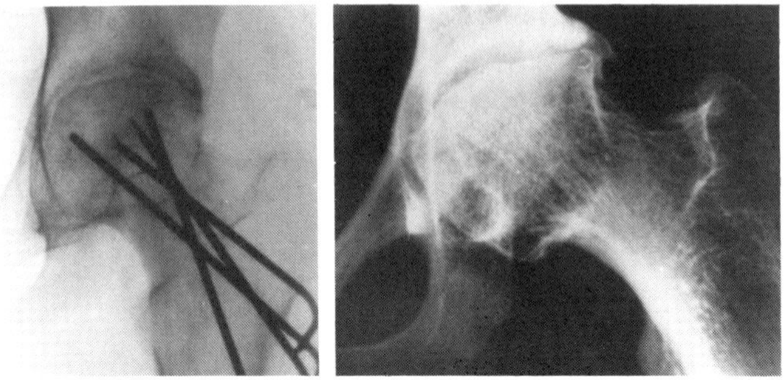

Figure 8.
Chondrolyse survenant après la réduction sanglante d'une épiphysiolyse.
A gauche, radiographie 3 mois après l'intervention, montrant le pincement et l'irrégularité de l'interligne articulaire. Il n y a pas de signes de nécrose osseuse.
A droite, un remaniement arthrosique important s'est développé provoquant un blocage douloureux de la hanche 3 ans plus tard.

Ce pannus provient de la synoviale et des espaces médullaires de l'os spongieux. Il remanie non seulement la surface articulaire de la tête fémorale mais aussi celle du cotyle et provoque, par l'union des fibro-cartilages céphalique et acétabulaire, une ankylose fibreuse de la hanche qui ressemble beaucoup à celle que l'on peut observer dans les polyarthrites rhumatismales (TAILLARD et GRASSET, 31).

Cette réaction de l'articulation est particulièrement à craindre après les réductions ouvertes ou fermées ou les immobilisations prolongées.
Elle peut être observée aussi dans d'autres lésions de la hanche comme les fractures du cotyle.
Son pronostic est également sévère.
Elle peut être influencée favorablement par un long traitement de décharge et de mobilisation, mais aboutit malheureusement souvent, comme la nécrose de la tête, à la ruine complète et permanente de l'articulation et cela avant l'âge de 20 ans.

Une complication plus ***tardive*** est particulièrement fréquente :

- L'incongruence articulaire génératrice d'arthrose

L'incongruence articulaire est due au déplacement de la calotte épiphysaire.

Elle provoquera toujours le développement d'une arthrose dont la gravité et la précocité sont liées à l'importance du glissement.
Ce danger est considéré comme sérieux lorsque le glissement dépasse 30° (Fig. 9).
Les statistiques traitant de l'étiologie des coxarthroses montrent que l'épiphysiolyse est cause de 9 à 30 % d'entre elles.
La figure 10 montre que les patients qui ont souffert d'une épiphysiolyse ne disposent pratiquement plus d'une hanche cliniquement et radiologiquement parfaite après 45 ans.

Ces constatations démontrent une fois encore l'importance d'un diagnostic précoce et d'un traitement immédiat et adéquat pour éviter les séquelles invalidantes de cette affection de l'adolescent.

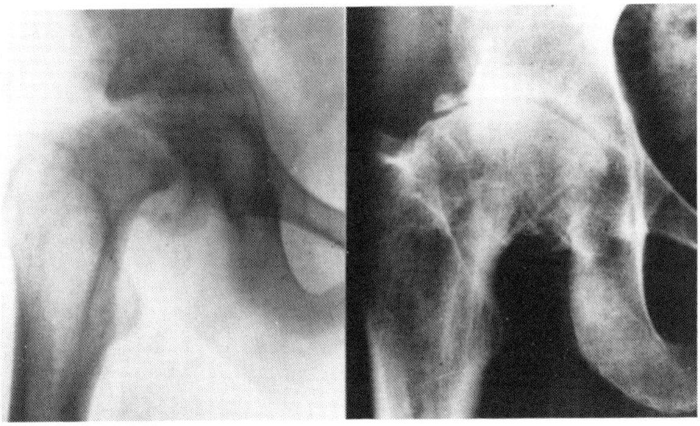

Figure 9.
Épiphysiolyse importante chez un garçon de 15 ans, fixée in situ et évoluant vers une coxarthrose sévère à l'âge de 35 ans.

Age	Hanches bonnes	Hanches moyennes	Hanches mauvaises
avant 20 ans	66,7%	16,7%	16,7%
25 - 29 ans	20,0%	52,0%	28,0%
35 - 39 ans	15,0%	60,0%	25,0%
45 - 49 ans	0%	44,0%	56,0%

Figure 10.
Tableau de JERRE montrant l'état, à différents âges, des hanches de patients ayant souffert d'une épiphysiolyse durant leur adolescence. On n'observe pratiquement plus de hanche cliniquement et radiologiquement normale après 45 ans.

V. LES SÉQUELLES DE L'ÉPIPHYSIOLYSE.

Détectée rapidement et stabilisée par une fixation chirurgicale, l'épiphysiolyse peut parfaitement guérir sans séquelles et permettre une vie professionnelle, sociale et sportive tout à fait normale.

Si l'une des complications mentionnées ci-dessus survient, des séquelles plus ou moins invalidantes et plus ou moins précoces sont inévitables :

- *Les complications précoces,* telles que la nécrose de la tête ou la chondrolyse, aboutissent le plus souvent à la perte complète ou partielle de la fonction de la hanche.
La gêne fonctionnelle permanente apparaît déjà au cours des premiers mois de l'évolution de la maladie.
On admet que le pronostic à longue échéance est réservé, voire franchement mauvais, si les 80 % de la fonction articulaire ne sont pas récupérés dans les 6 premiers mois ou si le patient n'a pas retrouvé au moins le tiers de la mobilité de sa hanche à 3 mois.

- *Les complications tardives* liées à l'arthrose due à l'incongruence articulaire résiduelle apparaîtront plus ou moins rapidement et seront plus ou moins gênantes selon l'importance de l'incongruence.
La figure 10 montre bien qu'elles peuvent être très précoces ou ne se manifester que plusieurs années ou décennies plus tard (10, 15, 19, 24).

- *Les déplacements importants* de la calotte épiphysaire ou la fermeture précoce de la ligne de croissance entraînent volontiers un raccourcissement du membre inférieur.
Il est en général modéré et ne dépasse que rarement 1,5 à 2 cm.

VI. LE RÔLE DU TRAUMATISME

Si un traumatisme suffisamment important peut provoquer une épiphysiolyse et le déplacement d'un noyau épiphysaire quelconque, il est très rare de voir une telle lésion à la hanche. C'est beaucoup plus souvent, chez l'enfant comme chez l'adulte, le tissu osseux du col qui cède avec l'image classique de la fracture du col fémoral.

Le traumatisme lié à une épiphysiolyse de la hanche chez l'adolescent agit sur une ligne épiphysaire affaiblie par la poussée de croissance. Il n'est donc, dans la presque totalité des cas, qu'un *facteur déclenchant* agissant sur un terrain favorable.

Cependant, ce terrain ne doit pas être considéré comme un élément pathologique, comme une maladie de la ligne épiphysaire.
Tous les adolescents présentent une phase physiologique de croissance rapide durant laquelle leurs cartilages de croissance sont plus fragiles. Cette fragilisation est une condition normale de l'adolescence sauf si elle est due à une maladie concomitante, endocrinienne ou autre. L'épiphysiolyse est due à la combinaison du facteur "âge", le plus important, et d'un facteur de "surcharge mécanique", traumatique ou non, qui peut souvent être un "incident" plus qu'un "accident ".
Mais il faut bien insister sur le fait que ce facteur traumatique agit sur une ligne de croissance normalement fragilisée durant une certaine période.

L'épiphysiolyse de la tête du fémur constitue un excellent exemple d'une de ces lésions de croissance de la hanche qui, passée inaperçue ou diagnostiquée tardivement, laisse des séquelles fort désagréables pour le reste de la vie chez ceux qui en ont souffert.
Le diagnostic et le traitement précoce de ces anomalies nous fournissent le moyen le plus efficace pour prévenir nombre d'affections dégénératives de l'appareil moteur de l'adulte et du vieillard.

BIBLIOGRAPHIE

Le lecteur trouvera ci-dessous les références concernant les publications les plus importantes parues de 1985 à 1991.
Une riche bibliographie des travaux antérieurs se trouve dans les chapitres 20 à 23, pages 257 à 290, du volume 38 (1989) des "Instructional Course Lectures" publié par l'American Academy of Orthopaedic Surgeons.

1. AGAMANOLIS D.P., WEINER D.S., LLOYD J.K. Slipped Capital Femoral Epiphysis : A Pathological Study. J. Paediatr. Orthop., 5, 40-46 and 47-58, 1985.

2. ALLEN C.P., CALVERT P.T. Simultaneous Slipped Upper Femoral Epiphysis in Identical Twins. J. Bone Joint Surg., 72B, 928-929, 1990.

3. BARRETT I.R. Slipped Capital Femoral Epiphysis Following Radiotherapy. J. Paediatr. Orthop., 5, 268-273, 1985.

4. BLOOM M.L., CRAWFORD A.H. Slipped Capital Femoral Epiphysis. An Assessment of Treatment Modalities. Orthopedics, 8, 36-40, 1985.

5. BONE L.B., ROACH J.W., WARD W.T., WORTHEN H.G. Slipped Capital Femoral Epiphysis associated with Hyperparathyroidism. J. Paediatr. Orthop, 5, 589-592, 1985.

6. BRENKEL I.J., DIAS J.J., DAVIES T.G., IQBAL S.J., GREGG P.J. Hormone Status in Patients with Slipped Capital Femoral Epiphysis. J. Bone Joint Surg., 71B, 33-38, 1989.

7. BRETZ R.R., STEEL H.H., EMPER W.D., HUSS G.K., CLANCY M. Treatment of Slipped Capital Femoral Epiphysis, Spica-cast Immobilization. J. Bone Joint Surg., 72A, 587-600, 1990.

8. BROUGHTON N.S., TODD R.C., DUNN D.M., AMGEL J.C. Open Reduction of the Severely Slipped Upper Femoral Epiphysis. J. Bone Joint Surg., 70B, 435-439, 1988.

9. CALANDRIELLO B. The Treatment of Epiphysiolysis of the Hip. Ital. J. Orthop. Traumatol., 12, 6-11, 1986.

10. CARNEY B.T., WEINSTEIN S.T., NOBLE J. Long Term Follow-up of Slipped Capital Femoral Epiphysis. J. Bone Joint Surg., 73A, 667-674, 1991.

11. DUNN D.M., ANGEL J.C. Replacement of the Femoral Head by Open Operation in Severe Adolescent Slipping of the Upper Femoral Epiphysis. J. Bone Joint Surg., 60B, 394-403, 1978.

12. FINESCHI G., GUZZANTI V. Linear Intertrochanteric Osteotomy for Chronic Slip of the Upper Femoral Epiphysis. Int. Orthop., 10, 83-88, 1986.

13. GUZZANTI V., FALCIGLIA F. Slipped Capital Femoral Epiphysis. Comparison of a Roentgenographic Method and Computed Tomography in Determining Slip Severity. J. Paediatr. Orthop., 11, 6-12, 1991.

14. HAGGLUND G., HANSSON L.I., SANDSTRÖM S. Familial Slipped Capital Femoral Epiphysis. Acta Orthop. Scand., 57, 510-512, 1986.

15. HAGGLUND G., HANSSON L.I., ORDEBERG G., SANDSTRÖM S. Slipped Capital Femoral Epiphysis in Southern Sweden. Clin. Orthop., 210, 152-159, 1986.

16. HARTJEN C.A., KOMAN L.A. Treatment of Slipped Capital Femoral Epiphysis Resulting from Juvenile Renal Osteodystrophy. J. Paediatr. Orthop., 10, 551-554, 1990.

17. IPPOLITO E., BELLOCCI M., FARSETTI P., TUDISCO C., PERUGIA D. An Ultrastructural Study of Slipped Capital Femoral Epiphysis : Pathogenetic Considerations. J. Orthop. Res. 7, 252-259, 1989.

18. JENSEN H.P., STEINKE M.S., MIKKELSEN S.S., THOMSEN P.B. Hip Physiolysis. Bilaterality in 62 Cases Followed for 20 Years. Acta Orthop. Scand., 61, 419-420, 1990.

19. JERRE T. A study in slipped upper femoral epiphysis with special reference to late functional and roentgenological results and to value of closed reduction. Acta Orthop. Scand. Suppl., 6, 3, 1950.

20. JONES J.R., PATERSON D.C., HILLIER T.M., FOSTER B.K. Remodelling after Pinning for Slipped Capital Femoral Epiphysis. J. Bone Joint Surg., 72B, 568-573, 1990.

21. LARSSON S., FRIBERG S. Complications at Extraction of the ASIF Epiphyseodesis Screws. Acta Orthop. Scand., 58, 483-484, 1987.

22. MANN D.C., WEDDINGTON J., RICHTON S. Hormonal Studies in Patients with Slipped Capital Femoral Epiphysis without Evidence of Endocrinopathy. J. Paediatr. Orthop., 8, 543-545, 1988.

23. MARTIN T., FAYAD F. Epiphysiolyse fémorale supérieure à grand déplacement. Réduction sanglante par la technique de DUNN : 11 cas. Rev. Chir. Orthop. 72, 587-598, 1986.

24. MAUSSEN J.P., ROZING P.M., OBERMANN W.R. Intertrochanteric Corrective Osteotomy in Slipped Capital Femoral Epiphysis. A Long Term Follow-up Study of 26 Patients. Clin. Orthop., 259, 100-110, 1990.

25. MORRISSY T. Principles of in Situ Fixation in Chronic Slipped Capital Femoral Epiphysis. Instruc. Course Lectures, Amer. Acad. Orthop. Surg. 38, 257-262, 1989.

26. NGUYEN D., MORRISSY R.T. Slipped Capital Femoral Epiphysis : Rationale for the Technique of Percutaneous in Situ Fixation. J. Paediatr. Orthop., 10, 341-346, 1990.

27. NISHIYAMA K., SAKAMAKI T., ISHII Y. Follow-up Study of the Subcapital Wedge Osteotomy for Severe Chronic Slipped Capital Femoral Epiphysis. J. Paediatr. Orthop., 9, 412-416, 1989.

28. RILEY P.M., WEINER D.S., GILLESPIE R., WEINER S.D. Hazards of Internal Fixation in the Treatment of Slipped Capital Femoral Epiphysis. J. Bone Joint Surg., 72A, 1500-1509, 1990.

29. SCHWETLICK G., FRANZ K., RETTIG H. 20 Years of Subcapital Osteotomy of Slipped Capital Femoral Epiphysis. Indications and Results. Int. Orthop., 12, 43-49, 1988.

30. SIEGEL D.B., KASSER J.R., SPONSELLER P., GELBERMAN R.H. Slipped Capital Femoral Epiphysis. J. Bone Joint Surg., 73A, 659-666, 1991.

31. TAILLARD W., GRASSET E. La coxite laminaire juvénile. Rev. Chir. Orthop., 50, 159-181, 1964.

32. WEISS A.P., SPONSELLER P.D. Iliac Crest Growth Plate Analysis in Slipped Capital Femoral Epiphysis. J. Paediatr. Orthop., 10, 629-632, 1990.

33. ZIONTS L.E., SIMONIAN P.T., HARVEY J.P.Jr. Transient Penetration of the Hip Joint during in situ Cannulated Screw Fixation of Slipped Capital Femoral Epiphysis. J Bone Joint Surg., 73A, 1054-1060, 1991.

LA NÉCROSE AVASCULAIRE

CRITÈRES D'IMPUTABILITÉ POST-TRAUMATIQUE ET TRAITEMENT

J.J. FICAT

L'ostéonécrose de la tête fémorale est l'une des complications majeures des traumatismes de la hanche.
Connue depuis longtemps suite à des traumatismes violents, fractures du col fémoral ou luxations de hanche, elle peut survenir aussi après une simple contusion.
L'expert, pour retenir l'imputabilité au traumatisme et évaluer le dommage, devra s'appuyer sur une bonne compréhension des facteurs étiologiques de la nécrose et sur une analyse précise des données cliniques et radiologiques.
En cas de doute, il devra savoir s'aider des nouvelles techniques d'imagerie pour renforcer ses conclusions.

I. FACTEURS ÉTIOLOGIQUES DE LA NÉCROSE

L'extrémité supérieure du fémur est vascularisée par 3 pédicules (6) :

- *L'artère du ligament rond*
  Elle vascularise la région péri-fovéale ; elle est rompue lors de toute luxation de hanche.

- *L'artère circonflexe antérieure*
  Elle chemine à la face antérieure du massif trochantérien et donne le pédicule rétinaculaire inférieur qui vascularise le quart inférieur de la tête.

- *L'artère circonflexe postérieure*
  Elle longe la face postérieure du col fémoral à sa partie inférieure et se divise en 3 à 4 artères rétinaculaires qui vont, après un trajet intra-capsulaire à la face postéro-supérieure du col, pénétrer la corticale et vasculariser les trois quarts supérieurs de la tête.

Cette vascularisation de l'extrémité supérieure du fémur de type terminal, non anastomotique dans la majorité des cas, est à l'origine du risque ischémique.

Elle peut être compromise par divers mécanismes qui peuvent s'associer ou se potentialiser lors d'un traumatisme :

- rupture vasculaire
Une lésion directe des vaisseaux rétinaculaires longeant la face postéro-supérieure du col fémoral peut se rencontrer après une fracture cervicale ou une luxation de hanche. Elle se voit habituellement lors de fractures à grand déplacement.
Des études par artériographie sélective ont montré que ces ruptures pouvaient s'observer quel que soit le type de la fracture et que, parfois, ces vaisseaux pouvaient rester intacts après une fracture où on les croyait toujours rompus (8).

- compression extrinsèque
De par leur trajet intra-articulaire à la face postérieure du col fémoral, l'artère circonflexe postérieure et ses branches peuvent être comprimées de 2 manières :

- par le déplacement fracturaire
Ce mécanisme a été confirmé par l'artériographie qui a montré que la circonflexe postérieure pouvait dans certains cas être reperméabilisée après réduction de la fracture (8).
Cette notion est importante car elle justifie en pratique la réduction de la fracture en urgence.

- par effet de tamponnade
Si la capsule est intacte, l'hématome intra-capsulaire, par l'hyperpression intra-articulaire qu'il provoque, peut induire un blocage circulatoire en comprimant les vaisseaux rétinaculaires.
Il explique les nécroses des fractures peu ou non déplacées où la capsule articulaire est intacte. Pour ces fractures, il faut savoir que la manoeuvre de réduction habituelle en traction-rotation interne augmente la pression intra-articulaire en diminuant la compliance articulaire et majore ainsi le risque nécrotique que l'on cherchait à éviter.
Si un traitement conservateur est envisagé ou si l'intervention est différée, une échographie de la hanche en urgence montrant un hématome intra-capsulaire doit imposer une ponction-aspiration de l'hématome (19).

- perturbation de la microcirculation
Tout traumatisme, de par l'inflammation qu'il provoque, peut perturber la circulation intra-osseuse.

Oedème, stase veineuse, microfractures trabéculaires, élévation de la pression intra-osseuse sont autant de facteurs intriqués dans le blocage circulatoire.
La vascularisation terminale non anastomotique de l'épiphyse fémorale est particulièrement vulnérable. Ce risque est maximum en zone sous-chondrale où les capillaires se coudent à 180°.

II. DIAGNOSTIC

Le diagnostic d'ostéonécrose de la tête fémorale peut se poser devant 3 tableaux rendant compte du polymorphisme clinique initial de cette complication :

- ***Bien souvent la douleur est de début brutal, aiguë.***
Le patient peut en donner l'horaire précis.
C'est une douleur dans l'aine en "coup de poignard", irradiée au genou, à persistance nocturne et non calmée par le repos.

- ***Parfois elle est d'allure plus banale, de type mécanique .***
Elle survient lors de la reprise de la marche, à la fatigue ou en fin de journée.
Dans ce contexte trompeur, c'est le début d'un processus arthrosique qui est alors d'abord évoqué.

- ***Ailleurs, il peut s'agir d'une découverte radiologique fortuite lors d'un examen de routine.***
Cette latence clinique bien connue pour les nécroses idiopathiques peut alors poser un difficile problème d'imputabilité, surtout si le traumatisme initial paraissait léger et si le délai de survenue après le traumatisme est grand.

III. BILAN RADIOLOGIQUE

Les signes radiologiques d'une ostéonécrose de la tête fémorale sont la traduction tardive et indirecte de l'ischémie.
Initialement la mort des cellules osseuses n'altère pas l'architecture trabéculaire.

Secondairement, par contre, 3 phénomènes auront une traduction radiologique :

> *- Résorption osseuse de l'os nécrotique.*
> Elle survient en bordure du séquestre lors de la revascularisation par l'os vivant.

- *Survenue de micro-fractures trabéculaires.*
Leur accumulation avec la conjonction des phénomènes de résorption sera responsable de l'effondrement de la tête fémorale.

- *Tentative de réparation des lésions par ostéogenèse.*
Lors de la revascularisation, de nouvelles trabécules vont être apposées sur les anciennes trabécules nécrosées ou fracturées. Cet épaississement des trabécules provoque une densification de la périphérie du séquestre.

Cette évolution radioclinique a été classée par P. FICAT en 4 stades (6) :

- Stade I : hanche douloureuse et radiographies normales.
Avant l'apparition des signes radiologiques, la survenue de douleurs de hanche dans ce contexte post-traumatique doit faire rechercher un processus ischémique.
Des lésions nécrotiques graves peuvent évoluer sous le masque d'une radiographie normale.
Il faudra demander des examens complémentaires : scintigraphie, imagerie par résonance magnétique et exploration fonctionnelle de l'os pour permettre un diagnostic précoce.

- Stade II : remaniements osseux sans modification du contour épiphysaire.
Une densification polaire supérieure, associée ou non à des géodes sous-chondrales, est la forme habituelle. Parfois il s'agira d'une raréfaction trabéculaire de type ostéoporotique qui posera alors le problème d'un diagnostic différentiel avec une algodystrophie.
L'absence de raréfaction osseuse 3 à 4 mois après le traumatisme, alors que la hanche opérée a été mise en décharge, serait pour MALDAGUE dans 3/4 des cas l'annonce d'une évolution vers la nécrose.
L'image "trop belle" d'une tête d'apparence normale doit donc alerter à ce stade (11).

- Stade III : rupture de la continuité du contour épiphysaire.
On distingue 3 types de gravité croissante : décrochage unipolaire, décrochage bipolaire et affaissement de la tête fémorale.
L'expérience nous a montré que des images de liserés sous-chondraux en "coup d'ongle" traduisent une fracture sous-chondrale.
En raison de leur mauvais pronostic, elles doivent être assimilées à un stade III malgré le respect du contour épiphysaire.
Une perte de la sphéricité de la tête fémorale étant difficile à visualiser au début, deux incidences de face et de profil doivent être exigées.
En cas de doute devant un léger méplat de la tête, des tomographies pourront aider à préciser l'étendue et le stade de la nécrose.

- Stade IV : altération de l'interligne avec apparition d'un remodelé arthrosique venant compliquer la nécrose.

Dans certains cas, ce remodelé peut survenir alors que la tête gardait une sphéricité intacte.

Ces nécroses particulières encore appelées "coxopathies ischémiques" sont la conséquence d'une souffrance très distale limitée à l'os sous-chondral.

Nous avons démontré que, lors de la revascularisation après l'épisode ischémique, il se produit une calcification anormale des couches profondes du cartilage qui sont secondairement envahies par l'os sous-chondral (4).

Les nouvelles techniques d'imagerie

La tomodensitométrie ou l'imagerie par résonance magnétique sont d'interprétation difficile en cas de nécrose post-traumatique .

Les anomalies observées peuvent parfois relever d'un processus pathologique non nécrotique et ces examens sont artéfactés par la présence d'un matériel d'ostéosynthèse rendant impossible leur interprétation en post-opératoire.

- *La tomodensitométrie* pourra au début visualiser les premiers remaniements osseux à type de densification polaire supérieure (signe de l'astérisque).

Plus tard, elle pourra préciser l'étendue de la zone nécrosée et aider à la classification en montrant un décrochage du contour qui était passé inaperçu sur les clichés standards.

- *L'imagerie par résonance magnétique,* en l'absence d'ostéosynthèse, est devenue l'examen de choix pour l'obtention d'un diagnostic précoce.

L'aspect caractéristique est un liseré arciforme à concavité supérieure de bas signal sur les séquences pondérées en T1. Il correspond à l'interface entre l'os vivant et l'os séquestré.

En T2, ce liseré a un aspect dédoublé pathognomonique de la nécrose de la tête fémorale (15).

Le signal du séquestre initialement non modifié s'affaiblit progressivement avec le temps pour donner un hyposignal franc en T1 et en T2 à un stade tardif (12).

- *La scintigraphie :* un examen scintigraphique osseux au technétium 99m-MDP permet d'apprécier la vitalité de la tête fémorale.

La réalisation de clichés précoces, dans les premières minutes suivant l'injection, est un bon reflet de la vascularisation.

L'isotope est ensuite normalement rapidement fixé par l'os en 2 à 3 heures (16).

En cas de fracture, la survenue d'une nécrose se traduira par une hypofixation sur les clichés précoces et tardifs durant les 6 à 8 premières semaines.

Après le 2ème mois, habituellement l'image scintigraphique se modifie au temps osseux pour devenir hyperfixante.
Une hypofixation peut cependant dans certains cas persister plus d'un an après la fracture.
En cas d'hypofixation, surtout au début, il faut se méfier d'une erreur d'appréciation visuelle de la fixation isotopique : l'hyperfixation naturelle de la zone fracturaire rend la zone céphalique faussement hypofixante.
C'est dire la valeur de la scintimétrie, qui quantifie de façon objective la fixation dans une surface déterminée comparativement au côté controlatéral. STRÖMQVIST a montré qu'elle avait une excellente valeur prédictive du risque nécrotique dès la 2ème semaine post-opératoire (17).
En cas de doute, des examens scintigraphiques plus complexes peuvent aider au diagnostic :

- *Tomoscintigraphies :* utiles pour mettre en évidence une zone d'hypofixation masquée par une hyperfixation periphérique réactionnelle.

- *Examen au sulfure de technétium colloïdal :* cet isotope est fixé par les cellules médullaires et permet une étude de la vitalité de la moelle osseuse.
La souffrance médullaire apparaissant en règle avant la nécrose ostéocytaire, ces isotopes permettraient un diagnostic plus précoce des troubles circulatoires (1).

L'exploration fonctionnelle de l'os

Elle est précieuse en post-opératoire devant une hanche douloureuse et des radiographies normales, quand la présence du matériel d'ostéosynthèse rend illusoire l'utilisation des nouvelles techniques d'imagerie et que la scintigraphie n'est pas probante.

- *La mesure de la pression intra-médullaire (P.M.I.)*
De technique simple , elle peut objectiver le trouble circulatoire.
La P.M.I. de base est une constante hémodynamique de la circulation osseuse, reflet du débit sanguin intra-osseux. Elle doit être inférieure à 30 mm Hg.
En cas de normalité, l'examen peut être sensibilisé par le test d'hyperpression provoquée. L'injection de 5 ml de sérum physiologique ne doit pas élever la pression de base de plus de 10 mm Hg, 5 minutes après l'injection.
La pression est supérieure à 30 mm Hg dans 80 % des nécroses (6).

- *La phlébographie*
Elle consiste à injecter un produit de contraste radio-opaque dans la région trochantérienne.

Cette injection, souvent douloureuse, sera réalisée sous anesthésie générale.
Normalement, le produit disparaît en quelques minutes dans les vaisseaux efférents.
En cas de nécrose, on observe un reflux diaphysaire et une persistance anormale du produit dans la métaphyse plus de 5 minutes après l'injection.
L'examen est alors complété par un forage biopsique qui donnera la preuve histologique de la nécrose et permettra sa stabilisation à un stade précoce.

IV. TRAITEMENT

La nécrose post-traumatique peut être longtemps bien tolérée.
En pratique, toute nécrose de découverte fortuite ne nécessite qu'une simple surveillance clinique avec contrôle radiologique pour s'assurer de l'absence d'une détérioration cotyloïdienne importante, qui pourrait précipiter un geste chirurgical.

En cas de nécrose symptomatique, l'indication sera fonction de l'âge du patient et du degré d'évolution de la nécrose :

- Au stade I

Si un diagnostic précoce a pu être fait, une mise en décharge prolongée de la hanche a été proposée jusqu'à disparition de la symptomatologie, avec surveillance radiologique.

Une telle attitude a le mérite d'être non agressive mais risque de laisser évoluer le trouble circulatoire vers une nécrose plus importante.
Nous pensons que, à ce stade, l'existence clinique d'un syndrome d'hyperpression intra-osseuse (douleur intense, nocturne, irradiant au genou) doit faire réaliser une phlébographie intra-osseuse suivie d'un forage en cas de stase.
Le forage à ce stade stabilise la nécrose dans 80 % des cas (7).

- Au stade II

A ce stade, la tête garde encore une sphéricité normale et le forage est la technique la plus simple pour éviter une aggravation des lésions.
La réalisation d'une ostéotomie à ce moment n'apporte pas de meilleurs résultats.

- Au stade III

C'est malheureusement le plus souvent à ce stade déjà évolué que sera fait le diagnostic de nécrose post-traumatique.

Une simple poursuite de la surveillance est licite si la nécrose est bien tolérée et non invalidante.

En cas de nécrose douloureuse, 3 options thérapeutiques sont possibles :

- Mise en décharge de la zone nécrotique, si l'étendue de la nécrose n'est pas trop importante.
Différentes ostéotomies ont été proposées : ostéotomie de retournement de la tête fémorale vers l'arrière, ostéotomie de flexion, ostéotomie de valgisation-extension (10, 11), ostéotomie de rotation de SUGIOKA (18).
Cette dernière a l'avantage de la plus grande amplitude de rotation de la tête.
SUGIOKA a rapporté plus de 80 % de bons résultats au stade III et encore 70 % de bons résultats au stade IV.
Nous pensons cependant, avec d'autres, que ses indications doivent être plus restreintes et limitées aux patients de moins de 50 ans porteurs d'une ostéonécrose intéressant moins de la moitié de la tête.

- Essai de revascularisation du séquestre par greffon vascularisé : forages multiples et greffe ostéo-musculaire pédiculée (2), curetage et greffe péronière vascularisée (9).

- Prothétisation
A ce stade, le cartilage cotyloïdien est encore préservé.
La mise en place d'une prothèse bipolaire ou intermédiaire est l'indication de choix, d'autant que le sujet est plus âgé et qu'un traitement conservateur paraît dépassé en particulier si le séquestre est trop étendu pour pouvoir être mis en décharge par ostéotomie.
Ces nouvelles prothèses tirent leur nom d'une double mobilité de la cupule, avec le cotyle mais aussi avec la tête de la pièce fémorale. Cette propriété, associée à l'effet amortissant du polyéthylène de la cupule, permet la préservation du cotyle à long terme, contrairement aux premières prothèses monoblocs (20).

Les hémi-prothèses monoblocs type prothèse de MOORE ou de THOMPSON doivent être maintenant réservées aux grands vieillards à l'autonomie très réduite avant l'accident (14).

La prothèse totale de hanche est pour nous illogique à ce stade puisque le cartilage cotyloïdien est par définition encore préservé et que les prothèses intermédiaires offrent une alternative fiable et durable (5).

- Au stade IV

La nécrose, à ce stade, est compliquée d'une arthrose.

Même à ce stade tardif, la nécrose peut être bien tolérée cliniquement et, en l'absence de détérioration cotyloïdienne importante, une simple surveillance régulière tous les 6 mois peut être raisonnablement proposée aux patients et ce d'autant que le sujet est plus jeune.

Les deux versants de l'articulation étant altérés, une tentative d'ostéotomie est dépassée.

En cas de douleurs invalidantes, la solution thérapeutique logique sera la mise en place d'une prothèse totale de hanche.

V. PROBLÈMES MÉDICO-LÉGAUX

L'imputabilité au traumatisme ne sera pas discutée lorsque la nécrose de la tête fémorale apparaît :

- dans les mois suivant un traumatisme majeur (fracture du col, luxation de hanche)
- alors que les radiographies initiales après l'accident étaient normales.

Ailleurs, pour un traumatisme mineur non fracturaire, c'est la conjonction de plusieurs facteurs qui permettra d'imputer une nécrose à l'accident (3) :

1. Contusion violente directe ou indirecte
2. Douleur de hanche immédiate ou à la reprise de l'appui
3. Absence d'état pathologique antérieur
4. Absence d'autres facteurs étiologiques
5. Survenue de la nécrose dans des délais cohérents par rapport au traumatisme.

Tous ces facteurs doivent être discutés, l'un après l'autre, par l'expert :

1. Contusion violente

Elle peut être directe, par impact dans l'aine, ou plus souvent indirecte :

- choc latéral trochantérien
- choc axial (chute, accident du tableau de bord)
- mouvement forcé (le plus souvent en abduction).

La contusion de hanche aura pu passer inaperçue chez un polytraumatisé, et il convient de souligner l'importance d'un examen initial complet, mentionnant sur le certificat médical initial un hématome ou une ecchymose de la hanche.

Pour un mouvement forcé, les stigmates cutanés sont habituellement absents. C'est dire la valeur d'une échographie qui aurait pu, réalisée en urgence, visualiser un épanchement intra-articulaire.

2. Douleur de hanche immédiate ou différée lors de la reprise de l'appui

Cette douleur manque rarement et persiste à des degrés variables jusqu'à l'apparition des signes radiologiques.
Il faut savoir rechercher à l'interrogatoire les douleurs typiques mais transitoires d'un syndrome d'hyperpression intra-osseuse lors de l'installation de la nécrose.
Ces douleurs manqueront habituellement au stade tardif de l'expertise.

3. Absence d'état pathologique antérieur

L'expert devra s'assurer, par l'interrogatoire, de l'absence de toute symptomatologie de hanche avant l'accident.
Il faut dire encore la valeur irremplaçable d'une radiographie normale dans les suites immédiates du traumatisme.
A l'inverse, si les radiographies initiales montrent une nécrose déjà constituée, celle-ci ne saurait être imputée au traumatisme : il s'agit alors d'un état pathologique antérieur.
Si cet état pathologique antérieur était asymptomatique avant l'accident, seule une aggravation par le traumatisme pourra être discutée.

4. Absence d'autres facteurs étiologiques

L'existence d'autres facteurs étiologiques demandera à l'expert, après analyse minutieuse, d'établir quelle est la part qui revient à ces facteurs, considérés au titre de l'état antérieur, dans la constitution de la nécrose.

Si la découverte d'une hypercholestérolémie ne saurait minimiser le rôle d'une fracture du col à grand déplacement dans l'imputabilité d'une nécrose avasculaire, la prise de cortisone à dose massive aura pu jouer un rôle déterminant dans le développement d'une nécrose de la tête fémorale après un traumatisme non fracturaire.

Sont reconnues comme causes certaines (outre les traumatismes majeurs) : la maladie des caissons ou nécrose dysbarique dont il faut connaître le délai très long d'apparition (jusqu'à 10 ans), la drépanocytose, les radiations

ionisantes, l'artérite avancée, la maladie de GAUCHER, une corticothérapie à forte dose.
Sont des causes probables ou favorisantes : l'hyperlipidémie, la goutte, l'hyperuricémie, les dysplasies de hanche, l'alcoolisme, les collagénoses et les maladies décalcifiantes (6).

5. Survenue de la nécrose dans des délais cohérents par rapport au traumatisme

La traduction radiologique de la nécrose survient en règle dans les trois mois à 2 ans après le traumatisme.
Au-delà de 2 ans, le rôle du traumatisme dans la survenue de la nécrose ne peut être formellement écarté : des cas de nécroses post-traumatiques plus de 5 ans après l'accident ont été rapportés.
Pour ces nécroses de survenue tardive, il faudra cependant être très prudent quant à l'imputabilité et savoir exiger la conjonction des autres critères, en particulier l'absence d'autres causes possibles dans le déterminisme de la survenue de la nécrose.

VI. CONCLUSION

Les difficultés de l'expertise en cas de nécrose post-traumatique sont donc de deux ordres :

1. En cas de nécrose évidente radiologiquement, il faudra apprécier l'imputabilité, donc le rôle du traumatisme dans le déterminisme de la nécrose.
Il faut insister encore sur la valeur médico-légale du certificat initial où la notion de tout traumatisme même minime en apparence, comme une simple contusion, doit être impérativement notée (douleur, hématome, ecchymose) et sur la valeur de bilans radiographiques successifs dans les suites de l'accident qui dateront les étapes de la constitution de la nécrose.

2. En cas de hanche douloureuse et de radiographies non évocatrices, l'expert devra alors évoquer la possibilité de survenue d'une nécrose post-traumatique et s'aider, pour en faire la preuve, d'examens complémentaires radiologiques ou scintigraphiques.
Des examens plus invasifs (prise de pression, phlébographie) sont incompatibles avec le cadre de l'expertise mais pourront être demandés par le médecin traitant.
En cas de douleurs inexpliquées, il faudra se garder de conclure trop précocement et attendre un délai suffisant, plus d'un an au minimum, avant la consolidation.

BIBLIOGRAPHIE

1. AUVERT-COLIN L., KOTZKI P.O., VIDAL J., La scintigraphie : sa place dans le diagnostic de la nécrose post-traumatique du col du fémur. In : *La fracture de l'extrémité supérieure du fémur*. Masson, Paris, 1990, 146-153.

2. BAKSI D.P., Treatment of post-traumatic avascular necrosis of the femoral head by multiple drilling and muscle pedicle bone grafting. J. Bone Jt. Surg., 1983, 65-B, 268-273.

3. CASSAN P., LEQUESNE M., La nécrose de la tête fémorale par contusion et ses problèmes médico-légaux . Rev. franç. D.C. (JERM), 1983, 87-94.

4. FICAT J.J., ARLET J., AUTEFAGE F., Ischaemic Coxopathies : Function of the osteochondral junction. In : *Bone circulation and bone necrosis*. Ed. ARLET J., MAZIÈRES B. Pub. Springer-Verlag, Berlin Heidelberg 1990, 16-19.

5. FICAT J.J., La prothèse intermédiaire dans le traitement des fractures du col fémoral. In : *Actualités en rééducation fonctionnelle et réadaptation*. Masson, Paris 1991, 153-155.

6. FICAT P., ARLET J., Ischémie et Nécrose osseuses. 1977, Masson éd. Paris.

7. FICAT P., Idiopathic bone necrosis of the femoral head. Early diagnosis and treatment. J. Bone Joint Surg., 1985, 67 B, 3-9.

8. JAEGER J.H., SCHWARTZ C., TOURNADE A., Étude de la vascularisation céphalique dans les fractures transcervicales. Rev. Chir. Orthop., 1986, 72, 27 -29.

9. JUDET H., JUDET J., GILBERT A., GARCIA R., Traitement des nécroses de la tête fémorale par greffon péronier vascularisé. Rev. Chir. Orthop., 1987, 73, Suppl.II, 209-210.

10. KEMPF I., KARGER C., ABIKHALIL J., KEMPF J.F., L'ostéotomie de retournement de la tête fémorale dans la nécrose de la tête fémorale. Rev. Chir. Orthop., 1984, 70, 271-282.

11. MALDAGUE B., MALGHEM J., Le diagnostic radiologique de la nécrose aseptique post-traumatique de la tête fémorale. Acta Orthop. Belg., 1984, 50, 324-342.

12. MALDAGUE B., VANDE BERG B., MALGHEM J., Ostéonécrose et pseudo-ostéonécrose de la tête fémorale. IRM ostéo-articulaire. Getroa, 1980, 169-190.

13. MEYERS M. H., Osteonecrosis of the femoral head. Clin. Orthop., 1988, 231, 51-61.

14. PHILLIPS T.W., THOMPSON, Hemiarthroplasty and acetabular erosion. J. Bone Jt. Surg., 1989, 71-A, 913-917.

15. RAILHAC J.J., ASSOUN J., POEY C., L'imagerie moderne : Élément de diagnostic et de pronostic dans la nécrose de la tête fémorale posttraumatique.

16. STRÖMQVIST B., BRISMAR J., HANSSON L.I., Technetium-99m-methylenediphosphonate scintimetry after femoral neck fracture. Clin. Orthop., 1984, 182, 177-189.

17. STRÖMQVIST B., Études scintimétriques dans la fracture du col fémoral. Rev. Chir. Orthop., 1986, 72, 30-32.

18. SUGIOKA Y., Transtrochanteric anterior rotational osteotomy of the femoral head in the treatment of osteonecrosis affecting the hip. A new osteotomy operation. Clin . Orthop., 1978, 130, 191-201.

19. TRICARICO A., FICAT J.J., CACCAVELLA N., Le necrosi cefaliche acute : Valutazioni pronostiche. Ital. J. Orthop. Traumatol. 1990, Vol. XVI, suppl. 3, 243-245.

20. WETHERELL R. G., HINVES B.L., The HASTINGS bipolar hemiarthroplasty for subcapital fractures of the femoral neck. J. Bone Joint Surg., 72-B, 788-793 .

LA COXARTHROSE ET SON TRAITEMENT CHIRURGICAL CONSERVATEUR

P. MAQUET

L'arthrose apparaît comme une rupture de l'équilibre qui existe physiologiquement entre la résistance des tissus articulaires et leur sollicitation mécanique. Ou la résistance des tissus est diminuée (coxarthrose primaire), ou leur sollicitation mécanique est augmentée (coxarthrose secondaire). Au cours de l'évolution de l'affection, les deux causes s'additionnent souvent.

Nous ne pouvons guère accroître la résistance des tissus. Même si nous le pouvions, la ramener à la normale ne suffirait pas dès que la sollicitation mécanique est augmentée.
L'alternative consiste à diminuer la sollicitation mécanique de la hanche suffisamment pour la rendre tolérable par les tissus.

Il y a deux moyens de réduire la sollicitation mécanique de la hanche c'est-à-dire la pression articulaire :

1. diminuer la force R transmise par l'articulation
2. agrandir la surface articulaire qui transmet cette force.

La solution la plus efficace combinera ces deux possibilités.

Plusieurs opérations chirurgicales sont destinées à réduire ainsi la pression articulaire. Pour décider laquelle convient à chaque cas particulier, outre un examen clinique, une mise au point radiologique s'impose.

Elle comporte avant tout trois radiographies de face, rayon centré sur la tête fémorale, membre en rotation interne autant que possible. La première de ces trois radiographies de face est prise en position neutre, entre abduction et adduction du membre (Fig. 1 a), la deuxième en adduction maximum (Fig. 1 b), la troisième en abduction maximum (Fig. 1 c).
Une vue générale de face montrant le bassin avec les deux hanches permet de mesurer une éventuelle contracture en adduction et de juger de l'état de la hanche opposée.
En outre, un vrai et un faux profil sont utiles.

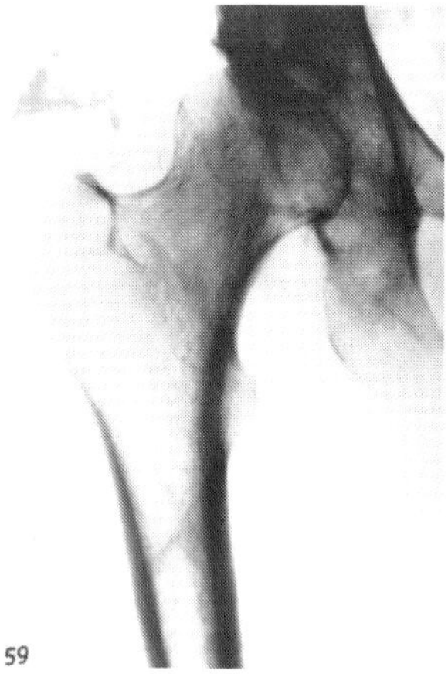

a. position neutre

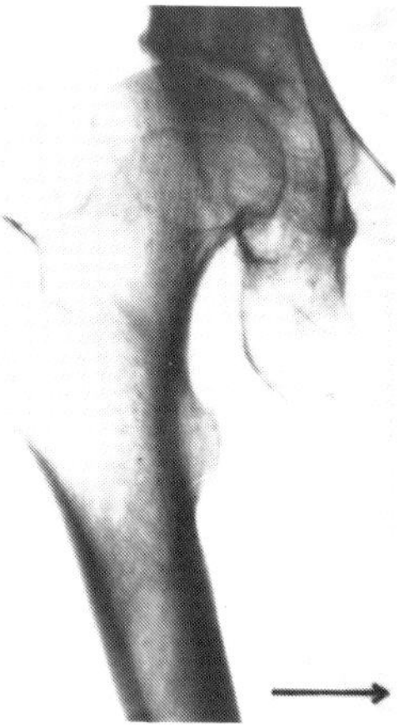

b. abduction maximum

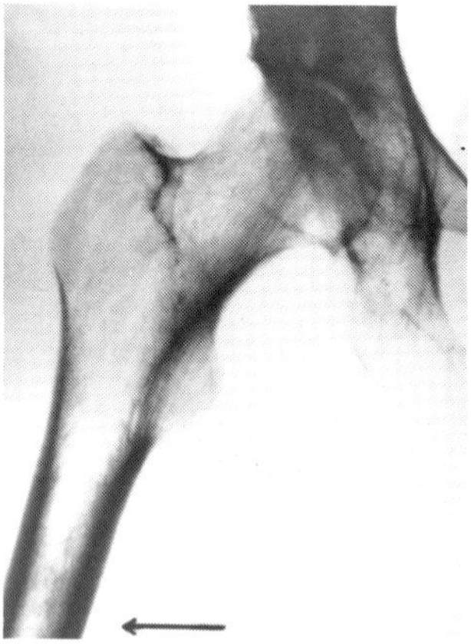

c. adduction maximum

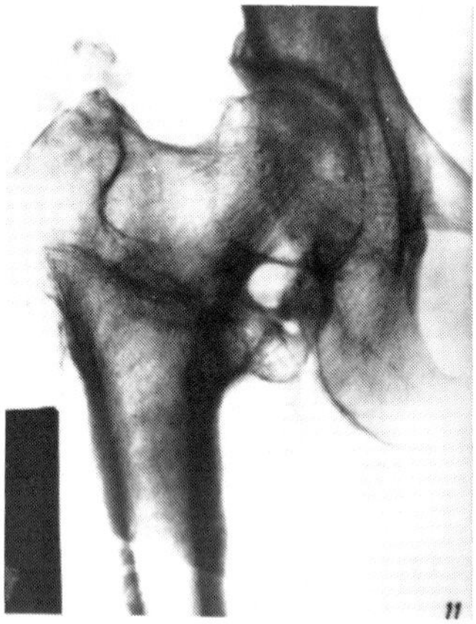

d. 11 ans après une ostéotomie varisante.

Figure 1. Congruence des surfaces articulaires en abduction.

I. DIMINUTION DE LA FORCE TRANSMISE PAR L'ARTICULATION

La ténotomie des muscles abducteurs, adducteurs et iliopsoas (hanging hip) diminue la force transmise par la hanche sans modifier les surfaces portantes de l'articulation (Fig. 2). Les conditions pour que cette opération simple donne une bonne chance de succès sont les suivantes :

1. Les surfaces articulaires doivent être congruentes dans toutes les positions de la hanche.

2. Il ne doit pas y avoir de triangle dense au bord ou dans la profondeur du cotyle. Un tel triangle serait le signe d'une diminution des surfaces portantes et, dans ce cas, réduire la charge ne suffit pas.

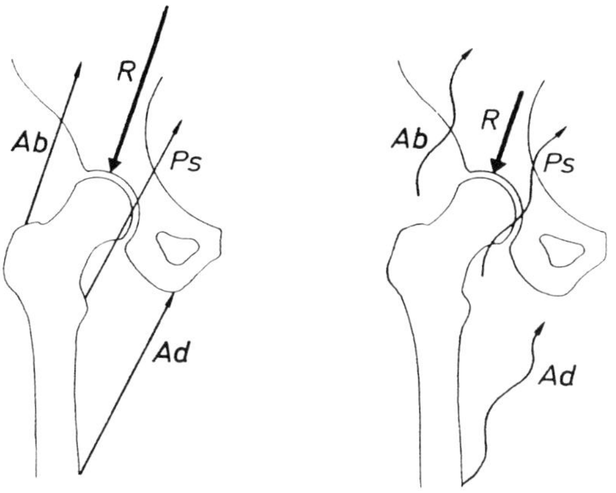

Figure 2. La ténotomie diminue la force R transmise par la hanche.
ab : muscles abducteurs ; ad : muscles adducteurs ; ps : iliopsoas (d'après PAUWELS).

Pour autant que l'indication soit correcte, les résultats sont souvent spectaculaires.

Exemple.

Une patiente de 78 ans souffrait d'une hanche. Les mouvements étaient fortement limités (Tableau I). La patiente marchait en s'aidant d'une canne et en boitant. La radiographie (Fig. 3 a) montrait la disparition de l'interligne articulaire et une sclérose en dôme, creusée de kystes, dans le toit du cotyle. Après une ténotomie, la douleur disparut immédiatement. En moins d'un an, les mouvements s'améliorèrent considérablement et la patiente marchait sans canne et sans boiter.

Revue 9 ans après l'opération, la hanche reste indolore avec une amplitude de mouvements très satisfaisante (Tableau I).

La radiographie (Fig. 3 b) montre la régression de la sclérose sous-chondrale et la réapparition d'un interligne articulaire appréciable. Les kystes ont disparu.

La contre-indication principale à cette opération simple est une réduction de la surface portante articulaire qui se traduit par la présence d'un triangle dense au bord du cotyle (subluxation) ou dans sa profondeur (protrusion).

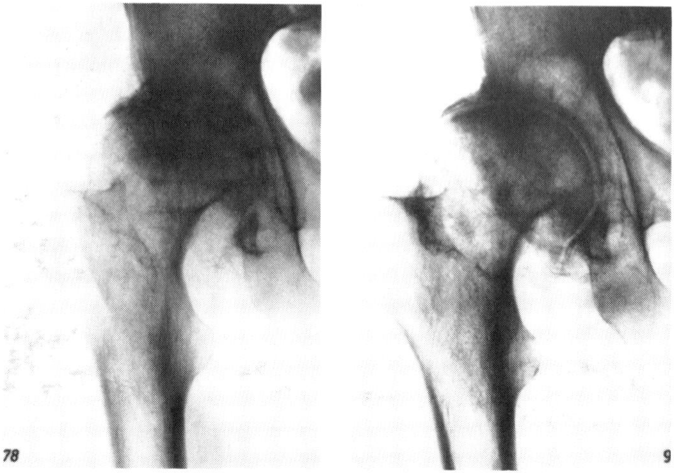

Figure 3.
Patiente de 78 ans, avant (a) et 9 ans après une ténotomie (b).

	Avant	**Après 9,5 ans**	**Gain**
Flexion **Extension**	75° 0°	100° 10°	35°
Adduction **Abduction**	5° 5°	35° 5°	30°
Rotation int. **Rotation ext.**	-5° 10°	45° 55°	95°

Tableau I.

Exemple.

Une patiente de 59 ans subit une ténotomie du psoas, des adducteurs et des abducteurs pour coxarthrose sévère (Fig. 4 a).

Quatre ans plus tard, l'état clinique et l'image radiographique (Fig. 4 b) se sont aggravés parallèlement. Le triangle dense au bord du cotyle montrait que la surface portante de la hanche était réduite. Il fallait l'agrandir. Après l'échec de la ténotomie, une ostéotomie valgisante a permis de réaliser cet objectif.

Le résultat restait excellent lors de 1a dernière visite, onze ans après la deuxième opération (Fig. 4 c).

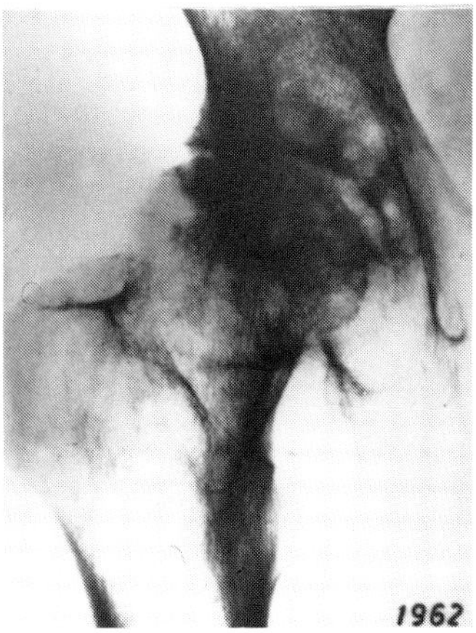

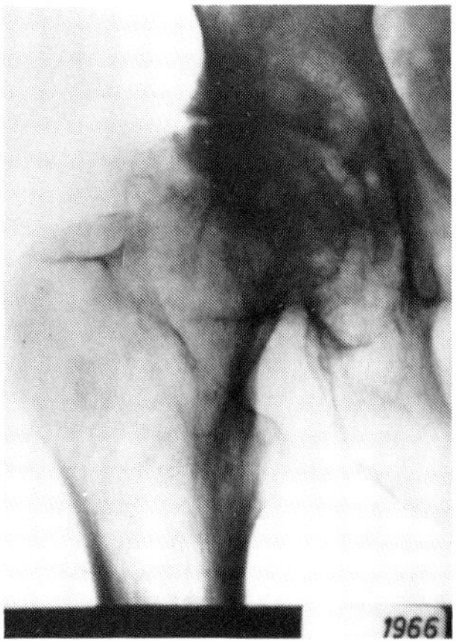

Figure 4.
a. Patiente de 64 ans avant une ténotomie contre-indiquée par la présence d'un triangle dense au bord du cotyle ;
b. 4 ans plus tard ; une ostéotomie valgisante est alors effectuée ;
c. Résultat à 11 ans.

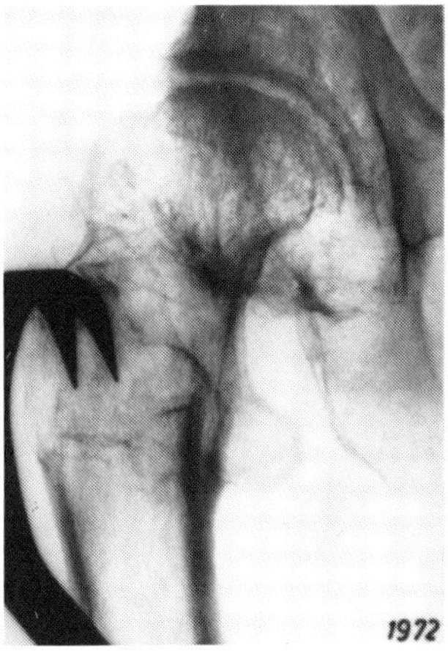

II. AGRANDISSEMENT DE LA SURFACE PORTANTE ARTICULAIRE ET DIMINUTION DE LA FORCE TRANSMISE PAR LA HANCHE

La présence d'un triangle dense au bord du cotyle signe la coxarthrose à tendance subluxante et traduit la réduction de la surface portante articulaire.
Une analyse de chaque cas particulier permet de déterminer et de préparer graphiquement l'opération adéquate pour agrandir la surface portante de l'articulation.

Ostéotomie intertrochantérienne varisante (PAUWELS I)

L'excision d'un coin intertrochantérien à base médiale (Fig. 5) fait tourner la tête fémorale dans le cotyle, dans le sens des aiguilles d'une montre dans notre schéma. Ceci allonge le bras de levier h des muscles abducteurs M.

Ceux-ci peuvent donc effectuer leur travail en développant moins de force. Le vecteur M est raccourci. En outre la direction des muscles M est changée avec, comme conséquence, une ouverture de l'angle formé par les lignes d'action des forces K et M.
L'ouverture de cet angle et la diminution de la force M réduisent toutes deux la grandeur de la force R dont la ligne d'action est déplacée vers l'intérieur du cotyle. Ce déplacement agrandit la surface portante articulaire. Les deux possibilités de réduire la pression articulaire sont donc mises à profit. L'agrandissement de la surface portante articulaire et la diminution de la force transmise par la hanche se combinent pour réduire la pression dans l'articulation de façon très importante.

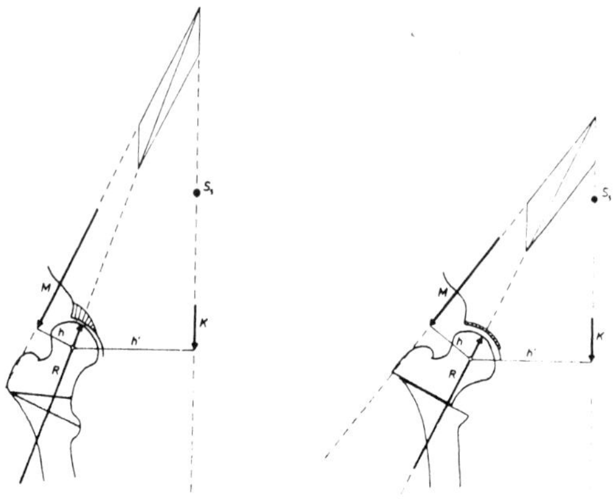

Figure 5. Ostéotomie intertrochantérienne varisante.
S5 : centre de gravité de la masse du corps supportée par la hanche ; K : force exercée par la masse du corps supportée par la hanche ; h' : bras de levier de K ; M : force exercée par les muscles abducteurs; h : bras de levier de M ; R : force résultante transmise par la hanche.

Pour être candidate à une ostéotomie intertrochantérienne varisante, une hanche arthrosique doit réunir les conditions suivantes :

1. triangle dense au bord du cotyle
2. congruence des surfaces articulaires en abduction (Fig. 1)
3. coxa valga.

L'opération est préparée sur papier (Fig. 6). Les contours de l'articulation et de l'extrémité proximale du fémur sont calqués à partir de la radiographie de face, centrée sur la tête fémorale, en position neutre. L'angle à réséquer et la position des fragments sont déterminés et l'opération est réalisée graphiquement d'abord. Il faut veiller à ce que la diaphyse fémorale garde sa position par rapport au bassin. Elle doit donc être poussée en dedans par rapport au fragment proximal. L'intervention chirurgicale doit correspondre exactement au dessin préopératoire.

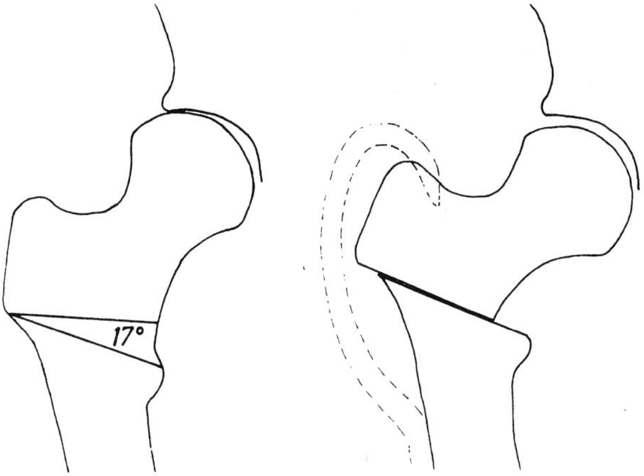

Figure 6.
Préparation graphique d'une ostéotomie varisante (voir Fig. 7).

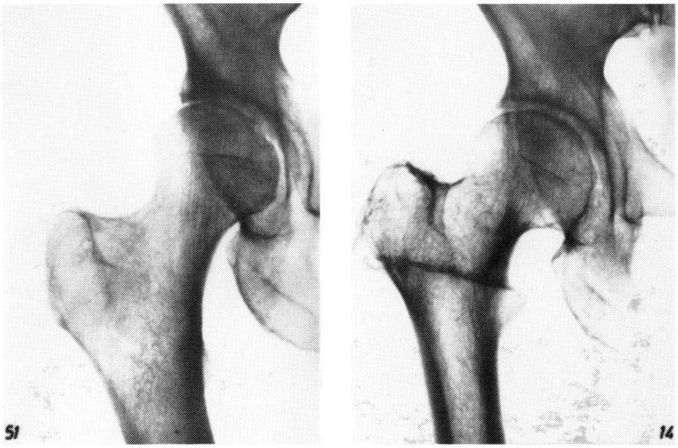

Figure 7.
Patiente de 51 ans. Avant (a) et 14 ans après une ostéotomie varisante (b).

Exemple.

Une patiente de 51 ans se plaignait d'une hanche douloureuse avec limitation des mouvements (Tableau II) et boiterie. La radiographie (Fig. 7 a) montrait un pincement polaire supérieur de l'interligne articulaire surmonté d'un triangle dense. Une ostéotomie intertrochantérienne de varisation fut réalisée. Après 14 ans, le résultat clinique restait excellent : pas de douleur, mouvements normaux (Tableau II), marche prolongée possible sans boiterie. L'image radiographique (Fig. 7 b) confirmait le tableau clinique : remplacement du triangle dense par un mince liseré sous-chondral d'égale épaisseur, large interligne articulaire. Ces signes suggèrent une diminution et une distribution uniforme de la pression articulaire sur des surfaces portantes agrandies.

	Avant	Après 14 ans	Gain
Flexion **Extension**	90° -5°	140° 0°	55°
Abduction **Adduction**	5° 15°	40° 50°	70°
Rotation int. **Rotation ext.**	5° 5°	45° 50°	85°

Tableau II.

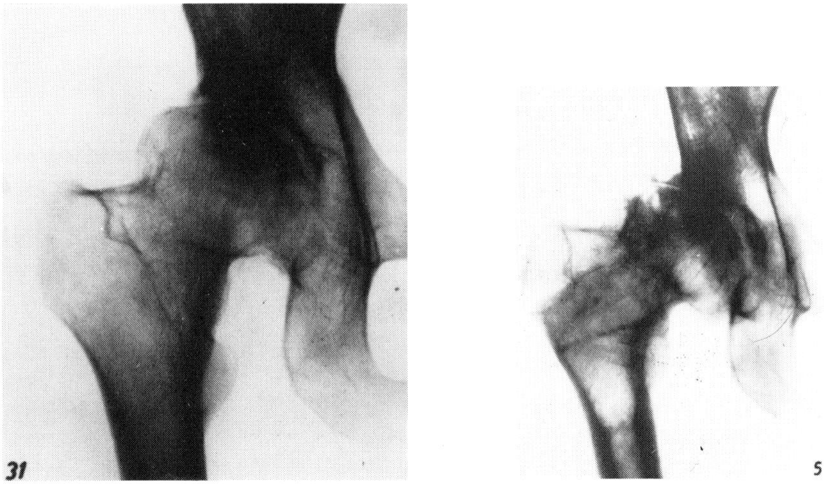

Figure 8.
Patiente de 31 ans. Avant (a) et 5 ans après une ostéotomie varisante contre-indiquée parce qu'elle ne pouvait pas agrandir la surface portante de l'articulation (b).

Quand la déformation des pièces articulaires empêche la congruence des surfaces de l'articulation en abduction, la varisation ne peut agrandir la surface portante et est vouée à l'échec, un échec qui en fait confirme le mode d'action de ce type d'opération.

Exemple.

Une varisation avait été effectuée chez une patiente de 31 ans, aggravant l'incongruence des surfaces articulaires déformées par l'arthrose (Fig. 8 a). Cinq ans plus tard, l'état clinique s'était aggravé considérablement en même temps que le triangle dense au bord du cotyle augmentait (Fig. 8 b).

Déplacement latéral du grand trochanter

Quand le grand trochanter se trouve à hauteur du centre de la tête fémorale ou plus haut, la varisation n'allonge que peu ou pas du tout le bras de levier des muscles abducteurs et peut même les raccourcir (MAQUET, 1990).

L'effet de l'ostéotomie se limite à un changement de direction limité de la ligne d'action des muscles. Dans ces conditions, il est beaucoup plus efficace de déplacer le grand trochanter en dehors d'au moins 2 cm. Le déplacement latéral du grand trochanter (Fig. 9) entraîne les mêmes effets mécaniques que la varisation effectuée sur une coxa valga : allongement du bras de levier h des muscles M et changement de direction de leur ligne d'action. Il en résulte une diminution de la force R et un déplacement de celle-ci vers la profondeur du cotyle avec, comme conséquence, un agrandissement de la surface portante articulaire. Pour diminuer davantage encore la force R, une ténotomie additionnelle du psoas et des adducteurs est systématiquement effectuée.

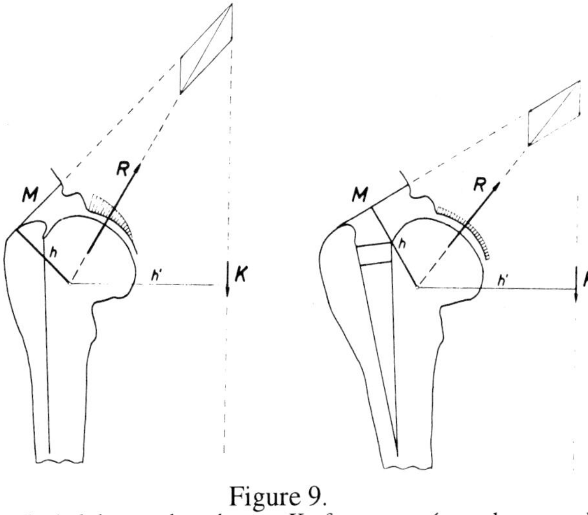

Figure 9.
Déplacement latéral du grand trochanter. K : force exercée par la masse du corps supportée par la hanche ; h' : bras de levier de K ; M : force exercée par les muscles abducteurs ; h : bras de levier de M ; R : force résultante transmise par la hanche.

Le déplacement latéral du grand trochanter est indiqué quand :

1. la pression est concentrée au bord du cotyle, s'y manifestant par la présence d'un triangle dense
2. les surfaces articulaires sont congruentes dans toutes les positions
3. il n'y a pas de coxa valga.

Exemple.

L'opération fut effectuée chez une patiente de 33 ans qui avait développé une coxarthrose subluxante (Fig. 10 a). Onze ans après un déplacement latéral de 2 cm du grand trochanter, le résultat restait excellent : aucune douleur, mouvements complets (Tableau III), marche illimitée et sans boiterie. A la radiographie, une sclérose sous-chondrale d'égale épaisseur a remplacé le triangle dense au bord du cotyle et un large interligne est réapparu (Fig. 10 b).

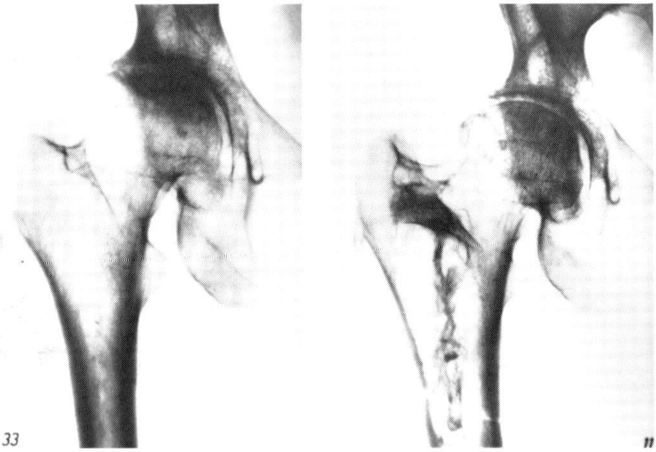

Figure 10.
Patiente de 33 ans. Avant (a) et 11 ans après latéralisation du grand trochanter (b).

	Avant	Après 11 ans	Gain
Flexion **Extension**	90° 5°	115° 10°	30°
Adduction **Abduction**	5° 25°	30° 60°	60°
Rotation int. **Rotation ext.**	5° 0°	50° 30°	75°

Tableau III.

Ostéotomie intertrochantérienne valgisante + ténotomie (PAUWELS II)

Au cours de l'évolution de la coxarthrose subluxante, le cotyle s'évase latéralement et la tête fémorale est progressivement refoulée en dehors par un gros ostéophyte qui se développe à sa partie médiale.
Les surfaces articulaires sont incongruentes et le deviennent encore plus en abduction.

Si l'adduction maximum entraîne leur congruence (Fig. 11), une ostéotomie valgisante peut être envisagée.
Plus la tête fémorale est agrandie par l'ostéophyte médial, plus les chances de succès sont grandes, en général.

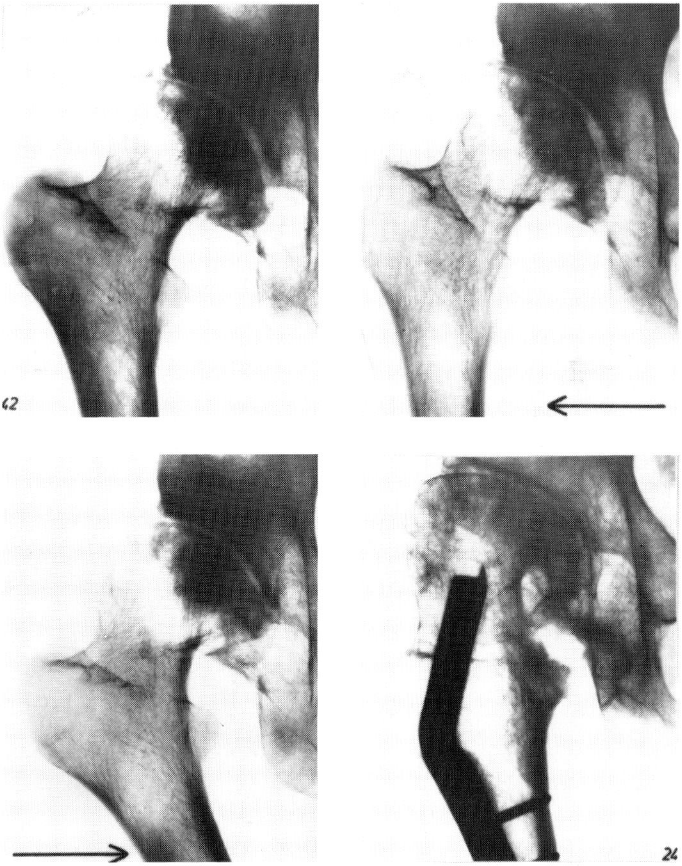

Figure 11.
a : position neutre ; b : abduction maximum ; c : adduction maximum ;
Rx préopératoires. Incongruence en abduction, meilleure congruence en adduction.
d : résultat 24 ans après une ostéotomie valgisante.

L'ostéotomie intertrochantérienne valgisante (Fig. 12) tire avantage du gros ostéophyte développé en dedans de la tête fémorale où il y a peu de compression et fait participer cet ostéophyte à la surface portante.

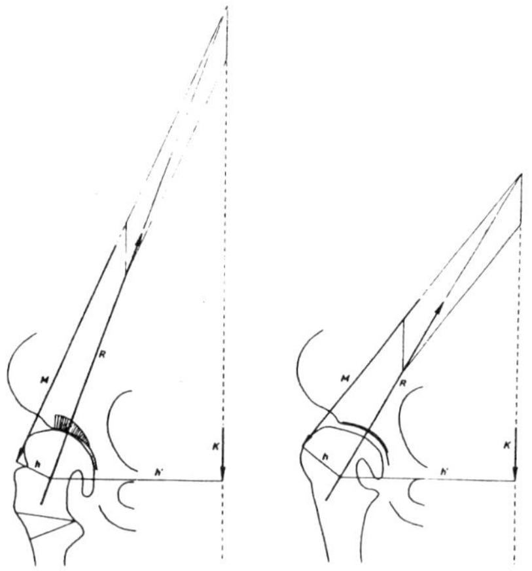

Figure 12.
Ostéotomie intertrochantérienne valgisante avec ténotomie. K : force exercée par la masse du corps supportée par la hanche ; h' : bras de levier de K ; M : force exercée par les muscles abducteurs ; h : bras de levier de M ; R : force résultante transmise par la hanche.

Souvent la saillie de la tête fémorale en dehors qui suit l'opération refoule les muscles abducteurs, allongeant ainsi leur bras de levier et changeant leur direction. Ceci entraîne une diminution de la force transmise par la hanche. Cette force est en outre diminuée par la ténotomie des abducteurs, adducteurs et psoas, systématiquement combinée à l'ostéotomie de valgisation (PAUWELS II). Agrandissement de la surface portante articulaire et diminution de la force transmise réduisent la pression articulaire et la distribuent uniformément.

Les conditions suivantes feront choisir une ostéotomie valgisante :

1. triangle dense au bord du cotyle
2. congruence des surfaces articulaires en adduction maximum seulement, alors qu'en abduction leur incongruence s'accentue.

La valgisation est aussi indiquée dans la coxarthrose protrusive.
Le choix de l'ostéotomie valgisante doit être confirmé par la préparation de l'opération sur papier à partir du calque de la radiographie de face en position neutre (Fig. 15). Il arrive que la congruence ne soit possible que dans une position dépassant l'adduction cliniquement possible. Dans ce

cas, l'angle du coin à réséquer dépasse l'amplitude de l'adduction préopératoire.

Exemple.

Une patiente de 37 ans souffrait d'une coxarthrose subluxante avec coxa valga, conséquence d'une dysplasie (Fig. 13 a).

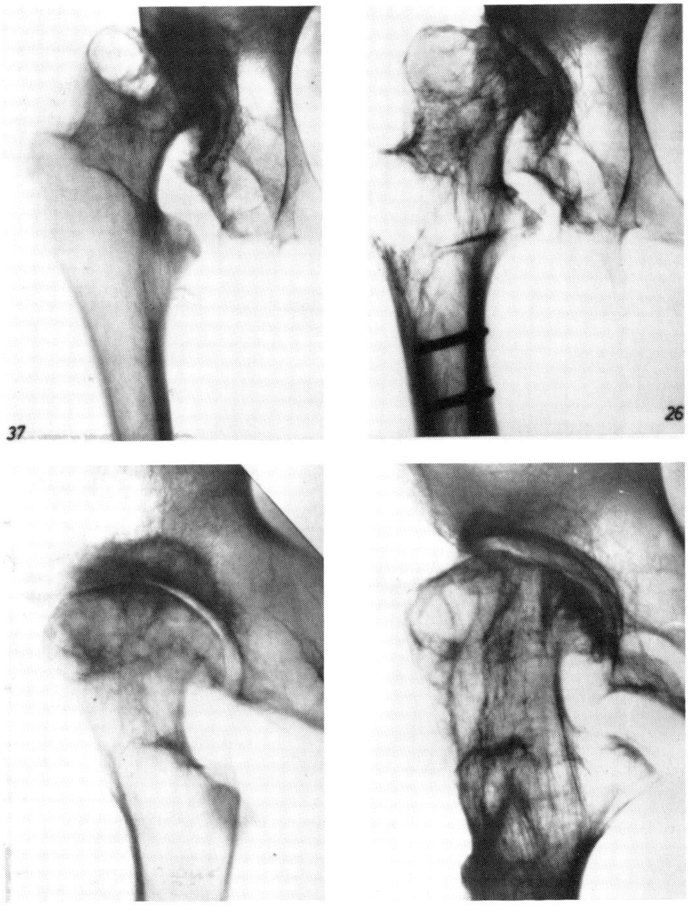

Figure 13.
Patiente de 37 ans. Rx de face (au-dessus) et de profil (en-dessous).
Avant (a) et 26 ans après (b) une ostéotomie valgisante.

Une ostéotomie varisante aurait corrigé la coxa valga mais aurait aggravé l'incongruence des surfaces articulaires (Fig. 14) et, par conséquent, aurait encore diminué les surfaces portantes de l'articulation. Pour obtenir une congruence de celles-ci, il fallait ouvrir davantage encore l'angle cervico-diaphysaire et donc accentuer la coxa valga (Fig. 15).

Une ostéotomie valgisante de 30° était indiquée. Elle fut réalisée avec un excellent résultat clinique.

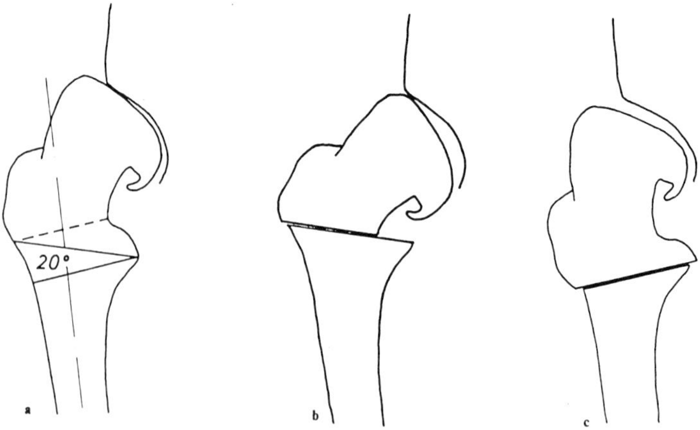

Figure 14. Dessin préopératoire.
Une varisation diminuerait davantage encore la surface portante articulaire (b). Une valgisation est nécessaire pour l'agrandir (c).

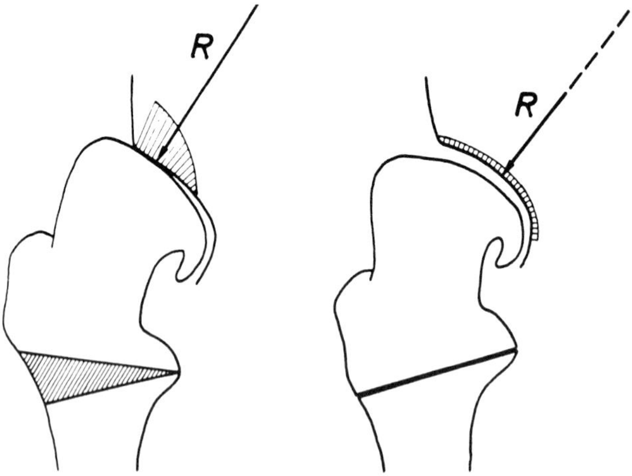

Figure 15.
La valgisation agrandit la surface portante articulaire et diminue ainsi les contraintes de compression dans l'articulation.

Après 26 ans, ce résultat se maintient : aucune douleur, amplitude satisfaisante des mouvements (tableau IV) possibilité de marche illimitée. Les modifications radiologiques sont spectaculaires (Fig. 13 b).

	Avant	Après 26 ans	Gain
Flexion **Extension**	60° -10°	90° 0°	40°
Adduction **Abduction**	15° 0°	45° 25°	55°
Rotation int. **Rotation ext.**	0° 5°	20° 0°	15°

Tableau IV.

Dans certains cas, seul l'ostéophyte développé en dedans de la tête fémorale reste dans l'articulation et constitue la surface portante après la valgisation.

Exemple.

C'est le cas chez la patiente (Fig. 16 a) opérée à l'âge de 47 ans et revue 17 ans plus tard (Fig. 16 b).

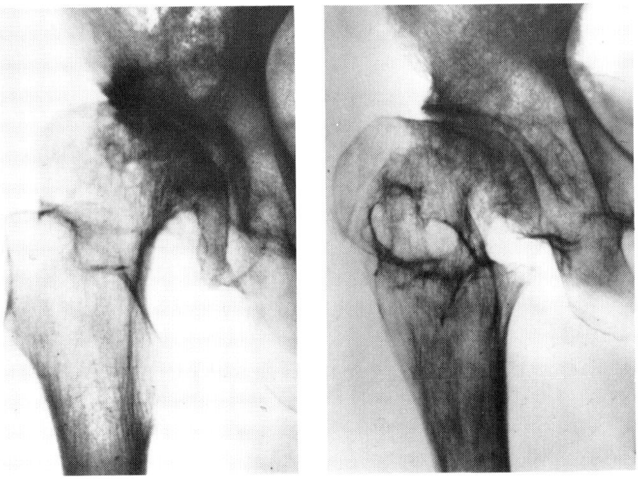

Figure 16.
Patiente de 47 ans. Avant (a) et 17 ans après une ostéotomie valgisante (b).

L'âge avancé ne constitue pas une contre-indication. L'évolution chez la patiente (Fig. 17 a) opérée à l'âge de 78 ans et revue 17 ans plus tard (Fig. 17 b) l'illustre.

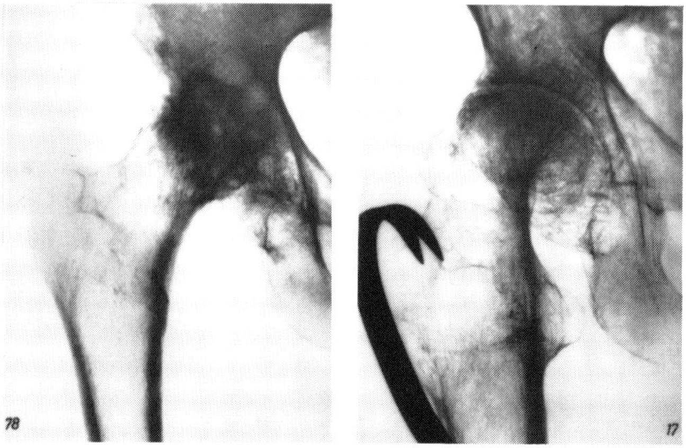

Figure 17.
Patiente de 78 ans. Avant (a) et 17 ans après une ostéotomie valgisante (b).

Le cas particulier de la coxarthrose protrusive

Dans la coxarthrose protrusive, la tête fémorale s'enfonce progressivement dans le cotyle. Une force telle que la force R qui comprime le bassin sur la tête fémorale peut toujours être décomposée en vecteurs ayant des directions arbitraires (Fig. 18).

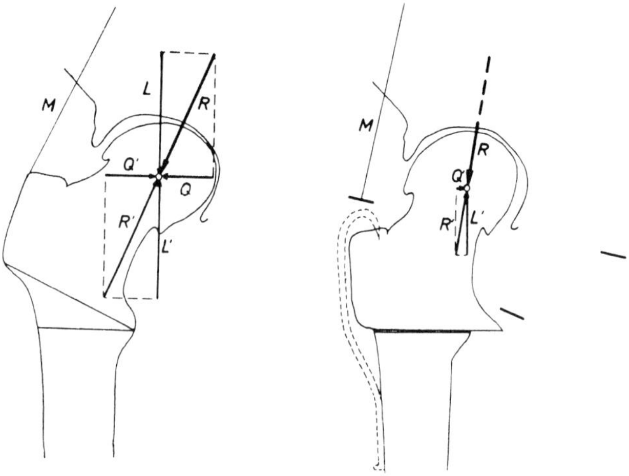

Figure 18. Protrusion acétabulaire.
Décomposition de la force R ou de sa réaction R' en une composante longitudinale L, L' et une composante transversale Q, Q'. M : force exercée par les muscles abducteurs.
Avant (a) et après (b) une ostéotomie valgisante + ténotomie.

Décomposons-la en un vecteur vertical L et un vecteur horizontal Q. La force de réaction de R' qui pousse la tête fémorale contre le bassin doit alors être décomposée en deux vecteurs L' et Q' ayant la même direction que L et Q mais des sens opposés. La composante Q' pousse la tête fémorale vers le fond du cotyle.
Dans la coxarthrose protrusive, la composante Q' paraît trop grande pour la résistance des tissus. Le but du traitement chirurgical consiste à la réduire. Une ténotomie des abducteurs, des adducteurs et du psoas diminue la grandeur de la force R et, par conséquent, celle de L' et Q'. Une ostéotomie valgisante, en modifiant la direction des muscles abducteurs M, déplace R du fond vers le toit du cotyle. Le changement de direction de R ou R' raccourcit le vecteur horizontal Q' dans le parallélogramme des forces.
Si, dans la coxarthrose protrusive, il n'y a pas de triangle dense dans le fond du cotyle, une ténotomie (VOSS-PAUWELS) peut suffire.

Exemple.

Une patiente de 67 ans présentait une coxarthrose protrusive douloureuse avec limitation des mouvements (tableau V) et un pincement articulaire (Fig. 19 a). Trois ans après une ténotomie multiple, la hanche reste indolore et il n'y a plus de boiterie, les mouvements sont complets (tableau V). La radiographie (Fig. 19 b) montre la réapparition d'un interligne articulaire normal et la disparition des kystes.

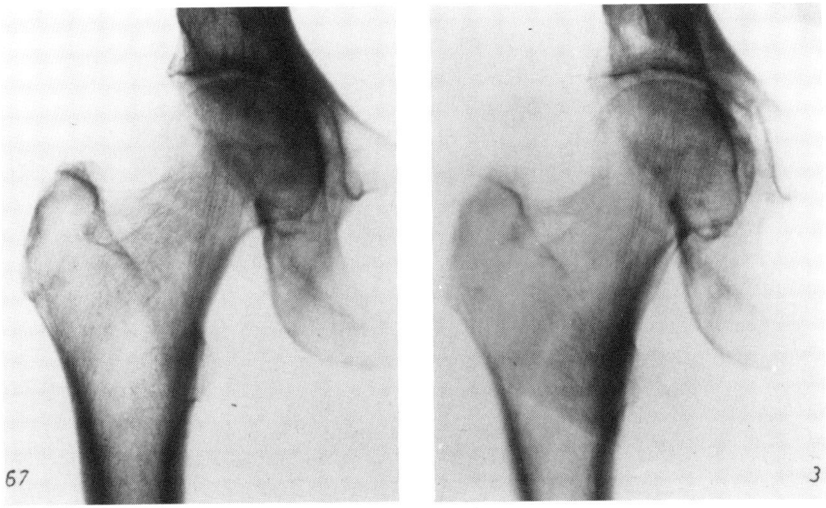

Figure 19.
Patiente de 67 ans. Avant (a) et 3 ans après une ténotomie (b).

	Avant	3 ans post op.	Gain
Flexion **Extension**	95° 0°	130° 0°	35°
Adduction **Abduction**	0° 25°	20° 45°	40°
Rotation int. **Rotation ext.**	40° 20°	30° 40°	10°

Tableau V.

Quand la sclérose sous-chondrale est accentuée dans le fond du cotyle, une ostéotomie valgisante doit être combinée avec la ténotomie de façon à décharger davantage le fond du cotyle.

Exemple.

Chez une patiente de 58 ans (Fig. 20 a), la tête fémorale faisait protrusion dans le bassin. Une ostéotomie valgisante avec ténotomie fut réalisée. Dix ans plus tard, le résultat clinique et radiologique (Fig. 20 b) restait excellent.

La sclérose sous-chondrale d'égale épaisseur suggère une distribution uniforme de la pression articulaire sur de très grandes surfaces portantes.

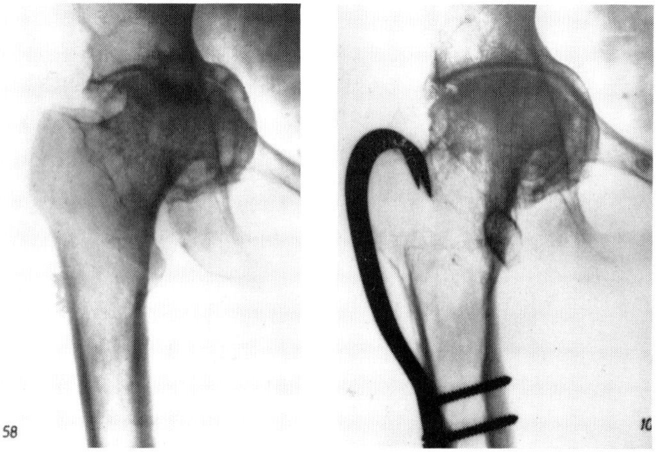

Figure 20.
Patiente de 58 ans. Avant (a) et 10 ans après une ostéotomie valgisante + ténotomie (b).

Raccourcissement du membre opposé

En ce qui concerne l'étendue des surfaces portantes articulaires, faire tourner la tête du fémur dans le cotyle, dans le sens contraire aux aiguilles d'une montre dans le schéma (Fig. 21 a), ou faire tourner le bassin autour de la tête fémorale dans le sens des aiguilles d'une montre (Fig. 21 b) aboutissent au même résultat.

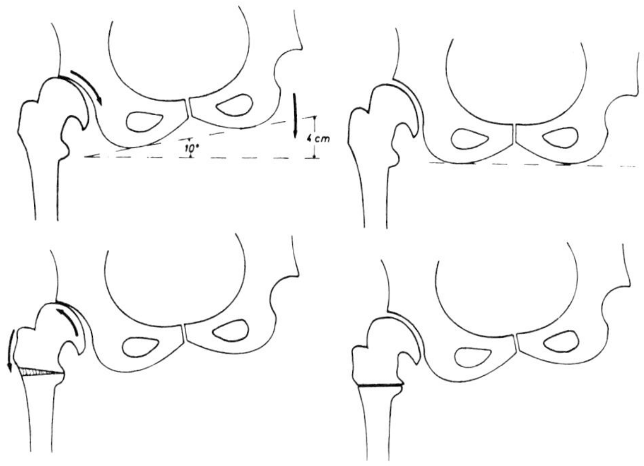

Figure 21.
Agrandissement de la surface portante articulaire par rotation de la tête fémorale dans son cotyle (a) ou par rotation du cotyle sur la tête fémorale (b).

Exemple.

Une patiente de 57 ans se plaignait de douleurs des deux hanches. Elle présentait des hanches arthrosiques sur dysplasie bilatérale (Fig. 22 a). La tête fémorale droite s'articulait dans un néocotyle plus haut situé que le cotyle normal. Le bassin était basculé vers la droite avec une différence apparente de longueur des membres inférieurs de 4 cm. Une ostéotomie valgisante de 55° combinée à un raccourcissement de 4 cm fut effectuée à gauche (Fig. 23). Cette ostéotomie entraîna un agrandissement des surfaces portantes de la hanche gauche. Le raccourcissement provoqua une rotation du bassin de 10° autour de la tête fémorale droite (Fig. 24) avec, comme conséquence, un agrandis-sement des surfaces portantes de la hanche droite. L'amélioration des deux hanches fut spectaculaire. Onze ans plus tard, le résultat restait bon des deux côtés : absence de douleur, amélioration des mouvements. Les signes radiologiques (Fig. 22 b) d'arthrose avaient régressé non seulement du côté gauche opéré mais aussi du côté droit.

avaient régressé non seulement du côté gauche opéré mais aussi du côté droit.
A droite, l'effet biologique de l'ostéotomie ne peut être invoqué comme cause de la guérison. Seul un effet purement mécanique a été produit. C'est lui qui est essentiel.

a

b

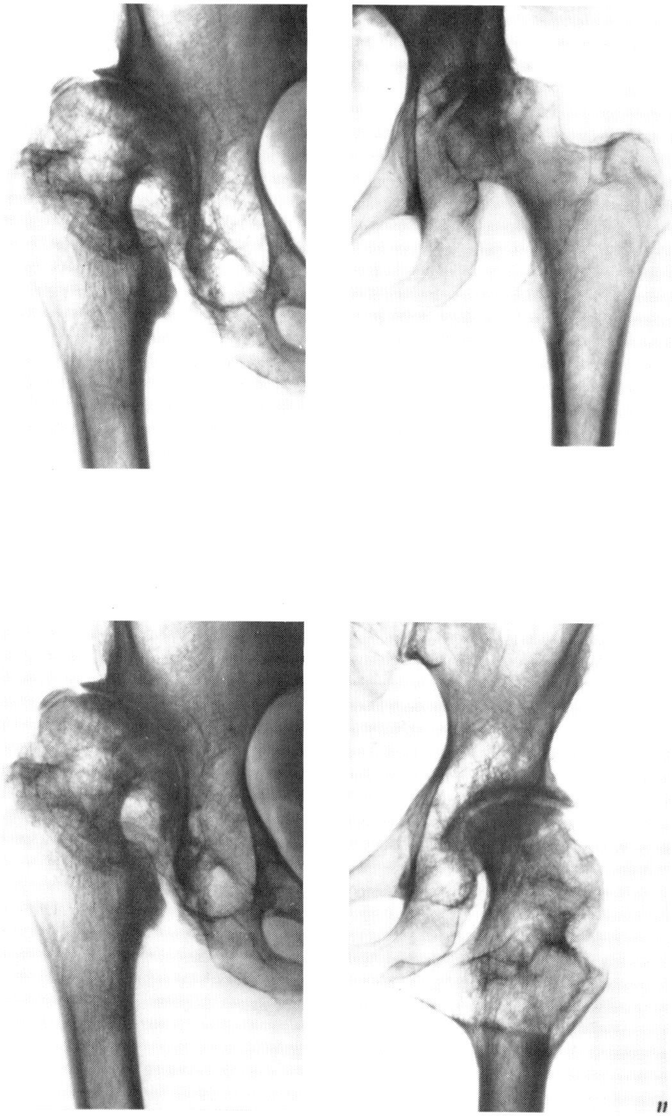

Figure 22.
Patiente de 57 ans avec une coxarthrose bilatérale. Avant (a) et 11 ans après (b) une ostéotomie valgisante combinée à un raccourcissement du côté le plus long.

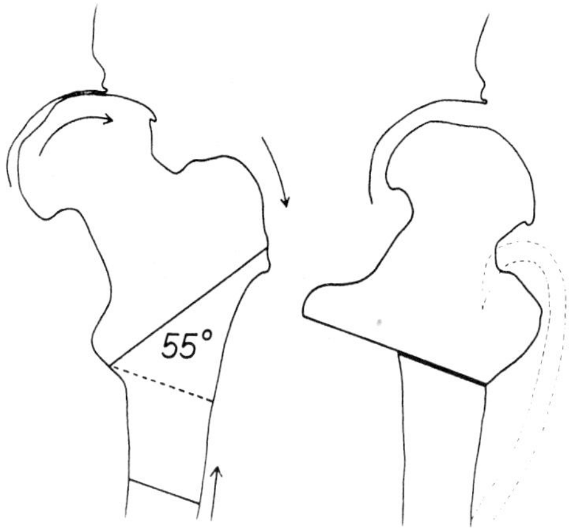

Figure 23.
Dessin préopératoire pour la hanche du côté le plus long (voir figure 22).

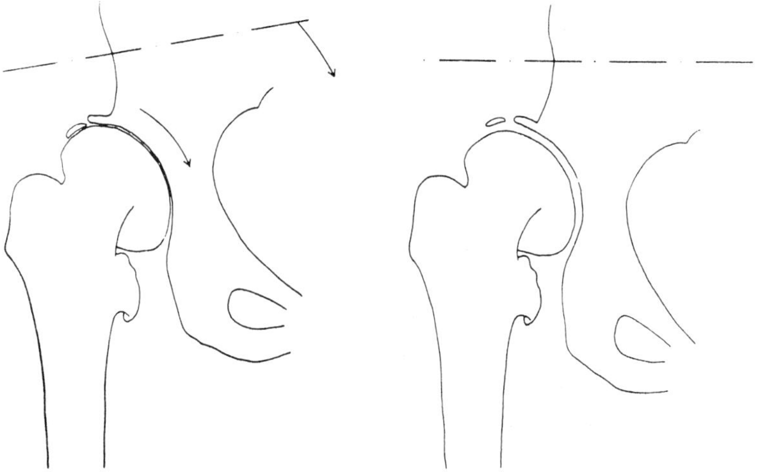

Figure 24.
Effet du raccourcissement sur le côté opposé.

III. CONTRE-INDICATION AUX OPÉRATIONS DÉCRITES

Quand les surfaces articulaires de la hanche ne peuvent être rendues congruentes ni en abduction ni en adduction (Fig. 25), aucune des opérations décrites ci-dessus ne peut assurer un succès durable.

Dans certains cas, une congruence devient possible par valgisation après quelques années d'évolution, avec aplatissement du rebord du cotyle et de la tête fémorale.

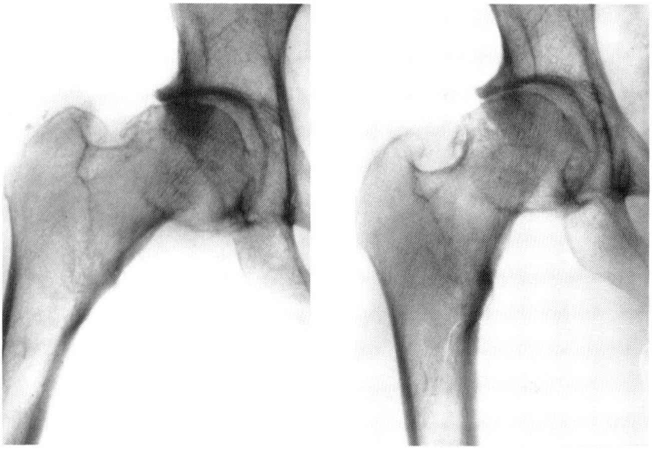

Figure 25.
Pas de congruence possible des surfaces articulaires. Donc contre-indication aux opérations décrites.
a. Position neutre ; b. abduction maximum.

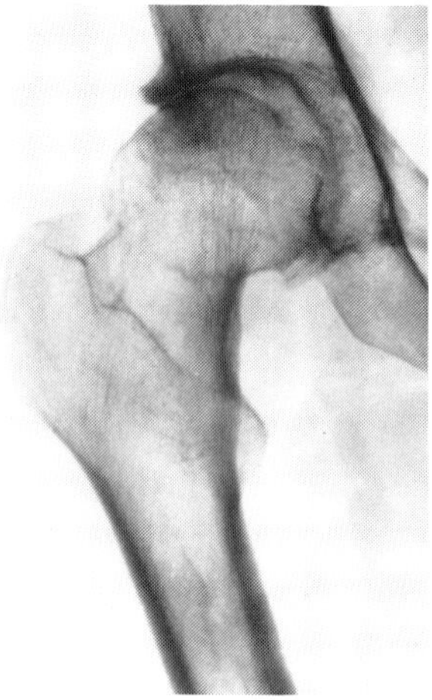

Figure 25.
c. adduction maximum.

Dans d'autres cas, il n'y a aucun espoir d'obtenir une congruence. Il faut alors envisager d'emblée une prothèse totale, ce que nous n'hésitons pas à faire quel que soit l'âge, depuis la mise au point de la prothèse couverte d'hydroxyapatite de FURLONG. Celle-ci, bio-active, grâce à sa forme et à son recouvrement de 200 µ d'épaisseur, entraîne une réaction physiologique des tissus comparable à ce qui s'observe après une ostéotomie : disparition du triangle dense dans le toit du cotyle, comblement des espaces vides, restructuration du tissu spongieux dans la région métaphysaire du fémur.

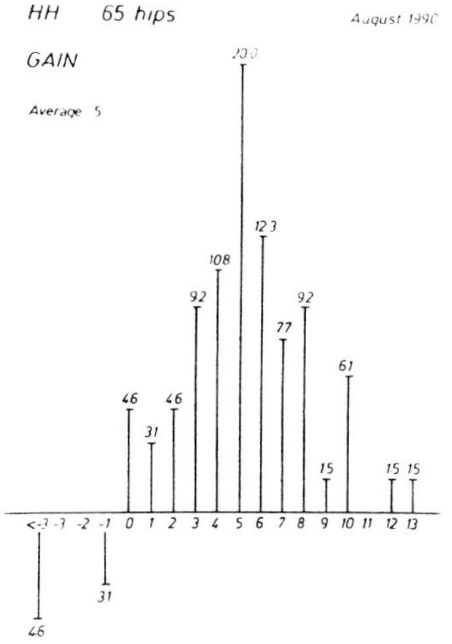

Figure 26.
Gain obtenu après ténotomie avec recul minimum de 1 an, en nombre de points de la cotation de MERLE d'AUBIGNÉ.

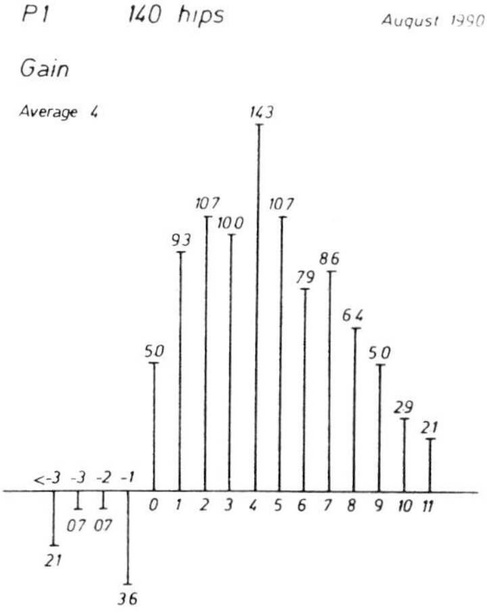

Figure 27.
Gain obtenu après ostéotomie varisante avec recul minimum de 1 an, en nombre de points de la cotation de MERLE d'AUBIGNÉ.

Résultats des opérations décrites

Revues en 1990 avec un recul de 1 à 26 ans, les hanches opérées furent évaluées suivant la cotation de Merle d'Aubigné attribuant de 0 à 6 points pour la douleur, autant pour l'amplitude des mouvements et autant pour la marche, soit un total de 18 points.
Le gain moyen était :

* pour 65 ténotomies, de 5 points (extrêmes : -3, +13) (Fig. 26)
* pour 140 ostéotomies varisantes, de 4 points (extrêmes : -3, +11) (Fig. 27)
* pour 39 latéralisations du grand trochanter, de 3.7 points (extrêmes : -3, +8) (Fig. 28)
* pour 538 ostéotomies valgisantes, de 5 points (extrêmes : -3, +13) (Fig. 29).

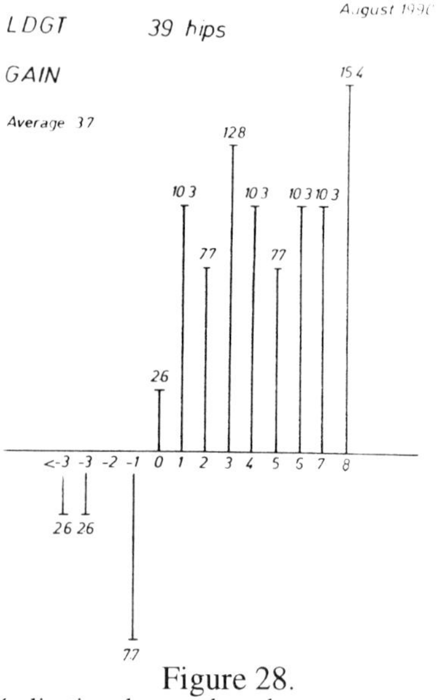

Figure 28.
Gain obtenu après latéralisation du grand trochanter avec recul minimum de 1 an, en nombre de points de la cotation de MERLE d'AUBIGNÉ.

Les bons résultats initiaux se détériorent chez un certain nombre de patients :

* 9 % après 13 ans en moyenne pour les 65 ténotomies
* 12 % après 10 ans en moyenne pour les 140 ostéotomies varisantes
* 28 % après 12 ans en moyenne pour les 39 latéralisations du grand trochanter
* 12 % après 12 ans en moyenne pour les 538 ostéotomies valgisantes.

Plusieurs de ces hanches ont été réopérées. Chez certains patients, une nouvelle ostéotomie a entraîné à nouveau un bon résultat. Chez d'autres, la hanche a été remplacée par une prothèse totale. Celle-ci a été implantée sans difficulté particulière, même après latéralisation du grand trochanter.

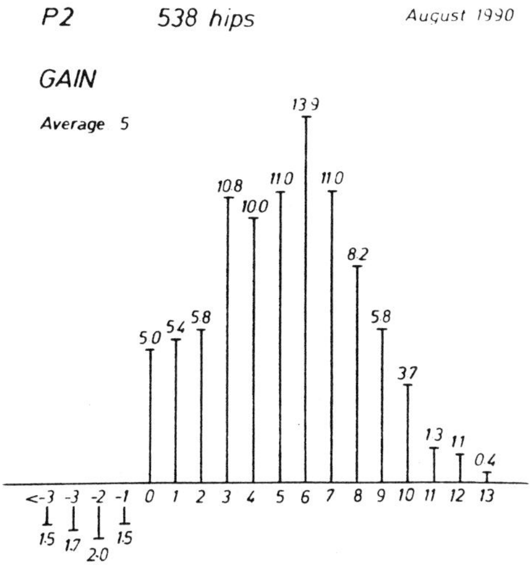

Figure 29.
Gain obtenu après ostéotomie valgisante avec recul minimum de 1 an, en nombre de points de la cotation de MERLE d'AUBIGNÉ.

CONCLUSION

Quand il est possible de réduire de façon significative la pression articulaire de la hanche en agrandissant les surfaces portantes de l'articulation et en diminuant la force transmise, une articulation arthrosique peut se régénérer avec régression des signes d'hyperpression et réapparition d'un large interligne articulaire. Les réactions des tissus articulaires à une diminution suffisante de leur sollicitation en compression équivalent à une guérison clinique et radiologique.

La grande variété de configurations individuelles des hanches arthrosiques exclut toute technique chirurgicale standard. L'opération adéquate doit être choisie pour chaque cas particulier. Elle doit être réalisée sur papier avant d'être effectuée avec précision en salle d'opération.
Dans ces conditions, elle donne d'excellents résultats durables dans la plupart des cas.
Lorsqu'une détérioration survient, toute possibilité reste ouverte pour un remplacement prothétique avec l'avantage que ce remplacement a été postposé d'une dizaine d'années au moins.

RÉFÉRENCES

1. MAQUET P. Biomechanics of the hip as applied to osteoarthritis and related conditions. Berlin, Heidelberg, etc. Springer, 1985.

2. MAQUET P. Importance de la position du grand trochanter. Acta Orthop. Belg. 56, Suppl. I, 307-322, 1990.

3. MAQUET P. Réaction biologique à la prothèse couverte d'hydroxyapatite. Acta Orthop. Belg. 59, Suppl. I, 326-328, 1993.

4. MERLE d'AUBIGNÉ R. Cotation chiffrée de la fonction de la hanche. Rev.Chir.Orthop. 56 : 481, 1970.

5. PAUWELS F. Biomécanique de la hanche saine et pathologique. Un atlas. Berlin, Heidelberg, etc. Springer, 1977.

6. PAUWELS F. Biomécanique de l'appareil moteur. Berlin, Heidelberg, etc. Springer, 1979.

CONCEPTS ACTUELS DE L'ARTHROPLASTIE TOTALE DE HANCHE

R. GUNZBURG

Le concept du remplacement articulaire ne date pas d'hier.
En effet, dès le siècle dernier, des tentatives furent entreprises pour résoudre le problème de la coxarthrose.

L'interposition articulaire, par exemple, fut tentée par bois, muscle, vessie de porc, fascia lata et même or.
SMITH-PETERSEN proposa le verre. Ce fut un échec qui incita à l'utilisation du pyrex et de la bakélite.
Il fallut attendre 1939 pour que VENABLE introduise l'alliage de vitallium, matériau utilisé jusqu'à ce jour.

Ces tentatives d'interposition articulaire furent suivies par le **remplacement articulaire** proprement dit : l'arthroplastie fémorale, sous l'impulsion d'Austin MOORE dont la prothèse céphalique est encore utilisée couramment dans sa forme d'origine.

Il est généralement admis que la première **prothèse totale de hanche** fut placée en 1939 par WILES.
L'arthroplastie totale de hanche connut ensuite une évolution continuelle au cours des années.
Rapidement, plusieurs modèles firent leur apparition. Ainsi, par exemple, la prothèse de McKEE-FARRAR (Fig. 1) composée de segments métalliques. Bien que le couple frictionnel d'une prothèse métal-métal ne soit pas bon, nous rencontrons parfois encore aujourd'hui des patients porteurs de pareil implant qui présentent une excellente fonction.

Le grand bouleversement dans l'évolution de la prothèse totale de hanche vint avec Sir John CHARNLEY.
C'est lui qui proposa l'utilisation du polyéthylène pour l'implant cotyloïdien. En effet, le couple de friction métal-polyéthylène (Fig. 2) est tellement favorable que cette même combinaison est toujours actuellement la plus courante.
En outre, il introduisit l'utilisation du ciment acrylique pour sceller les implants.
Avec ces deux apports, les bases de l'arthroplastie moderne étaient jetées et, pendant des années, l'évolution de l'arthroplastie totale de hanche consista en variations sur ces thèmes.

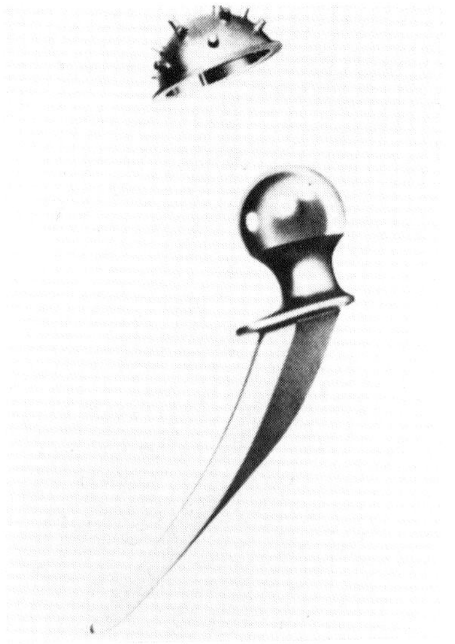

Figure 1.
Prothèse de McKEE-FARRAR.

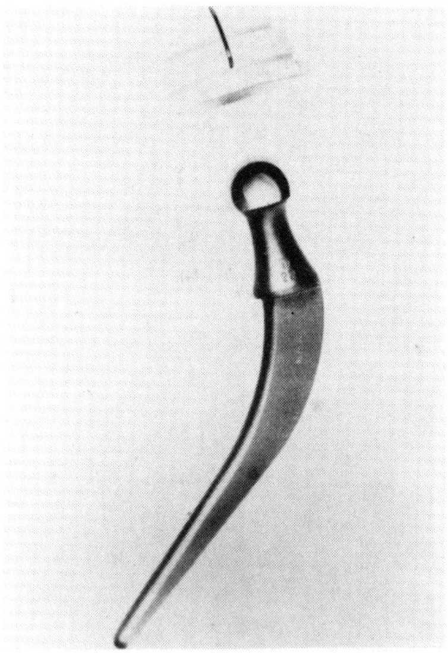

Figure 2.
Prothèse de CHARNLEY.

Cette intervention, qui représente une véritable révolution dans l'histoire de la médecine en rendant au patient tant l'indolence que la mobilité tout en conservant la stabilité, n'est malheureusement pas sans complications.

La plus courante des complications est **le descellement**.
D'une manière générale, nous pouvons estimer qu'à 5 ans, 5 % des prothèses seront descellées et qu'à 10 ans, 10 % le seront.
C'est le descellement qui est à l'origine des études et des progrès qui sont continuellement réalisés dans ce domaine. Il en découle que nos propos ne seront plus d'actualité dans quelques années.

Les concepts actuels visent à diminuer le risque de descellement.
D'un point de vue mécanique, les contraintes doivent être minimales au niveau de l'interface avec l'os.
Pour obtenir ce résultat, une fixation supplémentaire s'impose. Actuellement, trois variétés existent : le ciment, les surfaces poreuses et l'hydroxyapatite.

Les prothèses cimentées

Par leur concept, les prothèses cimentées sont les plus proches de celle de CHARNLEY.
Leur forme a cependant évolué. En effet, actuellement la plupart des prothèses épousent mieux le fût fémoral. Ceci ne peut cependant être

achevé que dans un plan (le plan frontal), le reste de l'espace libre devant être comblé par le ciment.

La technique du cimentage connaît également une évolution. Les modes de préparation permettent aujourd'hui la confection d'un ciment contenant un minimum de bulles d'air afin d'en augmenter la résistance. La centrifugation, la mise en place au préalable d'un bouchon fémoral et l'utilisation d'un pistolet à ciment améliorent le cimentage.
Les prothèses cimentées restent donc d'actualité et l'évolution réside plutôt au niveau des techniques de placement.

Devant le succès clinique indéniable de l'arthroplastie totale de hanche, les chirurgiens ont été amenés au fil des années à élargir leurs indications.
Les patients bénéficiaires de ces implants sont de plus en plus jeunes : afin de prolonger la longévité des prothèses tout en facilitant une éventuelle réintervention, de nouveaux concepts ont été proposés.

Les prothèses à surfaces poreuses

Un recouvrement porotique des surfaces prothétiques permet une véritable colonisation de la prothèse par l'os et donc un ancrage par ostéogénèse (Fig. 3).

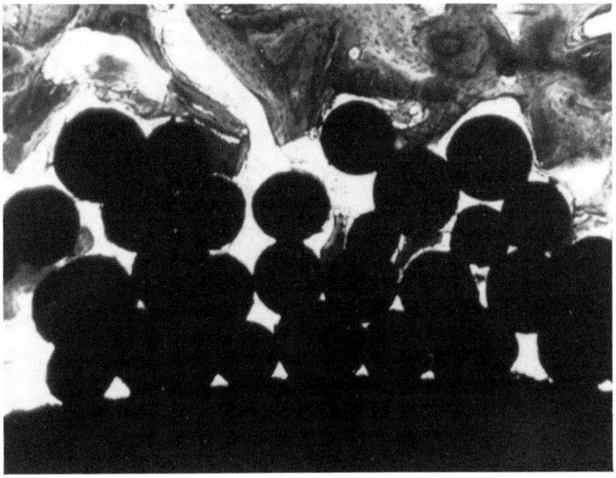

Figure 3.
Coupe microscopique montrant la colonisation de la prothèse par l'os.

Le choix du diamètre de ces porosités est essentiel et doit se situer entre 50 et 400 microns.
Les techniques d'usinage de ces implants sont difficiles et onéreuses.

Les prothèses recouvertes d'hydroxyapatite

Un autre type d'intégration osseuse est obtenu par un recouvrement d'hydroxyapatite (Fig. 4).

La composition chimique de ce recouvrement est identique à celui de l'os et permet à celui-ci de s'unir véritablement à la prothèse (Fig. 5).

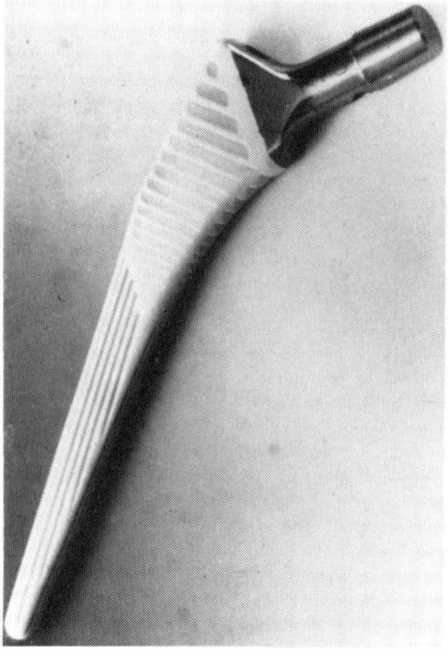

Figure 4.
Prothèse dont le manche est recouvert d'hydroxyapatite.

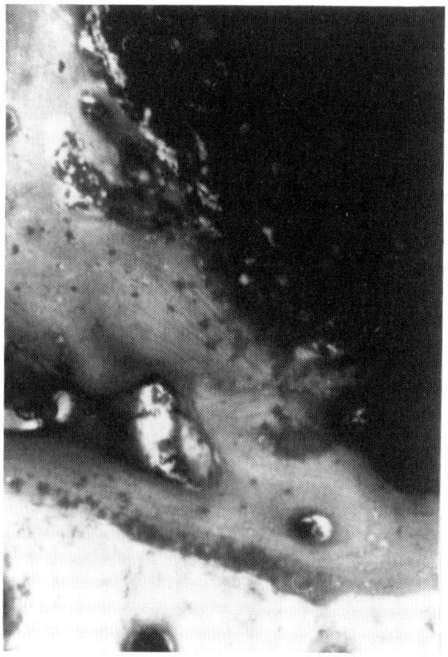

Figure 5.
Coupe microscopique montrant l'intégration de la prothèse à l'os.

Les prothèses non cimentées

La stabilité primaire d'une prothèse non cimentée doit être obtenue au moment de l'insertion de l'implant. Elle dépend de la forme de cet implant, de la technique opératoire et de l'expérience du chirurgien.
L'ancrage microscopique ne s'obtient qu'après quelques mois : il assure la stabilité secondaire.

Les prothèses hybrides

Chaque technique présente ses avantages et ses désavantages :

- comme le problème majeur des implants cimentés est le descellement de la composante cotyloïdienne,

- comme celui des implants à ancrage biologique réside en une douleur d'origine fémorale,

d'aucuns préconisent l'utilisation de prothèses hybrides : cotyle non cimenté et implant fémoral cimenté.

Les prothèses sur mesure

La confection de prothèses sur mesure améliore le contact os-prothèse.

L'empreinte interne du fémur est réalisée par une superposition de coupes réalisées au tomographe computérisé. Un logiciel informatique permet de modéliser et d'analyser les courbures. Ainsi, la prothèse peut être réalisée par une machine à commande numérique, au départ d'une ébauche métallique forgée.

Une autre technique consiste à prendre un moule peropératoire du fémur proximal après préparation. Il est ainsi possible de confectionner la prothèse pendant l'opération, en copiant le moule.

Ce genre de prothèses nous paraît surtout indiqué chez les sujets à longue espérance de vie, ou lors de reconstructions difficiles.
L'infrastructure logistique est malheureusement trop importante pour être facilement disponible.

En dehors du descellement, il est d'autres complications qui peuvent survenir.
Ainsi, par exemple, la luxation et l'usure des implants.

La fréquence de **la luxation** peut être réduite au minimum par une technique opératoire correcte et le respect des consignes par le patient. En outre, le design de certains implants cotyloïdiens est conçu pour éviter cette complication.

L'usure est évidemment devenue un problème plus actuel du fait de l'utilisation de l'arthroplastie de hanche chez des sujets de plus en plus jeunes.
L'introduction de têtes en céramique, matériau chimiquement et biologiquement très inerte, a permis d'augmenter la résistance à l'usure.

En conclusion, les progrès de l'arthroplastie totale de hanche seront toujours le fruit d'une recherche interdisciplinaire orientée vers trois sujets d'étude :

- le comportement mécanique os-implant,
- la réaction du tissu osseux aux sollicitations mécaniques,
- la mise au point de nouveaux biomatériaux.

RÉFÉRENCES

1. BOBYN G.D., ENGH C.A. Biologic fixation of hip prosthesis : review of the clinical status and current concepts. In : *Advances in orthopaedic surgery,* WILLIAMS ET WILKINS Co., 137-150, 1983.

2. ENGH C.A., GLASSMAN A.H., BOBYN G.D. Surgical principles in cementless arthroplasty. Technics orthopaed., 1(3) : 35-53, 1986.

3. HARRIS W.H., MALONEY W.J. Hybrid total hip arthroplasty. Clin. orthop., 249, 21-29, 1989.

4. JASTY M., DAVIES J.P., CONNOR D.O., BURKE D.W., HARRIGAN T.P., HARRIS W.H. Porosity of various preparations of acrylic bone cements. Clin. orthop., 259, 122-129, 1990.

5. MULROY R.D. Jr., HARRIS W.H. The effect of improved cementing techniques on component loosening in total hip replacement. An 11-year radiographic review. J. Bone Joint Surg. 72B, 5, 757-760, 1990.

6. ROSAK W.J., ROTHMAN R.H. Survival chip analysis of 1041 CHARNLEY total hip arthroplasties. J. Arthroplasty 5 : 41-47, 1990.

7. RUSSOTTI G.M., HARRIS W.H. Proximal placement of the acetabular component in total hip arthroplasty. A long term follow-up study. J. Bone Joint Surg. 73A, 4, 587-592, 1991.

8. WOO R.Y., MORREY B.F. Dislocations after total hip arthroplasty. J. Bone Joint Surg. 64A, 9, 1295-1306, 1982.

9. WROBLEWSKI B.M. 15-21-year results of the CHARNLEY low friction arthroplasty. Clin. orthop., 211, 30-35, 1986.

L'ARTHROPLASTIE DE LA HANCHE

INDICATIONS

P. BLAIMONT et G. DELRONGE

La coxarthrose dite essentielle

Elle bénéficie depuis plusieurs années d'indications de plus en plus étendues en raison de la durée de vie des prothèses.
L'expérience a prouvé que, dans certaines séries, 80 % des patients prothésés se déclarent encore satisfaits après 15 ans ; d'autre part, les techniques de reprise se sont simplifiées, tant par l'expérience de ceux qui les pratiquent que par l'apparition sur le marché de prothèses modulaires où seules les pièces soumises à usure peuvent être remplacées, les pièces porteuses restant en place dans la meilleure des hypothèses.

Il y a 15 ans à peine, la prudence voulait que l'on ne place une prothèse que si l'espérance de vie de celle-ci avait toutes chances de dépasser celle du patient.
Cette notion est périmée. L'indication se pose avant tout sur l'intensité des douleurs et l'altération plus ou moins profonde de la qualité de la vie.

La coxarthrose sur dysplasies

Dans les hanches dysplasiques, dont on sait que les premières manifestations douloureuses surviennent généralement vers 35 ans, l'ostéotomie conserve toute sa valeur : en effet, l'intervention d'orientation de la tête par l'ostéotomie de PAUWELS est susceptible de restaurer une anatomie normale en conférant des résultats souvent définitifs.
Il est regrettable que, trop souvent, l'indication ne soit pas posée précocement car, quelques années plus tard, les structures osseuses se seront dégradées au point de rendre aléatoire le résultat d'une intervention conservatrice.
Dans certaines dysplasies dites non appuyées, où la tête a quitté le cotyle, ce n'est pas la douleur mais une impotence fonctionnelle sévère qui domine le tableau.
Si le cas est bilatéral, la claudication est extrême ; la colonne lombaire se dévie en lordose ; le patient réclame avec insistance une intervention

susceptible de lui faire mener une vie socialement et professionnellement normale.
La technique ici demande beaucoup de rigueur et d'expérience dans son exécution. La prothèse n'est replacée dans le paléocotyle qu'au prix d'un allongement musculaire, d'un renforcement et d'un agrandissement par greffe osseuse de l'ancienne cavité acétabulaire dysplasique et rendue fragile par non-utilisation (Fig. 1).

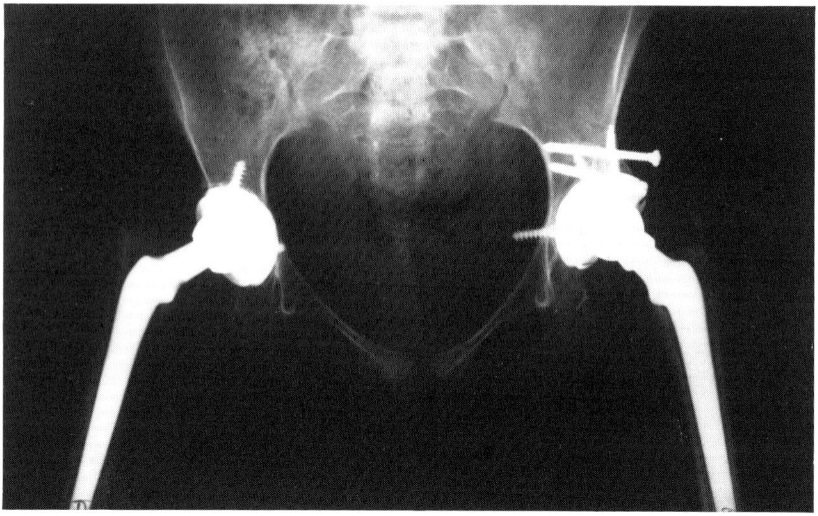

Figure 1.

L'arthrite rhumatoïde

C'est une indication d'arthroplastie fréquente et indiscutable.
Les résultats sur la douleur sont excellents ; sur la fonction, ils peuvent être tributaires de la valeur fonctionnelle d'autres articulations.
La durée de vie de la prothèse ne pose généralement pas de problème chez ces patients, dont les activités sont forcément réduites.

Dans ce chapitre, il convient de faire place à la forme juvénile de l'arthropathie ou maladie de STILL, qui atteint les enfants et adolescents.
Ces jeunes patients, souvent grabataires, voient leur croissance fortement ralentie et leur psychisme souvent frappé d'infantilisme.
L'attitude qui, classiquement, prévalait il y a quelques années, était d'attendre l'âge de maturation squelettique avant d'intervenir au niveau des hanches.
L'amélioration des techniques, le recours notamment à des prothèses sur mesure permettent d'envisager des interventions itératives autorisant ces enfants à se développer plus normalement sur le plan psychomoteur.

On observe, quelques mois à peine après la reprise des activités, une poussée de croissance générale ainsi qu'une forte augmentation diamétrale des os porteurs.
L'inévitable changement de prothèse qui surviendra au cours de la croissance orientera le choix du chirurgien vers des prothèses sans ciment, susceptibles d'une extraction plus aisée.

Le remplacement arthroplastique

Il s'indique pour intolérance d'une prothèse céphalique simple de type MOORE. Ces prothèses se caractérisent par un taux élevé d'usure cotyloïdienne ou cotyloïdite à 5 ans. Dans ces conditions, la prothèse est remplacée par une prothèse totale.
Les prothèses céphaliques actuelles sont conçues pour être totalisées, sans que l'on ne doive procéder à l'enlèvement, souvent assez laborieux d'ailleurs, de la composante fémorale.

La fracture du col

Si l'ostéosynthèse constitue la méthode conservatrice de choix chez les patients physiologiquement jeunes de moins de 65 ans, certains considèrent, non sans raison, qu'au-delà de cet âge, l'arthroplastie limitée à la composante fémorale (en raison de ses séquelles bien connues et fréquentes de cotyloïdite) peut valablement céder la place à l'arthroplastie totale.

L'indication d'une prothèse totale de hanche (P.T.H.) est ici affaire d'appréciation dans laquelle interviendra notamment le risque potentiel d'une réintervention pour totalisation.

La fracture du cotyle

Les résultats de la méthode opératoire conservatrice par ostéosynthèse sont directement liés à la qualité anatomique de celle-ci.
Une fracture simple de l'auvent cotyloïdien dans une fracture-luxation de la hanche sera traitée avec succès par le vissage du fragment.
L'enfoncement cotyloïdien avec fracture transacétabulaire comporte un pronostic nettement plus réservé.

S'il est légitime de tenter, chez des sujets jeunes, une reconstitution au prix d'une intervention souvent très complexe, il est préférable, chez des patients âgés de plus de 50 ans, d'attendre la consolidation spontanée des lésions, puis d'entreprendre une arthroplastie dont la réalisation pourra nécessiter le recours à des renforts métalliques d'un cotyle défaillant, voire à des greffes osseuses.

La nécrose aseptique de la tête fémorale

Dans les nécroses étendues de la tête, les ostéotomies et les greffes donnent des résultats décevants.
Chez ces patients, généralement âgés d'une quarantaine d'années, l'arthroplastie par prothèse fémorale biarticulée ou par prothèse totale modulaire trouve une de ses bonnes indications.
Le chirurgien appréciera, ici aussi, le risque de cotyloïdite sur prothèse biarticulée, mesuré à celui d'une réintervention sur le cotyle prothésé.

L'échec d'ostéotomies

Certaines ostéotomies, telles l'ostéotomie métaphysaire de translation interne de McMURRAY ou l'ostéotomie de valgisation de PAUWELS, modifient à ce point l'anatomie qu'il convient de recourir à un matériel spécialement conçu pour la circonstance.
Il est actuellement possible, sur la base d'une étude par tomographie computérisée, d'obtenir des prothèses entièrement conçues et réalisées par ordinateur ; celles-ci trouvent également leur indication dans les dysplasies fémorales hautes.

Les maladies osseuses

- *La maladie de PAGET,* contrairement à ce que l'on a pu croire, n'aggrave pas le pronostic de durabilité et de tenue de la prothèse.

- *L'ostéoporose* obligera le chirurgien à une attention particulière. Ainsi, il choisira les implants les plus larges possible pour diminuer les forces de pression sur l'os et recourra à l'ancrage par cimentage pour la même raison.

Les infections

L'arthrite de la hanche comporte pour l'arthroplastie un risque septique indiscutable.

Une longue préparation aux antibiotiques, un curetage large sacrifiant la tête fémorale au besoin, constitueront le premier temps opératoire.

Après un temps d'observation où l'on assistera à la normalisation de la V.S. et des images scintigraphiques, une arthroplastie peut être envisagée en recourant soit à un ciment imprégné de l'antibiotique adéquat, soit à des prothèses sans ciment recouvertes d'hydroxyapatite, dont l'enlèvement en cas d'échec pourrait s'effectuer avec plus de facilité.

L'arthroplastie dans l'infection sur prothèse

Totalement impensable il y a peu, cette intervention est devenue routinière actuellement.

Deux cas peuvent se produire :

a) infection post-opératoire précoce

Elle sera traitée par débridement et excision "carcinologique" de tous les tissus nécrosés ou suspectés de l'être. L'intervention sera terminée par une irrigation assurant une perfusion tissulaire généreuse aux antibiotiques.

b) infection plus tardive atteignant l'os

Dans ce cas, la prothèse est enlevée et l'os cureté.
La réimplantation peut, dans la meilleure des hypothèses (c'est-à-dire si les tissus paraissent sains), être réalisée en un temps.
Des billes de ciment libérant de la gentamycine ou un autre antibiotique approprié sont placées dans le site opératoire.
Dans d'autres cas, plus suspects de receler un microbisme latent, la prothèse est enlevée ; la plaie est largement perfusée ; des billes de ciment contenant des antibiotiques spécifiques sont laissées en place.
On se basera sur la normalisation de la V.S. et de la scintigraphie pour procéder au temps de réimplantation.

La désarthrodèse-arthroplastie

Il est bien connu que l'arthrodèse de la hanche, qui a pu constituer le traitement de choix des arthrites tuberculeuses ou à germes banals, de graves lésions traumatiques ou de la coxarthrose il y a 2 ou 3 décennies, entraîne à long terme le surmenage des articulations sus- et sous-jacentes.
Il n'est pas rare de constater le développement d'une arthrose du genou, homo- ou controlatérale selon le cas, dans le décours d'une arthrodèse de la hanche.
Le traitement de ces articulations, dont l'atteinte est la conséquence du blocage de la hanche, ne peut se concevoir sans intervention mobilisatrice de l'arthrodèse.

La désarthrodèse-arthroplastie est tout à fait réalisable mais il est rare de retrouver, dans ces cas, toute la mobilité souhaitée : tout se passe comme si les muscles immobilisés durant souvent de longues années ne retrouvaient jamais entièrement la souplesse nécessaire à l'accomplissement de mouvements d'amplitude normale.

Conclusions

L'arthroplastie totale apparaît donc actuellement comme une solution raisonnablement envisageable chaque fois qu'un traitement chirurgical conservateur ne permet pas d'offrir un bénéfice durable, ou que ce même traitement n'est pas accepté par le patient en raison des restrictions fonctionnelles ou du temps de rééducation qu'il impose.

Mais en revanche, même avec une prothèse parfaitement supportée, le patient est contraint à une abstention sportive relative, d'autant plus contraignante qu'il est jeune et sportif.

La prothèse trouvera également une contre-indication dans son application aux patients exerçant un travail de force. Dans ces cas, la douleur et l'impotence fonctionnelle n'orientent la thérapeutique vers l'arthroplastie que si le sujet dispose de ressources intellectuelles facilitant son reclassement professionnel ; à défaut, l'arthrodèse sera conseillée.

BIBLIOGRAPHIE

1. COURPIED J.P., KERBOULL M., BELLIER G., POSTEL M., Arthroplastie totale sur hanche ankylosée. Rev. Chir. Orthop., 1981, 67 (3), 289-296.

2. DE SMET L., VAN HOUCKE H., VAN DEN DAELEN L., VANDEKERCKHOVE B., UYTTENDAELE D., CLAESSENS H., Total Hip Arthroplasty in Rheumatoid Arthritis. Acta Orthop. Belg., 1985, 51, 260-269.

3. DUBS L., GSCHWEND N., MUNZINGER U., Sports et prothèse de hanche. Acta Orthop. Belg., 1985, 51, 388-393.

4. DUQUENNOY A., DECOULX J., CAPRON J.C., TORABI D.J., Les luxations traumatiques de la hanche avec fracture de la tête fémorale. Rev. Chir. Orthop., 1975, 61 (3), 209-219.

5. FICAT P., FICAT C., GÉDÉON P., Arthrose post-traumatique et chondrose post-contusive. Rev. Chir. Orthop., 1978, 64 (1), 19-34.

6. FISCHER L.P., OLIVIER H., Le cotyle face aux prothèses fémorales (symposium). Rev. Chir. Orthop., 1979, 65 (3), 121-163.

7. GAU M., SIMONNET J.H., ROCCA A., AUBANIAC J.M., Le traitement des luxations hautes invétérées de hanche chez l'adulte par prothèse totale recentrée. Rev. Chir. Orthop., 1988, 74 (5), 391-401.

8. HERIPRET G., CAUCHOIX J., DEBURGE A., Nécrose avasculaire de la tête fémorale après fracture du col. Rev. Chir. Orthop., 1976, 62 (7), 677-684.

9. HESTERMANS Y., AMIRI-LAMRASKI M.H., BERTRAND PH., DELINCE PH., Traitement des fractures intracapsulaires du col fémoral du vieillard par prothèse de THOMPSON. Acta Orthop. Belg., 1985, 51, 298-309.

10. HUTEN D., DUPARC J., Reprise des échecs de double cupule par prothèse totale de hanche. Rev. Chir. Orthop., 1987, 73 (4), 262-265.

11. HUTEN D., DUPARC J., Place de l'arthroplastie prothétique dans le traitement des coxites de l'arthrite chronique juvénile. Acta Orthop. Belg., 1988, 54, 222-223.

12. KAVANAGH B.F., DEWITZ M.A., ILSTRUP D.M., STAUFFER R.N., COVENTRY M.B., CHARNLEY Total Hip Arthroplasty with cement. Fifteen-year results. J. Bone and Joint Surg., 71A : 1496-1503, Dec. 1989.

13. LACHIEWICZ P.F., McCASKILL B., INGLIS A., RANAWAT C.S., ROSENSTEIN B.D., Total Hip Arthroplasty in Juvenile Rheumatoid Arthritis. J. Bone and Joint Surg., 68A : 502-508, Apr. 1986.

14. LEMAIRE R., COLINET J., Problèmes techniques posés par l'arthroplastie par prothèse totale de la hanche après échec d'un autre traitement chirurgical. Acta Orthop. Belg., 1985, 51, 411-425.

15. LEQUESNE M., La coxarthrose par contusion. Rev. Rhum., 1976, 43, 61-68.

16. LLINAS A., SARMIENTO A., EBRAMZADEH E., GOGAN W.J., McKELLOP H.A., Total Hip Replacement after Failed Hemiarthroplasty or Mould Arthroplasty. J. Bone and Joint Surg., 73B : 902-907, Nov. 1991.

17. McDONALD D.J., FITZGERALD R.H., ILSTRUP D.M., Two-Stage Reconstruction of a Total Hip Arthroplasty Because of Infection. J. Bone and Joint Surg., 71A : 828-834, July 1989.

18. STRATHY G.M., FITZGERALD R.H., Total Hip Arthroplasty in the Ankylosed Hip. J. Bone and Joint Surg., 70A : 963-966, Aug. 1988.

19. VAN DEN DAELEN L., VAN BOUCHAUTE P., VERCAUTEREN M., VERDONK R., DE SMET L., VANDEKERCKHOVE B., CLAESSENS H., BOGAERT J., VAN OVERSCHELDE J., DE WITTE E., The bi-articular hip prosthesis. Acta Orthop. Belg., 1985, 51, 247-259.

20. van ELEGEM P., ALAMEH M. BARUMBI O., HALLEUX P., BLAIMONT P., Les prothèses intermédiaires de la hanche. Acta Orthop. Belg., 1985, 51, 311-318.

21. VIDAL J., ALLIEU Y., ORST G., Le rescellement des prothèses de hanche en milieu septique est-il possible ? Suppl. II, Rev. Chir. Orthop., 1981, 67, 148-152.

22. VIDAL J., BUSCAYRET CH., FISCHBACH CL., ORST G., Place de la prothèse totale "recentrée" dans le traitement de certaines luxations congénitales invétérées de hanche. Rev. Chir. Orthop., 1982, 68 (3), 216.

23. VIDAL J., SALVAN J., ORST G, MARNAY TH., L'arthroplastie de hanche en milieu septique. Rev. Chir. Orthop., 1988, 74 (3), 223-231.

24. WETHERELL R.G., HINVES B.L., The Hastings Bipolar Hemiarthroplasty in Subcapital Fractures of the Hip. J. Bone and Joint Surg., 71B : 871, Nov. 1989.

25. WIKLUND I., ROMANUS B., A Comparison of Quality of Life Before and After Arthroplasty in Patients Who Had Arthrosis of the Hip Joint. J. Bone and Joint Surg., 73A : 765-769, June 1991.

26. WITT J.D., SWANN M., ANSELL B.M., Total Hip Replacement for Juvenile Chronic Arthritis. J. Bone and Joint Surg., 73B : 770-773, Sep. 1991.

ÉVALUATION RADIOLOGIQUE DES ARTHROPLASTIES DE HANCHE

S. SINTZOFF

I. INTRODUCTION

Avant d'évaluer le rôle de l'imagerie dans l'évaluation des arthroplasties de hanche, il est utile de rappeler l'anatomie d'une prothèse, de préciser les impératifs techniques.

Anatomie d'une prothèse [1] [23]

Une prothèse totale de hanche est composée de deux parties : fémorale et cotyloïdienne. Chacune d'elles peut être subdivisée.

La pièce fémorale (encore appelé pivot) comporte une tige, un col séparé ou non de la tige par une collerette (encore appelée platine ou embase) et une tête sphérique qui s'articule avec le cotyle.

La composante fémorale de la prothèse s'articule avec la composante cotyloïdienne dont le diamètre extérieur est celui de la tête fémorale remplacée (Fig. 1).

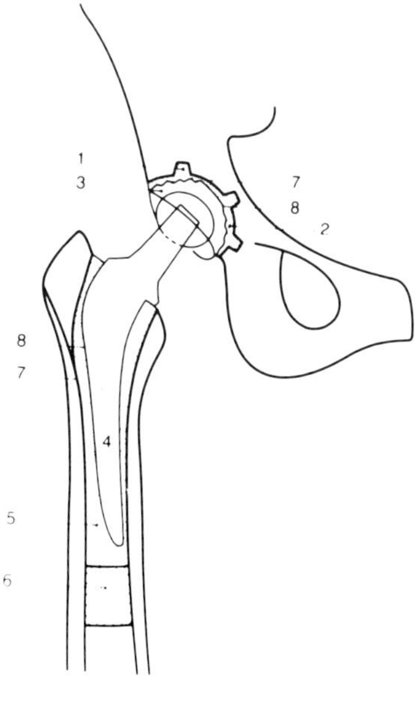

Figure 1. Schéma d'une prothèse totale de hanche scellée.
1 : ancrage. 2 : ciment cotyloïdien. 3 : prothèse cotyloïdienne. 4 : queue de la prothèse fémorale. 5 : ciment. 6 : bouchon obturateur. 7 : interface ciment-os. 8 : interface ciment-prothèse.

La pièce cotyloïdienne ou cupule peut être dissociée en deux zones : l'une de frottement avec la tête et la partie fémorale, l'autre d'union à l'os cotyloïdien ou cupule. La surface extérieure de la cupule s'emboîte dans le cotyle avec ou sans l'aide de matériel synthétique.

Chaque subdivision peut être indépendante : elle est appelée modulaire et devient une construction où chaque élément a des caractéristiques mécaniques appropriées à la fonction destinée.

Il existe ainsi des systèmes prothétiques à deux, trois, quatre pièces ou plus, de formes, de tailles, de surfaces et de matériaux différents.

Cahier des charges

Les qualités d'une prothèse totale comportent fiabilité, performance (elle doit supprimer la symptomatologie douloureuse, assurer la mobilité, permettre la marche), compétence, solidité. Selon la loi de Julius WOLFF, l'os adapte sa structure et sa forme d'après sa fonction [22].

La mise en place d'une prothèse totale réclame la réalisation de trois contrats techniques [23] :

a) fixer des pièces dans l'os de façon stable et prolongée, rôle assuré par les pièces d'implantation ou parties implantées des prothèses
b) introduire un couple de pièces de frottement de façon à diminuer l'usure inévitable
c) restaurer une architecture articulaire la plus proche possible de la hanche normale et de sa biomécanique.

Historique [1] [20]

A la fin des années 1930, SMITH-PETERSEN de Boston propose l'interposition d'une cupule métallique dans le traitement de la coxarthrose. En septembre 1940, Austin Talley MOORE de l'Université de Pennsylvanie implante une prothèse métallique en Vitallium® destinée par Harold Ray BOHLMAN à remplacer l'extrémité du fémur. En France, Jean et Robert JUDET développent en 1945 des prothèses céphaliques fémorales en matière acrylique.

Ces prothèses qui ne remplacent qu'un composant de l'articulation ont été utilisées dans le traitement de la coxarthrose jusqu'au début des années 1960.

Les problèmes liés à la tolérance de l'implant partiel par la surface cartilagineuse ou osseuse en regard ont amené la conception des implants couplés (usure des composants et fixation au squelette).

En 1960, Sir John CHARNLEY de Wrightington propose un implant couplé fixé à l'os par un manchon de ciment acrylique (méthacrylate de méthyle) dont le composant convexe est en métal et le composant concave est d'abord en Teflon® puis en polyéthylène en 1963 [5, 6]. Des prothèses de même conception ont été proposées par MÜLLER de Zurich, KERBOULL de l'hôpital Cochin à Paris.

Le concept de "low friction arthroplasty" de CHARNLEY repose sur la diminution du diamètre de la tête fémorale et l'augmentation de l'épaisseur du polyéthylène déterminant une élévation du différentiel d'entraînement du cotyle.

L'usure des composants de cette prothèse s'est avec les années révélée mineure. Par contre l'intégration de l'implant à l'os est imparfaite. Les descellements sont fréquents à long terme.

Les années 70 sont marquées par les séries sans ciment et par l'utilisation de ciment de seconde génération, l'amélioration des techniques élaborant des systèmes prothétiques offrant un large éventail de taille et de forme.

La tête fémorale amovible sur cône morse permet le réglage en longueur du col. Le réglage est devenu nécessaire par l'apparition de la tige droite qui, placée dans l'axe anatomique du fémur, s'éloigne du cotyle [23].

La tige diminue les contraintes de cisaillement sur le ciment pour les prothèses cimentées, et permet l'appui le plus large de la prothèse sur l'os pour les prothèses non-cimentées qui recherchent une fixation biologique porométallique ou madréporique. La réalité de cette fixation biologique est prouvée par les dégâts osseux importants provoqués par l'ablation de ces prothèses.

L'importance des descellements cotyloïdiens à 10-15 ans impose d'abaisser la friction du couple de frottement.

Les couples alumine-alumine et surtout alumine-polyéthylène sont testés.

Aux années 70 qui ont vu s'opposer prothèses cimentées et prothèses non-scellées succède une période de flottement aggravée par le concept de cupules jumelées scellées rapidement abandonné devant les échecs cotyloïdiens. Certains non-cimenteurs passent au ciment en raison de la corrosion du matériau par défaut de structure interne ou par relargage d'ions métalliques lié à l'augmentation des surfaces d'échange des métaux poreux ou madréporiques, les phénomènes de court-circuit des contraintes des tiges longues ou bloquées en queue *(stress-shielding)* [1] [21, 23].

D'autre part, les destructions osseuses étendues de certaines hanches cimentées non reprises à temps, les granulomes de résorption pseudo-tumoraux, suggèrent une fixation biologique.

La troisième décennie voit apparaître des systèmes prothétiques auto-bloquants, une prothèse biomécanique extra-médullaire, des prothèses mixtes hybrides cimentées, non cimentées, des prothèses droite/gauche, des tiges sur mesures radiologique ou tomodensitométrique, des ciments acryliques de basse viscosité qui n'entraînent plus de nécroses thermiques, des ciments avec ou sans antibiotique, des interfaces biologiques qu'on interpose entre os et prothèse après avoir revêtu la prothèse (*pore coat,* revêtement poreux en hydroxyapatite).

Devant la prolifération actuelle des prothèses de conception différente, non validées par une expérimentation biologique et biomécanique in vitro, le principe de CHARNLEY reste d'actualité [22].
La prévision péjorative des revêtements en hydroxyapatite démontrée récemment par HARDY [16], les dégradations de l'alliage en titane, la libération de particules de polyéthylène entraînent un retour vers un montage métal-métal comprenant un système de double cupule coaxiale et/ou concentrique. Elles comportent un blindage dans lequel est placé un insert en polyéthylène avec ou sans butée, avec ou sans plan d'ouverture antéversé cherchant à éviter les luxations précoces mais également tardives.

Les pièces d'implantation (ou la partie implantée des prothèses) [1] [23]

Les matériaux :

a) alliage de titane (Ti AI 6 VA) :

Pour les implants, il est celui qui a le module d'élasticité le plus proche de l'os. Il convient à l'élaboration des tiges fémorales soumises à des contraintes en flexion et torsion. Cet alliage est controversé en raison de dégradations chimiques, de libération ionique.

b) alliage cobalt-chrome (Co Cr28 Mo5) :

Il a une assez bonne biocompatibilité. Il permet des effets de surface du type microbillage sans risque de libération de billes dans les implantations sans ciment (différence avec le madrépore).

c) acier inoxydable (Fe Cr18 Ni 14 Mo C 0,02) :

Outre l'intérêt économique, les tiges en acier inoxydable sont celles qui ont le plus grand recul dans le temps (20 ans).

Pièce fémorale :

Quatre types sont proposés :

a) tige droite étoffée vers le haut cherchant un remplissage médio-latéral et antéro-postérieur.
b) tiges latéralisées gauche/droite multipliant le nombre de tiges par deux.
c) tiges sur mesure radiologique ou tomodensitométrique. Secteur métaphysaire hélicoïdal proposé par BLAIMONT [4].
d) type de prothèse original basé sur le principe de la biomécanique de l'extrémité supérieure du fémur (CIROTTEAU).

Les surfaces des tiges à cimenter cherchent une meilleure adhésion au ciment par des formes arrondies, éliminant les saillies visant à supprimer les pics de contrainte fragilisants.

Les tiges à état de surface : la surface du matériau vise à se faire réhabiter (minimadrépore, rainurage polarisé).

Les collerettes :

Elles transmettent au col les forces verticales. Elles s'opposent à la conception de "prothèse ajustée" dans l'extrémité supérieure du fémur.

Une étude récente de P. BLAIMONT et al [4], basée sur une évaluation extensométrique de fémur prothésé avec et sans collerette d'appui sur la section cervicale, suggère que la collerette diminue l'effet de pointe de 20 à 30 %.
Les prothèses munies d'une languette d'appui diminuent le contact col-collerette faisant apparaître des surcharges en compression sur la section cervicale avoisinant des zones de déformation nulle susceptibles de fournir l'explication au développement de kystes osseux.

L'absence de collerette dans la prothèse non cimentée se caractérise par une forte diminution des contraintes de la métaphyse supérieure et l'augmentation de l'effet de pointe.

Pièces de frottement (ou le couple articulaire) :

Les plus utilisés sont :

- métal-métal
- métal-polyéthylène
- céramique-polyéthylène
- céramique-céramique.

Polyéthylène :

Utilisé pour le cotyle il présente une bonne résistance mécanique au frottement surtout accouplé à un matériau à haute "mouillabilité" comme une céramique. L'inconvénient majeur est la dégradation biochimique libérant des particules s'interposant dans les érosions de l'interface ciment-os à l'origine d'une membrane d'interposition créant le liseré radiologique [28].

Céramiques :

Utilisées pour les têtes fémorales, elles comprennent l'alumine et le zircone. Malgré une parfaite biocompatibilité, une résistance à l'usure et au choc, elles présentent le défaut d'une dégradation chimique, d'une libération ionique.

Leur coefficient de frottement peu élevé est déterminé par la petite taille moyenne des grains de surface.

L'alumine (A12 03) ou oxyde d'aluminium est la première et la plus utilisée.

Le zircone (Zr 02) ou oxyde de zirconium a des caractéristiques plus performantes. La porosité est nulle, la taille moyenne est 8 fois plus petite que l'alumine (0.5 μ).

Elles existent en diamètre 32 et surtout 28 actuellement.

Elles prennent en charge tout ou une partie du réglage de la longueur du col en jouant sur la profondeur intracéphalique du cône morse femelle qui s'ajuste sur le cône mâle du col [23].

Têtes métalliques [1] [23] :

Elles sont en acier inoxydable 316L et en alliage chrome-cobalt.
L'alliage titane Ti Al 6 V 4 ne semble plus être retenu en raison de frottement et de dégradation ionique.

La prothèse acétabulaire en polyéthylène présente un repère métallique circulaire ou semi-circulaire permettant l'appréciation radiologique de la topographie post-opératoire frontale et latérale.

La surface de tête reste très imparfaite par rapport aux céramiques.

La libération de particules métalliques même en minime quantité altère peu à peu le coefficient de frottement. Il y a risque d'usure du polyéthylène, d'apparition de réactions macrophagiques des tissus voisins et de constitution de granulomes de résorption à la périphérie des implants.

Devant ce risque, certains reprennent la friction métal-métal en chrome-cobalt en utilisant une garniture métallique dans un insert polyéthylène (MÜLLER) [25].

Pièces de reconstruction (ou pièces d'architecture) [1] [23] **:**

Il s'agit essentiellement du col fémoral.
Celui-ci, habituellement fixe sur la tige, conditionne l'antéversion du col et l'équilibre rotatoire de la hanche prothétique.
Cette dépendance obligée du col et de la tige ne pose habituellement pas ou peu de problème dans les hanches dont l'anatomie est conservée lors d'une première implantation.

Le problème se pose surtout dans les cas de reprises sur interventions antérieures du type ostéotomies où l'orientation du col est modifiée dans les cas de dysplasies sévères en coxa valga ou coxa vara.

L'angle cervico-diaphysaire oscille entre 130 et 140°. Le col peut être implanté au milieu (prothèse standard) ou dans le prolongement du bord interne de la tige (prothèse latéralisée), entraînant une augmentation du bras de levier qui améliore ainsi la rentabilité mécanique des fessiers sans augmenter la longueur du membre inférieur.

L'élaboration de prothèse à col modulaire permet de modifier et de régler à volonté et en peropératoire l'inclinaison du col et son antéversion.

Les trois dernières décennies ont abouti à des produits très performants.
Les progrès biotechnologiques associés à l'expérience chirurgicale font de l'implantation des prothèses un geste plus technique mais également plus rationnel et plus rassurant pour l'avenir fonctionnel des patients.

Cependant de nombreux problèmes ne sont pas résolus : l'usure et les conséquences biologiques de type réactions granulomateuses à corps étrangers, création d'une membrane d'interterposition ciment-os stimulée par les particules de polyéthylène [28].

Évaluation radiologique [1] [3] [7] [10] [1] [14] [15] [24] [29] **:**

L'analyse intéresse les ancrages cotyloïdien, fémoral.
Règles de base :

> a) une documentation radiologique post-opératoire est une référence indispensable à l'évaluation ultérieure
> b) toute modification subtile est significative, si elle est d'apparition nouvelle.

A. PROTHÈSES TOTALES :

1. Composante cotyloïdienne :

- néocotyle osseux
- la prothèse cotyloïdienne : cupule/cupule vissée
- l'interface entre le montage et l'os
- l'interface cotyle/os pour les prothèses non scellées. L'absence de ciment réduit les critères diagnostiques
- les interfaces cotyle/ciment et surtout ciment/os pour les prothèses scellées
- la position de la prothèse (Fig. 1, 2).

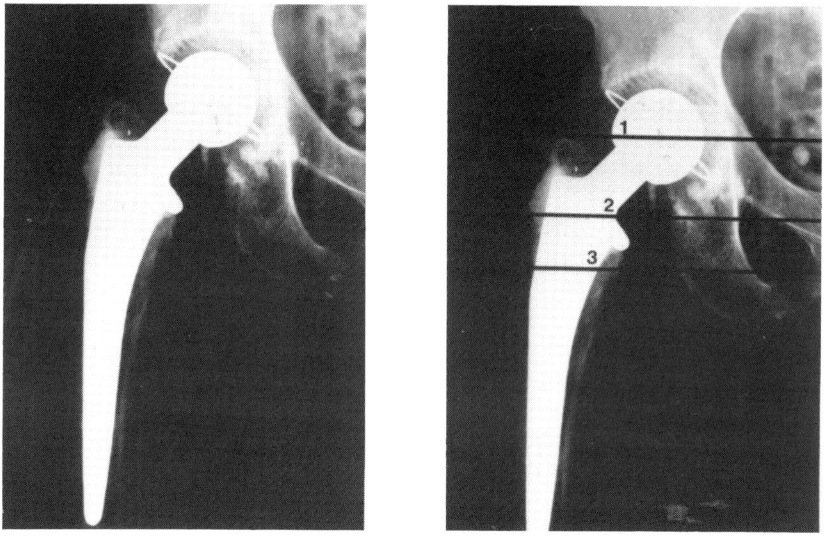

Figure 2.
a : prothèse totale de hanche cimentée incidence de face.
b : repérage contrôlant la migration :
1. tangente au grand trochanter ;
2. tangente à l'angle inférieur du col de la prothèse fémorale ;
3. tangente au contour supérieur du petit trochanter.

L'angle d'inclinaison de la pièce cotyloïdienne est habituellement de 45° avec l'horizontale.
L'angle d'antéversion d'ouverture antérieure de la pièce cotyloïdienne est de 10 à 15° dans le plan sagittal. [7]

Une estimation grossière de l'ouverture antérieure notamment dans le type CHARNLEY-MÜLLER et autres est réalisée en mesurant la distance entre les contours supérieur et inférieur du cerclage métallique, réalisant le méridien. Un mm équivaut à +/- 1°.
La mesure de l'antéversion du col selon MAGILLIGAN est plus précise.

2. Composant fémoral comprenant (Fig. 1, 2) :

- la tête et toute la portion extra-osseuse de l'implant
- la tige et la queue de la prothèse
- l'interface entre le matériel et l'os :

. interface queue/ciment et ciment/os pour les prothèses scellées
. interface queue/os pour les non scellées.

- l'effet de pointe comporte la création d'un pont trabéculaire condensé sous l'extrémité inférieure de la queue de la prothèse bloquant son élasticité verticale incluant un pronostic défavorable.
- la position de la prothèse :

L'angle cervico-céphalique est par construction de 135°, la pièce fémorale est positionnée en valgus, l'extrémité inférieure de la tige fémorale contre la corticale interne de la diaphyse fémorale.
Le col de la pièce fémorale est en antéversion de 10 à 15°.
Le centre de rotation doit se situer au même point que le centre de rotation de la hanche anatomique primitive.
La longueur du col fémoral prothétique doit être suffisante pour assurer un bon report externe de la diaphyse fémorale et une longueur satisfaisante des membres inférieurs.
Les épreuves de mobilisation avec traction longitudinale ou traction en abduction contrariée participent à l'éventail diagnostique (Fig. 5).

- le grand trochanter :

Sa pseudarthrose est déterminée par la voie d'abord externe nécessitant une trochantérotomie.

Elle se traduit par :

. la rupture des fils de fixation
. un espace clair progressif entre le grand trochanter et l'extrémité supérieure de la diaphyse.

B. PROTHÈSES PARTIELLES :

Évaluer la position de l'implant et le phénomène de l'usure entre la tête prothétique et le cotyle ostéocartilagineux [1].

Les *critères défavorables* comprennent :

- un pincement progressif annonciateur de migration
- une résorption ou une fracture du ciment, surtout une érosion de la surface endostale de la corticale fémorale
- un liseré complet ciment-os (Fig. 10).

Les *critères favorables* sont une conservation de l'interligne, l'apparition d'un ostéophyte de l'arrière-fond [1].

Critères communs acétabulaire et fémoral :

* Usure :

L'examen radiologique simple mesure l'usure en notant l'excentration du centre de la pièce cotyloïdienne et de la pièce fémorale. Ceci doit se réaliser en fonction de la bonne connaissance des spécificités propres au matériel de la prothèse (il y a plus de 150 variétés de prothèses) et au besoin de l'examen post-opératoire.
L'usure se caractérise par une ascension progressive du centre de la tête par rapport au centre de la pièce cotyloïdienne (Fig. 7).

Normalement la tête en polyéthylène se trouve au centre de l'arceau métallique. Une position haute identifie une usure de la partie supérieure du polyéthylène. Une position basse peut être le résultat de l'implantation d'une couche polymérisée plus épaisse au niveau du pôle supérieur.

L'usure est en moyenne évaluée à un dixième de millimètre par an pouvant atteindre 2 à 3 mm en 10 à 15 ans.

* Interposition de corps étrangers :

L'interposition de fragments de ciment, de tissu osseux ou fibreux entre la pièce cotyloïdienne et la pièce fémorale entraîne une excentration et une incongruence de la tête fémorale prothétique de la pièce cotyloïdienne et facilite la luxation.

L'examen radiologique simple reconnaît un abaissement ou un écartement du centre de la pièce fémorale par rapport au centre de la pièce cotyloïdienne.

* Analyse radiologique simple des facteurs favorisants :

L'état musculaire ou ligamentaire ne peut être apprécié de façon correcte par l'examen radiologique simple.
La T.D.M. et l'I.R.M. ne peuvent être utilisées de façon satisfaisante en raison d'artéfacts provoqués par les parties métalliques de la prothèse.

* Complications des prothèses totales [2, 7, 8, 10, 12, 14, 17, 24, 28] :

- Dislocation
- Fractures :
    . chirurgicales
    . post-opératoires
    . de stress
    . de la prothèse
- Stress-shielding
- Descellement
- Infection
- Ossification péri-prothétique.

- Dislocation :

Elle s'observe surtout dans la période post-opératoire immédiate de par l'hypotrophie musculaire (Fig. 3 a, 3 b, 3 c).

- Fractures :

. chirurgicales :

Elles peuvent survenir au décours d'une première prothèse totale aussi bien au niveau du fémur que du bassin. Elle sont plus fréquentes en cas de réintervention et enlèvement des composants de la prothèse.

. post-opératoires :

- fémur distal : par traumatisme majeur correspondant à une fracture normale indépendante du matériel métallique.
- fémur proximal : au niveau ou immédiatement sous la queue de la prothèse.

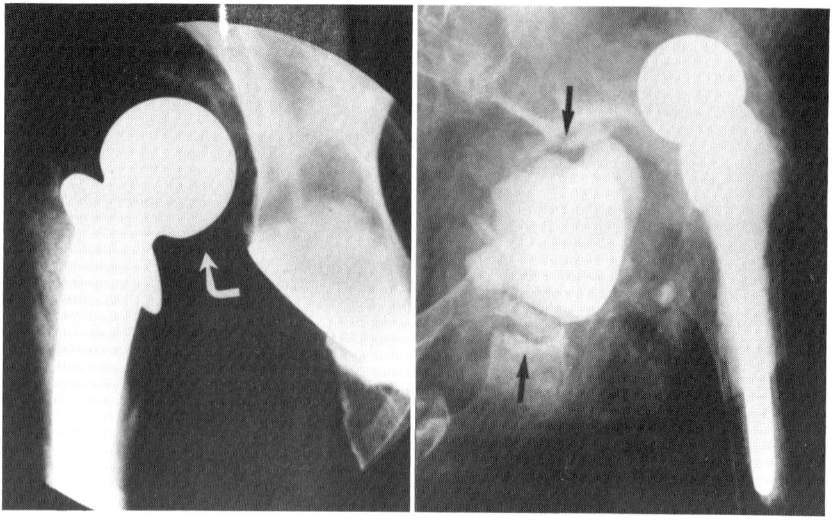

Figure 3.
a : luxation de la composante fémorale d'une prothèse métal-métal type McKEE-FARRAR (flèche courbe blanche).
b : luxation de prothèse cimentée. Fracture du cotyle et de la branche montante de l'ischion (flèches noires).

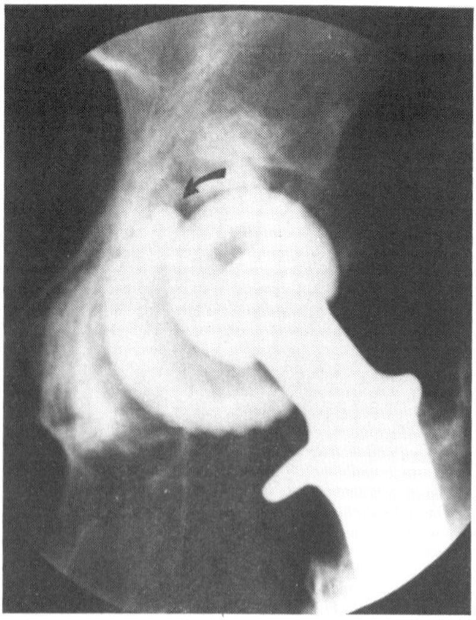

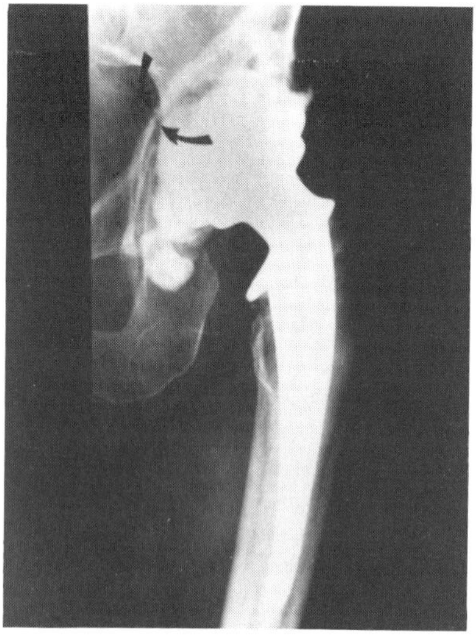

Figure 3.
c : luxation inférieure de la cupule cotyloïdienne (flèche noire).

Figure 4.
Prothèse totale de hanche métal-métal type McKEE-FARRAR. Fracture du fond du cotyle (flèches blanches).

Les facteurs favorisants sont :

* au niveau fémoral :

- des défects dans la corticale fémorale
- une fenêtre chirurgicale dans le cortex pour enlèvement de ciment ancien au cours d'une révision d'une arthroplastie précédente
- un rabotage chirurgical exagéré du canal intramédullaire
- une distribution inadéquate du ciment entraînant une répartition inégale, asymétrique des contraintes *(stress-shielding).*

* au niveau acétabulaire (Fig. 4, 5) :

- un abrasage exagéré de l'acetabulum
- une protrusion sévère avec amincissement du toit
- un descellement chronique ou une infection avec contrainte accrue
- une perforation de la paroi interne durant la mise en place du ciment dans les orifices d'ancrage
- une pathologie métastatique
- de larges kystes d'hyperpression.

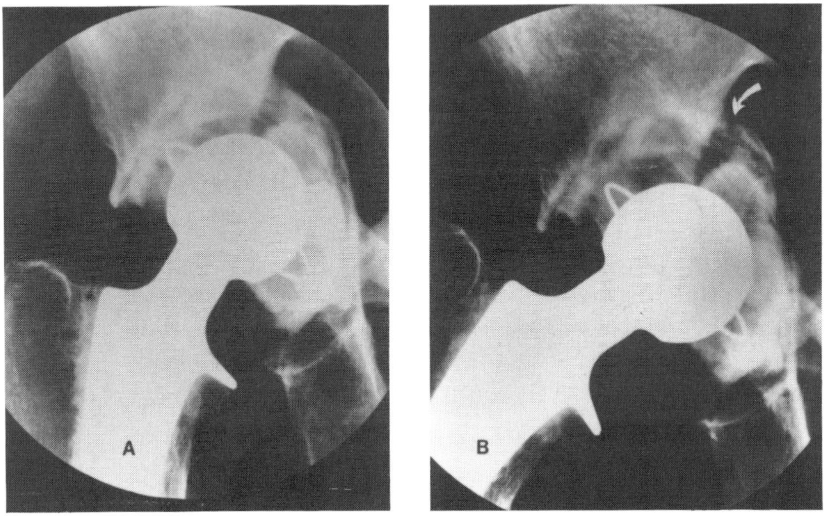

Figure 5. Prothèse totale cimentée type CHARNLEY-MÜLLER.
Fracture du fond du cotyle et du ciment. A : en position neutre. B : en traction montrant le déplacement du cimentage, la fracture cotyloïdienne (flèche blanche).

. de stress :

Intéressent le cadre obturateur notamment la branche ilio-pubienne, la paroi interne du cotyle. La fracture peut simuler cliniquement un descellement.
Les documents radiologiques initiaux peuvent méconnaître le diagnostic si la fracture de stress n'est pas visible ou n'est pas démontrée et si un liseré radiotransparent à l'interface os/ciment suggère la possibilité d'un descellement.
Après quelques semaines de symptômes, les fractures de stress sont apparentes.
Les patients âgés, ostéopéniques par sédentarité sont particulièrement soumis aux fractures par mobilité excessive et stress.
Le scan isotopique offre une sensibilité plus précoce que celle de la radiologie.

. de la prothèse :

- Stress-shielding :

Ce terme s'emploie principalement pour une prothèse fémorale qui capte les contraintes et ne les restitue qu'à l'extrémité de la tige sur une hauteur réduite. Le court-circuit entraîne une déminéralisation de non-usage de la métaphyse fémorale et un épaississement cortical en bout de queue (Fig. 9 b).

- Descellement - infection :

En ce qui concerne le descellement pur aseptique, l'examen radiologique simple reste dans la plupart des cas imprécis. Il manque souvent le diagnostic d'un descellement prouvé chirurgicalement et à l'inverse il suggère une telle situation.
Jusqu'à très récemment, la signification et la valeur pronostique du liseré radiotransparent, imprécis tant au point de vue de son extension que de son épaisseur, étaient sujettes à controverse. Un liseré de plus de 2 mm de largeur était considéré comme signe de descellement. Une bonne tolérance clinique, une fonction satisfaisante du compartiment acétabulaire cimenté n'accordaient aucune valeur péjorative au liseré radiotransparent extensif. La relation entre celui-ci et la composante fixée n'était pas claire.

HODGKINSON et al [19] démontrent cliniquement par des tractions et mise en charge lors des reprises de prothèse que les implants acétabulaires sans démarcation étaient solidement fixés.
Par contre, 94 % de tous les implants cotyloïdiens présentant un liseré radiotransparent complet quelle que soit l'épaisseur étaient descellés, toutes les cupules cotyloïdiennes ayant migré.

L'extension du liseré est considéré comme un critère plus important que l'épaisseur elle-même. Les auteurs concluent à une corrélation directe entre la démarcation, c'est-à-dire le liseré radiologique et le descellement de la cupule cotyloïdienne. Un liseré radiotransparent continu, quelle que soit l'épaisseur, est un diagnostic virtuel de descellement.
Deux théories majeures, opposées, de descellement de la prothèse comprennent d'une part un processus biomécanique, d'autre part un processus biologique. Quoi qu'il en soit, le résultat final comprend une résorption de l'os trabéculaire de l'interface ciment-os et l'interposition d'une membrane de tissus mous. Celle-ci détermine le liseré radiotransparent sur les examens radiologiques simples.

SCHMALZRIED et al [25] démontrent, dans une étude fondamentale (évaluation de douze spécimens autopsiques de prothèse totale de hanche d'âge moyen de 17 ans et demi par histologie, radiographie de contact, mobilisation), la signification péjorative du liseré ciment-os.

Le descellement aseptique tardif du composant acétabulaire cimenté est déterminé par une résorption progressive tridimensionnelle de l'os adjacent au revêtement cimenté.
Le processus débute circonférentiellement au niveau des marges articulaires et progresse en direction du dôme de l'implant.

Une résorption osseuse évidente à l'interface ciment-os s'observe dans les meilleurs implants fixés avant l'apparition du liseré clair à l'examen radiologique simple.

La stabilité mécanique de l'implant dépend de l'extension tridimensionnelle de la résorption osseuse et de la formation d'une membrane à l'interface ciment-os.
La limite de la progression de la membrane est une zone de transition entre l'endroit où elle s'interpose entre le ciment et l'os et les régions de contact intime ciment-os.

L'évaluation du déplacement sous traction démontre dans tous les spécimens une mobilité survenant à l'interface ciment-os.

L'analyse des sections coronales des spécimens et la radiographie de contact ne découvrent pas de descellement entre le composant de polyéthylène et le ciment. L'extension tridimensionnelle de l'interposition des tissus mous est directement en relation avec la stabilité de l'implant.
Les auteurs n'ont découvert aucun critère d'étiologie mécanique de la défaillance de la fixation acétabulaire.

La séquence du mécanisme de descellement acétabulaire comprend une libération de particules de polyéthylène dans la portion articulée du

composant acétabulaire. Les débris de polyéthylène de haute densité sont dispersés dans le liquide synovial. Les marges articulaires de l'interface ciment-os de la reconstruction acétabulaire baignent constamment dans ce liquide.
Les petites particules de polyéthylène pénètrent dans les défects de la portion exposée de l'interface ciment-os ou directement dans l'os trabéculaire. La réponse macrophagique aux débris de polyéthylène comprend une résorption osseuse.
De cette manière, un front de petites particules de polyéthylène se déplace de la surface intra-articulaire jusqu'au dôme de la cupule.
Le processus de résorption osseuse évolutive permet un accès à l'interface à des quantités croissantes de particules de polyéthylène soutenant la destruction. Il en résulte une membrane de tissus mous généralement plus large au niveau des marges articulaires en continuité avec la pseudo-capsule, s'amincissant progressivement en direction du dôme.

La mise en évidence d'un contact entre le ciment et l'os après plusieurs années de prothèse totale contredit la conception selon laquelle la fixation acétabulaire cimentée s'accompagne invariablement d'une membrane de tissus mous.
La formation de membrane en l'absence de fracture du ciment et l'absence de particules de méthylméthacrylate dans la zone de transition, l'association de fractures du ciment-perte osseuse extensive suggèrent que les particules de méthylméthacrylate sont plutôt le résultat que la cause du descellement.

Le mécanisme de descellement aseptique tardif de la composante cimentée acétabulaire est de nature biologique et non mécanique. Exactement à l'opposé du mécanisme de descellement du versant fémoral de la prothèse cimentée qui lui est de nature mécanique.

Il existe des facteurs accessoires tels que mauvaise fixation chirurgicale de l'implant, infection, malposition, dislocation, impigment, des descellements importants survenant en leur absence.

Dans une analyse rétrospective de prothèses totales de hanche type CHARNLEY après un délai de 15 et 20 ans, WROBLEWSKI identifie une démarcation complète de la cupule cotyloïdienne dans 32 % des cas, avec un pourcentage de migration dans 22.5 % [30].
Il observe également une corrélation significative entre le facteur temps et l'implantation, et non entre l'implantation et le poids du patient.

- Critères de descellement :

1. Liseré radiotransparent complet quelle que soit son épaisseur au niveau du cotyle ; au niveau fémoral, liseré

radiotransparent évolutif. L'utilisation de projections oblique et axiale du cotyle augmente la sensibilité de l'examen radiologique simple dans la détection de l'épaisseur maximale de la démarcation aussi bien que son extension (Fig. 6, 15).
2. Migration des composantes soit cotyloïdienne soit fémorale de la prothèse par la recherche d'une modification de position, de l'axe des composants sur les films comparatifs, d'un déplacement et d'une mobilité (Fig. 7, 8, 15, 19).
3. Une fracture du cimentage (Fig. 11, 14).

- *Critères de suspicion :*

Les signes d'alarme comprennent :

1. Un liseré évolutif 6 mois après l'intervention le long de la surface proximale convexe de la queue fémorale (Fig. 11, 14).
2. Une hypodensité focale autour ou sous le cotyle, à l'interface métal-os (Fig. 9, 10).
3. Une résorption du cimentage surtout une résorption de la surface endostale de la corticale fémorale (Fig. 7, 8, 9, 10, 12, 13, 14, 17).
4. Un déplacement vertical ou latéral de la composante cotyloïdienne, fémorale avec migration à la mobilisation forcée (Fig. 15, 18).
5. Une fracture de la prothèse fémorale.

Une résorption osseuse endostale au niveau du fémur, progressivement croissante est la signature d'un conflit intramédullaire. Elle n'est pas nécessairement infectieuse. Elle peut être la résultante d'un antagonisme mécanique constituant un signe relativement fiable de descellement et/ou infection (Fig. 7, 12, 13, 14, 16, 17).

- Descellement par granulome inflammatoire résultant de débris formés par l'usure :

La présentation radiologique comporte des lacunes osseuses périprothétiques arrondies, confluentes, prédominantes sur la prothèse fémorale réalisant une lyse pseudo-tumorale (Fig. 18). Au niveau du cotyle, elle se traduit par un interface s'élargissant progressivement à partir de l'appui ischiatique et postérieur à l'ensemble de la pièce acétabulaire et à l'extrémité du fémur sans apposition périostée ni extension dans les tissus mous.

- Distinction entre descellement et infection :

Elle est difficile même en utilisant toutes les batteries diagnostiques comprenant :

. la radiologie conventionnelle
. le scan isotopique
. l'arthrographie avec aspiration et soustraction.

La détermination diagnostique repose sur l'information clinique, les signes radiologiques comprenant des appositions périostées actives, lamellaires, des lacunes plurifocales, indépendantes des zones de transmission biomécanique, la mise en évidence d'un embole infecté sous forme d'une lacune de localisation inattendue (Fig. 19).

- Ossifications périprothétiques :

Elles peuvent entraîner une gêne fonctionnelle. Elles sont la plupart du temps le résultat de manipulations chirurgicales très actives. Elles peuvent survenir dans un contexte d'hypersollicitation ou de diathèse ossifiante (diathèse hyperostosante, FORESTIER, ROTES-QUEROL, DISH). Elles font l'objet systématiquement d'une prévention pré- et postopératoire par anti-inflammatoires, radiothérapie (Fig. 20) [11].

ARTHROGRAPHIE

La technique recherche la diffusion du produit de contraste entre le ciment et l'os, entre le ciment et la prothèse.
Elle doit se réaliser en milieu stérile. Son avantage est la possibilité de prélèvement du liquide articulaire pour examen bactériologique. Elle doit être effectuée avant reprise programmée. Elle n'est pas de mise en évaluation du dommage corporel.

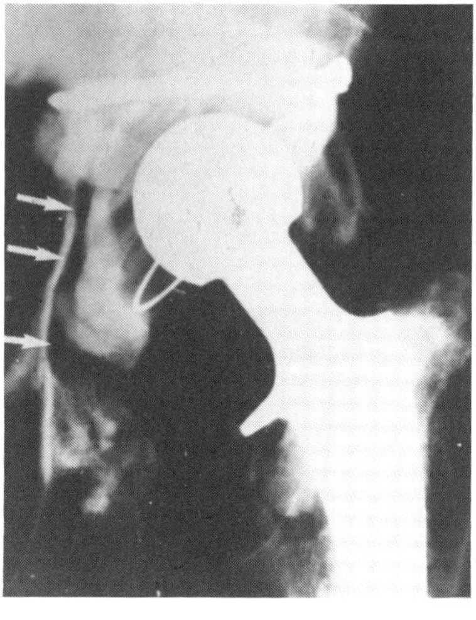

Figure 6. Prothèse totale de hanche cimentée type CHARNLEY-MÜLLER.
Élargissement de l'ensemble de l'interface ciment-os prépondérant au niveau postéro-interne : (flèches blanches) : descellement.

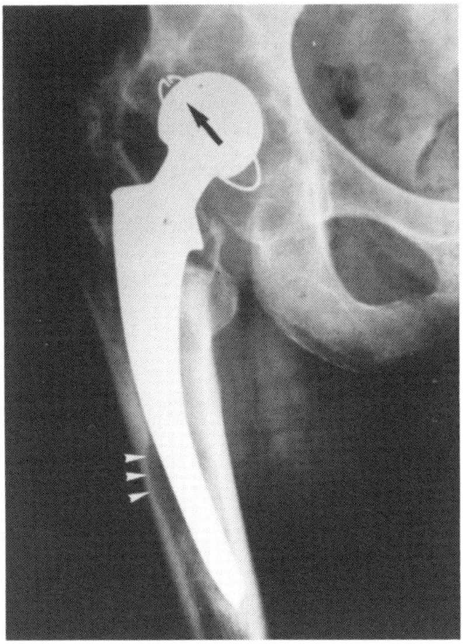

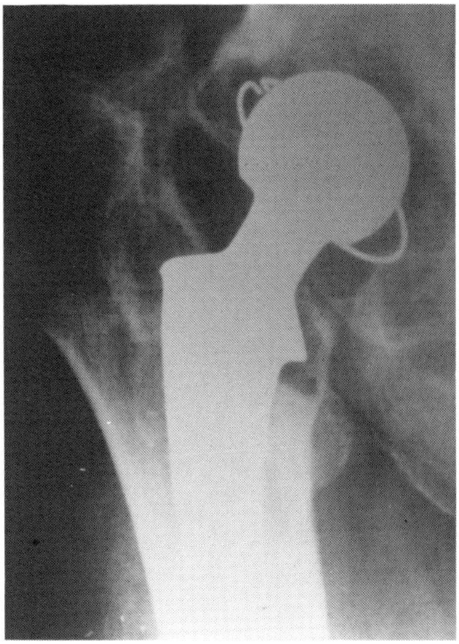

Figure 7. Descellement.
a : migration inférieure de la prothèse fémorale en varus. Érosion de la surface endostale de la corticale externe (têtes de flèches blanches). Usure du polyéthylène : déplacement supérieur de la tête par rapport à l'anneau métallique (flèche noire).
b : agrandissement. Détail de la migration inférieure de la prothèse fémorale et de l'usure du polyéthylène.

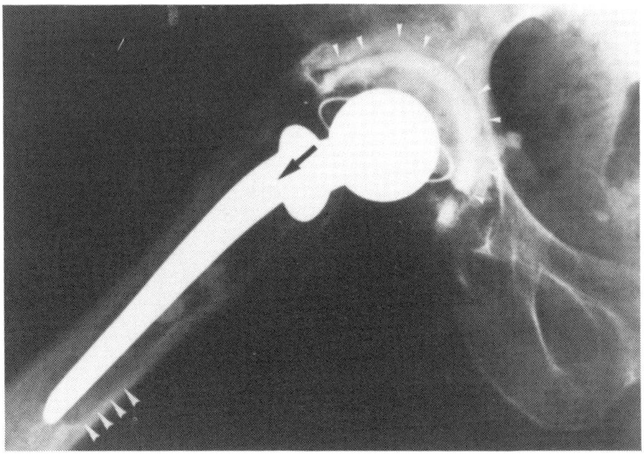

Figure 8. Migration inférieure de la prothèse fémorale.
Liseré acétabulaire complet (têtes de flèches blanches) : descellement. Érosion de la surface endostale de la corticale fémorale interne (têtes de flèches blanches).

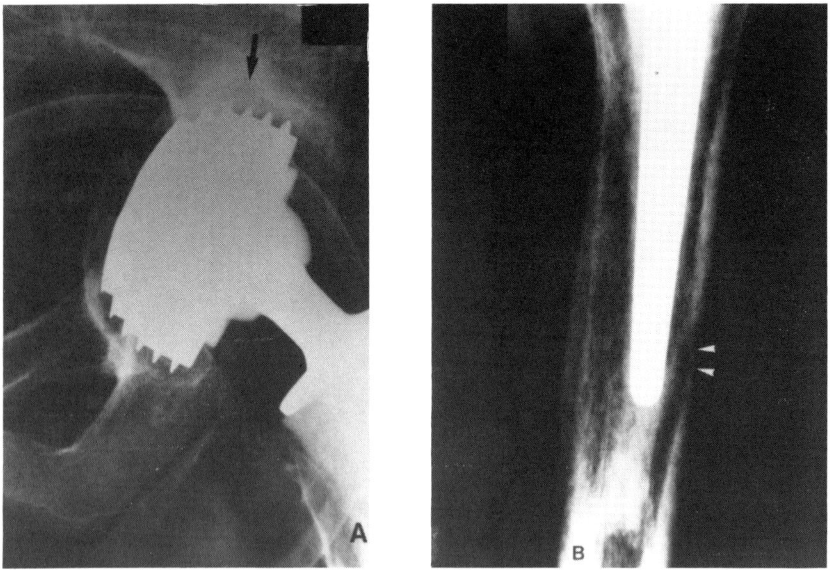

Figure 9. Prothèse totale non scellée.
A : érosion de l'ancrage cotyloïdien supérieur (flèche noire). B : résorption de la surface endostale de la corticale externe en regard de la queue (têtes de flèches blanches). Stress shielding. Raréfaction perméative (intracorticale).

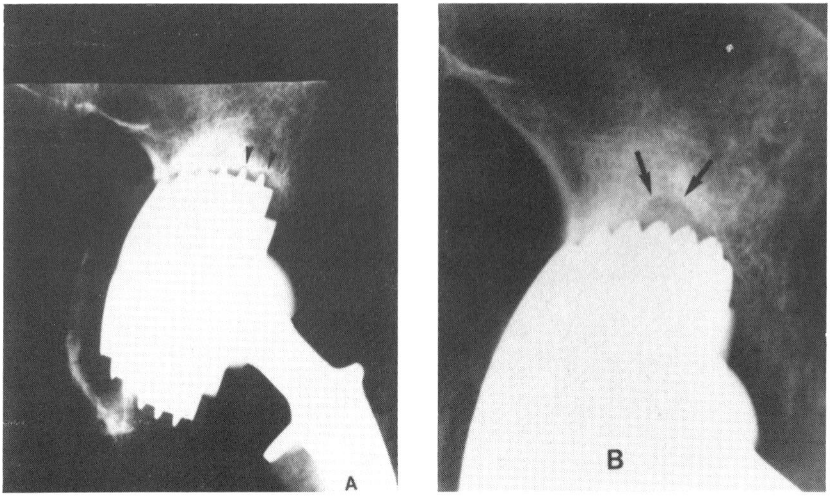

Figure 10. Prothèse totale non scellée.
A : résorption de l'ancrage cotyloïdien supérieur (têtes de flèches noires).
B : agrandissement (flèches noires).

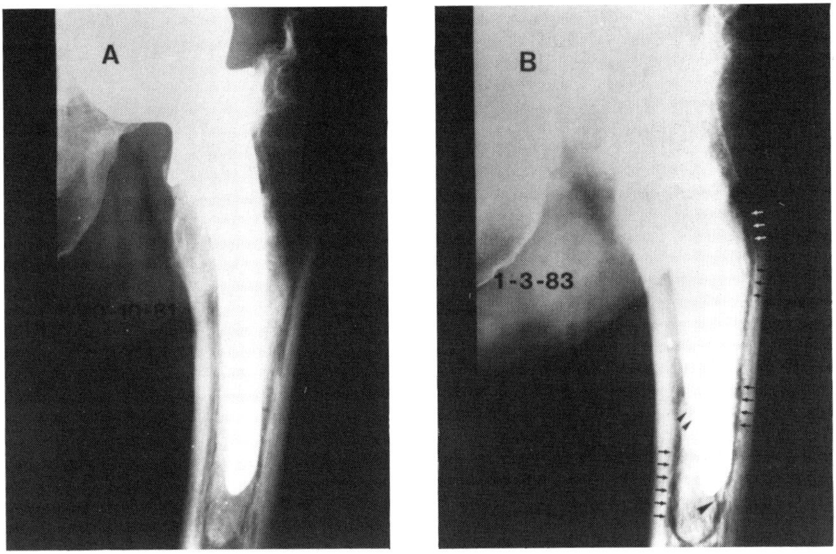

Figure 11. Evolution en 16 mois de l'interface ciment-os de l'implantation fémorale d'une prothèse de MOORE.
A : 20.10.1981. B : 01.03.1983, élargissement significatif de l'interface (flèches noires et blanches). Fracture du ciment de part et d'autre de la queue de la prothèse (têtes de flèches noires).

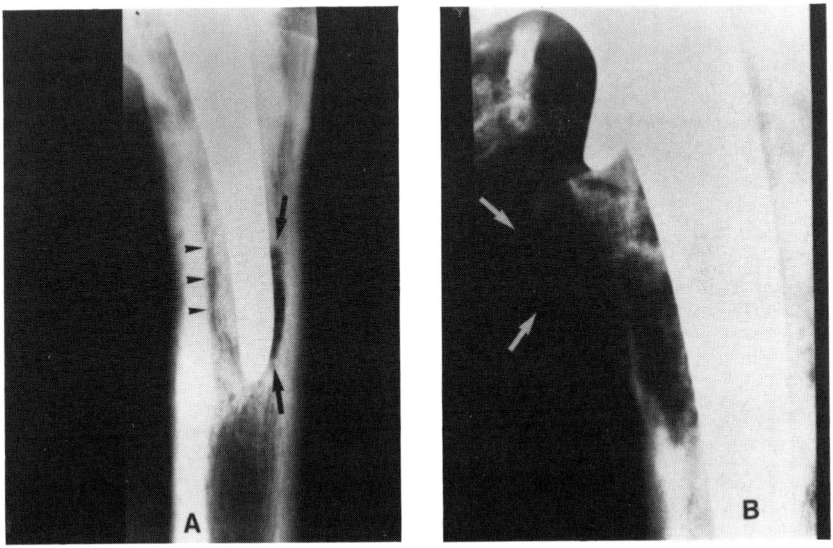

Figure 12.
A : résorption de la surface endostale de la corticale fémorale externe en regard de la queue de la prothèse (flèches noires). Élargissement de l'interface ciment-os au niveau interne (têtes de flèches noires).
B : raréfaction osseuse de l'éperon de Merckel du même fémur (flèches blanches).

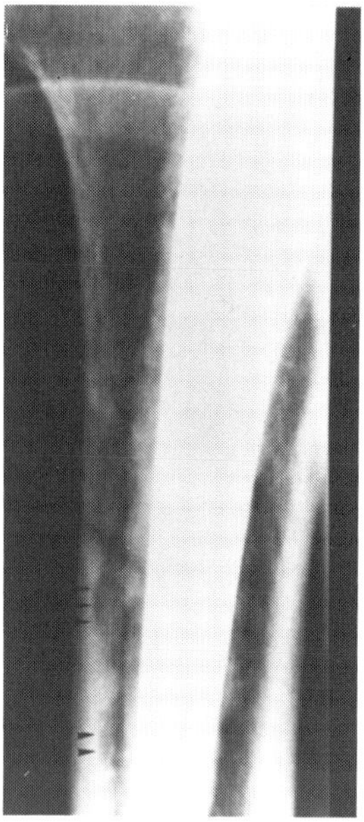

Figure 13.
Érosion de la surface endostale de la corticale fémorale interne. Signe d'alerte (têtes de flèches noires).

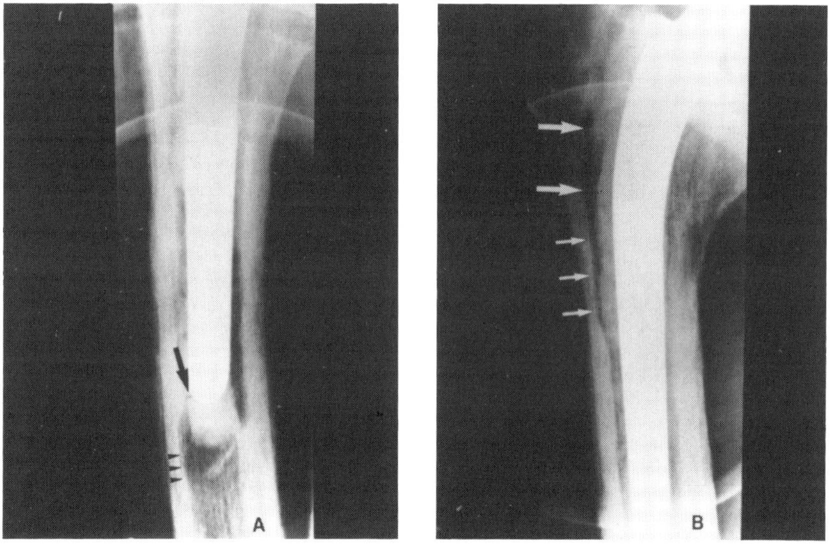

Figure 14.
A : érosion de la surface endostale de la corticale fémorale externe sous la queue de la prothèse (têtes de flèches noires). Fracture du ciment au niveau de la queue de la prothèse (flèche noire).
B : même fémur ; élargissement progressif de l'interface ciment-os au niveau de l'implantation supérieure (flèches blanches) : descellement confirmé à l'intervention.

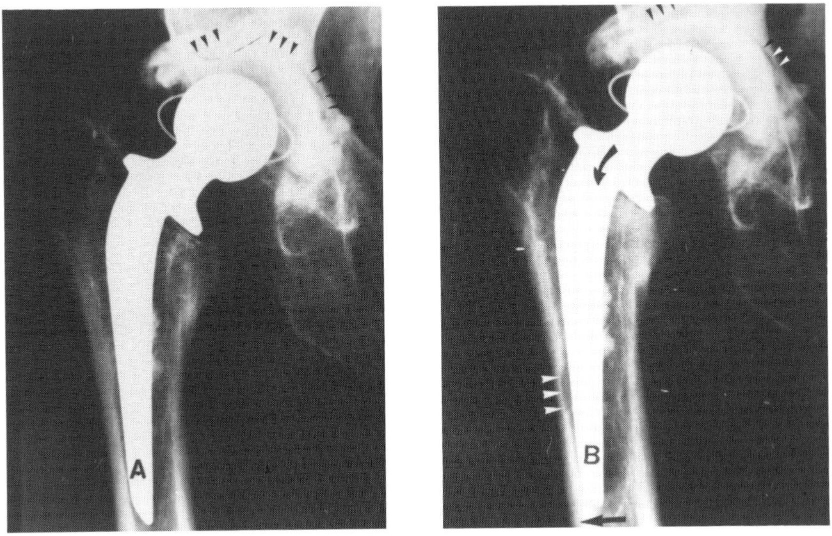

Figure 15. Prothèse totale type CHARNLEY-MÜLLER.
A : liseré ciment-os cotyloïdien complet (têtes de flèches noires).
B : 6 mois plus tard : élargissement du liseré ciment-os cotyloïdien (têtes de flèches noires et blanches). Migration de la collerette de la prothèse dans l'éperon de Merckel (flèche noire courbe). Érosion de la surface endostale de la corticale externe (têtes de flèches noires). Déplacement externe de la queue de la prothèse (flèche noire transversale). Descellement confirmé.

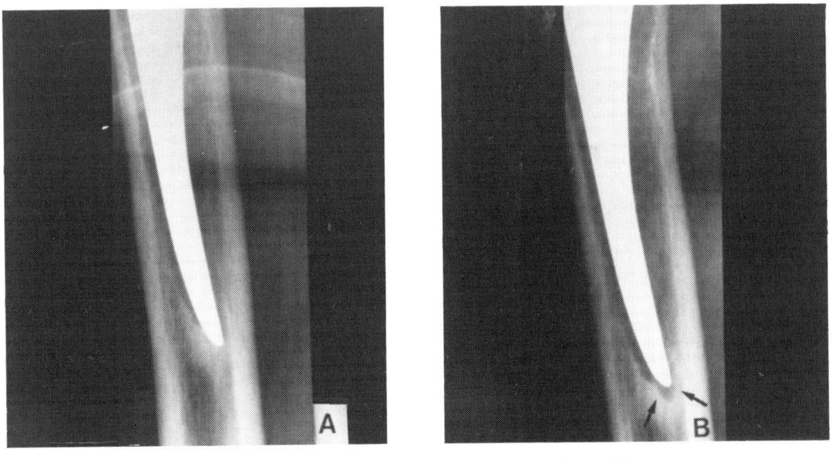

Figure 16. Signe inaugural subtil de descellement.
A : queue de la prothèse en varus.
B : 6 mois plus tard, résorption autour de la queue de la prothèse (flèches noires).

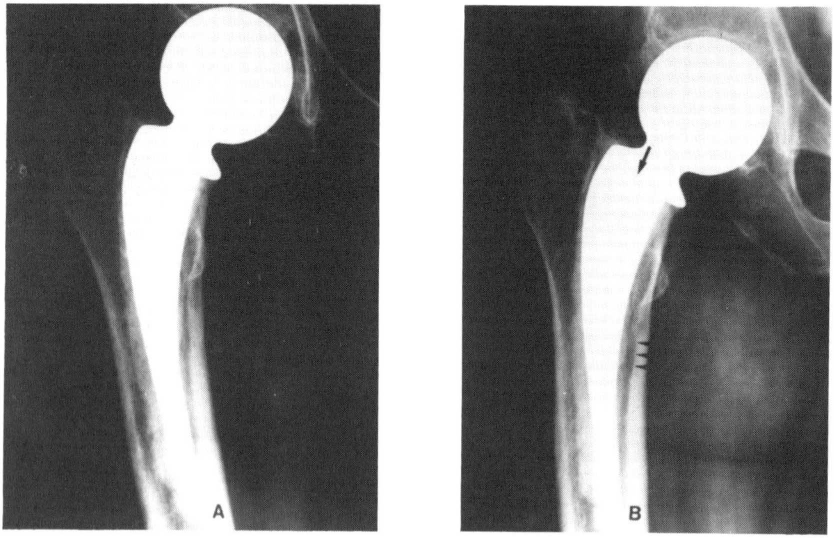

Figure 17. Signe inaugural subtil de descellement.
A : prothèse fémorale de MOORE.
B : 6 mois plus tard. Migration inférieure de 5 mm de la collerette (flèche noire).
Érosion focale de la surface endostale de la corticale interne (têtes de flèches noires).

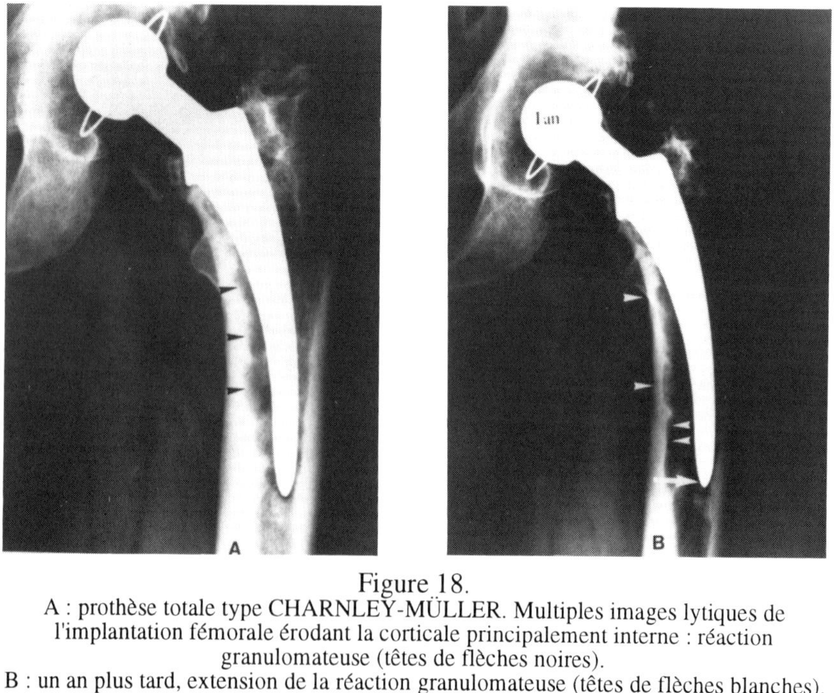

Figure 18.
A : prothèse totale type CHARNLEY-MÜLLER. Multiples images lytiques de l'implantation fémorale érodant la corticale principalement interne : réaction granulomateuse (têtes de flèches noires).
B : un an plus tard, extension de la réaction granulomateuse (têtes de flèches blanches).
Déplacement externe de la queue de la prothèse (flèches transversales blanches).

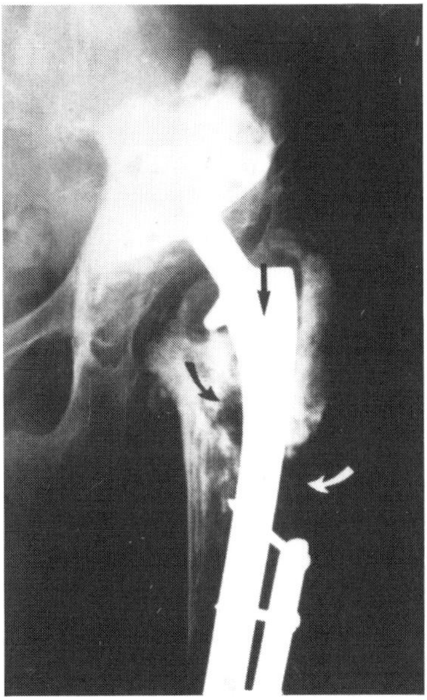

Figure 19. Reprise de prothèse totale cimentée.
Plaque externe vissée associée à la queue de la prothèse.
Migration de la prothèse fémorale (flèche noire) : descellement. Infection. Ostéolyse de la corticale externe (flèche blanche courbe), du cimentage (flèche noire courbe).

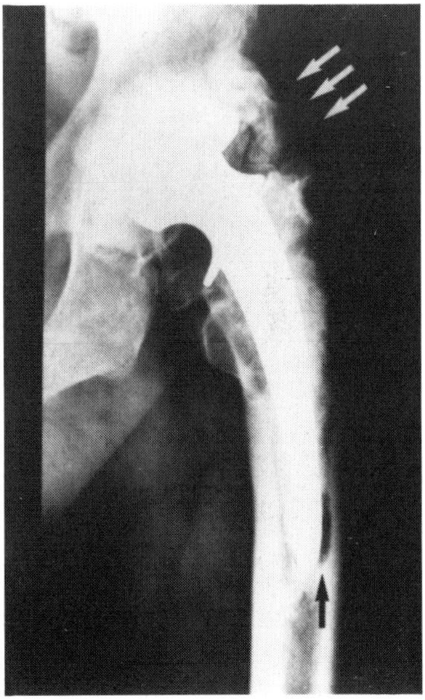

Figure 20. Ossification para-articulaire.
Ossification cotylo-trochantérienne (flèches blanches). Résorption de la surface endostale de la corticale externe au niveau de la queue de la prothèse (flèches noires).

BIBLIOGRAPHIE

1. ADAMSBAUM C., ASSOUN J., BERNAGEAU J., CARTILLIER J.C., CHEVROT A., CIROTTEAU Y., DOSCH J.C., FROT B., GODEFROY D., GOUTALLIER D., LEQUESNE M., MALDAGUE B., MALGHEM J., MASSARE C., MORVAN G., NAOURI J.F., NORDIN J.Y., RAILHAC J.J., SEGAL Ph., SENTENAC B., SINTZOFF S., TAVERNIER Th., VANEL D. L'imagerie ostéo-articulaire post-thérapeutique. GETROA, Opus XIX, Sauramps Médical, 1992.

2. ANDERSON G.B.J., FREEMAN M.A.R., SWANSON S.A.V. Loosening of the cemented acetabular cup in total hip replacement. J. Bone and Joint Surg. 54B, 590-599, 1972.

3. ARAMA T., ANDRE S. et POSTEL M. Les luxations de prothèses totales. In *"Arthroplastie totale de hanche"*. POSTEL M., KERBOULL M., EVRARD J., COURPIED J.P. Springer-Verlag, Edit. 78-80, 1985.

4. BLAIMONT P., DELRONGE G., SMEYERS B., HALLEUX P. Utilité de la collerette d'appui. In *"La coxarthrose"* Journées 4 et 5 décembre 1992. Département d'Orthopédie Traumatologique AHIE. Université Libre de Bruxelles.

5. CHARNLEY J. Fractures of femoral prothesis in total hip replacement. Clin. Orthop. 111, 105, 1975.

6. CHARNLEY J. Low friction arthroplasty of the hip. Springer Verlag Editor.

7. CHEVROT A., PALLARDY G. Technique radiologique de mesure angulaire des pièces. In *"Arthroplastie totale de hanche"* POSTEL M., KERBOULL M., EVRARD J., COURPIED J.P. Springer-Verlag, Edit. 80-84, 1985.

8. COVENTRY M.B. Lessons learned in 30 years of total hip arthroplasty. Clin. Orthop. 228, 22-29, 1988.

9. DALL D.M., LEARMONTH I.D., SOLOMON M. A scoring system to determine radiological loosening in cemented total hip arthroplasty. International orthopaedics (SICOT) 16 : 339-343, 1992.

10. DANGUY des DÉSERTS M. Coxométrie. Exploration des P.T.H. In : *"Imagerie de la hanche"*. FLAGEAT J. Collection d'Imagerie Radiologique. MASSON, 21-40, 1992.

11. DORE J-L. Ossification péri-prothétique. In : *"La coxarthrose"* Journées 4 et 5 décembre 1992. Département d'Orthopédie Traumatologique AIHE. Université Libre de Bruxelles.

12. DUSSAULT R.G., GOLDMAN A.B., GHELMAN B. Radiologic diagnosis of loosening and infection in hip prostheses. J. Can. Assoc. Radiol. 28 : 119-123, 1977.

13. FOWLER J.L., GIE G.A., LEE A.J.C. and LING R.S.M. Experience with the Exeter total hip replacement since 1970. Orthop. Clin. North Am, 19 : 477, 1988.

14. FREIBERGER R.H. Evaluation of hip prosthese by imaging methods. Sem. Roentgenol. XXI : 20-28, 1986.

15. GARCIA J. Imagerie des complications des arthroplasties de hanche et de genou. Cours de Perfectionnement Post-Universitaire. Journées Francophones de Radiologie. 1-14, 1986.

16. HARDY D.C.R., DELINCE P.E. Histoire naturelle de l'interface, hydroxyapatite. In: *"La coxarthrose"* Journées 4 et 5 décembre 1992. Département d'orthopédie traumatologique AHIE. Université Libre de Bruxelles.

17. HARRIS W.H., SCHILLER A. L., SCHOLWFLER J.H., FREIGERG R.A., SCOTT R. Extensive localized bone resorption in the femur following total hip replacement. J. Bone and Joint Surg. 58A, 612-618, 1976.

18. HARRIS W.H. The first 32 years of total hip arthroplasty. One surgeon's perspective. Clin. Orth. 228, 6-11, 1988.

19. HODGKINSON J.P., SHELLEY P., WROBLEWSKI B.M. The correlation between the roentgenographic appearance and operative findings at the bone-cement junction of the socket in Charnley low friction arthroplasties. Clin. Orthop. 228 : 105, 1988.

20. JASTY M.J, FLOYD W.E., SHILLER A.L., GOLDRING S.R., HARRIS W.H., Localized osteolysis in stable, non-septic total hip replacement. J. Bone and Joint Surg. 68A : 912-919, 1986.

21. LEMAIRE R. Faut-il cimenter les prothèses ? In : *"La coxarthrose"* Journées 4 et 5 décembre 1992. Département d'Orthopédie Traumatologique AHIE. Université Libre de Bruxelles.

22. MANSAT C., BLAIMONT P. Trente ans d'expérience dans l'arthroplastie de la hanche. In : *"La coxarthrose"*. Journées 4 et 5 décembre 1992. Département d'Orthopédie Traumatologique AHIE. Université Libre de Bruxelles.

23. MONTAGNE P. Les prothèses totales de hanche : historique, modèles et problèmes actuels. Petit lexique. In : *L'imagerie ostéoarticulaire post-thérapeutique*. GETROA Opus XIX, 57-63, 1992.

24. MORVAN G., GODEFROY D., MASSARE C., FROT B. Imagerie des prothèses de hanche. In : *"Cahiers d'enseignement de la SOFCOT"*, N° 29. Imagerie en Orthopédie et Traumatologie. Expansion scientifique française, 1988.

25. MÜLLER M.E. Lessons of 30 years of total hip arthroplasty. Clin. Orthop. 228, 12-21, 1988.

26. MULROY R.D. Jr and HARRIS W.H. The effect of improved cementing techniques on component loosening in total hip replacement. J. Bone and Joint Surg. 72B : 757, 1990.

27. RECKLING F.W., ASHER M.A., DILLON W.L. A longitudinal study of the radiolucent line at the bone cement interface following total joint replacement procedure. J. Bone and Joint Surg. 59A : 355-358, 1977.

28. SCHMALZRIED T.P., KWONG L.M., JASTY M., SEDLACEK R.C., HAIRE T.C., O'CONNOR O., BRAGDON Ch., KABO J.M., MALCOLM A.J., PATH M.R.C. and HARRIS W.H. The mechanism of loosening of cemented acetabular components in total hip arthroplasty. Analysis of specimens retrieved at autopsy. Clin. Orthop. 274 : 60-68, 1992.

29. WEISSMAN B.N.W., SLEDGE C.B. Total hip joint replacement. In : *"Orthopedic Radiology"*. Chapter : The Hip. Edited by W.B. Saunders Company, 460-495, 1986.

30. WROBLEWSKI B.M. 15-21 year results of the Charnley low-friction arthroplasty. Clin. Orthop. 211 : 30, 1986.

L'ARTHROPLASTIE TOTALE DE HANCHE

RÉSULTATS CLINIQUES A LONG TERME ET PRONOSTIC

J. DUPARC, P. MASSIN

INTRODUCTION

Depuis 25 ans, l'arthroplastie prothétique de la hanche a bouleversé de fond en comble les indications thérapeutiques des affections graves de la hanche.
E. MORSCHER (1987) signale que l'arthroplastie de la hanche est sans doute la plus grande contribution de notre spécialité au progrès médical et vraisemblablement le plus grand apport de la médecine à ce qu'on peut appeler la qualité de la vie.
A juste titre, on peut parler de miracle fonctionnel.

Au cours de ces dernières années, un débat souvent passionné s'est ouvert sur le choix de la meilleure fixation des implants à leur support osseux.
C'est en 1960 que Sir John CHARNLEY a proposé, pour fixer les pièces prothétiques fémorale et cotyloïdienne, le ciment acrylique.
Il a poursuivi son expérience avec une remarquable rigueur dans l'étude des résultats et a suscité de nombreuses recherches cliniques et biomécaniques qui ont permis d'améliorer les conceptions des prothèses et leur technique chirurgicale.

Il n'en reste pas moins que la pierre d'achoppement est la longévité de ces prothèses.
Les matériaux utilisés se sont certes considérablement améliorés mais, à terme, les prothèses de hanche sont menacées de descellement, qui se traduit sur le plan clinique par un échec fonctionnel.

MÉTHODES D'ÉVALUATION

De nombreux systèmes ont été proposés pour une appréciation plus objective du résultat et pour permettre les comparaisons entre différentes séries.
Ces systèmes sont habituellement basés sur l'évaluation séparée des résultats sur la douleur, la mobilité de l'articulation et enfin la stabilité, critères spécifiques de l'articulation examinée.

Ces différentes cotations combinées entre elles permettent d'obtenir des scores globaux, tels celui de MERLE d'AUBIGNÉ et POSTEL (1954), ou de HARRIS (1969).
L'étude de la marche est un critère moins fidèle, car celle-ci peut être mauvaise en cas de pathologie pluriarticulaire, alors que la fonction de la hanche est bonne.
Il est actuellement certainement nécessaire d'uniformiser ces méthodes d'évaluation pour permettre les comparaisons entre les différentes séries et adopter un langage international dans la présentation des résultats (MÜLLER, 1992).
L'étude des résultats à long terme se heurte à la difficulté du suivi de patients déjà âgés au moment de l'intervention.
De nombreux patients sont perdus de vue, en raison soit de leur décès, soit d'autres causes, et les résultats obtenus peuvent ne représenter qu'un aspect partiel de la réalité.
Chez les patients revus, les résultats doivent être appréciés en fonction des besoins fonctionnels, variables d'un sujet à l'autre.
C'est pourquoi CHARNLEY a proposé une classification en trois catégories, allant des patients normalement autonomes à des patients à activité locomotrice réduite, voire grabataires (1979).

En raison de l'imprécision de ces évaluations liée aux inévitables "perdus de vue", des méthodes statistiques ont été proposées pour permettre, par extrapolation, l'évaluation assez précise des résultats à long terme.

Les courbes de survie ou méthode actuarielle (ARMITAGE, 1971), procédés déjà anciens utilisés en cancérologie, ont été appliquées à l'étude des résultats des arthroplasties totales de hanche.
Avec cette méthode, le risque d'échec est calculé à chaque étape du suivi en fonction du nombre de patients suivis à cet intervalle de temps, et en fonction des "perdus de vue" à cet intervalle de temps.
Il est essentiel de définir l'échec de l'arthroplastie, qui doit être obligatoirement définitif et non réversible.
Ainsi, la révision de l'implant est considérée à juste titre comme un échec certain, mais cette définition ignore tous les cas où l'échec fonctionnel est patent (descellement), mais qui n'ont pas encore été réopérés quelle qu'en soit la raison.
Les calculs dans chaque intervalle de temps ne restent valables que si le nombre de patients dans cet intervalle est suffisant, et à condition que le nombre de "perdus de vue" n'excède pas certaines limites (20 % environ à 10 ans).
Enfin, les résultats des "perdus de vue" à leur dernière consultation doivent être comparés à ceux des patients suivis au même délai postopératoire. L'absence de différence significative, sous réserve que les deux populations soient comparables, laisse espérer que la disparition des "perdus de vue" ne modifie pas la statistique globale.

1a.

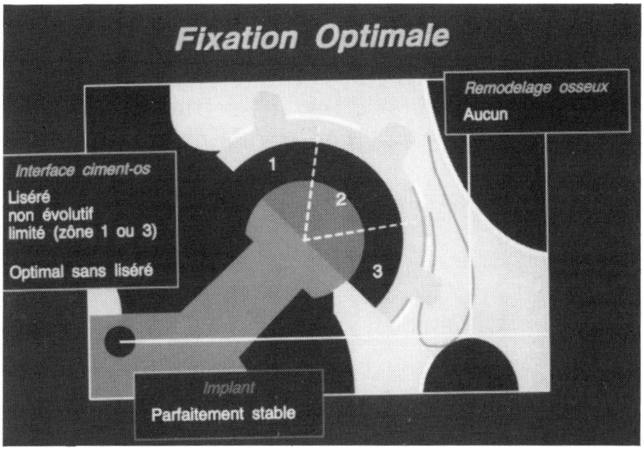

1b.

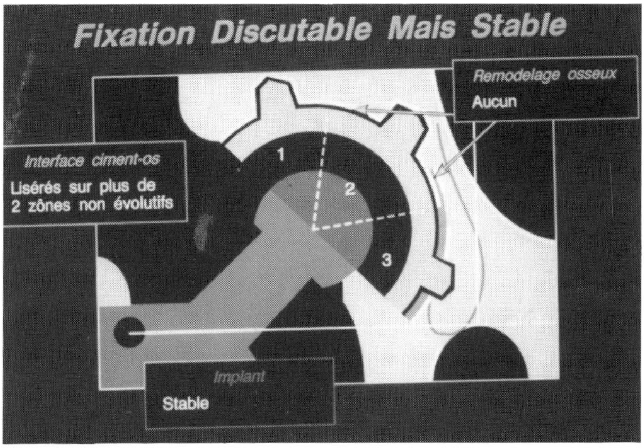

1c.

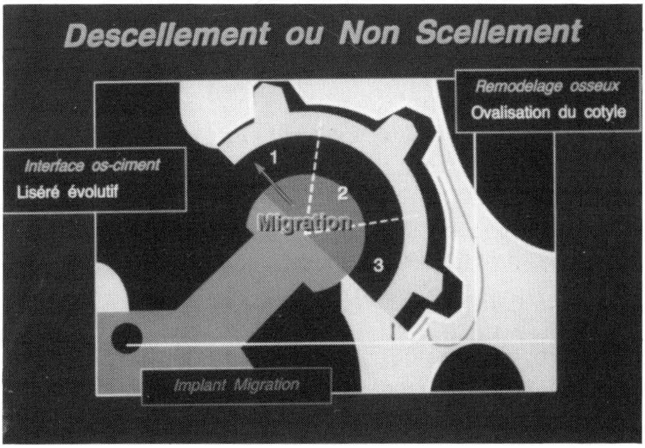

Figure 1. Critères d'évaluation de la fixation d'un cotyle cimenté.

2a.

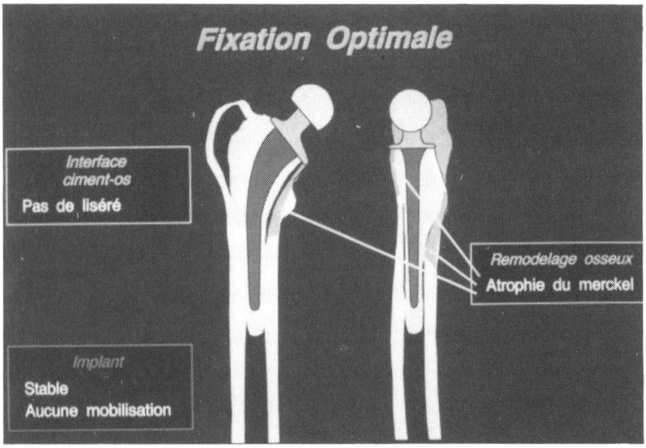

2b.

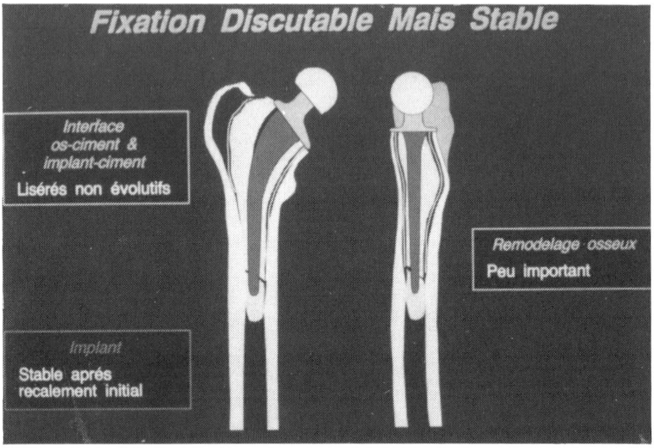

2c.

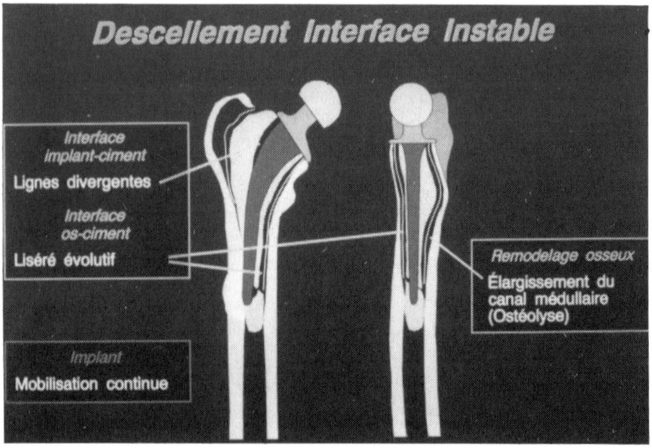

Figure 2. Critères de descellement d'une prothèse totale cimentée.

3a.

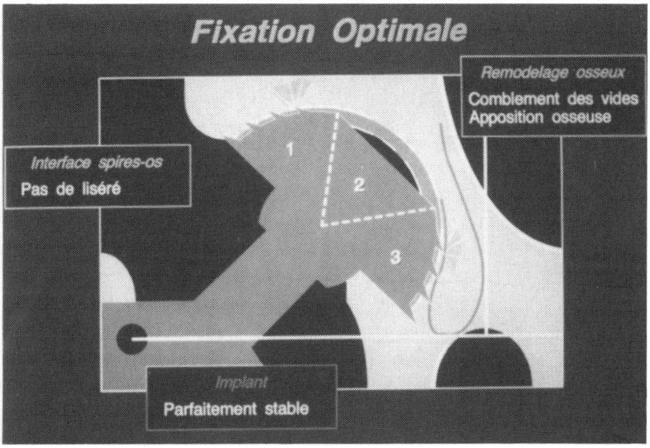

3b.

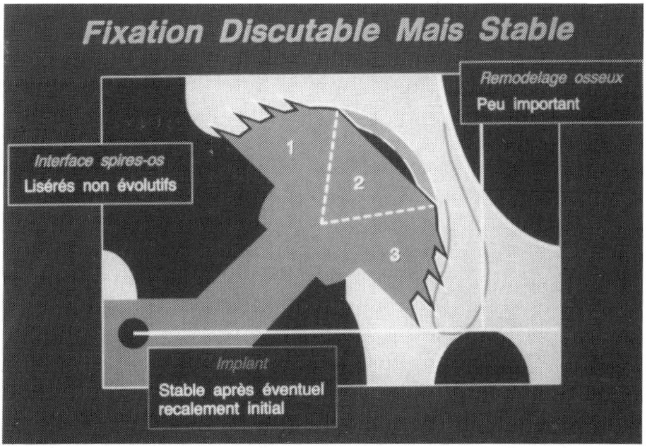

3c.

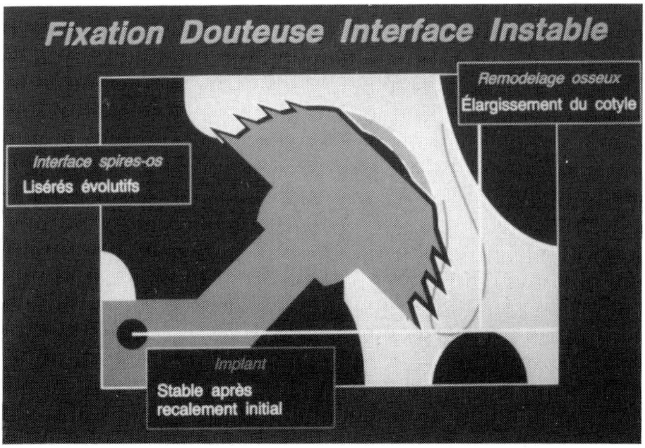

Figure 3. Critères d'évaluation de la fixation d'un cotyle sans ciment.

3d.

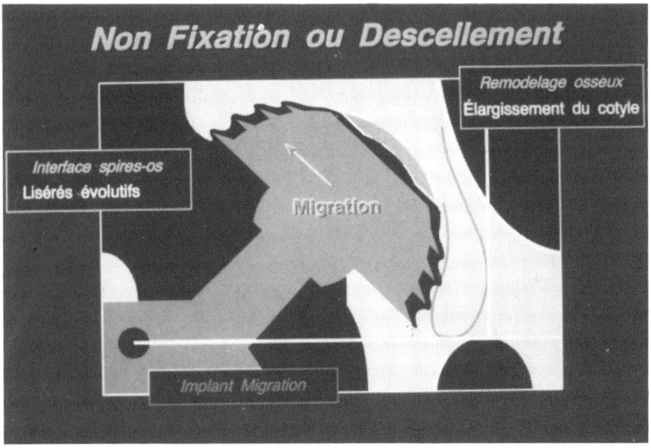

Figure 3. Critères d'évaluation de la fixation d'un cotyle sans ciment.

4a.

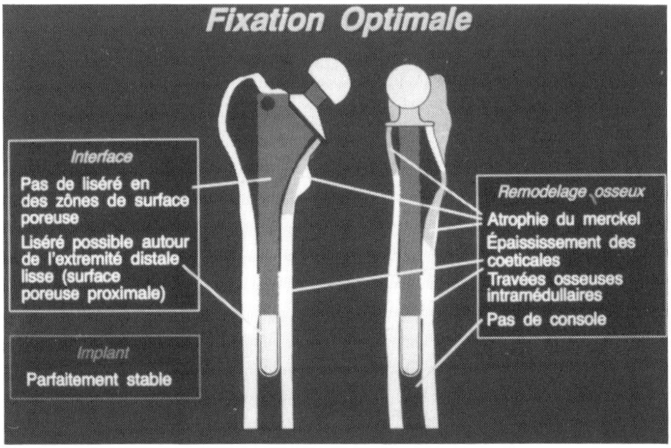

4b.

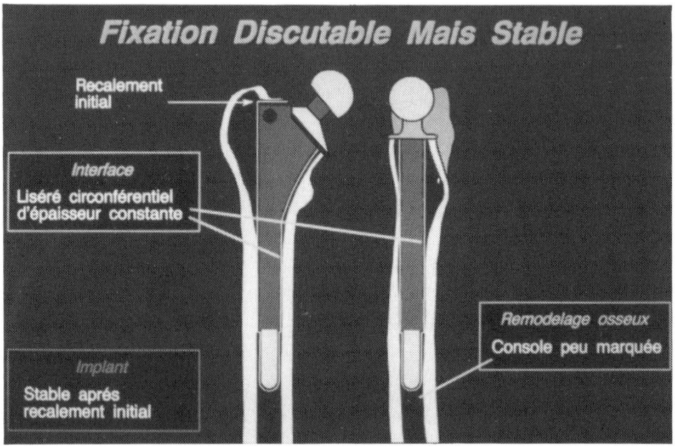

Figure 4. Critères d'évaluation de la fixation d'une prothèse sans ciment.

4c.

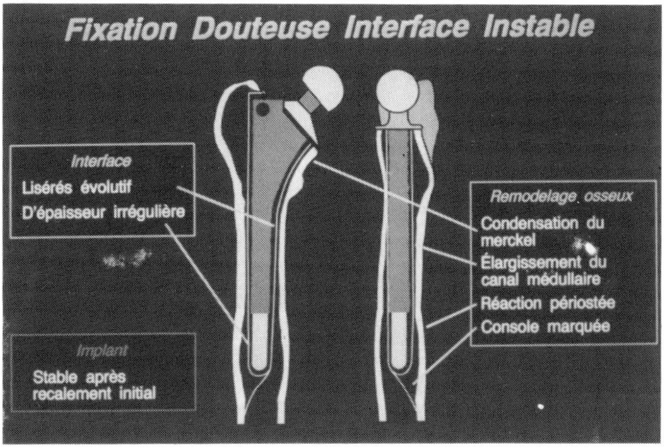

4d.

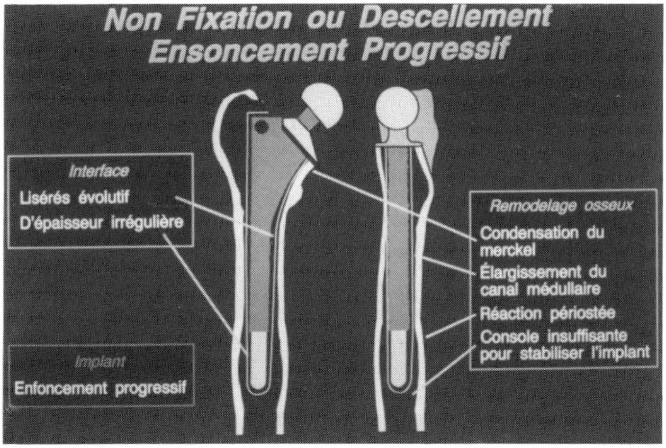

Figure 4. Critères d'évaluation de la fixation d'une prothèse sans ciment.

Les essais multicentriques ont également été proposés pour la revue des résultats des prothèses totales de hanche (HERBERTS, 1989 ; HEDLEY, 1987).

De tels essais ont l'inconvénient de représenter des séries inhomogènes (chirurgiens différents).

Leur avantage est d'avoir accès à un grand nombre de patients.

Ils sont utiles pour l'étude de données épidémiologiques et nécessitent des critères d'inclusion rigoureux et une méthodologie lourde, pour uniformiser la série.
Sur le plan radiographique, il est plus difficile d'adopter une définition du descellement universellement admise.
MORELAND et col. (1980) ont bien montré les différents types d'aspect visibles à l'interface os/ciment et ont conclu que la définition du descellement ne peut en aucun cas être limitée à ces prothèses qui ont été trouvées instables lors de la révision chirurgicale (Tableau I, Fig. 1 à 4).

- **Pas de liséré à l'interface os/ciment**
- **Liséré incomplet**
- **Liséré complet de largeur inférieure à 2 mm**
- **Liséré complet de largeur supérieure à 2 mm**
- **Révision**

Tableau I.
Catégories de MORELAND et col. (1980).

DELEE et CHARNLEY (1976) avaient proposé une classification basée sur l'étendue et la largeur des lisérés à l'interface os/ciment.

HARRIS et McGANN (1986) ont proposé une échelle de gravité en distinguant les descellements hypothétiques, probables et certains.

DUPARC et HUTEN (1983) ont décrit les lisérés à chaque interface et ont défini les images les plus évocatrices de descellement.

GRUEN et col. (1979) ont individualisé des zones d'interface os/ciment au niveau fémoral pour une étude détaillée des images anormales (Fig. 5).

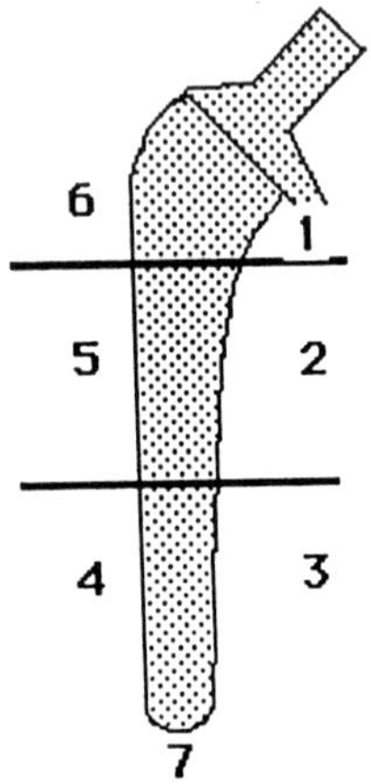

Figure 5.
Schéma des zones d'interface de GRUEN.

Le critère le plus indiscutable est certainement l'observation d'une mobilité des pièces prothétiques sur des documents radiographiques successifs et comparables.
Là encore, les méthodes divergent et les études précises montrent que toutes les méthodes de mesure n'ont pas la même fiabilité (MASSIN et col., 1990).

Des techniques sophistiquées ont actuellement surpassé en précision toutes les anciennes méthodes mais ne sont pas, et de loin, accessibles au plus grand nombre de chirurgiens.
Parmi elles, la stéréophotogrammétrie (BALDURSSON, 1975 ; MJÖBERG, 1984) est le procédé qui permet la mesure de déplacements minimes à partir de radios digitalisées. Des billes métalliques doivent être implantées autour de l'implant et les variations de distance relatives entre l'implant et ces repères métalliques peuvent être mesurées.

LES PROTHÈSES CIMENTÉES

Dans la chirurgie de première intention des coxarthroses, les résultats rapportés sont généralement très bons dans les dix premières années postopératoires.
CHARNLEY (1972, 1973) le premier, puis de nombreux autres auteurs ont rapporté des résultats à 10 ans ou plus (McCOY et col., 1988 ; WROBLESKI, 1986 ; OLDER, 1986). Ils sont unanimes pour constater le maintien de la qualité des résultats fonctionnels initialement acquis, dans la majorité des cas.

Les résultats sont par contre divergents en ce qui concerne le taux de descellements aseptiques.
CHARNLEY (1972, 1973) rapporte des taux de descellements cotyloïdiens de 1,25 % à 10 ans et de 11 % de migrations cotyloïdiennes à 12-15 ans, avec 15 % des cotyles présentant un liséré à l'interface os/ciment.
En France, la série de l'hôpital Cochin (POSTEL et col.,1985) fait état à 10 ans de taux de descellements cotyloïdiens de 0,7 %, de 1,1 % d'images radiologiques cotyloïdiennes anormales, et de 0 % de descellement fémoral dans la chirurgie de première intention des coxarthroses. STAUFFER (1982), sur une série de 300 prothèses de CHARNLEY de plus de 10 ans toutes étiologies confondues, fait état d'une incidence de 11,3 % de descellements pour les prothèses cotyloïdiennes et de 29,9 % pour les prothèses fémorales.
En terme d'analyse actuarielle, McCOY et col. (1988) rapportent une probabilité de révision à 15 ans de 4 % (taux de survie à 96 %) avec la *"low friction arthroplasty"* de CHARNLEY.
Avec les prothèses de MÜLLER, dont la particularité est le diamètre plus élevé de la tête fémorale, les taux de descellements sont plus élevés.

SUTHERLAND (1982) rapporte à 10 ans une incidence de 23 % de descellements cotyloïdiens et de 28 % de descellements fémoraux.
Plus récemment en France (KEMPF et col., 1986), les résultats à 10 ans avoisinent les 33 % de descellements fémoraux et 47 % de descellements cotyloïdiens.
MORSCHER (1987) observe des profils différents de courbe de survie pour les prothèses fémorales et les prothèses cotyloïdiennes : alors que le taux d'échecs fémoraux augmente régulièrement d'année en année, le taux de descellements cotyloïdiens stagne à un niveau bas, avant d'augmenter de façon exponentielle après la huitième année postopératoire.

S'il existe une certaine discordance dans les chiffres de descellements à long terme, la durée de vie limitée de ces prothèses apparaît évidente.
De plus, l'élargissement des indications à des sujets plus jeunes, justifié en raison des excellents résultats fonctionnels, a montré des taux de descellements plus élevés que chez les sujets âgés.
Pour HALLEY (1986), 49 patients de moins de 30 ans, porteurs d'une prothèse totale de hanche type CHARNLEY, ont été revus avec un recul moyen de 9,5 ans : 8,1 % des prothèses fémorales ont été reprises pour descellement aseptique, ainsi que 14,3 % des prothèses cotyloïdiennes. 20 % environ des cotyles restants sont manifestement descellés.
D'autres auteurs confirment ces résultats inquiétants.
CHANDLER et col. (1981), DORR et col.(1983) ne rapportent que 72 % de bons et excellents résultats à 5 ans, quand les prothèses sont implantées chez des sujets de moins de 45 ans.
Dans ces dernières séries, les groupes étaient inhomogènes, avec des opérateurs différents, des patients déjà opérés, ou des défauts techniques manifestes retrouvés sur la radiographie postopératoire.

CORNELL et RANAWATT (1986) rapportent des résultats plus encourageants dans une série homogène de 101 patients de moins de 55 ans avec un recul moyen de 7 ans.
Le taux de survie cumulée chez ces patients est de 87,6 % à 10 ans avec 5 descellements (4 cotyloïdiens et un fémoral).

Pour d'autres auteurs, l'étiologie est un facteur important de pronostic.
La coxarthrose est l'étiologie la plus commune et la plus favorable dans l'ensemble des séries publiées.
Les coxites inflammatoires semblent être une étiologie moins favorable, essentiellement en raison de la qualité mécanique médiocre de l'os, ou du site osseux, nécessitant l'implantation de greffes osseuses avant le scellement (LACHIEWICZ, 1986 ; RANAWATT, 1980).
Enfin, d'autres auteurs (DUPARC, 1988) ont souligné les très mauvais résultats obtenus dans les hanches radiques.

En conclusion, si le court et le moyen terme sont assurés par la fixation acrylique des prothèses de hanche, le long terme (au-delà de 10 ans) est plus incertain.
Des facteurs techniques ont été individualisés et peuvent être maîtrisés, en particulier en ce qui concerne le positionnement des implants, la métallurgie et la morphologie des prothèses.
Enfin, les techniques de cimentage ont été améliorées, en particulier au niveau fémoral : obturation du canal médullaire (HARRIS, 1986), cimentage rétrograde sous pression (HARRIS, 1982), traitement préalable du ciment par centrifugation pour diminuer sa porosité (BURKE et col. 1984).
S'il est encore trop tôt pour reconnaître ces techniques comme des progrès décisifs, les résultats à moyen terme sont prometteurs, notamment en ce qui concerne la qualité des images radiographiques (RUSSOTTI, 1988).

LES PROTHÈSES SANS CIMENT

Les échecs, certes souvent tardifs des prothèses cimentées, les difficultés et les incertitudes des reprises, ont incité de nombreux chirurgiens en Europe et aux USA à rechercher un ancrage direct des pièces prothétiques à leur support osseux.
Le ciment a été en effet directement incriminé comme le responsable des échecs par descellement aseptique.
WILLERT a mis en évidence la réaction biologique de l'os au contact des particules de méthylméthacrylate (1974).
CHARNLEY avait étudié la réaction de l'os au ciment à long terme (1970).
Les particules de ciment produites par fragmentation de celui-ci seraient ainsi capables d'induire une réaction inflammatoire à corps étrangers, et une résorption du support osseux .

C'est R. JUDET dès 1971, puis G. LORD (1975) qui ont expérimenté les premiers la fixation sans ciment, et qui ont mis en évidence une repousse osseuse dans les anfractuosités de la paroi métallique (surface osseuse ou madréporique) capable d'assurer une solidarité suffisante entre prothèse et os.
Le blocage osseux initial (stabilité primaire) est nécessaire pour favoriser l'ostéogenèse secondaire ou ostéointégration (stabilité secondaire).
Au cours des 10 dernières années, la recherche fondamentale et clinique de la fixation sans ciment a été considérable. De nombreux modèles de prothèses sans ciment de conceptions très diverses ont été proposés et expérimentés. Cette recherche évolutive, passionnante, est en cours. Il est encore trop tôt pour donner des conclusions assurées.
La classification de ces prothèses est difficile.

Du côté fémoral, après des tâtonnements initiaux, la fixation des implants à surface poreuse peut être régulièrement obtenue.

ENGH et MASSIN (1989), en se basant sur des critères radiographiques au niveau fémoral, évaluent le taux d'ancrage osseux à 94 % à 8 ans lorsque les critères d'implantation sont respectés (remplissage du fût fémoral de face et blocage triponctuel de profil), et à condition que les implants soient recouverts de surface poreuse réhabitable (Fig. 6 et 7).
Pour LORD et BANCEL (1983), les résultats cliniques à 10 ans sont satisfaisants dans 79 % des cas.
Mais une des principales critiques faites au ciment est également applicable à ce genre d'implants, à savoir l'inextractibilité en cas de nécessité (malposition, infection, douleurs inexpliquées, rupture de tige, instabilité récidivante).

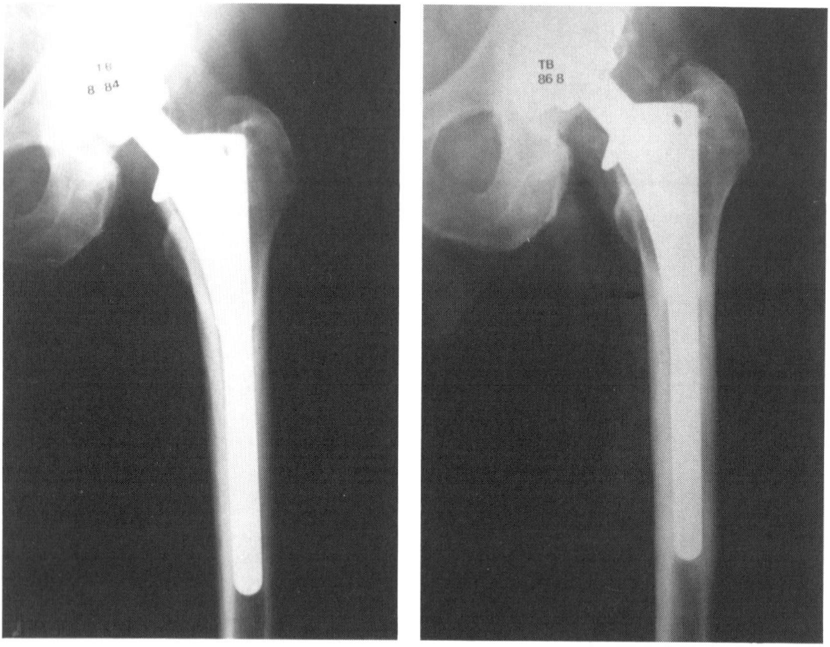

Figure 6.
Exemple d'ancrage osseux d'une prothèse fémorale sans ciment à surface poreuse proximale. Noter la densification au niveau de la transition surface poreuse/surface lisse et l'ostéoporose de l'éperon de Merckel.

D'autres essais ont été effectués avec des prothèses à surface poreuse réduite ou à surface lisse rainurée, voire polarisée (LORD et col., 1988).
Avec ces derniers implants, les résultats à court terme sont pour le moment décevants avec des taux de révisions pour non scellement prohibitifs, dont certains dépassent les 10 % à 2 ans (KIM et KIM, 1992 ; DUPARC et MASSIN, 1992 ; PHILLIPS et MESSIEH, 1988).

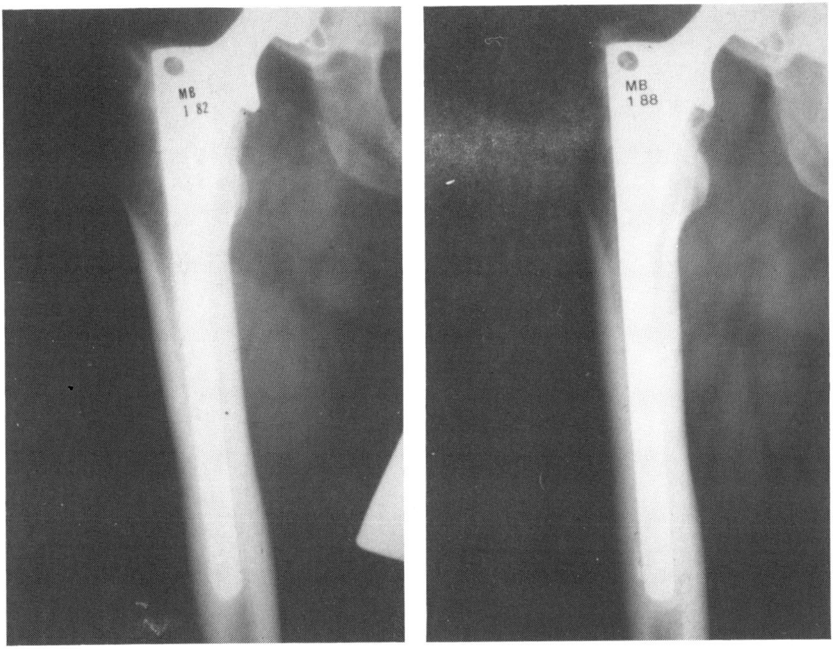

Figure 7.
Exemple de non ancrage d'une prothèse sans ciment à surface poreuse. Noter la réaction osseuse en bout de tige séparée du métal par un espace clair radiotransparent. L'éperon de Merckel est resté dense. Il existe un fin liséré entourant la prothèse.

Dans les autres cas où les taux de révisions sont plus bas (CALLAGHAN et col., 1988 ; LORD et col., 1988 ; HEDLEY et col., 1987), la fréquence des douleurs de cuisse suggère des défauts d'ancrage fréquents, facteurs de micromobilité.
L'ancrage osseux autour d'implants extractibles est sans aucun doute l'idéal à rechercher, mais cette réaction biologique de l'os autour d'implants métalliques doit être domestiquée, contrôlée, pour aboutir à des résultats régulièrement satisfaisants, et pour pouvoir concurrencer, voire surpasser, le ciment.

Du côté cotyloïdien, les essais avec les anneaux vissés sont décevants (SNORRASON et KARRHOLM, 1990 ; ENGH et Col, 1990 ; DUPARC et MASSIN, 1991), avec là encore des taux de reprise élevés.
LORD (1988) donne des résultats à long terme plus encourageants avec 6 reprises précoces et 4 migrations secondaires, ce qui porte le taux de reprises à 5 ans à 2 % (465 anneaux suivis à 5 ans).
Les anneaux hémisphériques impactés donnent des résultats à moyen terme plus prometteurs, mais la régularité de l'ancrage osseux autour de tels implants reste à prouver (MORSCHER et col. 1989 ; HARRIS et MALONEY, 1989 ; ENGH et col., 1990).

De nouveaux revêtements bioactifs, tant au niveau de la tige fémorale que du cotyle, capables d'induire la repousse osseuse au contact du métal sont actuellement à l'étude, et permettront peut-être de réaliser un jour l'ostéointégration des implants et de supprimer les descellements aseptiques.

LES FACTEURS D'ÉCHEC À LONG TERME

Au cours de leur évolution, les prothèses totales de hanche sont soumises à différents facteurs de risque, qui vont limiter leur survie.

- L'usure

Avec les prothèses cimentées, l'usure à long terme du polyéthylène est devenue évidente.
CHARNLEY et HALLEY (1975) avaient pressenti ce problème et s'étaient les premiers attachés à quantifier cette usure, particulièrement évidente dans les prothèses utilisant des têtes de petit diamètre, où des phénomènes d'usure ont pu être observés indépendamment de tout descellement.
CHARNLEY avait évalué l'usure à 0.07 mm/an en moyenne.
BOITZY (1983) rapporte des taux d'usure de 0.2 à 2.5 mm/an.
LANGLAIS et col. (1980) sur des têtes de gros diamètre, ont retrouvé des usures supérieures à 2 mm dans 50% des cas à plus de 10 ans. CLARAC et col. (1986), en utilisant des agrandissement radiographiques pour des mesures plus précises estiment le taux d'usure à 0.1 mm/an soit 1.1 mm d'usure moyenne à 131 mois.
Dans la série de l'hôpital Cochin (1985), l'usure est de 2 à 3 mm en moyenne entre 10 et 14 ans.
POSTEL décrit l'usure du polyéthylène en fonction du temps : celle-ci apparaît vers la septième année postopératoire et augmente exponentiellement par la suite.
WROBLESKI (1989) a décrit l'usure des cotyles de CHARNLEY à partir de pièces récupérées à l'autopsie de patients décédés d'autres causes. L'usure est maximale dans les zones de haute pression, provoquant l'enfoncement progressif de la tête fémorale dans le polyéthylène (DOWLING et CHARNLEY, 1976).
Cet enfoncement est responsable d'un effet came du col contre les berges de la prothèse cotyloïdienne dans les mouvements extrêmes, détachant des particules de polyéthylène au niveau du pourtour cotyloïdien et précipitant le descellement cotyloïdien.
C'est ce qui a conduit de nombreux chirurgiens fidèles au principe de la *"low friction"* à diminuer le diamètre du col prothétique, le ramenant aux alentours de 10 mm au lieu de 13,5, et ceci sans risque de fracture en raison des qualités mécaniques des alliages forgés utilisés actuellement.

La compréhension des phénomènes à l'origine de l'usure du polyéthylène est difficile. Il s'agit d'un mécanisme complexe plurifactoriel (ROSE et col. 1979).
Plusieurs types d'usure ont été décrits : l'usure par fatigue, l'usure par adhérence, l'usure par abrasion qui dépend de la qualité de l'usinage des pièces prothétiques et du polyéthylène lui-même, dont les caractéristiques sont variables d'une pièce à l'autre.
L'usure à trois composants survient lorsqu'une particule de ciment s'est introduite entre les deux éléments du couple de friction, et aggrave considérablement la dégradation du polyéthylène.

La première façon d'aborder le phénomène d'usure est l'étude du couple de friction.
Il est actuellement impossible de reproduire un couple de friction aussi bas que celui existant entre les deux cartilages d'une articulation naturelle.
Les couples de friction les plus avantageux sont celui du couple Alumine/Alumine, développé à partir des travaux de BOUTIN (BOUTIN, 1979 ; BOUTIN et BLANQUART, 1981).
La très grande dureté de ces matériaux oblige à une qualité de fabrication optimale, avec appariement des pièces prothétiques et usinage parfait.
L'inconvénient de ce couple à long terme est la survenue de cassures des billes fémorales sur le cône morse, d'autant plus que celles-ci ont un diamètre réduit.

Le couple Chrome-Cobalt/Polyéthylène a un coefficient de friction plus élevé, mais est actuellement le plus utilisé.
Le couple Titane nitruré/Polyéthylène, plus récent, a déjà montré ses inconvénients, avec l'apparition de réactions de lyse endostée précoce (AGINS, 1988 ; BLACK et col., 1990 ; MALONEY, 1990).
Quant au couple Métal/Métal, il a été précocement abandonné à une période où les techniques d'usinage ne permettaient pas un appariement précis des pièces prothétiques (McKEE et CHEN, 1973 ; POSTEL et LANGLAIS, 1978 ; WALKER et col., 1974).
Actuellement, avec l'amélioration des techniques d'usinage, il existe un regain d'intérêt pour ce couple (MÜLLER, 1992).

Une autre facon d'aborder ce problème est l'étude de la qualité du polyéthylène.
Des essais infructueux ont été faits avec le polyéthylène renforcé par fibres de carbone.
Actuellement, le polyéthylène haute densité est couramment utilisé (UHMWPE).

L'avantage incontestable de l'utilisation des têtes fémorales de diamètre réduit, conformément au principe de la *"low friction"*, est l'augmentation de l'épaisseur du polyéthylène, permettant d'implanter des prothèses

cotyloïdiennes moins soumises au phénomène du fluage, et jouant par leur épaisseur un rôle d'amortisseur.
La coquille métallique enrobant le polyéthylène dans la plupart des prothèses cotyloïdiennes destinées à l'implantation sans ciment (cotyles *"metal-backed"*), a été initialement imaginée pour uniformiser la répartition des pressions sur la couche de ciment.
L'influence de ce blindage cotyloïdien sur l'usure est mal connue. Il semble que celle-ci ne soit pas diminuée, en particulier si l'épaisseur du métal oblige à l'utilisation d'insert en polyethylène de faible épaisseur.

L'amélioration de la longévité des prothèses de hanche passe donc obligatoirement par la recherche de nouveaux matériaux pour l'obtention d'un couple à très bas coefficient de frottement.
Idéalement, ces matériaux doivent être lubrifiables par le liquide articulaire, et résistants aux contraintes qui s'exercent sur eux de façon répétitive lors de la marche.

- Le descellement aseptique

a) Les causes mécaniques

Les échecs des prothèses totales de hanche sont dominés par la survenue du descellement aseptique.

Les causes invoquées étaient jusqu'à maintenant essentiellement mécaniques : fracture du ciment entraînant une varisation de l'implant, mauvaise adhérence du ciment à l'os entraînant un enfoncement du bloc prothèse/ciment, mauvais positionnement de l'implant entraînant des contraintes exagérées sur le ciment.
MÜLLER (1979) rapporte, sur une série de 1030 prothèses, 43 % de descellements cotyloïdiens lorsque le cotyle est incomplètement couvert contre 7,3 % en cas de bonne couverture.
KEMPF et col. (1986) soulignent l'élément péjoratif que constitue le positionnement de l'implant fémoral en varus.
Plus récemment, HARRIS a insisté sur la possibilité de micromouvements entre prothèse et ciment, proposant un traitement de surface des prothèses de façon à augmenter l'adhérence du ciment au métal.

Il semble en fait que les facteurs mécaniques soient contrôlés par l'amélioration des techniques chirurgicales : bon positionnement des implants, ajustage plus précis de la prothèse à son fourreau osseux, bonne répartition du ciment, scellement au moins partiel en os spongieux des prothèses cotyloïdiennes.
Lorsque la technique d'implantation est correcte, la plupart des auteurs s'accordent à reconnaître que la fixation acrylique est un mode de fixation

de durée prolongée et que les qualités mécaniques du ciment ne s'altèrent pas avec le temps.

Avec la fixation sans ciment, des progrès ont également été faits.
Les conditions de la fixation osseuse ont été cernées, et celle-ci peut-être obtenue régulièrement : ajustage de la prothèse à canal fémoral dans sa partie corticale, surface réhabitable étendue, stabilité initiale parfaite de l'implant.
Dans les cas où l'ostéointégration complète ou quasi-complète de l'implant est obtenue, les prises de mobilité de cause mécanique n'existent pas.
La déminéralisation osseuse proximale, ou *stress-shielding* des anglo-saxons, ne s'est pas révélée jusqu'à maintenant une cause d'échec mécanique (ENGH et MASSIN, 1989 ; HARRIS, 1992).

Dans ces deux types de fixation, l'élément mécanique le plus important semble être la rigidité du support osseux, garantie contre l'existence de micromobilité à l'interface os/ciment ou os/prothèse.
Si celle-ci est en général assurée au niveau fémoral par la rigidité de l'os cortical, ce n'est pas toujours le cas au niveau cotyloïdien dont le pourtour osseux, soumis aux pressions alternées de la marche, est le siège de déformations constantes.
La micromobilité à ce niveau aboutit à la formation d'une membrane d'interposition délimitant l'os du métal ou du ciment selon le type de fixation, comme l'ont montré des études animales (HOY et col., 1981) et histologiques (GOLDRING et col., 1983 ; KOZINN et col., 1986) au niveau fémoral.

b) Les causes biologiques

Dans les deux types de fixation, l'origine biologique des descellements ou de la prise de mobilité des pièces prothétiques peut être liée à la résorption osseuse d'origine biologique.
La tolérance biologique des particules d'usure de matériel prothétique est limitée. Leur accumulation est à l'origine des réactions à corps étrangers aux particules de ciment ou aux particules de polyéthylène, bien décrites par WILLERT (1974, 1977).
Les particules d'usure, lorsqu'elles s'accumulent et lorsque leur taille est importante, déclenchent des réactions macrophagiques, à l'origine de résorptions osseuses périprothétiques dont certaines sont cataclysmiques (HARRIS et col., 1976 ; JASTY et col., 1986).
Ces réactions détruisent le support osseux autour du ciment, ou détruisent l'ancrage osseux de la fixation sans ciment (LETOURNEL, 1987 ; SANTAVIRTA et col., 1990).
Ces destructions sont couramment observées au niveau de l'éperon de Merckel (cavitation de CHARNLEY) mais peuvent aussi se localiser autour de l'extrémité distale de la tige fémorale ou autour du cotyle.

Dans le pire des cas, elles sont circonférentielles, aboutissant au descellement total de l'implant (Fig. 8).

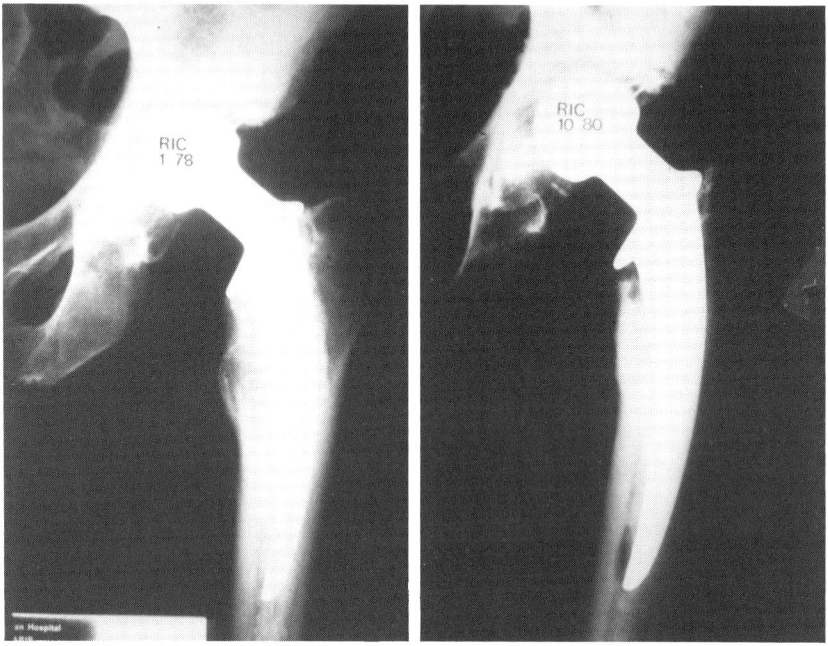

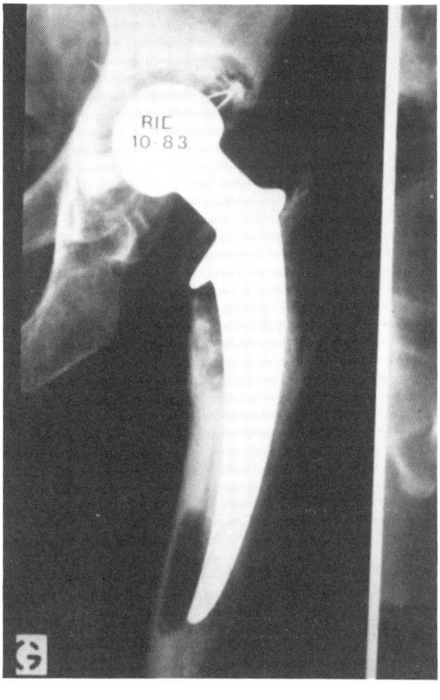

Figure 8.
Exemple de descellement au fil du temps d'une prothèse cimentée par ostéolyse périprothétique.

Heureusement, de telles réactions ne sont pas évolutives après l'ablation des matériaux producteurs de particules d'usure. C'est pourquoi le changement des éléments du couple de friction peut éviter une prise de mobilité des pièces prothétiques, s'il est effectué assez tôt.
Le même type de réaction biologique peut aussi être déclenché par l'accumulation de particules métalliques.
Initialement, avec la prothèse de R. JUDET, des réactions aux particules métalliques avaient été constatées (LETOURNEL, 1987).
Actuellement, avec la promotion de nouveaux matériaux, des réactions similaires apparaissent. Ainsi, BROWN et col. (1977), FREEMAN et col. (1974) évoquent le rôle des particules de métal dans les lyses osseuses périprothétiques et les descellements aseptiques.
Les problèmes de corrosion au niveau du cône morse, où deux métaux différents ou similaires sont au contact l'un de l'autre, seront peut-être un jour à l'origine d'un retour aux prothèses fémorales monobloc où tête et tige sont coulées dans le même moule.
Ces problèmes de corrosion se posent également dans le cas des prothèses à surface poreuse, où la surface métal/os est multipliée par 10 environ, et ou des migrations de microbilles ont été observées (BUCHERT et col., 1986).

- La chirurgie de révision

L'échec des prothèses de hanche ne serait pas grave si la chirurgie de révision était une procédure facile d'échange standard, constamment couronnée de succès.
Bien au contraire, la difficulté de révision des prothèses cimentées est universellement reconnue. L'extraction du ciment est difficile et peut conduire le chirurgien à effectuer des gestes dangereux, détruisant le support osseux.
De plus, la durée des prothèses de révision est inférieure à celle des prothèses de première intention, puisque selon DUPONT et CHARNLEY (1972), PELLICCI (1985), CALLAGHAN et col. (1985), ECHEVERRI et col.(1988), la probabilité de descellement à 10 ans avoisine 50 % pour les 2 composants.

La dégradation du pronostic en cas de révisions multiples a été soulignée par KAVANAGH et col.(1987), HERBERTS et col.(1989).
Au minimum, l'os receveur est conservé, mais il peut être scléreux et peu propice à un scellement de bonne qualité.

Au niveau fémoral, la réserve distale osseuse peut conduire le chirurgien à une attitude expansionniste, c'est-à-dire à aller rechercher un meilleur scellement dans l'os distal non affecté par le premier scellement. Dans ce cas, l'utilisation de prothèses à longue tige est nécessaire.

Lorsqu'il existe une destruction plus importante du stock osseux, le même principe peut être appliqué, en négligeant la reconstruction fémorale et ses incertitudes, avec des résultats encourageants en ce qui concerne la fixation sans ciment (LORD et col., 1988 ; ENGH et col., 1988).
ENGH rapporte un taux d'échecs à cinq ans très bas, puisqu'il n'excède pas 1 % avec la tige fémorale AML (93 cas).
Pour les prothèses fémorales cimentées, le taux de révision varie entre 13 et 16 % au même recul (CALLAGHAN et col., 1985 ; KAVANAGH et col., 1985 ; PELLICCI et col., 1982).
D'autres préfèrent le scellement appuyé sur des greffes osseuses homologues ou autologues.
Des allogreffes manchonnant la tige fémorale et son scellement ont été utilisées : POSTEL et col.(1988) rapportent avec un recul encore court 23 cas, dont les seules complications sont pour le moment 5 pseudarthroses du grand trochanter sur l'allogreffe.

Au niveau cotyloïdien, la reconstruction préalable du cotyle est nécessaire, à l'aide de greffons appuyés ou non sur du matériel (HAENTJENS et col., 1986).
Les premiers résultats sont encourageants avec 4 descellements (1 reprise) pour un recul moyen de 30 mois sur 65 cas étudiés à l'hôpital Cochin (HEDDE et col., 1988).
Le pronostic à long terme de ces révisions dépend de la capacité d'ostéointégration des greffes et de la qualité de la fixation obtenue initialement. Il est inférieur au recul actuel à celui de la chirurgie de première intention.

- Le descellement septique

L'infection est le deuxième grand drame pouvant abréger la survie d'une prothèse.

A long terme, il faut surtout évoquer les greffes bactériennes à partir d'une dissémination hématogène. Elles sont rares mais ont été régulièrement signalées dans la littérature (CRUESS et col., 1975 ; DOWNES, 1977 ; STINCHFIELD, 1980 ; MADERAZO, 1988 ; SULLIVAN, 1990).
L'hygiène de vie, notamment dentaire, des patients porteurs de prothèses de hanche, au même titre que celle des patients porteurs de valves cardiaques, est importante.

Ces infections posent des problèmes thérapeutiques difficiles (WEBER et LAUTENBACH, 1986).

Le pronostic est lié à la nature du germe responsable (sensibilité aux antibiotiques).

La première étape du traitement est donc l'isolement de ce germe (ponction articulaire ou intervention).
La deuxième étape est l'excision des tissus infectés. Les conditions techniques de l'excision dépendent de l'existence ou non d'un descellement des pièces prothétiques.
En l'absence de descellement ou en cas d'ancrage osseux persistant dans le cas des prothèses sans ciment, l'ablation de la prothèse peut être demandée par les infectiologues pour juguler le processus infectieux.
Celle-ci pose alors des problèmes techniques importants, notamment au niveau fémoral, où l'implant doit être patiemment désolidarisé de son lit osseux.
En cas de descellement, l'ablation des pièces prothétiques est plus facile.

Quant à la réimplantation, elle peut être effectuée dans le même temps (germe isolé et sensible) (WROBLEWSKI, 1986), plus souvent dans un deuxième temps, après une période prolongée d'antibiothérapie adaptée et la normalisation de tous les paramètres biologiques, voire scintigraphiques.
Dans certains cas, les patients préfèrent accepter leur état de résection tête et col, sans courir le risque d'une nouvelle opération (KANTOR et col., 1986).

- Les instabilités tardives

Les instabilités tardives sont rares.
Les causes techniques des instabilités précoces (malposition des pièces prothétiques) sont bien connues.
Elles peuvent également être observées dans les cas de luxations tardives.
Initialement bien tolérées, elles peuvent être à l'origine de luxations tardives lorsque la musculature du patient s'affaiblit.
Le traitement de ce type d'instabilité est celui de la cause (FEUILHADE de CHAUVIN et col., 1983 ; COVENTRY, 1985).

Plus difficiles sont les cas d'instabilité tardive en dehors de toute malposition.
Ces luxations tardives sont d'ailleurs souvent récidivantes et surviennent après une longue période où l'implant était parfaitement bien toléré.
Elles sont dues probablement au vieillissement du patient, avec affaiblissement de la musculature fessière et peuvent parfois conduire à l'ablation de la prothèse.

- Les fractures périprothétiques

Les fractures périprothétiques traumatiques posent des problèmes différents selon la qualité du scellement de la tige fémorale.

Si la fracture entraîne le descellement fémoral, une révision prothétique est nécessaire.
Lorsque le scellement fémoral apparaît intact, une ostéosynthèse est effectuée, en conservant l'implant fémoral initial.

Ces fractures ont été observées par BETHEA et col. (1982), qui décrivent 3 types de fractures de gravité croissante, en fonction de la fréquence des descellements associés.

- Les ossifications

Les ossifications sont fréquentes. Elles ont été décrites et classifiées par BROOKER (1973).
A l'extrême, ces calcifications ectopiques peuvent entraîner une raideur, voire une ankylose de hanche.
Elles sont en général non évolutives après la deuxième année postopératoire (RIEGLER et HARRIS, 1976 ; NOLLEN et STOOF, 1973; MATOS et col., 1975).
L'exérèse de ces ossifications est nécessaire en cas de raideur grave.
Faite tardivement sur des ossifications qui n'évoluent plus, elle donne en général des résultats satisfaisants.
La cause de ces ossifications est mal connue.
Il a été prouvé que le traitement anti-inflammatoire postopératoire en diminue la fréquence (RITTER et GIOT, 1982), ainsi que l'irradiation postopératoire à petites doses (COVENTRY et SCANDON, 1981 ; AYERS et col., 1986).

CONCLUSION

Le pronostic des prothèses totales de hanche est d'abord lié à des facteurs de terrain : l'âge, avec en particulier l'activité locomotrice et la qualité du support osseux souvent liées entre elles, influe sur le résultat fonctionnel.

De même, l'étiologie peut être un facteur déterminant dans la qualité du scellement, et donc dans la longévité de l'implant.

La fiabilité à long terme des prothèses totales de hanche s'est améliorée avec l'expérience des chirurgiens et l'amélioration de leur technique d'implantation, ainsi que par les progrès effectués dans la réalisation des alliages utilisés pour les tiges fémorales.

Les vrais problèmes sont maintenant mieux cernés : c'est celui du couple de friction avec la recherche de couples à bas coefficient de frottement ; c'est aussi le problème de la fixation dans la mesure où les indications de ce type de chirurgie s'étendent aux patients jeunes.

Les cotyles sans ciment semblent une solution prometteuse, mais le recul est encore insuffisant pour affirmer la régularité de la fixation osseuse.

Dans le cas des tiges fémorales, la fixation biologique reste aléatoire et doit être améliorée avec l'emploi de revêtements bioactifs.
Chez les patients à espérance de vie plus réduite, la fixation acrylique doit être utilisée, mais son renforcement peut être nécessaire notamment en cas de support osseux médiocre : de nombreux auteurs font une place de plus en plus large aux anneaux de renforcement cotyloïdiens.

Enfin, la chirurgie de révision est malheureusement appelée à se développer.
Son pronostic dépend de la possibilité d'ostéointégration des allogreffes utilisées pour la reconstruction du support osseux. Ces greffes doivent être solidement fixées pour obtenir un montage initial stable.
A défaut d'ostéointégration, les allogreffes massives semblent conserver avec le temps un pouvoir mécanique suffisant pour protéger le scellement des pièces prothétiques.
Des complications mécaniques restent possibles et des recherches, notamment biologiques, sont nécessaires pour améliorer la qualité de cette ostéointégration.

BIBLIOGRAPHIE

1. AGINS H.J., ALCOCK N.W., BANSAL M., SALVATI E.A., WILSON P.D., PELLICCI P.M., BULLOUGH P.G., Metallic wear in failed titanium-alloy total hip replacements. J. Bone Joint Surg. 70A (3), 1988 : 347-56.

2. ANDRÉ S., FEUILHADE de CHAUVIN P., TIBERI F., POSTEL M., Luxations des prothèses totales type CHARNLEY et CHARNLEY modifiées KERBOULL. Rev. Chir. Orthop. 69 (6), 1983 : 447-453.

3. ARMITAGE P., Statistical methods in medical research. New York, Wiley, 1971 : 408-414.

4. AYERS D.C., McCOLLISTER EVARTS C., PARKINSON J.R., The prevention of heterotopic ossification in high-risk patients by low-dose radiation therapy after total hip arthroplasty. J. Bone Joint Surg. 68-A, 1986 : 1423-1430.

5. BALDURSSON H., HANSSON L.I., OLSSON T.H., SELVIK G., Migration of the acetabular socket after total hip replacement determined by roentgen stereophotogrammetry. Acta Orthop. Scand. 46, 1975 : 968.

6. BETHEA J.S., DE ANDRADE J.R., FLEMING L.L., LINDEBAUM S.D., WELCH R.B., Proximal femoral fractures following total hip arthroplasty. Chir. Orthop. 170, 1982 : 95-106.

7. BLACK J., SHERK H., BONINI J., ROSTOKER W.R., SCHAJOWICZ F., GALANTE J.O., Metallosis associated with a stable titanium-alloy femoral component in total hip replacement. J. Bone Joint Surg. 72-A(l), January, 1990 : 126-130.

8. BOITZY A., Pathogénie des descellements cotyloïdiens. Ann. Orthop. de l'Ouest. 15, 1983 : 131.

9. BOUTIN P., Les nouveaux matériaux dans les prothèses de hanche. Cahiers d'enseignement de la S.O.F.C.O.T. Ed. Expansion scientifique française. 10, 1979 : 27-44.

10. BOUTIN P. , BLANQUART D., Le frottement alumine-alumine en chirurgie de la hanche. Rev. Chir. Orthop., 1981 : 67.

11. BROOKER A.F., BOWERMAN J.W., ROBINSON R.A., RILEY L.H., Ectopic ossification following total hip replacement. Incidence and a method of classification. J. Bone Joint Surg. 55-A. 1973 : 1629-1632.

12. BROWN G.C., LOCKSHIN M.D., SALVATI E.A., BULLAUGH P.G., Sensitivity to metal as a possible cause of sterile loosening after cobalt-chromium total hip-replacement arthroplasty. J. Bone Joint Surg. 59-A, 1977 :164-169.

13. BUCHERT P.K., VAUGHN B.K., MALLORY T.H., ENGH C.A., BOBYN J.D., Excessive metal release due to loosening and fretting of sintered particles on porous-coated hip prostheses. J. Bone Joint Surg. Am.Vol. (68), 1986 : 606-609.

14. BURKE D.W., GATES E.I., HARRIS W.H., Centrifugation as a method of improving tensile and fatigue properties of acrylic bone cement. J. Bone Joint Surg. 66-A, 1984 : 1265-1273.

15. CALLAGHAN J.J., DYSART S.H., SAVORY C.G., The uncemented porous-coated anatomic total hip prosthesis. Two-year results of a prospective consecutive series. J. Bone Joint Surg. 70-A, 1988 : 337-346.

16. CALLAGHAN J.J., SALVATI E.A., PELLICCI P.M., WILSON P.D. Jr., RANAWAT C.S., Results of revision for mechanical failure after cemented total hip replacement, 1979 to 1982. A two-to five year follow-up. J. Bone Joint Surg. 67-A, 1985 : 1074-1085.

17. CHANDLER H.P., REINECK F.T., WILSON R.L., McCARTHY J.C., Total hip replacement in patients younger than thirty years old. J. Bone Joint Surg. 63-A, 1981 : 1426-1434.

18. CHARNLEY J., Low Friction Arthroplasty of the Hip. Springer Verlag, Berlin, Heidelberg, New York.

19. CHARNLEY J., The long-term results of low friction arthroplasty of the hip performed as a primary intervention. J. Bone Joint Surg. 54-B, 1972 : 61-76.

20. CHARNLEY J., The reaction of bone to self curing acrylic cement. A long term histological study in man. J. Bone Joint Surg. 52-B (2), 1970: 340-353.

21. CHARNLEY J., CUPIC Z., The nine and ten year results of the low friction arthroplasty of the hip. Clin. Orthop. 95, 1973 : 9-25.

22. CHARNLEY J., HALLEY D.K., Rate of wear in total hip replacement. Clin. Orthop. 112, 1975 : 170.

23. CLARAC J.P., PRIES P., LAUNAY L., MARTIN P., FREYCHET H., NONET P., Usure des cupules en polyéthylène : étude radiologique sur 123 prothèses totales de CHARNLEY. Rev. Chir. Orthop. 72, 1986 : 97-100.

24. CORNELL C.N., RANAWAT C.S., Surveyorship analysis of total hip replacements. Results in a serie of active patients who were less than fifty-five years old. J. Bone Joint Surg. 68-A, 1986 : 1430-1434.

25. COVENTRY M.B., Late dislocations in patients with CHARNLEY total hip arthroplasty. J. Bone Joint Surg. 67-A, 1985 : 832-841.

26. COVENTRY M.B., SCANLON P.W., The use of radiation to discourage ectopic bone. J. Bone Joint Surg. 63-A, 1981 : 201-208.

27. CRUESS R.L., BICKEL W.S., von KESSLER K.L.C., Infections in total hips secondary to a primary source elsewhere. Clin. Orthop. 106, 1975 : 99.

28. d'AUBIGNÉ R.M., POSTEL M., Functionnal results with acrylic prosthesis. J. Bone Joint Surg. 36-A, 1954 : 451-475.

29. DE LEE J.G., CHARNLEY J., Radiological demarcation of cemented sockets in total hip replacement. Clin. Orthop. 121, 1976 : 20-32.

30. DORR L.D., TAKEI G.K., CONATY J.P., Total hip arthroplasties in patients less than forty-five years old. J. Bone Joint Surg. 65-A, 1983 : 474-479.

31. DOWLING J.M., ATKINSON J.R., DOWSON D., CHARNLEY J., The characteristics of acetabular cups worn in the human body. J. Bone Joint Surg. 60-B, 1978 : 375-382.

32. DOWNES E.M., Late infection after total hip replacement. J. Bone Joint Surg. 59-B, 1977 : 42.

33. DUPARC J., Les radio-lésions de la hanche de l'adulte. Cahiers d'enseignement de la SOFCOT, conférences d'enseignement 1988 : 15-31.

34. DUPARC J, HUTEN D., Méthode de surveillance radiologique des P.T.H scellées. Ann. Orthop. de l'Ouest. 15, 1983 : 127-131.

35. DUPARC J., MASSIN P., Results of 203 total hip replacements using a smooth, cementless femoral component. J. Bone Joint Surg. 74-B (2) March, 1992 : 251-256.

36. DUPARC J., MASSIN P., Prothèses totales de hanche avec des anneaux vissés. Résultats à 2 ans et plus d'une série de 198 prothèses consécutives. Rev. Chir. Orthop. 77, 1991 : 221-231.

37. DUPONT J.A., CHARNLEY J., Low friction arthroplasty of the hip for the failures of previous operations. J. Bone Joint Surg. 54-B, 1972 : 77-87.

38. ECHEVERRI A., SHELLEY P., WROBLEWSKI B.M., Long-term results of hip arthroplasty for failure of previous surgery. J. Bone Joint Surg. 70-B, 1988 : 49-51.

39. ENGH C.A., GLASSMAN A.H., GRIFFIN W.L., MAYER J.G., Results of cementless revision for failed cemented total hip arthroplasty. Clin. Orthop. 235, 1988 : 91-110.

40. ENGH C.A., GRIFFIN W.L., MARX C.L., Cementless acetabular components. J. Bone Joint Surg. 72-B (l) January, 1990 : 53-59.

41. ENGH C.A., MASSIN P., Cementless total hip arthroplasty using the AML stem. Results using a survivorship analysis. Clin. Orthop. (249) December, 1989 : 141-158.

42. FREEMAN M.A.R., MILLER A.J., VERNON ROBERTS B., Metal sensitivity as a cause of bone necrosis and loosening of the prostheses in total joint replacement. J. Bone Joint Surg. 56-B, 1974 : 626-642.

43. GOLDRING S.R., SCHILLER A.L., ROELKE M., ROURKE C.M., O'NEIL D.A., HARRIS W.H., The synovial-like membrane at the bone-cement interface in loose total hip replacements and its proposed role in bone lysis. J. Bone Joint Surg. 65A, 1983: 575-584.

44. GRUEN T.A., McNEICE G.M., AMSTUTZ H.C., "Modes of failure" of cemented stem-type femoral components. A radiographic analysis of loosening. Clin. Orthop. 141, 1979: 17-27.

45. HAENTJENS P., HANDELBERG F., CASTELEYN P.P., OPDECAM P., The MÜLLER acetabular support ring : a preliminary review of indications and clinical results. Int. Orthop. 10, 1986 : 223-230.

46. HALLEY D.K., WROBLEWSKI B.M., Long-term results of low friction arthroplasty in patients 30 years of age or younger. Clin. Orthop., 211, 1986 : 43-50.

47. HARRIS W.H., The first 32 years of total hip arthroplasty. Clin. Orthop. 274, 1992: 7-11.

48. HARRIS W.H., Traumatic arthritis of the hip after dislocation and acetabular fractures : treatment by mould arthroplasty. J. Bone Joint Surg. 51-A, 1969: 737-55.

49. HARRIS W.H., Will stress shielding limit the longevity of cemented femoral components of total hip replacement. Clin. Orthop. 274, 1992 : 120-123.

50. HARRIS W.H., MALONEY W.J., Hybrid total hip arthroplasty. Clin. Orthop. 249, December, 1989 : 21-29.

51. HARRIS W.H., McCARTHY J.C., O'NEILL D.A., Femoral cement loosening using contemporary techniques of femoral component fixation. J. Bone Joint Surg. 64-A, 1982 : 1063-1067.

52. HARRIS W.H., McGANN W.A., Loosening of the femoral component after use of the medullary-plug cementing technique. Follow-up note with a minimum five year follow-up. J. Bone Joint Surg. 68-A, 1986 : 1064-1066.

53. HARRIS W.H., SCHILLER A.L., SCHOLLER J.M., FREIBERG R.A., SCOTT R., Extensive localized bone resorption in the femur following total hip replacement. J. Bone Joint Surg. 58-A, 1976 : 612-618.

54. HEDDE C., POSTEL M., KERBOULL M., COURPIED J.P., La réparation du cotyle par homogreffe osseuse conservée au cours des révisions de prothèse totale de hanche. Rev. Chir. Orthop. 72, 1986 : 267-276.

55. HEDLEY A.K., GRUEN T.A.W., BORDEN L.S., HUNGERFORD D.S., HABERMANN E.T., KENNA R.V., Two-year follow-up of the PCA non-cemented total hip replacement. *"The Hip"*, Proceedings of the fourteenth open scientific meeting of the hip society. Ed. CV Mosby Company St.Louis (14), 1987 : 225-50.

56. HERBERTS P., AHNFELT L., MALCHAU H., STRÖMBERG C., ANDERSSON G.B.J., Multicenter clinical trials and their value in assessing total joint arthroplasty. Clin. Orthop. 249, 1989 : 48-55.

57. HOY SEW A.L, HEDLEY A.K., CLARKE I.C., GRUEN T.A., AMSTUTZ H.C., The acetabular cement-bone interface in experimental arthroplasties in dogs. Clin. Orthop. 155, 1981 : 231-243.

58. JASTY M.J., FLOYD W.E., SCHILLER A.L., GOLDRING S.R., HARRIS W.H., Localized osteolysis in stable non-septic total hip replacement. J. Bone Joint Surg. 68A, 1986 : 912-919.

59. JUDET R., SIGUIER M., BRUMPT B., JUDET T., A noncemented total hip prosthesis. Clin. Orthop. 137,1978 : 76-84.

60. KANTOR G.S., OSTERKAMP J.A., DORR L.D., FISCHER D., PERRY J., CONATY J.P., Resection arthroplasty following infected total hip replacement arthroplasty. J. Arthroplasty 1, 1986 : 83-89.

61. KAVANAGH B.F., FITZGERALD R.H., Multiple revisions for failed total hip arthroplasty not associated with infection. J. Bone Joint Surg. 69-A, 1987 : 1144-1149.

62. KAVANAGH B.F., ILSTRUP D.M., FITZGERALD R.H., Revision total hip arthroplasty. J. Bone Joint Surg. 67A, 1985 : 517-526.

63. KEMPF J.F., HENKY P., DISTELDORF M., BABIN S.R., SCHVINGT E., Devenir à plus de 10 ans d'une série homogène de 467 prothèses totales de hanches de type CHARNLEY-MÜLLER. Rev. Chir. Orthop. 72, 1986 : 283-296.

64. KIM Y.H., KIM V.E.M., Results of the Harris-Galante cementless hip prosthesis. J. Bone Joint Surg. 74-B (1) January, 1992 : 83-87.

65. KOZINN S.C., JOHANSON N.A., BULLOUGH P.G., The biologic interface between bone and cementless femoral endoprostheses. J. Arthroplasty (l), 1986 : 249-259.

66. LACHIEWICZ P.F., McCASKILL B., INGLIS A., RANAWAT C.S., ROSENSTEIN B.D., Total hip arthroplasty in juvenile rheumatoid arthritis. Two to eleven-year results. J. Bone Joint Surg. 68-A (4), 1986 : 502-508.

67. LANGLAIS F., POSTEL M. et coll., Prothèses de hanche et "allergie" au stellite. Ann. Orthop. de l'Ouest. 10, 1978 : 59-65.

68. LETOURNEL E., Failures of biologically fixed devices : causes and treatment. *"The Hip"*. Proceedings of the fifteenth open scientific meeting of the hip society. Ed. CV Mosby Company. St Louis (18), 1987: 318-350.

69. LORD G., BANCEL P., The madreporic cementless total hip arthroplasty : new experimental data and a seven-year clinical follow-up study. Clin. Orthop. 176, 1983 : 67-76.

70. LORD G., MAROTTE J.H., BLANCHARD J.P., GUILLAMON J.L., SERVANT J., SAMUEL P., GENTAZ R., Arthroplasties totales de hanche madréporiques et polarisées. Rev. Chir. Orthop. 74, 1988 : 3-14.

71. LORD G., MAROTTE J.H., GUILLAMON J.L., BLANCHARD J.P., Cementless revisions of failed aseptic cemented and cementless total hip arthroplasties : 284 cases. Clin. Orthop. 235, 1988 : 67-74.

72. MADERAZO E.G., JUDSON S., PATERNAK H., Late infections of total joint prostheses. Clin. Orthop. 229, 1988 : 131-142.

73. MALONEY W.J., JASTY M., HARRIS W.H., GALANTE J.O., CALLAGHAN J.J., Endosteal erosion in association with stable uncemented femoral components. J. Bone Joint Surg. Am. (72), 1990 : 1025-1034.

74. MASSIN P., SCHMIDT I., ENGH C.A., Roentgenographic assessment of migration of cementless acetabular components. J. Athroplasty 4 (3) September, 1989 : 245-251.

75. MATOS M., AMSTUTZ H.C., FINEMAN G., Myositis osssificans following total hip replacement. J. Bone Joint Surg. 57-A, 1975 : 137.

76. McCOY T.H., SALVATI E.A., RANAWAT C.S., WILSON P.D., A fifteen-year follow-up study of one hundred CHARNLEY low friction arthroplasties. Orthopedic Clinics of North America. Ed. Saunders Company Philadelphia, USA 19 (3) July, 1988: 467-476.

77. McKEE G.K., CHEN S.C., The statistics of the McKEE-FARRAR method of total hip replacement. Clin. Orthop. 95, 1973 : 26.

78. MJÖBERG B., HANSSON L.I., SELVIK G., Instability, migration and laxity of total hip prostheses. A roentgen stereophotogrammatic study. Acta Orthop. Scand. 55, 1984 : 141-145.

79. MORELAND J.R., GRUEN T.A., MAI L., AMSTUTZ H.C., Aseptic loosening of total hip replacement : incidence and significance. The Hip. Proceedings of the Eighth Open Scientific Meeting of the Hip Society. Ed. Saint Louis. Ed. by C.V. Mosby and Co., 1980 : 281-291.

80. MORSCHER E., BEREITER H., LAMPERT C., Cementless press-fit cup. Principles, experimental data and three year follow-up study. Clin. Orthop. (249) December, 1989 : 12-20.

81. MORSCHER E.W., Current state of cementless fixation of endoprostheses. Swiss Med. 9 (8), 1987.

82. MÜLLER M.E., Lessons of 30 years of total hip arthroplasty. Clin. Orthop. 274, 1992 : 12-21.

83. MÜLLER M.E., ELMINGER B., Coxarthrose : 10 jahres Ergebnisse der sog. StetzholzTotalprosthese. Orthopäde, 1979 : 73-74.

84. NOLLEN A.J.G., STOOF T.J.J.H., Para-articular ossifications after total hip replacements. Acta Orthop. Scand. 44, 1973 : 230-241.

85. OLDER J., Low-friction arthroplasty of the hip : a 10-12 year follow-up study. Clin. Orthop. 211, 1986 : 36-42.

86. PELLICCI P.M., WILSON P.D. JR., SLEDGE C.B., SALVATI E.A., RANAWAT C.S., POSS R., CALLAGHAN J.J., Long-term results of revision total hip replacement. J. Bone Joint Surg. 67-A, 1985 : 513-516.

87. PHILLIPS T.W., MESSIEH S.S., Cementless hip replacement for arthritis. Problems with a surface MOORE stem. J. Bone and Joint Surg. 70-B (5) November, 1988 : 750-755.

88. POSTEL M., KERBOULL M., EVRARD J., COURPIED J.P., Arthroplastie totale de hanche. Ed. Springer Verlag., 1985 : 89-110.

89. POSTEL M., KERBOULL M., EVRARD J., TOMENO B., COURPIED J.P., LOTY B., Reconstructions fémorales par allogreffes massives lors des reprises de prothèses totales de hanche. Rev. Chir. Orthop., supplément 1 ,77, 1991 : 129.

90. RANAWAT C.S., DORR L.D., INGLIS A.E., Total hip arthroplasty in protrusio acetabuli of rheumatoid arthritis. J. Bone Joint Surg. 62-A (7), 1980 : 1059-1064.

91. RIEGLER H.F., HARRIS C.M., Heterotopic bone formation after total hip arthroplasty. Clin. Orthop. 117, 1976 : 209-216.

92. RITTER M.A., GIOT T.J., The effect of Indometacin on para-articular ectopic ossification following total hip arthroplasty. Clin. Orthop. 167, 1982 : 113-117.

93. ROSE R.M., CRUGNOLA A., RIES M., CRIMINO W.R., PAUL I., RADIN E.L., On the origins of high in vivo wear rates in polyethylene components of total joint prostheses. Clin. Orthop. 145, 1979 : 277-286.

94. RUSSOTTI G.M., COVENTRY M.B., STAUFFER R.N., Cemented total hip arthroplasty with contemporary techniques : a five-year minimum follow-up study. Clin. Orthop., 1988.

95. SANTAVIRTA S., HOIKKA V., ESKOLA A., KONTTINEN Y.T., PAAVILAINEN T., TALLROTH. K., Aggressive granulomatous lesions in cementless total hip athroplasty. J. Bone Joint Surg. 72-B (6), 1990 : 980-984.

96. SNORRASON F., KÄRRHOLM J., Primary migration of fully-threaded acetabular prostheses. J. Bone Joint Surg. 72-B (4), 1990 : 647-652.

97. STAUFFER R.N., Ten-year follow-up study of total hip replacement. J. Bone Joint Surg. 64-A, 1982 : 983-990.

98. STINCHFIELD F.E., BIGLIANI L.U., NEU H.C., GOSS T.P., FOSTER C.R., Late hematogenous infection of total joint replacement. J. Bone Joint Surg. 62-A December, 1980 : 1345-1350.

99. SULLIVAN P.M., JOHNSTON R.C., KELLEY S.S., Late infection after total hip replacement caused by an oral organism after dental manipulation. J. Bone Joint Surg. 72-A (l), 1990 : 121-123.

100. SUTHERLAND C.J, WILDE A.H., BORDEN L.S., MARKS K.E., A ten-year follow-up of one hundred consecutive MÜLLER curved-stem total hip replacement arthroplasties. J. Bone Joint Surg. 64 (7), 1982 : 970-982.

101. WALKER P.S., SALVATI E., HETZLER R.K., The wear on removed McKEE-FARRAR hip protheses. J. Bone Joint Surg. 56-A, 1974 : 92-100.

102. WEBER F.A., LAUTENBACH E.E.G., Revision of infected total hip arthroplasty. Clin. Orthop. 211, 1986 : 108-115.

103. WILLERT H.G., LUDWIG J., SEMLITSCH M., Reaction of bone to metacrylate after hip arthroplasty. J. Bone Joint Surg. 56-A, 1974 : 1368-1382.

104. WILLERT H.G.,SEMLITSCH M., Reactions of the articular capsule to wear products of artificial joint prostheses. J. Biomed Mater. Res. 11, 1977 : 157-164.

105. WROBLESWKI B.M., One-stage revision of infected cemented total hip arthroplasty. Clin. Orthop. 211, 1986 : 103-107.

106. WROBLEWSKI B.M., 15-21-year results of the CHARNLEY low friction arthroplasty. Clin. Orthop. 211, 1986 : 30-35.

107. WROBLEWSKI B.M., HODGKINSON J.P., MALTBY B., Structural changes in the socket of a CHARNLEY low friction arthroplasty associated with recurrent subluxation. International Orthopaedics 13 (4), 1989 : 231-234.

COMPLICATIONS LIÉES A LA VOIE D'ABORD

Y. ANDRIANNE, P. ETUIN, J. QUINTIN, F. BURNY

I. INTRODUCTION

Les premières voies d'abord de la hanche, postérieures, ont été décrites par LANGENBECK en 1847 (LUSSKIN et al., 1988) et par KOCHER en 1907 (HARRIS, 1967 ; ENGLISH, 1975).

Les premières arthroplasties totales de hanche sont attribuées à GLUCK en 1891 puis à WILES en 1938, et le premier ancrage par ciment acrylique est réalisé par HABOUSH en 1951 (BURNY et al., 1974 ; COVENTRY et al., 1974).

Les progrès des techniques chirurgicales et de la réanimation ont permis la multiplication de nouveaux abords. Une liste, certainement non exhaustive, de quarante et une voies a été établie à partir de la littérature orthopédique française et anglo-saxonne (Tableau I).

Les voies antérieures strictes étaient réputées être peu délabrantes (sections musculaires réduites par accès intermusculaire vertical). Si l'accès sur l'acétabulum est satisfaisant, l'accès au fût fémoral est médiocre. Le risque de macération de la plaie inguinale serait élevé et les lésions du nerf fémoro-cutané fréquentes (LORD et al., 1973 ; LIGHT et al., 1980 ; JUDET et al., 1985). Ces voies sont actuellement peu utilisées.

L'accès à l'articulation par **les voies antéro-latérales,** comme celle de WATSON-JONES (Tableau I), est jugé potentiellement dangereux pour l'innervation du tenseur du fascia lata et pour la vascularisation antérieure du moyen fessier (NAZARIAN et al., 1987). Les voies antéro-latérales donnent un bon accès à l'articulation et respectent les tissus mous postérieurs. Elles sacrifient partiellement les insertions des petit et moyen fessiers sur la partie antérieure du grand trochanter et la continuité avec le vaste externe (GAMMER, 1985 ; STEPHENSON et al., 1991).

Les voies latérales directes respectent la continuité verticale entre le moyen fessier et le vaste externe. L'incision musculaire trop proximale peut léser le nerf fessier supérieur qui innerve les muscles petit et moyen fessiers et tenseur du fascia lata. La vue sur l'acétabulum est satisfaisante.

Le délabrement des muscles fessiers est limité. Elles ne diffèrent entre elles que par la forme et le niveau plus ou moins antérieur de l'incision verticale du complexe moyen fessier-vaste externe (Mac FARLAND et al., 1954 ; BAUER et al., 1979 ; HARDINGE, 1982 ; McLAUCHLAN, 1984 ; NAZARIAN et al., 1987 ; PASCAREL et al., 1989 ; MULLER et al., 1991).

L'ostéotomie du grand trochanter lors des voies latérales donne une excellente vue sur l'articulation coxo-fémorale et un accès aisé au fût fémoral. Elle permet un positionnement précis des pièces prothétiques mais elle nécessite une ostéosynthèse du massif trochantérien en fin d'intervention. Elle augmenterait la morbidité et le risque de complications (AUFRANC et al., 1977 ; ENGLISH, 1975 ; HARRIS, 1967 ; LINDGREN et al., 1988; MOLÉ et al., 1988 ; NAZARIAN et al., 1987).

Les voies postérieures, comme celle de MOORE (Tableau I), sont techniquement simples et réduiraient le temps opératoire. Elles traversent le grand fessier et sectionnent les muscles rotateurs accessoires de la hanche ou leur insertion osseuse (JOHNSSON et al., 1981 ; HEDLEY et al., 1990). L'accès au cotyle est réputé moins aisé (NAZARIAN et al., 1987). Les luxations prothétiques semblent plus fréquentes (WOO et al., 1982).

Les voies combinées (Tableau I) sont réservées par certains à des situations particulières telles la raideur importante de la hanche, l'incarcération de la tête fémorale dans le pelvis par des ostéophytes volumineux, les révisions jugées difficiles et les déformations sévères.

Les variations de nomenclature dans la littérature orthopédique ont parfois induit des confusions (BLAIMONT et al., 1973). Une classification complète et précise des voies d'abord est malaisée à établir tant il existe de variantes et de combinaisons possibles. Les classifications récentes (HANSSEN, 1991) s'établissent généralement par rapport à l'obstacle anatomique constitué par le grand trochanter et ses insertions musculaires. Cet obstacle peut être contourné par diverses sections musculaires ou écarté par ostéotomie.

Telles sont les grandes lignes résumant les opinions généralement admises dans le monde de l'orthopédie chirurgicale.

Une revue critique de la littérature doit permettre de cerner plus précisément le rôle de la voie d'abord dans la genèse des complications liées à l'arthroplastie de la hanche par prothèse totale.

CATEGORIE		AUTEURS (N° DE REF.)	ANNEE	TROCHANTEROTOMIE
ANTERIEURE	AL	WATSON-JONES (34)	1936	-
	A	SUTHERLAND-ROWE (34)	1944	PRATIQUEE
	A	SMITH PETERSEN (34; 57)	1949	OPTIONNELLE
	A	FAHEY (34)	1949	OPTIONNELLE
	AL	BURWELL-SCOTT (34)	1954	-
	LD	MC FARLAND-OSBORNE (52)	1954	-
	A	LUCK (48)	1955	OPTIONNELLE
	AL	MAC KEE-FARRAR (53)	1966	-
	AL	MULLER (61)	1970	OPTIONNELLE
	AL	DANIS (23)	1973	PRATIQUEE
	LD	BAUER ET AL. (6; 7)	1979	-
	A	LIGHT-KEGGI (45)	1980	OPTIONNELLE
	LD	HARDINGE (35)	1982	-
	AL	GAMMER (32)	1985	PARTIELLE
	LD	DALL (21)	1986	PARTIELLE
	LD	NAZARIAN (62; 63)	1987	-
	AL	STEPHENSON (82)	1991	-
	A	HUETER (42; 57)	-	-
LATERALE	T	DEBEYRE ET AL. (25)	1954	PRATIQUEE
	T	JEGERSON-ABBOT (34)	1955	PRATIQUEE
	T	HARRIS (36)	1967	PRATIQUEE
	T	ENGLISH (27)	1975	PRATIQUEE
	T	STRACATHRO HOSPITAL (54)	1984	PARTIELLE
	T	LINDGREN ET AL. (46)	1988	PRATIQUEE
POSTERIEURE	P	LANGENBECK (49)	1847	-
	P	KOCHER (27; 36)	1907	-
	P	GIBSON (56)	1950	-
	P	MARCY (56)	1954	-
	P	MOORE (7; 34; 57)	1957	-
	P	IYER (34)	1981	PARTIELLE
	P	DAUM (24)	1985	-
	P	HEDLEY ET AL. (39)	1990	-
	P	SHAW (79)	1991	PARTIELLE
	P	OLLIER (2; 41)	-	OPTIONNELLE
COMBINEE	C	TRONZO (34)	1969	OPTIONNELLE
	C	HARRIS (37)	1975	-
	C	AUFRANC ET AL. (4)	1977	OPTIONELLE
	C	GLASSMAN ET AL.(34)	1987	PARTIELLE
	C	HEAD ET AL. (38)	1987	PARTIELLE
	C	KRACKOW ET AL. (43)	1988	OPTIONNELLE
	C	LUSSKIN ET AL. (49)	1988	OPTIONNELLE

A : VOIE ANTERIEURE - AL: VOIE ANTERO-LATERALE
LD: VOIE LATERALE DIRECTE OU TRANSGLUTEALE
T : VOIE LATERALE AVEC TROCHANTEROTOMIE
P : VOIE POSTERIEURE OU POSTERO-LATERALE
C : VOIE COMBINEE

Tableau I.
Voies d'abord utilisées dans l'arthroplastie de hanche : classification simplifiée en voies antérieures, latérales (ou transtrochantériennes), postérieures et combinées.

II. CLASSIFICATION DES VOIES D'ABORD

Pour faciliter la compréhension du médecin expert, nous proposons une classification simplifiée, basée

> 1) sur le chemin suivi depuis l'incision cutanée jusqu'à la capsule articulaire par rapport au complexe constitué par le moyen fessier, le grand trochanter et le vaste externe d'une part
>
> 2) et sur le sens de la luxation peropératoire de la tête fémorale d'autre part.

Cette classification postule que toute voie passant en avant ou en arrière du grand trochanter, sans une ostéotomie étendue qui entreprend toute la largeur et toute l'épaisseur du massif osseux, sera qualifiée d'antérieure ou de postérieure. Seules les voies transtrochantériennes seront qualifiées de latérales.
Les termes "ostéotomie étendue" excluent :

> - le seul détachement sous-périosté de muscle, moyen fessier et/ou vaste externe, accompagné ou non de la décortication d'une mince couche de tissu osseux
>
> - la trochantérotomie antérieure partielle (ostéotomie superficielle d'une pastille antérieure).

Dans cette classification, les voies postérieures réalisent exclusivement une luxation peropératoire postérieure de la hanche et les voies antérieures, une luxation antérieure.

Ainsi la voie dite transglutéale (BAUER et al., 1979 ; NAZARIAN et al., 1987 ; MULLER et al., 1991) est antérieure tandis que la voie du Stracathro Hospital (McLAUCHLAN, 1984), bien qu'abordant la capsule articulaire au travers d'une séparation longitudinale du moyen fessier comme la précédente, est latérale puisqu'elle réalise une double ostéotomie, l'une antérieure et l'autre postérieure, entreprenant toute la largeur du massif trochantérien.

Le Tableau I classe les voies d'abord selon ces trois catégories en y ajoutant les voies combinées, peu répandues.

III. COMPLICATIONS

Le Tableau II expose différentes complications mises en relation avec la voie d'abord dans la littérature orthopédique. Il reprend, pour chaque complication, les valeurs minimales et maximales observées dans les voies antérieures, latérales (ou transtrochantériennes) et postérieures.

1. Atteintes nerveuses

Ces complications touchent les nerfs fémoro-cutané, crural, fessier supérieur, petit sciatique, grand sciatique et sciatique poplité externe.

Les lésions du fémoro-cutané et du crural ne se rencontrent que dans les abords antérieurs. LORD et al. (1973) mentionnent 14 % d'anesthésie du fémoro-cutané et des parésies sciatiques transitoires. OVRUM et al.(1979) décrivent trois atteintes transitoires du nerf crural.

L'atteinte sciatique, le plus souvent transitoire et partielle, est décrite dans les trois grands types de voies d'abord avec des fréquences situées entre 0,2 et 4,0 % (COVENTRY et al., 1974 ; DANDY et al., 1975 ; THOMPSON et al., 1975 ; PATIALA et al., 1984 ; JOHNSSON et al., 1981 ; FEUILHADE de CHAUVIN et al., 1985 ; CARLSON et al., 1987).

Les étiologies supposées sont, par ordre de fréquence, la compression par écarteur (30 %), l'étirement (25 %), l'hématome (20 %), le ciment (10 %), la section accidentelle, la luxation per- et post-opératoire et le faux anévrysme (OVRUM et al., 1979 ; ROBLIN et al., 1989 ; WEBER et al., 1982 ; BAUER et al., 1988).

Le nombre d'interventions préalables sur la hanche influence également la fréquence des complications nerveuses. Dans les références utilisées par ABITBOL et al. (1990), les atteintes nerveuses vont de 0,7 à 3 % après intervention primaire contre 2,9 à 7,6 % après reprise. L'étude électromyographique des lésions nerveuses infracliniques chez 55 patients montre que plus de 80 % des cas présentent une atteinte nerveuse. Ce chiffre tombe à 40 % après un an (ABITBOL et al., 1990). Aucune corrélation n'a pu être établie entre la lésion électromyographique et l'importance de la boiterie, le sexe, le diagnostic préopératoire et la voie d'abord (ABITBOL et al., 1990 ; WEBER et al., 1982). Trois mois après une arthroplastie, la fréquence des lésions électromyographiques ne diffère statistiquement pas entre les voies antérieures et postérieures (BAKER et al., 1989).

2. Boiterie

La boiterie relève de causes multiples, isolées ou combinées : atrophies musculaires, atteintes nerveuses, fractures périprothétiques, lâchages de suture musculaire, luxations prothétiques, ossifications hétérotopiques, pseudarthroses et migrations trochantériennes.

Seuls VICAR et al. (1984) citent des chiffres en rapport avec la voie d'abord : 10 % pour la voie antérieure, 9,6 % pour la voie latérale et 0 % pour la voie postérieure.

Après trochantérotomie, au cours des 6 premiers mois postopératoires, une boiterie survient chez 33 % des patients qui présentent une pseudarthrose du grand trochanter et seulement chez 16,5 % de ceux qui montrent une consolidation de l'ostéotomie (RITTER et al., 1981).

3. Bursite

La bursite trochantérienne peut exceptionnellement devenir la source d'une infection profonde (THOMPSON et al., 1975).

La fréquence des bursites est statistiquement plus élevée dans la voie latérale (11 %) que dans les voies antérieure (4,4 %) et postérieure (4,7 %) (VICAR et al., 1984).

4. Fractures peropératoires

Deux types de fractures peuvent se produire durant l'intervention chirurgicale : fractures de la diaphyse fémorale et fractures du grand trochanter. Un seul cas de fracture peropératoire du tibia a été décrit (POSS et al., 1976).

Le pourcentage des fractures fémorales varie de 0 à 2,2 % (BROWNE et al., 1986 ; FOSTER et al., 1987 ; POSS et al., 1976 ; ROBERTS et al., 1984 ; VICAR et al., 1984). MOLÉ et al. (1988) citent des valeurs nettement plus élevées, de 16 à 23 % selon la voie, mais ils y incluent les fausses voies (effraction de la corticale fémorale par l'extrémité distale de la prothèse fémorale sans fracture complète de la circonférence diaphysaire).
Les fractures du grand trochanter surviennent principalement dans les voies latérales mais sont parfois décrites dans les autres voies (THOMPSON et al., 1975 ; FOSTER et al., 1987 ; MOLÉ et al., 1988). Elles se produisent lors de l'ostéotomie ou pendant l'ostéosynthèse du grand trochanter.

La qualité de l'os (ostéoporose, Paget) et la maladie initiale (arthrose, arthrite rhumatoïde) influenceraient la fréquence de ces complications (POSS et al., 1976).

5. Hématomes et hémorragies

L'hématome postopératoire peut se manifester par divers signes : écoulement sanglant par la plaie opératoire, gonflement sous tension de la cuisse, température persistante et chute de l'hématocrite malgré des transfusions adaptées au bilan des pertes sanguines.

Le diagnostic différentiel d'avec l'infection précoce peut être difficile et la révision du site opératoire est parfois la seule issue qui permettra à la fois d'établir le diagnostic et de réaliser la vidange.
Les hématomes peuvent se compliquer d'infection et de lésion nerveuse.

Les fréquences des hématomes sont de :

- 1,1 à 6,0 % pour les voies antérieures (ROBERTS et al., 1984 ; THOMPSON et al., 1975 ; VICAR et al., 1984)

- de 4,4 à 12,0 % pour les voies latérales (FEUILHADE de CHAUVIN et al., 1985 ; THOMPSON et al., 1975 ; VICAR et al., 1984 ; WEAVER, 1975)

- de 0,0 à 8,0 % pour les voies postérieures (FEUILHADE de CHAUVIN et al., 1985 ; PATIALA et al., 1984 ; ROBERTS et al., 1984 ; VICAR et al., 1984 ; WEAVER, 1975).

La comparaison de différentes séries de la littérature ne permet pas d'établir de différence significative entre les voies d'abord.
Les chiffres devraient être interprétés en tenant compte des paramètres biologiques de coagulation préopératoire du patient, de l'utilisation ou non d'une anticoagulation pré- et/ou post-opératoire, des variations de la tension artérielle, des interventions antérieures sur l'articulation, du soin apporté à la réalisation des hémostases, etc...

Dans certaines séries, où deux voies sont comparées, les différences ne sont statistiquement pas significatives. ROBERTS et al. (1982) ne constatent pas de différence entre voies antérieure et postérieure et FEUILHADE de CHAUVIN et al. (1985) entre voies latérale et postérieure.

Dans une série comparative, le pourcentage de patients transfusés a été trouvé significativement plus élevé dans la voie antérieure (73 %) que dans la voie postérieure (35 %) (ROBERTS et al., 1984).

On a dit des trochantérotomies qu'elles présentent l'inconvénient potentiel d'une augmentation de la durée de l'intervention et du saignement peropératoire (MOLÉ et al., 1988). Cette réputation est probablement surfaite en ce qui concerne la perte sanguine où des moyennes "historiques" de 2000 cc (WEAVER, 1975) ont été publiées mais ne sont plus rencontrées actuellement, du moins dans les interventions primaires.

6. Infections

La littérature distingue infection superficielle et infection profonde, sans définir précisément la limite entre les deux.

Les infections superficielles se résolvent habituellement par un traitement conservateur.
Les infections profondes nécessitent le plus souvent une reprise chirurgicale, une mise au repos et une antibiothérapie prolongée. Ces traitements parfois longs et répétés peuvent se compliquer : problèmes médicaux et fonctionnels, escarres, voire même amputations.

La fréquence des infections des prothèses totales de hanche a diminué avec le temps, ce qui s'explique par les progrès des techniques chirurgicales, des conditions d'aseptie et par l'usage prophylactique d'antibiotiques.

La distinction entre infection précoce et infection tardive est rarement faite dans la littérature (POSTEL et al., 1985).
L'infection précoce est imputable à une contamination peropératoire. *L'infection tardive* n'a pas de lien avec cette dernière à l'exception des sepsis torpides.
Les germes les plus souvent incriminés dans les sepsis précoces sont les staphylocoques et les streptocoques (McDONALD et al., 1989), ceux qui sont isolés dans les sepsis tardifs sont les staphylocoques, les streptocoques, les pyocyaniques, les colibacilles et les klebsiella. Leurs portes d'entrée sont des interventions chirurgicales, des arthrites et des infections systémiques diverses (POSTEL et al., 1985).

Dans la littérature concernant les voies d'abord, les fréquences des infections superficielles vont de 0 à 10,8 % dans les voies antérieures, de 0,7 à 4,0 % dans les latérales et de 0 à 0,8 % dans les postérieures.

Pour les infections profondes, les chiffres publiés sont du même ordre de grandeur et vont de 0 à 2,2 % pour les voies antérieures, de 0 à 4 % pour les latérales et de 0 à 0,8 % pour les postérieures.

Rien ne permet d'incriminer une voie d'abord dans une fréquence accrue du taux d'infection : la moyenne des taux globaux (infections profondes et/ou superficielles) se situe à 2,15 % pour les voies antérieures, à 3,02 % pour les voies latérales et à 1,3 % pour les voies postérieures (McKEE et al., 1966 ; OWEN et al., 1971 ; CHARNLEY, 1972 ; DUPONT et al., 1972 ; COVENTRY et al., 1974 ; DANDY et al., 1975 ; THOMPSON et al., 1975 ; WEAVER, 1975 ; POSS et al., 1976 ; BECKENBAUGH et al., 1978 ; PATIALA et al., 1984 ; ROBERTS et al., 1984 ; VICAR et al., 1984 ; FEUILHADE de CHAUVIN et al., 1985 ; CARLSON et al., 1987 ; FOSTER et al., 1987 ; PASCAREL et al., 1989).

Par contre, d'autres facteurs ont été discutés :

1) Les interventions antérieures sur la hanche :

DUPONT et al. (1972) notent que 7 % des réinterventions se compliquent d'infection contre 3,7 % dans les interventions primaires. POSS et al. (1976) et PICAULT et al. (1980) font état de résultats similaires.

2) Le diagnostic préopératoire :

POSS et al. (1976) ne trouvent pas de différence dans la fréquence des infections entre les arthroses et les P.C.E., contrairement aux auteurs qu'ils citent (CHARNLEY, 1,5 fois plus d'infections en cas de P.C.E. ; ARDEN, trois fois plus et FREEMAN, cinq fois plus).

3) Les problèmes médicaux :

SMITH et al. (1975), citent le diabète et l'obésité.

7. Lâchage de suture musculaire

Cette complication, peu évoquée, ne semble pas être influencée par la voie d'abord.
Elle peut être à l'origine d'autres complications comme les luxations ou la boiterie. ROBINSON et al. (1980) mentionnent 7,5 % de luxation par voie postérieure mais ce chiffre chute à 1 % si la suture des muscles courts rotateurs externes est réalisée à l'aide de fil non résorbable.

SVENSSON et al. (1990) ont étudié l'intégrité du moyen fessier dans la voie de HARDINGE en posant des marqueurs métalliques repérés par radiographie dans les aponévroses du moyen fessier et du vaste externe. Ils constatent qu'il n'y a aucune corrélation entre la distance qui se produit entre les marqueurs et la boiterie sauf si la séparation mesurée est supérieure à 2,5 cm.

Les ossifications hétérotopiques, la douleur et la raideur articulaire ne sont pas influencées par la séparation.
La fréquence des séparations est de 23,7 % à 2 semaines, de 66 % à 2 mois et de 83,5 % à un an.

8. Luxations

On relève, selon les séries, de 0 à 14 % de luxations prothétiques.

La taille (FACKLER et al., 1980) et la géométrie (McCOLLUM et al., 1990) de la prothèse n'influencent pas le risque de luxation.

Plus de la moitié des luxations surviennent au cours des trois premiers mois postopératoires (CHARNLEY, 1972 ; PICAULT et al., 1980 ; WOO et al., 1982 ; POSTEL et al., 1985).

Les complications des luxations comprennent des parésies sciatiques, des déscellements, des ossifications hétérotopiques, des réinterventions, des hospitalisations prolongées et surtout des récidives. La fréquence des récidives de luxations varie de 0 à 47 % (FOSTER et al., 1987). POSTEL et al. (1985) font état de 33 % de récidives et WOO et al. (1982) mentionnent qu'un tiers des hanches instables sont réopérées.

Les fréquences de luxation publiées sont :

- pour les voies antérieures, de 0 à 8 %

- pour les voies latérales, de 0,5 à 12 %

- pour les voies postérieures, de 0,7 à 14 %.

(OWEN et al., 1971 ; CHARNLEY, 1972 ; COVENTRY et al., 1974 ; MALLORY, 1974 ; DANDY et al., 1975 ; ENGLISH, 1975 ; THOMPSON et al., 1975 ; WEAVER, 1975 ; POSS et al., 1976 ; BECKENBAUGH et al., 1978 ; LEWINNEK et al., 1978 ; FACKLER et al., 1980 ; JOHNSSON et al., 1981 ; WOO et al., 1982 ; PATIALA et al., 1984 ; ROBERTS et al., 1984 ; VICAR et al., 1984 ; FEUILHADE de CHAUVIN et al., 1985 ; BROWNE et al., 1986 ; CARLSON et al., 1987 ; FOSTER et al., 1987 ; LINDGREN et al., 1988 ; MOLÉ et al., 1988 ; PASCAREL et al., 1989).

Certains facteurs de risque ont été identifiés :

1) La luxation préalable :

Six luxations tardives sur dix récidivent contre seulement quatre pour les luxations précoces (ALI KHAN et al., 1981).

2) Le sexe :

2,5 % d'hommes pour 3,8 % de femmes (WOO et al., 1982).

3) La réintervention :

Le risque de luxation est deux (WOO et al., 1982) à dix (FACKLER et al., 1980) fois plus important en cas de réintervention qu'après une opération primaire. LEWINNEK et al. (1978) citent le chiffre de 33 % de luxation après réintervention. Un tiers des luxations postopératoires survient chez des patients qui ont déjà subi au moins une intervention sur l'articulation coxo-fémorale (ALI KHAN et al., 1981).

4) La coxopathie initiale :

Elle n'influence pas la fréquence des luxations (POSS et al., 1976) sauf en cas de luxation congénitale (POSTEL et al., 1985).

5) La position des pièces prothétiques :

Une antéversion excessive de la prothèse acétabulaire augmente le risque de luxation antérieure de même qu'une rétroversion accroît celui de luxation postérieure. Ces erreurs de positionnement acétabulaire sont fréquemment la cause invoquée de luxation (LEWINNEK et al., 1978 ; FACKLER et al., 1980 ; ALI KHAN et al., 1981 ; CLAYTON et al., 1983 ; McCOLLUM et al., 1990). L'antéversion exagérée de la prothèse fémorale, bien que rare, augmente également le risque de luxation (ALI KHAN et al., 1981 ; CLAYTON et al., 1983).

6) L'expérience du chirurgien :

La fréquence des luxations diminue avec l'expérience (LEWINNEK et al., 1976 ; FACKLER et al., 1980).

7) Le traumatisme :

Un traumatisme important peut causer une luxation (ALI KHAN et al., 1981).

8) Le tonus musculaire :

Les troubles du tonus augmentent le risque de luxation (RAO et al., 1991). Une lésion nerveuse, la maladie de Parkinson, l'épilepsie, la confusion mentale, la poliomyélite, un accident vasculaire cérébral augmentent le risque de luxation (ALI KHAN et al., 1981).

L'influence de la voie d'abord est plus difficile à apprécier.

Dans l'étude multicentrique de ALI KHAN et al. (1981) portant sur 6.774 arthroplasties de la hanche par différents types de prothèse totale, l'influence de la voie d'abord sur la fréquence des luxations n'est pas démontrée.

CARLSON et al. (1987), comparant une voie antérieure à une voie postérieure avec suture capsulaire postérieure, ne trouvent pas de différence significative du taux de luxation: 8,1 % par voie antérieure de WATSON-JONES et 5,4 % par voie postérieure de GIBSON modifiée par MARCY.

Après trochantérotomie, la distance entre le centre de la tête fémorale et le sommet du grand trochanter est significativement supérieure dans les luxations (FACKLER et al., 1980).
WOO et al. (1982) signalent 17,6 % de luxations en cas de pseudarthrose du grand trochanter, significativement supérieurs aux 2,8 % en cas de consolidation de l'ostéotomie. De même, MOLÉ et al. (1988) constatent 14 % de luxations dans les pseudarthroses du grand trochanter contre 7 % en cas d'union.

POSTEL et al. (1985) estiment que la voie postérieure de MOORE entraîne un déséquilibre musculaire au profit des rotateurs internes et ne pardonne pas la moindre erreur de positionnement des pièces prothétiques. Dans des études comparatives, alors que certains auteurs (WEAVER et al., 1973 ; ROBERTS et al., 1982) font état d'une fréquence de luxation du même ordre de grandeur dans les voies postérieures que dans les voies antérieures et latérales, d'autres (WOO et al., 1981 ; PASCAREL et al., 1989) montrent une fréquence double.

9. Complications des trochantérotomies

D'après la classification proposée au point II, ces complications sont spécifiques de la voie latérale.

La trochantérotomie reste utilisée de manière systématique par certaines écoles (CHARNLEY, 1972 ; POSTEL et al., 1985). D'autres l'ont progressivement abandonnée. SCHNEIDER (1989) utilise systématiquement l'abord latéral avec trochantérotomie par sciage en deux plans ("biplanar osteotomy"), inspiré de DEBEYRE et al. (1954) et documenté par WEBER et al. (1979), jusqu'en 1967, époque à laquelle de nouveaux manches incurvés du composant fémoral permettent, contrairement aux manches droits, une implantation sans trochantérotomie.

L'abord transtrochantérien demeure indiqué dans certaines révisions et lorsque le grand trochanter a été médialisé soit par une ancienne ostéotomie, soit par fracture consolidée en position vicieuse (SCHNEIDER, 1989 ; HANSSEN, 1991).

1) Migration du grand trochanter :

On parle de migration lorsque le grand trochanter consolide après diastasis postopératoire du trait d'ostéotomie.

Cette migration est une cause potentielle de faiblesse postopératoire de l'abduction de la hanche, mais elle n'est pas la seule. La perte de force de l'abduction peut également survenir par insuffisance de réinsertion après dissection sous-périostée dans les voies antérieures ou par lésion de la branche inférieure du nerf fessier supérieur dans les incisions longitudinales du moyen fessier. La marge de sécurité en ce qui concerne la séparation verticale du moyen fessier est d'à peu près 4 cm au-dessus du bord supérieur de l'acétabulum (BERMAN et al., 1987 ; FOSTER et al., 1987 ; HEAD et al., 1987).
Bien que la migration trochantérienne soit une complication spécifique de la voie latérale, la faiblesse de l'abduction, elle, ne l'est pas.

Le pourcentage de migration varie entre 2,2 et 20,6 (OWEN et al., 1971 ; ENGLISH, 1975 ; AMSTUTZ et al., 1978 ; BECKENBAUGH et al., 1978 ; WOO et al., 1982 ; BROWNE et al., 1986 ; LINDGREN et al., 1988 ; ABITBOL et al., 1990).

Les causes invoquées sont des ruptures de cerclage, des erreurs de technique de cerclage, des fractures du grand trochanter, l'ostéoporose ou la combinaison de différents facteurs. Une rupture de cerclage n'est pas nécessairement associé à une migration (AMSTUTZ et al., 1978). La migration est indépendante de la technique de cerclage pour autant qu'un minimum de 2 cercles soient utilisés.
Une prédominance masculine est observée dans le phénomène de migration (72 % d'hommes contre 28% de femmes ; SORENSEN et al., 1981).

Des techniques d'ostéosynthèse alternatives au cerclage ont été proposées sans connaître une grande diffusion. ENGLISH (1975) a comparé le cerclage au boulonnage intraprothétique et fait état de 5 % de migration après cerclage et de 2 % après boulonnage. VOLZ et al. (1975) ont également décrit un boulon destiné à prévenir la migration. CHARNLEY (1979) propose un agrafage antérieur optionnel en complément du double cerclage.

Pour AMSTUTZ et al. (1978), une migration supérieure à 2 cm entraine une faiblesse significative des abducteurs. Pour NUTTON et al. (1984), 51 % des patients présentent une faiblesse significative des abducteurs au delà de 3 cm de déplacement.

CHARNLEY (1964 ; 1979) a décrit la latéralisation du grand trochanter après ostéotomie pour restaurer la longueur du moyen fessier et augmenter le bras de levier de la force musculaire en cas de raccourcissement excessif du col. Cette technique ne doit pas être confondue avec une migration accidentelle.

2) Pseudarthrose du grand trochanter :

Les causes de pseudarthrose évoquées sont les ruptures de cerclage, les fractures du grand trochanter, l'ostéoporose, la surcharge pondérale, ainsi que la combinaison de ces différents facteurs (AMSTUTZ et al., 1978 ; SORENSEN et al., 1981).

RITTER et al. (1977) ne trouvent pas de relation entre pseudarthrose et rupture de cerclage : 28,2 % des pseudarthroses avec rupture de cerclage évoluent vers la consolidation à 6 mois contre 25,6 % des pseudarthroses en présence de cerclage intact. A 6 mois, il n'y a pas de différence entre patients consolidés et patients présentant une pseudarthrose en ce qui concerne la raideur articulaire et la douleur résiduelle, à l'exception des réinterventions. A un an, il n'y a pas de différence pour la boiterie et à 3 ans, pour la marche.

La fréquence de pseudarthrose varie de 0,5 à 16 % (OWEN et al., 1971 ; CHARNLEY, 1972 ; DUPONT et al., 1972 ; ENGLISH, 1975 ; BECKENBAUGH et al., 1978 ; RITTER et al., 1981 ; FEUILHADE de CHAUVIN et al., 1985 ;

BROWNE et al., 1986 ; LINDGREN et al., 1988 ; MOLÉ et al., 1988).

Divers facteurs expliquent la variabilité des résultats :

a) L'absence de critère définissant la pseudarthrose (AMSTUTZ et al., 1978 ; BROWNE et al., 1986).

b) Les différences de la durée sur laquelle portent les études. Certaines consolidations n'interviennent qu'après 2 ans d'évolution (SORENSEN et al., 1981), ce qui a permis à BROWNE et al. (1986) de parler de consolidation retardée.

c) Le diagnostic préopératoire. BROWNE et al. (1986) trouvent une fréquence accrue de pseudarthrose en cas de polyarthrite chronique évolutive : 18 % pour un chiffre global de 6, 7 %.

3) Nécrose du grand trochanter :

Cette complication n'a été évoquée que dans un type particulier de trochantérotomie, lorsque celle-ci emporte à la fois l'insertion du moyen fessier et du vaste externe (LINDGREN et al ., 1988) .

10. Ossifications hétérotopiques

Après la mise en place d'une prothèse totale de hanche, il est fréquent de constater la formation de tissu osseux dans les muscles périarticulaires. Le traumatisme musculaire par l'acte chirurgical est incriminé (SCHNEIDER, 1989) mais non démontré (RITTER et al., 1977 ; ERRICO et al., 1984). Certains traitements prophylactiques ont été proposés : indométacine, diphosphonates (POSTEL et al., 1985), radiothérapie (COVENTRY et al ., 1981) .

La fréquence de cette complication varie de 0 % (CARLSON et al., 1987; ROBERTS et al., 1984 ; THOMPSON et al., 1975) à 72 % (JOHNSSON et al., 1981). Cet écart très important provient du fait que certains auteurs n'incluent dans leur chiffre que les hanches qui présentent des ossifications "notables" (CHARNLEY, 1972). MORREY et al. (1984) estiment que la fréquence des ossifications associées à de la raideur et parfois à de la douleur se situe entre 2 et 4 %. SCHNEIDER (1989) évalue la fréquence des ossifications périarticulaires à environ 25 % dont seulement 1/10 deviennent symptomatiques. Il constate que, dans la plupart des cas, leur maturation se fait entre 6 mois et 24 mois avec une évolution favorable des douleurs après 6 mois et une mobilité qui s'améliore au cours de la seconde année. L'évolution défavorable vers l'ankylose, plus rare, s'opère en un an.

Avant d'aborder le rôle possible de la voie d'abord, deux démarches sont indispensables : l'établissement d'une gradation des ossifications d'une part et l'examen de facteurs épidémiologiques d'autre part.

Après examen des diverses classifications (BROOKER et al., 1973 ; RITTER et al., 1977 ; ERRICO et al., 1984 ; TESTA et al ., 1988), la gradation retenue ici est celle de MORREY et al. (1988) selon l'étendue de l'image radiologique des ossifications hétérotopiques :

- Grade 0 : absence d'ossification

- Grade I : ossifications de moins de 5 mm

- Grade II : ossifications de plus de 5 mm et inférieures à la demi-distance grand trochanter-pelvis

- Grade III : plus de la demi-distance grand trochanter-pelvis

- Grade IV : pont osseux entre fémur et pelvis.

Seuls les grades III et IV sont qualifiés de "significatifs".

De nombreux facteurs favorisants ont été relevés :

1) Le sexe masculin (RITTER et al., 1977 ; ERRICO et al., 1984 ; POSTEL et al., 1985).

2) L'intervention bilatérale (RITTER et al., 1977).

3) L'ostéophytose acétabulaire majeure (RITTER et al., 1977; POSTEL et al., 1985).

4) Le type de prothèse : RITTER et al. (1977) comparent la prothèse de type CHARNLEY à des prothèses de MULLER et "Trapezoidal 28". Ils trouvent une fréquence significativement plus élevée d'ossifications avec la prothèse de CHARNLEY ($p < 0,02$) sans qu'aucune explication ne puisse en être donnée. BROOKER et al. (1973) ne trouvent pas de différence selon le type de prothèse mais l'échantillon est insuffisant (84 prothèses de MULLER pour 12 prothèses de CHARNLEY).

5) L'âge : au delà de 60 ans, POSTEL et al. (1985) trouvent plus d'ossifications.

6) La spondylarthrite ankylosante pourrait donner lieu à plus d'ossifications (POSTEL et al., 1985). Ce facteur n'est pas statistiquement confirmé pour RITTER et al. (1977).

7) L'expérience de l'opérateur : les pourcentages d'ossifications receuillis par POSTEL et al. (1985) varient de 1,3 à 5,2 % suivant les chirurgiens.

8) Les pertes sanguines per- et post-opératoires (24 heures) lorsqu'elles dépassent 1,5 litres (POSTEL et al., 1985).

9) L'infection : 12,3 % d'ossifications de grade III en cas d'infection postopératoire (POSTEL et al., 1985). Cette difference de fréquence n'est cependant pas constatée par RITTER et al. (1977).

10) Les réinterventions ainsi que les antécédents de fracture ou de luxation de la hanche augmenteraient la fréquence des ossifications de grade III et IV (ERRICO et al., 1984).

L'influence de la voie d'abord a été diversement appréciée.

MORREY et al. (1984) ne trouvent aucune différence significative entre voies antérieure, transtrochantérienne et postérieure, alors qu'il était généralement admis que la voie d'abord postérieure provoquait moins d'ossifications hétérotopiques.

Par contre, la voie de HARDINGE ("latérale directe" sans trochantérotomie) semble présenter un risque accru d'ossifications périarticulaires (FOSTER et al., 1987).

ERRICO et al. (1984) citent 22,5 % d'ossifications significatives en cas de trochantérotomie contre 13,3 % sans ostéotomie.

POSTEL et al. (1985) affirment que la section des fessiers et la voie postérieure donnent un nombre "incomparablement" plus élevé d'ossifications que la trochantérotomie.

TESTA et al. (1988) comparent les voies antérieure et latérale. Ils concluent qu'il n'y a pas de différence en ce qui concerne l'ensemble des ossifications (respectivement 62 % pour l'antérieure et 57% pour la latérale) mais que le pourcentage d'ossifications hétérotopiques significatives (grades III et IV, cf. supra) est plus élevé dans l'approche latérale (20 %) que dans l'abord antérieur (7 %).

SCHNEIDER (1989) pense qu'il y a eu diminution historique de la fréquence des ossifications périarticulaires, liée à l'usage de techniques chirurgicales moins traumatisantes, sans que soit explicitement mise en cause la trochantérotomie dont il dit ne pouvoir confirmer l'influence sur la fréquence des ossifications périarticulaires. La notion de traumatisme chirurgical historiquement variable a été évoquée par POSTEL et al. (1985) : avec la même voie d'abord, entre 1965 et 1974, ils notent 5,9 % d'ossifications sévères contre 2,3 % entre 1974 et 1984, ce qu'ils expliquent par le fait d'interventions mieux réglées.

Dans la majorité des cas, les ossifications sont déjà présentes 6 semaines après l'intervention (RITTER et al., 1977).
Aucune corrélation ne peut être faite entre l'importance des ossifications et la présence d'une pseudarthrose du grand trochanter ou d'une rupture de cerclage, l'utilisation d'une anticoagulation (RITTER et al., 1977), la douleur et la raideur articulaire à l'exception, pour cette dernière, des ossifications de grade IV (RITTER et al., 1977 ; MORREY et al., 1984).

11. La raideur articulaire

Elle peut être causée par des ossifications hétérotopiques importantes et/ou des lésions nerveuses.
MALLORY et al. (1974) ne trouvent aucune différence de fonction entre les voies antérieure et latérale.
GORE et al. (1982) remarquent une meilleure rotation interne postopératoire après une voie postérieure qu'après une voie antérieure et une meilleure rotation externe postopératoire après une voie antérieure qu'après une voie postérieure.
MORREY et al. (1984) démontrent une flexion et une adduction légèrement moindres (maximum 6 degrés) dans la voie transtrochantérienne que dans les voies antérieure et postérieure. Ce résultat, significatif sur le plan statistique, l'est peu sur le plan clinique du fait des très faibles écarts de mobilité.

MOSTARDY et al. (1988) ont comparé la mobilité articulaire après voies d'abord différentes et constatent, sans citer de chiffres, de meilleurs résultats avec une ostéotomie trochantérienne en pastille.

12. Autres complications

La littérature consultée n'offre aucun élément en faveur de l'influence de la voie d'abord sur les complications médicales postopératoires et sur le descellement aseptique (Tableau II).

COMPLICATIONS (%)	TYPE DE VOIE D'ABORD ANTERIEURE MIN/MAX	LATERALE MIN/MAX	POSTERIEURE MIN/MAX
ATTEINTES NERVEUSES	<1 / 3	0,6 / 3,1	0 / 4
BOITERIES	10	9,6	0
BURSITES	4,4	0,5 / 11	4,5
FRACTURES FEMORALES	0 / 23	0 / 21	0 / 16
FRACTURES DU GRAND TROCHANTER	6 / 7	0 / 2,2	4
HEMATOMES	1,1 / 6	4,4 / 12	0 / 8
INFECTIONS PROFONDES	0 / 2,2	0 / 4	0 / 0,8
INFECTIONS SUPER-FICIELLES	0 / 10,8	0,7 / 4	0 / 0,8
LACHAGES DE SUTURE MUSCULAIRE	-	-	-
LUXATIONS	0 / 8	0,5 / 12	0,7 / 14
MIGRATIONS DU GRAND TROCHANTER	-	2,2 / 20,6	-
PSEUDARTHROSES DU GRAND TROCHANTER	-	0,5 / 16	-
OSSIFICATIONS HETEROTOPIQUES	0 / 48,2	3,1 / 47,5	0 / 72
RAIDEURS ARTICULAIRES	-	-	-
COMPLICATIONS MEDICALES			
THROMBOSES VEINEUSES PROFONDES	0 / 3,3	0,7 / 14,3	1,3 / 8
EMBOLIES PULMONAIRES	1,1 / 7	0 / 3,2	0 / 8
COMPLICATIONS SYSTEMIQUES	2,4/7,4	7,9 /18,1	1 / 8
DESCELLEMENTS	0 / 5,7	0,1 / 24	0 / 4

Tableau II.
Valeurs extrêmes des fréquences des complications dans les voies d'abord classées en trois types principaux (ces chiffres ne permettent pas de comparer la valeur d'une voie par rapport aux autres : voir texte).

IV. CONCLUSIONS

La revue de la littérature permet d'identifier les complications liées à la mise en place des prothèses totales de hanche et oblige le lecteur critique à rester nuancé en ce qui concerne le rôle de la voie d'abord dans la survenue des ces complications.

Nous proposons une classification des abords de hanche en voies antérieures, voies latérales ou transtrochantériennes et voies postérieures (Tableau I). Cette classification simplifiée permet une analyse aisée des complications en fonction de la voie d'abord (Tableau II).

Les lésions du nerf fémoro-cutané et du nerf crural ne se rencontrent que dans les abords antérieurs. L'atteinte, très souvent transitoire et partielle, du nerf sciatique est décrite dans les trois grands types de voies d'abord.

La boiterie, qui relève de causes multiples, semble moins fréquente dans les voies postérieures et plus fréquente en cas de pseudarthrose du grand trochanter qui est une complication possible de la voie latérale.

La fréquence des bursites trochantériennes est statistiquement plus élevée dans les voies latérales.

Les fractures fémorales peuvent compliquer n'importe quel type d'abord. Les fractures du grand trochanter surviennent principalement dans les voies latérales mais ont été décrites dans les autres voies.

L'étude de la fréquence des hématomes et des infections ne montre pas de différence significative entre les différentes voies d'abord.

Le lâchage de suture musculaire, complication peu évoquée, ne semble pas être influencé par la voie d'abord.

Certains auteurs font état d'une fréquence nettement plus élevée de luxation dans les voies postérieures. Dans la voie latérale, la luxation est plus fréquente en cas de pseudarthrose du grand trochanter.

La trochantérotomie présente des complications spécifiques : défaillances d'ostéosynthèse, migrations et pseudarthroses. Les répercussions cliniques de ces complications ne se manifestent cependant pas systématiquement et dépendent du degré de migration du trochanter et de l'importance de l'affaiblissement de l'abduction. Cette dernière peut également se trouver perturbée dans les voies antérieures et postérieures par d'autres mécanismes (traumatisme musculaire, atteinte nerveuse).

Les résultats concernant les ossifications hétérotopiques sont contradictoires et interdisent toute conclusion définitive sur le rôle de la voie d'abord.

Les pertes d'amplitude des mouvements de la hanche prothétique semblent varier en fonction de la voie d'abord, mais dans des limites si étroites qu'une différence fonctionnelle ne peut être établie pratiquement.

Les complications médicales postopératoires (thrombose veineuse profonde, embolie pulmonaire, infections pulmonaires et urinaires, etc...) et les complications locales à long terme (descellement aseptique, infection secondaire, etc...) ne sont pas mises en relation directe avec la voie d'abord.

En conclusion : l'origine de la plupart des complications est multifactorielle et aucune voie d'abord n'est exempte de complications.

La majorité des études consultées n'établissent pas de différence statistiquement significative entre les fréquences des diverses complications selon les voies.
Certaines voies semblent présenter une fréquence accrue de certaines complications sans que l'on puisse pour autant en imposer l'abandon.
Chaque type de voie possède des avantages et des inconvénients dont le bilan favorable reste le fruit de l'expérience historique de chaque école chirurgicale et de chaque chirurgien. Mieux vaut, semble-t-il, une expérience confirmée dans une voie que l'expérimentation hésitante de différentes voies.

Du point de vue médico-légal, dans les problèmes de la responsabilité professionnelle médicale, le choix d'une voie d'abord ne peut être reproché à un chirurgien sur base d'une quelconque objectivité scientifique.

BIBLIOGRAPHIE

1. ABITBOL J.J., GENDRON D., LAURIN C.A., BEAULIEU M.A. Gluteal Nerve Damage Following Total Hip Arthroplasty. A Prospective Analysis. J. Arthroplasty, 5, 319-322, 1990.

2. ALI KHAN A., BRAKENBURY P.H., REYNOLDS I.S.R. Dislocation Following Total Hip Replacement. J. Bone Joint Surg., 63-B, 214-218, 1981.

3. AMSTUTZ H.C., MAKI S. Complications of Trochanteric Osteotomy in Total Hip Replacement. J. Bone Joint Surg., 60-A, 214-216, 1978.

4. AUFRANC O.E., HEAD W.C. A Versatile Surgical Approach to the Hip. Clin. Orthop., 128, 285-286, 1977.

5. BAKER A.S., BITOUNIS V.C. Abductor Function after Total Hip Replacement. J. Bone Joint Surg., 71-B, 47-50, 1989.

6. BAUER R., KERSCHBAUMER F., POISEL S., OBERTHALER W. The Transgluteal Approach to the Hip Joint. Arch. Orthop. Traumat. Surg., 95, 47-49, 1979.

7. BAUER R., KERSCHBAUMER F., POISEL S. Voies d'abord en chirurgie orthopédique et traumatologique. Masson, 1988.

8. BECKENBAUGH R., ILSTRUP D. Total Hip Arthroplasty. J. Bone Joint Surg., 60-A, 306-313, 1978.

9. BERMAN T.A., SALTER F.L., KOENING T. Revision Total Hip Replacement without Trochanteric Osteotomy. Orthopedics, 10, 755, 1987.

10. BLAIMONT P., DIEU N., BAILLON J.M. Considérations à propos des voies d'accès pour arthroplastie totale de la hanche. Présentation d'une instrumentation destinée à faciliter l'abord postérieur. Acta Orthop. Belg., 39, 649-657, 1973.

11. BROOKER A.F., BOWERMAN J.W., ROBINSON R.A., RILEY L.H. Ectopic Ossification Following Total Hip Replacement. J. Bone Joint Surg., 55-A, 1629-1632, 1973.

12. BROWNE A., SHEEHAN J.M. Trochanteric Osteotomy in CHARNLEY Low-Friction Arthroplasty of the Hip. Clin. Orthop., 211, 128-133, 1986.

13. BURNY F., BURNY-MAGERAT M. Implants en chirurgie osseuse. Aperçu historique. Acta Orthop. Belg., 40, 563-609, 1974.

14. CARLSON D.C., ROBINSON H.J. Surgical Approaches for Primary Total Hip Arthroplasty. Clin. Orthop., 222, 161-166, 1987.

15. CHARNLEY J., FERREIRA S.D. Transplantation of the Greater Trochanter in Arthroplasty of the Hip. J. Bone Joint Surg., 46-B, 191-197, 1964.

16. CHARNLEY J. The Long-Term Results of Low-Friction Arthroplasty of the Hip Performed as a Primary Intervention. J. Bone Joint Surg., 54-B, 61-76, 1972.

17. CHARNLEY J. Low Friction Arthroplasty of the Hip. Theory and Practice. Edited by Springer-Verlag, 1979.

18. CLAYTON M.L., THIRUPATHI R.G. Dislocation Following Total Hip Arthroplasty. Clin. Orthop., 177, 154-159, 1983.

19. COVENTRY M., BECKENBAUGH D., NOLAN D., ILSTRUP D. 2012 Total Hip Arthroplasties : A Study of Postoperative Course and Early Complications. J. Bone Joint Surg., 56-A, 273-284, 1974.

20. COVENTRY M.B., SCANLON P.W. The Use of Radiation to Discourage Ectopic Bone. J. Bone Joint Surg., 63-B, 201-208, 1981.

21. DALL D. Exposure of the Hip by Anterior Osteotomy of the Greater Trochanter. A Modified Anterolateral Approach. J. Bone Joint Surg., 68-B, 382-386, 1986.

22. DANDY D.J., THEODOROU B.C. The Management of Local Complications of Total Hip Replacement by the McKEE-FARRAR Technique. J. Bone Joint Surg., 57-B, 30-35, 1975.

23. DANIS A. Abord de la hanche par voie infratrochantérienne. Acta Orthopaedica Belgica, 39, 658-663, 1973.

24. DAUM W.J. Modified Posterior Approach to the Hip Joint to Enhance Stability. Orthop. Review, 14, 103-107, 1985.

25. DEBEYRE J., DOLIVEUX P. Les arthroplasties de la hanche. Editions médicales, Flammarion, Paris, 1954.

26. DUPONT J., CHARNLEY J. Low Friction Arthroplasty of the Hip for the Failures of Previous Operations. J. Bone Joint Surg., 54-B, 77-87, 1972.

27. ENGLISH T.A. The Trochanteric Approach to the Hip for Prosthetic Replacement. J. Bone Joint Surg., 57, 1128-1133, 1975.

28. ERRICO T.J., FETTO J.F., WAUGH T.R. Heterotopic Ossification. Clin. Orthop., 190, 138-141, 1984.

29. FACKLER C.D., POSS R. Dislocations in Total Hip Arthroplasties. Clin. Orthop., 151, 169-178, 1980.

30. FEUILHADE de CHAUVIN P., ANDRE S., MAURER P., TOMENO B. Voies d'abords postérieure et externe trans-trochantérienne pour prothèse totale de hanche. Etude comparative. Rev. Chir. Orthop., 71, 173-178, 1985.

31. FOSTER D.E., HUNTER J.R. The Direct Lateral Approach to the Hip for Arthroplasty. Advantages and Complications. Orthopedics, 10, 274-280, 1987.

32. GAMMER W. A Modified Lateroanterior Approach in Operations for Hip Arthroplasty. Clin. Orthop., 199, 169-172, 1985.

33. GORE D.R., MURRAY M.P., SEPIC S.B., GARDNER G.M. Anterolateral Compared to Posterior Approach in Total Hip Arthroplasty: Differences in Component Positioning, Hip Strength, and Hip Motion. Clin. Orthop., 165, 180-187, 1982.

34. HANSSEN A.D. Anatomy and Surgical Approaches. in : "Joint Replacement Arthroplasty" Edited by B.E. Morrey, Churchill Livingstone, 1991.

35. HARDINGE K. The Direct Lateral Approach to the Hip. J. Bone Joint Surg., 64-B, 17-19, 1982.

36. HARRIS W.H. A New Lateral Approach to the Hip Joint. J. Bone Joint Surg., 49, 891-898, 1967.

37. HARRIS W.H. A New Approach to Total Hip Replacement without Osteotomy of the Greater Trochanter. Clin. Orthop., 106, 19-26, 1975.

38. HEAD W.C., MALLORY T.H., BERKLACICH F.M., et al. Extensile Exposure of the Hip for Revision Arthroplasty. J. Arthroplasty, 2, 265, 1987.

39. HEDLEY A.K., HENDREN D.H., MEAD L.P. A Posterior Approach to the Hip Joint with Complete Posterior Capsular and Muscular Repair. J. Arthroplasty, 5, 57-66, 1990.

40. JOHNSSON R., HALLIN E., NORDSTROM B., LIDGREN L. Modified Technique in the Dorsal Approach in Total Hip Arthroplasty. Arch. Orthop. Trauma Surg., 99, 43-45, 1981.

41. JUDET R., LETOURNEL E. Les fractures du cotyle. Masson et Cie, éditeurs, Paris, 1974.

42. JUDET J., JUDET H. Voie d'abord antérieure dans l'arthroplastie totale de la hanche. Presse Med., 14, 1031-1033, 1985.

43. KRACKOW K.A., STEINMAN H., COHN B.T., JONES L.C. Clinical Experience With a Triradiate Exposure of the Hip for Difficult Total Hip Arthroplasty. J. Arthroplasty, 3, 267-278, 1988.

44. LEWINNEK G.E., LEWIS J.L., TARR R., COMPERE C.L. Dislocations after Total Hip Replacement Arthroplasties. J. Bone Joint Surg., 60-A, 217-220, 1978.

45. LIGHT T.R., KEGGI K.J. Anterior Approach to Hip Arthroplasty. Clin. Orthop., 152, 255-260, 1980.

46. LINDGREN U., SVENSON O. A New Transtrochanteric Approach to the Hip. Int. Orthop., 12, 37-41, 1988.

47. LORD G., MAROTTE J.H., GOUTARD L.E., ELBERG J.F. Complications per- et postopératoires précoces et tardives des prothèses totales de hanche. Acta Orthopaedica Belgica, 39, 611-629, 1973.

48. LUCK J.V. A Transverse Anterior Approach to the Hip. J. Bone Joint Surg., 37-A, 534-536, 1955.

49. LUSSKIN R., GOLDMAN A., ABSATZ M. Combined Anterior and Posterior Approach to the Hip Joint in Reconstructive and Complex Arthroplasty. J. Arthroplasty, 3, 313-322, 1988.

50. MAC COLLUM D.E., GRAY W.J. Dislocation After Total Hip Arthroplasty. Clin. Orthop., 261, 159-171, 1990.

51. MAC DONALD D.J., FITZGERALD R.H., ILSTRUP D.M. Two-Stage Reconstruction of a Total Hip Arthroplasty Because of Infection. J. Bone Joint Surg., 71-A, 828-834, 1989.

52. MAC FARLAND B., OSBORNE G. Approach to the Hip. J. Bone Joint Surg., 36-B, 364-367, 1954.

53. MAC KEE G.K., WATSON-FARRAR J. Replacement of Arthritic Hips by the Mc KEE-FARRAR Prosthesis. J. Bone Joint Surg., 48-B, 245-259, 1966.

54. MAC LAUCHLAN J. The Stracathro approach to the hip. J. Bone Joint Surg., 66-B, 30-31, 1984.

55. MALLORY T.H. Total Hip Replacement with and without Trochanteric Osteotomy. Clin. Orthop., 103, 133-135, 1974.

56. MARCY G.H., FLETCHER R.S. Modification of the Posterolateral Approach to the Hip for Insertion of Femoral-Head Prosthesis. J. Bone Joint Surg., 36-A, 142-143, 1954.

57. MERLE D'AUBIGNE R., MAZAS F. Nouveau traité de technique chirurgicale, tome VIII. Masson, Paris, 1976.

58. MOLE D., BRAUN E., COUDANE H., SCHMITT D. Le choix de la voie d'abord. Compte rendu de la 63ème réunion annuelle de la S.O.F.C.O.T., Supp. Rev. Chir. Orthop., 34-36, 1988.

59. MORREY B.F., ADAMS R.A., CABANELA M.E. Comparison of Heterotopic Bone after Anterolateral, Transtrochanteric, and Posterior Approaches for Total Hip Arthroplasty. Clin. Orthop., 188, 160-167, 1984.

60. MOSTARDI R.A., ASKEW M.J., GRADISAR I.A., HOYT W.A., SNYDER R., BAILEY B. Comparison of Functional Outcome of Total Hip Arthroplasties Involving Four Surgical Approaches. J. Arthroplasty, 3, 279-284, 1988.

61. MULLER M.E. Total Hip Prostheses. Clin. Orthop., 72, 46-68, 1970.

62. MULLER M.E., NAZARIAN S. Technique d'implantation des prothèses totales de MULLER par voie latérale transglutéale. Encyclopédie médico-chirurgicale, 44666, 1-25, 1991 .

63. NAZARIAN S., TISSERAND P., BRUNET C., MULLER M.E. Anatomic Basis of the Transgluteal Approach to the Hip. Surg. Radiol. Anat., 9, 27-35, 1987.

64. NUTTON R.W., CHECKETTS R.G. The Effects of Trochanteric Osteotomy on Abductor Power. J. Bone Joint Surg., 66-B, 180-183, 1984.

65. OVRUM E., DAHL H.K. Vessel and Nerve Injuries Complicating Total Hip Arthroplasty. Arch. Orthop. Traumat. Surg., 95, 267-269, 1979.

66. OWEN R., PAL A.K. The CHARNLEY Low-Friction Arthroplasty. J. Bone Joint Surg., 53-B, 149, 1971.

67. PASCAREL X., DUMONT D., NEHME B., DUDREUILH J.P., HONTON J.L. Arthroplastie totale de hanche par voie de HARDINGE. Résultat clinique de 63 cas. Rev. Chir. Orthop., 75, 98-103, 1989.

68. PATIALA H., LEHTO K., ROKKANEN P., PAAVOLAINEN P. Posterior Approach for Total Hip Arthroplasty. A Study of Postoperative Course, Early Results and Early Complications in 131 Cases. Arch. Orthop. Trauma Surg., 102, 225-229, 1984.

69. PICAULT C., MICHEL C.R., VIDIL R. Prothèses totales de hanche de CHARNLEY. Rev. Chir. Orthop., 66, 58-67, 1980.

70. POSS R., EWALD F.C., THOMAS W.H., SLEDGE C.B. Complications of Total Hip-Replacement Arthroplasty in Patients with Rheumatoid Arthritis. J. Bone Joint Surg., 58-A, 1130-1133, 1976.

71. POSTEL M., KERBOULL M., EVRARD J., COURPIED J.P. Arthroplastie totale de hanche. Springer-Verlag, 1985.

72. RAO J.P., BRONSTEIN R. Dislocations Following Arthroplasties of the Hip. Orthop. Review, 20, 261-264, 1991.

73. RITTER M.A., VAUGHAN R.B. Ectopic Ossification after Total Hip Arthroplasty. J. Bone Joint Surg., 59-A, 345-351, 1977.

74. RITTER M.A., GIOE T.J., STRINGER E.A. Functional Significance of Nonunion of the Greater Trochanter. Clin. Orthop., 159, 177-182, 1981.

75. ROBERTS J.M., FU F.H., MAC CLAIN E.J., FERGUSON A.B. A Comparison of the Posterolateral and Anterolateral Approaches to Total Hip Arthroplasty. Clin. Orthop., 187, 205-210, 1984.

76. ROBINSON R.P., ROBINSON H.J., SALVATI E.A. Comparison of the Transtrochanteric and Posterior Approaches for Total Hip Replacement. Clin. Orthop., 147, 143-147, 1980.

77. ROBLIN L., TEA S., LE SAOUT J., LEFEVRE C., FENOLL B., COURTOIS B., MABIN D., PAULY A. Les complications paralytiques de la chirurgie de la hanche. Rev. Chir. Orthop., 75, 104-111, 1989.

78. SCHNEIDER R. Total Prosthetic Replacement of the Hip. Hans Huber Publishers, 1989.

79. SHAW J.A. Experience with a Modified Posterior Approach to the Hip Joint. A Technical Note. J. Arthroplasty, 6, 11-18, 1991.

80. SMITH D.M., OLIVER C.H., RYDER C.T., STINCHFIELD F.E. Complications of Austin MOORE Arthroplasty. J. Bone Joint Surg., 57-A, 31-33, 1975.

81. SORENSEN T.H., KROMANN-ANDERSEN C., HOUGAARD K., FRIGAARD E., ZDRAVKOVIC D. Complications Following Osteotomy of the Greater Trochanter in Total Hip Replacement Arthroplasty Using the Lateral Approach. Acta Orthop. Scand., 52, 223-226, 1981.

82. STEPHENSON P.K., FREEMAN M.A.R. Exposure of the Hip Using a Modified Anterolateral Approach. J. Arthroplasty, 6, 137-145, 1991.

83. SVENSSON 0., SKOLD S., BLOMGREN G. Integrity of the Gluteus Medius after the Transgluteal Approach in Total Hip Arthroplasty. J. Arthroplasty, 5, 57-60, 1990.

84. TESTA N.N., MAZUR K. Heterotopic Ossification After Direct Lateral Approach and Transtrochanteric Approach to the Hip. Orthop. Review, 17, 965-971, 1988.

85. THOMPSON R.C., CULVER J.E. The Role of Trochanteric Osteotomy in Total Hip Replacement. Clin. Orthop., 106, 102-106, 1975.

86. VICAR A.J., COLEMAN C.R. A Comparison of the Anterolateral, Transtrochanteric, and Posterior Surgical Approaches in Primary Total Hip Arthroplasty. Clin. Orthop., 188, 152-159, 1984.

87. VOLZ R.G., TURNER R.H. Reattachment of the Greater Trochanter in Total Hip Arthroplasty by Use of a Bolt. J. Bone Joint Surg., 57, 129-131, 1975.

88. WEAVER J.K. Total Hip Replacement: a Comparison Between the Transtrochanteric and Posterior Surgical Approaches. Clin. Orthop., 112, 201-207, 1975.

89. WEBER B.G., STUHMER G. Improvements in Total Hip Prosthesis Implantation Technique. Arch. Orthop. Traumat. Surg., 93, 185-189, 1979.

90. WEBER E.R., DAUBE J.R., COVENTRY M.B. Peripheral Neuropathies Associed with Total Hip Arthroplasty. J. Bone Joint Surg., 58-A, 66-69, 1982.

91. WOO R.Y.G., MORREY B.F. Dislocations after Total Hip Arthroplasty. J. Bone Joint Surg., 64-A, 1295-1306, 1982.

COMPLICATIONS SEPTIQUES DE L'ARTHROPLASTIE DE HANCHE

J. EVRARD

L'infection constitue sans doute, sinon par sa fréquence du moins par sa gravité, la complication la plus redoutable de l'arthroplastie totale de hanche. Elle pose parfois, comme on le verra plus loin, de difficiles problèmes de diagnostic mais plus encore de traitement. Elle compromet gravement le résultat fonctionnel qu'on était en droit d'attendre de l'intervention. De plus, elle impose à la société une lourde charge financière.

I. FRÉQUENCE

L'infection post-opératoire a longtemps limité les progrès de la chirurgie. Après l'intuition géniale de SEMMELWEISS, les découvertes de PASTEUR, les applications pratiques qu'en ont faites LISTER et TERRIER entre autres, le problème a pu paraître, un moment, résolu. Mais, au fur et à mesure que le domaine de la chirurgie s'étendait, que les indications opératoires se multipliaient, le pourcentage de complications septiques, bien que faible, a correspondu à un nombre de cas de plus en plus élevé. Les chirurgiens se sont donc trouvés de nouveau confrontés à l'infection post-opératoire, d'autant plus que les espoirs mis dans l'antibiothérapie "de couverture" (administrée après l'intervention) se sont rapidement révélés illusoires.

En 1964, le "National Research Council" américain a proposé une classification des interventions en fonction du risque infectieux qu'elles représentaient (21). Il les a réparties en 5 catégories, d'hyperpropre (refined clean) à sale (dirty).
L'arthroplastie totale, réalisée pour arthrose, sur une hanche vierge de chirurgie préalable et chez un sujet par ailleurs en bonne santé, se classe sans discussion dans les interventions hyper-propres. Son taux théorique d'infection devrait donc être compris entre 1,5 et 3 %. Malheureusement, les chiffres réels se sont rapidement avérés beaucoup plus importants : de 8,5 % dans la première publication de CHARNLEY en 1969 (4) jusqu'à 11 % dans une étude multicentrique présentée par EFTEKHAR en 1973 (8), 12 % pour WILSON en 1973 également (26), 13,5 % dans la série d'ERICSSON revue par CARLSSON en 1977 (3).
Ces pourcentages, tout à fait inacceptables, ont déclenché deux séries de recherches : les unes pour découvrir les causes de l'augmentation de

fréquence de ces complications et les autres pour trouver les moyens d'y parer.
Ces travaux ont heureusement abouti sinon à l'éradication complète des complications septiques, du moins à une diminution notable de leur fréquence. Les différents procédés utilisés aujourd'hui, que nous exposerons dans le chapitre consacré à la prévention, ont permis d'abaisser au-dessous de 1 % le taux d'infection dans l'arthroplastie totale de hanche.

II. TABLEAUX CLINIQUES

Nous n'envisagerons ici, comme CHARNLEY d'ailleurs (5), que les infections vraies, c'est-à-dire profondes. Les infections dites "superficielles", si tant est qu'elles existent, peuvent en effet être considérées comme négligeables.
La classification que nous avons déjà exposée dans des publications précédentes (10, 23) nous paraît toujours valable. Elle repose sur l'existence de trois situations, auxquelles correspondent trois tableaux cliniques différents, caractérisées par leur date de survenue, précoce ou tardive par rapport à l'intervention, et par leur mode d'expression : aigu, subaigu ou chronique.

II.1. Les infections précoces

Elles sont la conséquence d'une contamination per-opératoire massive.
Dans les cas les plus typiques, elles se manifestent très rapidement, dans les jours qui suivent l'intervention, et sur le mode aigu.
Elles associent de vives douleurs de la racine de la cuisse à un tableau infectieux sévère, avec fièvre élevée, à grandes oscillations, et atteinte de l'état général.
Localement, la cuisse est rouge, chaude, tendue et luisante, laissant parfois apparaître une goutte de pus entre deux fils de suture.
Ce tableau, de diagnostic évident, est devenu beaucoup plus rare.

Aujourd'hui, peut-être en raison de l'antibioprophylaxie systématique, ces infections sont plus volontiers subaiguës et retardées.
Elles n'apparaissent qu'entre le 15ème et le 30ème jour, voire entre le ler et le 3ème mois post-opératoire.
Elles se traduisent par des douleurs relativement modestes, accompagnées d'une fièvre modérée, à 38°-38°5, et de signes locaux discrets.

Quel que soit le tableau clinique réalisé, il ne comporte pas de modifications radiologiques, les lésions septiques restant, à ce stade, limitées aux parties molles.
Dans tous les cas il importe, avant d'entreprendre le traitement, antibiotique et chirurgical, de mettre en évidence la bactérie responsable.

Le prélèvement est parfois très aisé lorsque la suppuration est déjà sous-cutanée, sinon il faut sans tarder pratiquer une ponction de hanche qui sera toujours positive. Elle permettra ainsi d'affirmer le diagnostic, mais surtout de connaître la nature du germe causal et sa sensibilité aux différents antibiotiques.

II.2. Les infections secondaires (Tableau I)

Elles succèdent également à une contamination per-opératoire, mais celle-ci a été soit quantitativement moins importante, soit le fait de microbes moins virulents. Aussi vont-elles plus ou moins longtemps évoluer à bas bruit, des mois, voire des années, avant d'attirer l'attention.

a) Le tableau réalisé est en effet celui d'une affection chronique. Il est pratiquement résumé par des ***douleurs de hanche,*** *sans caractère particulier.*
Ce qu'il est important de noter c'est que ces douleurs, dont l'aggravation va conduire le malade à consulter, datent en fait de la période post-opératoire. L'interrogatoire révèle que ces malades n'ont été qu'inconstamment et incomplètement soulagés par l'intervention. Très vite, ils ont recommencé à souffrir et leurs douleurs ont progressivement augmenté.
Cette évolution est très évocatrice d'une infection chronique, mais il est nécessaire d'en faire la preuve. On disposera pour cela d'arguments biologiques et surtout radiologiques.

	Précoce	**Tardive**	**Secondaire**
- Staph. doré	**49 %**	23 %	15 %
- Staph. épid.	12 %	15 %	**31 %**
- Streptocoque	9 %	**31 %**	15 %
- Entérobactéries	15 %	15 %	9 %
- Pyocyanique	3 %	8 %	6 %
- Anaérobies	12 %	0	9 %
- Non identifié	0	8 %	5 %

Tableau I.
Bactériologie en fonction du type d'infection après arthroplastie totale de hanche.
(Les pourcentages ont été arrondis. Seule la série "sepsis secondaires" comporte plus de 100 cas).
D'après J. EVRARD. Méd. Mal. Infect. Spécial, Mai, 293-297, 1987.

b) Les examens de laboratoire à demander sont :

- la ***numération globulaire*** et la ***formule sanguine***, mais celles-ci restent habituellement normales.

- la ***vitesse de sédimentation (V.S.)***, dont l'élévation au-dessus de 25-30 mm à la première heure est éminement suspecte. Toutefois il s'agit d'un test non spécifique, dont la perturbation peut être sans rapport avec l'atteinte de la hanche. Enfin, la V.S. peut, éventualité assez rare, ne pas être accélérée malgré l'existence d'une infection avérée.

- il en est de même de la ***C. réactive protéine***, qui est sans doute un peu plus sensible que la V.S. et plus rapidement modifiée, mais qui est également non spécifique.

Les différentes techniques de ***scintigraphie*** sont encore plus décevantes. En effet la plus fiable d'entre elles, la fixation des leucocytes marqués à l'indium, comporte un pourcentage de faux positifs et de faux négatifs de l'ordre de 20%.

c) Aussi est-ce à ***l'examen radiologique*** *qu'il faut essentiellement recourir, en sachant le répéter à intervalles réguliers, comme élément de surveillance.*
En effet, il n'existe pas d'images véritablement pathognomoniques, mais leur évolution permettra généralement de rendre le diagnostic de plus en plus vraisemblable.

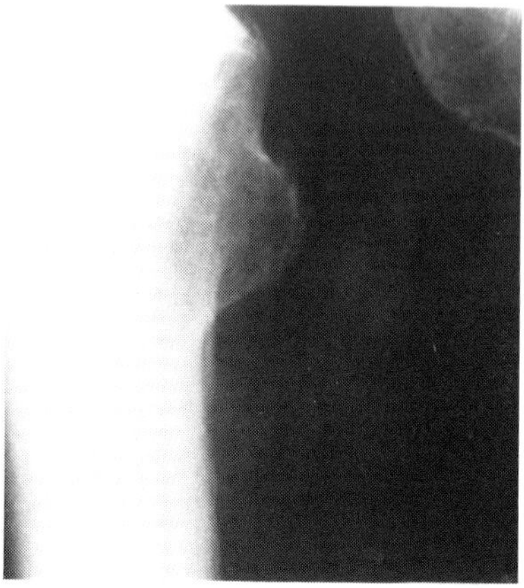

Figure 1. Appositions périostées.
On voit ici, sur la corticale interne du fémur, au-dessous du petit trochanter, l'aspect feuilleté des couches d'os néoformé, très évocateur d'une infection.

- ***Les appositions périostées*** (Fig. 1) sont souvent d'apparition assez précoce. Petit à petit elles vont progressivement augmenter, jusqu'à constituer un épaississement circonférentiel, véritable fuseau, mais qui reste distinct de la corticale, à laquelle il est simplement apposé. Il se différencie donc des épaississements corticaux d'origine mécanique qui, de plus, sont localisés aux zones d'hyperpression.

- ***Les résorptions osseuses*** siègent électivement au niveau de l'éperon de Merckel. Elles ont un aspect plus irrégulier que les résorptions mécaniques ou dues à un granulome réactionnel. On les observe également sur l'orifice de passage des fils de réinsertion trochantérienne qui apparaît élargi.

- ***Les géodes endostées*** réalisent des encoches à la face profonde de la corticale fémorale. Leur apparition précoce et leur tendance évolutive les distinguent des géodes correspondant à des granulomes de résorption.

- ***Les liserés fémoraux et cotyloïdiens*** constituent un espace clair, plus ou moins étendu, séparant le ciment de l'os. Ils correspondent théoriquement à un descellement. Lorsque celui-ci est d'origine septique, il est plus volontiers ***bi-polaire,*** c'est-à-dire à la fois fémoral et cotyloïdien.

Tous ces signes sont d'autant plus évocateurs qu'ils apparaissent plus tôt et qu'ils s'aggravent progressivement.
Ceci justifie la ***surveillance régulière*** de tous les opérés d'arthroplastie totale de hanche. Il est conseillé de les revoir, pour contrôle clinique et radiologique, un mois, trois mois, six mois et un an après l'intervention, puis tous les ans.
C'est ainsi seulement que seront dépistées dès leur début les anomalies qui permettront de soupçonner une infection chronique (Fig. 2).

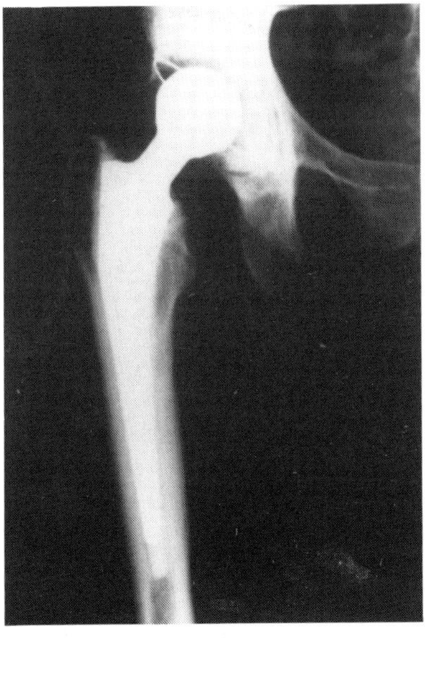

Figure 2. Tableau radiologique "mineur".
Il existe des éléments de suspicion qu'il faut savoir remarquer : léger épaississement de la corticale interne, minime liseré os-ciment en regard de la partie distale de la prothèse, aspect un peu flou de l'éperon de Merckel.

Cependant, si la conjonction de signes cliniques, biologiques et radiologiques permet souvent d'évoquer ce diagnostic, celui-ci ne peut être affirmé en toute certitude que par la découverte de la bactérie responsable. Aussi la ***ponction de hanche*** doit-elle être réalisée au moindre doute, de préférence sous écran. On l'associera alors à une ***arthrographie,*** susceptible de fournir des précisions complémentaires, et on recueillera le liquide de lavage en vue d'examen bactériologique. Il est très important de connaitre le plus tôt possible la nature et la sensibilité du germe en cause.

Dans quelques cas, assez rares, l'évolution sera suffisamment torpide pour que l'infection ne se démasque que par l'ouverture d'une ***fistule,*** parfois précédée d'une courte phase aiguë, marquée par de la fièvre et l'apparition de signes inflammatoires locaux.
Trop souvent encore ces formes fistulisées ne sont que l'aboutissement d'une longue période d'inertie (dont est responsable habituellement le malade, mais quelquefois aussi son médecin), période au cours de laquelle le diagnostic aurait pu être porté beaucoup plus précocement (Fig. 3).

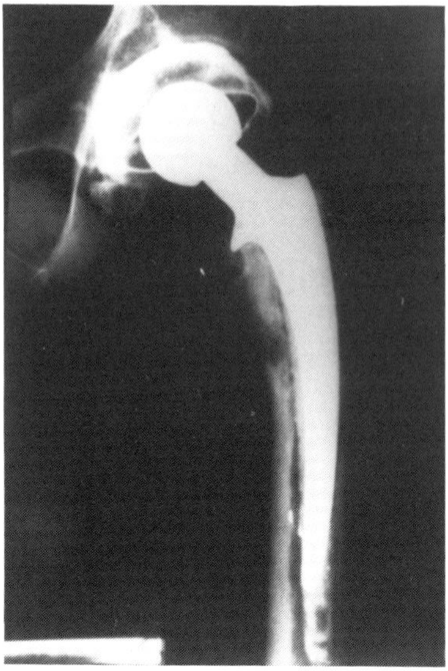

Figure 3. Tableau radiologique "majeur".
Descellement fémoral et cotyloïdien évident, avec déplacement de la cupule, importante résorption osseuse fémorale. Il s'agit ici d'une infection évoluée qui aurait dû être diagnostiquée beaucoup plus tôt.

Les infections que l'on vient de décrire sont presque toutes d'origine iatrogène, par contamination per-opératoire, directe ou indirecte (aérienne). Quelques unes, dont le début est également contemporain de l'intervention, sont peut-être "autogènes", c'est-à-dire conséquence d'une infection à distance (urinaire, génitale, digestive ou autre) dont le malade était préalablement porteur et qui a été méconnue.

II.3. Les infections tardives "vraies" (Tableau II)

Elles sont très différentes des précédentes car elles sont d'origine hématogène.
Mais on ne peut se contenter, pour poser ce diagnostic, de leur apparition tardive : de 2 à 17 ans après l'intervention dans la série de l'Hôpital Cochin. On a vu en effet que les infections secondaires (à une contamination iatrogène) pouvaient également se révéler à lointaine distance de l'arthroplastie.
Étant donné la rareté de cette complication, (de 1 à 4 pour mille, selon les auteurs) il faut exiger des critères très stricts pour l'affirmer :

- L'existence d'un véritable ***intervalle libre*** entre l'opération et la survenue de l'accident septique : pendant des années le résultat fonctionnel est demeuré tout à fait satisfaisant et les radiographies n'ont montré aucune image suspecte.

- ***La brutalité du début,*** dont le malade peut généralement préciser exactement la date. C'est l'apparition simultanée de vives douleurs de hanche, limitant la mobilité et interdisant presque toujours la marche, et d'un syndrome infectieux marqué, avec température élevée et souvent frissons. La V.S. est toujours accélérée, à plus de 40 mm à la première heure, et souvent bien davantage, à 100 mm et plus.

- ***La découverte du foyer infectieux responsable*** n'est cependant possible qu'une fois sur deux environ et dans la moitié de ces cas elle s'accompagne d'une ***hémoculture positive.***
Lorsqu'on retrouve le même germe dans le sang, dans le foyer causal et dans la hanche, on peut affirmer que l'atteinte de celle-ci constitue bien une métastase septique.

- ***La nature de la bactérie causale*** peut être un argument en faveur du caractère hématogène de l'infection, lorsqu'il est invraisemblable qu'elle ait été inoculée pendant l'intervention (B.K., pneumocoque, Listeria monocytogenes, Campylobacter fetus, etc...).

Le diagnostic d'infection de la hanche est généralement évident, mais ici encore il faut s'efforcer d'en obtenir la preuve bactériologique. Surtout, il convient de mettre très rapidement en oeuvre un traitement efficace, antibiotique et chirurgical, faute de quoi l'évolution se fera vers l'apparition des signes radiologiques de l'infection et le passage à la chronicité.

Auteur	Type d' arthropl.	N. de cas	N. total infections	N. total infections	Inf. hématogène	Inf. hématogène	%
		n	n	%	n	%	
POSS	Divers	4240	53	(1.3)	26	(0.6)	49
JOSEFFSON	PTH	1633	16	(1.0)	2	(0.1)	13
GLYNN	PTH	1500	14	(0.9)	2	(0.1)	14
FITZGERALD	PTH	3215	42	(1.3)	7	(0.2)	17
SALVATI	PTH/PTG	3175	57	(1.8)	7	(0.2)	12
CARLSSON	PTH	1065	73	(6.9)	4	(0.4)	5
AINSCOW	PTH	1112	22	(2.0)	3	(0.33)	14
Total		15940	277	(1.7)	51	(0.3)	18

Tableau II. Fréquence de l'infection hématogène.
D'après A.B. WYMENGA et coll., Acta Orthop. Belg., 56, 464-475, 1990.

III. TRAITEMENT

Il est possible d'être plus bref sur ce chapitre car le traitement des complications septiques de l'arthroplastie totale de hanche est essentiellement chirurgical, et il n'est pas question de soulever ici des problèmes d'ordre technique.

III.1. Il n'existe à l'heure actuelle, à notre connaissance, aucune publication qui fasse état de guérison à long terme par le ***seul traitement antibiotique*** de prothèses totales infectées. Celui-ci ne se justifie, à titre isolé, que dans deux situations extrêmes et tout à fait opposées :

a) Devant une ***infection précoce,*** d'allure subaiguë et diagnostiquée tôt.
Il n'est pas illogique, si la bactérie causale a pu être identifiée, de mettre aussitôt en route une antibiothérapie massive. Ceci sous surveillance chirurgicale, de façon à être en mesure d'intervenir sans tarder au cas où une amélioration indiscutable ne serait pas rapidement obtenue.

b) A l'inverse, en présence d'une ***infection chronique,*** chez un malade âgé, présentant de graves destructions osseuses et qui ne paraît pas capable de supporter une lourde intervention.

III.2. Du fait de l'atteinte osseuse et de la présence d'un corps étranger massif qui ne peut que pérenniser l'infection, seule une ***intervention chirurgicale*** est susceptible d'obtenir la guérison. Schématiquement on peut distinguer deux grands types d'opération, selon que l'on décide ou non de conserver la prothèse.

a) ***L'ablation de la prothèse,*** encore appelée résection ou, improprement d'ailleurs, opération de GIRDLESTONE, est à première vue la plus logique, puisqu'elle vise à nettoyer les conséquences de l'infection tout en en supprimant la cause. En effet, l'ablation simple de la prothèse ne suffit pas ; il faut y associer celle de la totalité du ciment, ainsi qu'une toilette minutieuse, tant de l'os que des parties molles.
Correctement réalisée, cette intervention est habituellement efficace vis-à-vis de l'infection, mais elle ne permet qu'une fonction médiocre, le malade ne pouvant se déplacer le plus souvent qu'avec l'aide d'une ou même deux cannes-béquilles.

b) ***La conservation de la prothèse*** est donc, au point de vue fonctionnel, l'attitude la plus souhaitable, mais aussi la plus risquée en ce qui concerne la guérison de l'infection.
Elle peut être réalisée de deux façons différentes, selon le contexte :

- par *nettoyage simple,* la prothèse étant laissée en place.
On n'effectue ici qu'une toilette des parties molles, mais absolument complète, menée avec un souci quasi maniaque de la perfection, plan par plan, en reprenant toute l'étendue du foyer opératoire jusqu'à la prothèse que l'on luxera afin d'avoir accès à toute la zone d'insertion de la pièce cotyloïdienne.
Une telle intervention ne se conçoit qu'en présence d'une infection vue à son extrême début, aiguë ou subaiguë, postopératoire ou hématogène, mais n'ayant pas encore déterminé de lésions d'ostéite. Aussi n'a-t-elle de chances de succès que si elle est entreprise tôt après le déclenchement de l'infection, en pratique dans les trente premiers jours.
Elle doit, bien entendu, être accompagnée d'une antibiothérapie efficace, qui sera poursuivie plusieurs semaines après l'opération.

- La *reprise de prothèse* s'adresse au contraire aux lésions septiques chroniques.
Au nettoyage déjà décrit s'associera l'ablation de la prothèse et de la totalité du ciment. Lorsque le foyer opératoire paraîtra parfaitement propre, on remettra en place, dans le même temps, une nouvelle prothèse fixée à l'aide de ciment additioné d'antibiotique (Gentamycine® le plus souvent).

Mais pour que cette nouvelle arthroplastie soit techniquement correcte, il ne faudra pas hésiter à pratiquer, chaque fois que nécessaire, une reconstruction osseuse. C'est-à-dire que l'on réparera, au moyen de greffons conservés, les dégâts, le plus souvent cotyloïdiens mais quelquefois aussi fémoraux, qu'a entraînés l'infection.
Il s'agit donc d'interventions longues et délicates qu'il est préférable de confier à des centres spécialisés.

c) D'ailleurs pour cette raison, il est parfois justifié de réaliser ***deux temps successifs :*** d'abord nettoyage et reconstruction, puis quelques semaines ou mois plus tard implantation d'une nouvelle prothèse.
Cette attitude, systématique pour certains, ne nous paraît indiquée que lorsque la reprise en un temps n'est pas possible :

- soit en raison de l'état du malade, n'autorisant pas une intervention aussi lourde,

- soit en raison de l'importance de la reconstruction osseuse,

- soit, enfin, en raison de la gravité de l'infection, tout particulièrement lorsqu'elle est due à des bactéries résistantes à la majorité des antibiotiques (staphylocoque méti-R, serratia marcescens, notamment).

Dans d'autres cas, cette reprise en 2 temps n'aura pas été programmée : il s'agit de malades traités par résection, parfaitement guéris sur le plan septique, mais gravement handicapés fonctionnellement. Il est légitime, s'ils le demandent, de les faire bénéficier d'une nouvelle arthroplastie.
Mais il faut souligner que dans toutes ces interventions conservatrices de la prothèse, le *risque de reprise de processus infectieux* est loin d'être nul (10 à 20 %). Le malade doit en être averti, afin qu'il puisse choisir en toute connaissance de cause entre une résection, plus sûre mais invalidante, et une nouvelle prothèse, plus risquée mais plus confortable.

IV. PRÉVENTION

Comme nous l'avons dit plus haut, il a d'abord été nécessaire, pour pouvoir mener une politique efficace de prévention de l'infection, de comprendre les raisons de cette imprévisible augmentation de fréquence.

On avait montré expérimentalement, depuis longtemps déjà (9), que la présence d'un corps étranger dans un foyer opératoire potentialise la virulence des bactéries de contamination.
Dans le travail de SOUTHWOOD et coll. (25), 50 staphylocoques suffisent à déterminer, chez le lapin, une infection après mise en place d'une

prothèse totale de hanche, alors qu'il en faut 200 fois plus (10.000) si en fin d'intervention la prothèse n'est pas implantée.
La conduite à tenir pour prévenir la survenue des complications septiques est donc facile à concevoir : il faut soit empêcher les germes d'atteindre la plaie opératoire, soit les mettre dès leur apparition hors d'état de nuire.

Les règles classiques d'asepsie doivent donc être appliquées avec la plus grande rigueur mais il est logique d'y adjoindre une décontamination de l'air. En effet, dans les salles d'opération ordinaires, dites "conventionnelles", l'air, même introduit au travers de filtres "biologiques", même renouvelé 10 à 20 fois par heure, contient une quantité notable de poussières. Celles dont la taille atteint 5 microns peuvent véhiculer des bactéries, ce qui est mis en évidence lorsqu'on les recueille sur des boites de Pétri. Ces "particules donnant naissance à colonies" (p.n.c) sont au nombre de 100 à 400 par m^3 dans l'air des salles conventionnelles en cours d'utilisation. Bien entendu, elles ont tendance à sédimenter et ainsi à contaminer le foyer opératoire.
On a donc mis au point des systèmes d'ultra-filtration de l'air et d'augmentation de la fréquence des renouvellements (de 100 à 300 fois par heure, au lieu de 10 à 20). La "serre" de CHARNLEY, les salles à flux laminaire, permettent de faire chuter le taux de p.n.c. au-dessous de 10 par m^3.
CHARNLEY a ainsi obtenu une diminution de son taux d'infection de 7 à 0,5 % (5). LIDWELL, dans une étude multicentrique publiée en 1982 (17) a montré, sur plus de 6.000 cas, que l'utilisation de salles d'opération à air stérile permettait d'abaisser les complications septiques de 1,5 à 0,6 %. Il en est de même dans le travail de SALVATI (24), également publié en 1982.

Mais l'installation de telles salles sophistiquées est fort coûteuse, et elles nécessitent pour demeurer fiables une maintenance rigoureuse. Aussi s'est-on également intéressé à l'autre alternative : détruire les bactéries contaminantes.
Ceci peut être obtenu par l'antibioprophylaxie, telle qu'elle a été définie expérimentalement par BURKE (2), c'est-à-dire commencée avant le début de l'intervention afin que celle-ci se déroule en présence d'une concentration sérique élevée de l'antibiotique choisi.
Plusieurs publications de 1973 à 1980 ont montré, sur des séries comparatives, l'efficacité de l'antibioprophylaxie. Des études critiques en ont été faites, notamment par NORDEN (22), DOYON (7), et HEATH (13).
L'essai thérapeutique randomisé du Groupe d'Étude du Traitement Préventif de l'Infection dans les Arthroplasties (GETPIA), que nous avons présenté au Congrès français de Chirurgie Orthopédique en 1980 et publié avec C. HILL en 1981 (15), a démontré, de façon indiscutable, l'efficacité de l'antibioprophylaxie (Céfazoline 4 g. par jour pendant 5 jours).

2.137 patients ont été répartis, à double insu, en deux groupes égaux. On a dénombré 0,9 % d'infections chez les opérés traités par antibiotiques et 3,3 % chez ceux qui n'avaient reçu qu'un placebo ($p < 0,01$).
Mais cette différence n'existait que chez les malades opérés en salle conventionnelle, où elle atteignait 0,7 % contre 5,2 %.
Lors d'une révision de ces mêmes malades avec 5 ans de recul, le taux d'infection, resté à 0,7 % dans le groupe traité, était monté à 7,6 % dans le groupe placebo (6).

Ceci prouve bien que la grande majorité des infections, mêmes tardives, sont la conséquence de la contamination per-opératoire.
L'antibiothérapie préventive empêche la multiplication des bactéries inoculées durant l'intervention ainsi que leur fixation par adhérence au matériel inclus.

Si l'efficacité de l'antibioprophylaxie est maintenant établie, un certain nombre de questions se posent encore.

La première question concerne le choix de l'antibiotique.

Les pénicillines de synthèse (oxacilline, fluxoxacilline, etc...), du fait de leur action anti-staphylococcique, ont été utilisées dans les essais les plus anciens (3).
En raison de leur spectre plus étendu, notamment vis-à-vis des entérobactéries mais aussi des anaérobies à Gram positif, les céphalosporines de première génération, céfazoline (15), puis de deuxième génération, céfamandole (11), leur sont actuellement préférées.

La deuxième question est celle de la durée du traitement.

Les avantages d'un traitement court sont certains : diminution des effets secondaires, du risque d'apparition de résistance bactérienne et du coût. Mais le problème est difficile à résoudre scientifiquement : il faudrait, pour mettre en évidence une différence de résultats entre deux régimes antibiotiques plus ou moins prolongés, disposer d'effectifs considérables (22). Les essais thérapeutiques publiés se bornent à conclure qu'aucune différence n'a été observée entre les deux séries, mais ils ne peuvent affirmer que cette différence n'existe pas.
Dans le travail que nous avons présenté en 1988 (11), le moins critiquable sur le plan méthodologique, nous avons montré que la seule supériorité d'un traitement de 2 jours par rapport à un traitement de 5 jours est que le pourcentage de bactéries retrouvées sur les drains aspiratifs et résistantes à l'antibiotique administré est significativement moins élevé ($p < 0,01$).

Faut-il pour autant, comme le proposent certains (14), se contenter d'une antibiothérapie "flash", n'excédant pas la durée de l'intervention ? Nous pensons que cela est dangereux dans les arthroplasties totales de hanche et nous continuons à recommander que le traitement soit poursuivi jusqu'à l'ablation des drains de Redon, c'est-à-dire pendant 48 heures.

Par contre les traitements antibiotiques prolongés (7 jours et plus), s'ils n'améliorent en rien la sécurité de l'opéré, comportent un risque écologique pour l'ensemble de la population hospitalière, celui de sélectionner les bactéries résistantes. Celles-ci, par l'intermédiaire de porteurs sains (malades et personnel soignant), pourront déterminer des infections plus graves et plus difficiles à traiter que celles que l'on rencontre habituellement.

La troisième question concerne le mode d'utilisation de l'antibiotique.

La grande majorité des auteurs recourent à une antibioprophylaxie systémique, c'est-à-dire administrée par voie intraveineuse au cours de l'opération, éventuellement relayée par voie intra-musculaire ou orale. L'intérêt de la voie intraveineuse, aisément supportée dans les traitements courts, est l'assurance qu'elle apporte d'une concentration sérique optimale.

A la suite des travaux de BUCHHOLZ (1), qui a prouvé l'efficacité de l'antibiothérapie locale (additionnée au ciment) dans les reprises de prothèses totales infectées, de nombreux chirurgiens ont pensé que cette pratique pourrait être valablement ajoutée à l'antibioprophylaxie systémique.
Il n'y a, à notre connaissance aucune publication qui démontre le bien-fondé de cette hypothèse.
A l'inverse, le protocole des deux essais auxquels nous avons participé (11, 15) comportait expressément l'interdiction d'utiliser le ciment mêlé d'antibiotique pour les malades des deux séries.
Mais une étude suédoise, portant sur 1.688 cas, a été entreprise en 1976 dans le but de comparer les deux modes d'antibioprophylaxie, systémique et locale. Ses résultats ont été publiés d'abord avec un à deux ans de recul, puis après 5 ans (16, 17). Les auteurs reconnaissent que le ciment additionné de gentamycine n'a pas d'effet prophylactique à long terme, comme ils l'avaient espéré. Par contre, il font état d'une différence des taux d'infection nettement en faveur de l'antibioprophylaxie locale : 0,8 % contre 1,9 %. Toutefois, deux infections hématogènes doivent être retirées du groupe traité par voie générale, aucun traitement per-opératoire ne pouvant prétendre les prévenir. Surtout, il faut noter que les antibiotiques utilisés dans les deux séries sont différents : de la gentamycine a été mêlée au ciment, alors que par voie générale on a le plus souvent administré des pénicillines de synthèse, dont on sait qu'elles ne sont pas efficaces visà-vis des bacilles à Gram négatif et de nombreux anaérobies. (D'ailleurs, on ne

retrouve plus cette différence entre les deux groupes dans les services qui ont utilisé la céphalexine, une céphalosporine de première génération, bien qu'ils représentent plus du quart de la série globale.)

A notre avis, il n'est pas possible, dans l'état actuel des connaissances, de prétendre que l'antibiothérapie locale est plus efficace que la systémique dans la prévention de l'infection des arthroplasties totales de hanche.
Nous pensons également que l'adjonction d'antibiotiques au ciment ne se justifie que dans les reprises de prothèses totales infectées et dans certaines situations particulières. L'intérêt de son utilisation systématique n'est pas démontré.

Il reste encore à discuter du bénéfice éventuel qu'il pourrait y avoir à associer les deux modes de prévention : ultrafiltration de l'air et antibioprophylaxie.

LIDWELL en 1986 (19) n'hésitait pas à écrire :

> *"Les deux méthodes sont efficaces indépendamment, et lorsqu'elles sont utilisées ensemble les taux d'infection après arthroplastie ont été réduits à quelques cas pour mille".*

Dans une publication ultérieure (20) il voulut appuyer cette assertion sur l'étude d'une série de plus de 8.000 cas d'arthroplasties totales de hanche. Malheureusement, cet essai prospectif et randomisé ne l'était pas en ce qui concernait l'utilisation de l'antibioprophylaxie !

Inversement, les données fournies par l'essai du GETPIA (15) suggéraient que l'antibioprophylaxie assurait une protection identique à celle des salles d'opération hyperstériles, mais que dans ces salles, précisément, le taux d'infection restait inchangé, que le traitement antibiotique ait été utilisé ou non.

L'intérêt de l'association des deux méthodes reste donc à démontrer. Nous avons tenté de le faire dans un travail rétrospectif non randomisé, dont les résultats sont de ce fait critiquables (12).
Sur les 1000 cas rassemblés d'octobre 1984 à mars 1986 et revus (à l'exception de 22) avec un recul de deux ans, 773 ont été opérés en salle conventionnelle et 227 en salle hyperstérile, tous sous antibioprophylaxie. Les complications septiques certaines, au nombre de 8, n'ont été observées que dans le premier groupe. La différence est donc notable mais, faute d'effectifs suffisants, elle n'est pas statistiquement significative.

On peut donc actuellement conclure que tous les malades susceptibles de bénéficier d'une arthroplastie totale de hanche doivent être opérés soit sous antibioprophylaxie, soit en salle hyperstérile. Il est sans doute préférable d'associer les deux modes de prévention de l'infection, sans que cela puisse être affirmé en toute rigueur.

V. CAS PARTICULIER DES PROTHÈSES FÉMORALES

Tout ce chapitre a été jusqu'ici centré sur l'arthroplastie totale parce qu'il s'agit là d'une intervention à visée purement fonctionnelle, où la survenue d'une infection est donc particulièrement déplorable puisqu'elle peut être cause d'une aggravation par rapport à l'état pré-opératoire.

Il n'en est pas exactement de même des arthroplasties fémorales, traitement des fractures de l'extrémité supérieure du fémur. Dans ces cas, l'intervention est nécessaire tant sur le plan fonctionnel que vital.
Les complications septiques n'en sont pas moins redoutables, bien au contraire.
Leur fréquence est supérieure à celle observée dans les arthroplasties totales et ceci pour deux raisons principales :

- les fractures du col du fémur atteignent principalement des sujets très âgés, dont les défenses sont souvent déficientes,

- l'intervention doit être réalisée rapidement, pratiquement en urgence.
Il n'est donc pas possible ni de choisir les malades (c'est-à-dire de récuser ceux dont l'état général paraît trop précaire), ni de disposer d'un délai suffisant pour les préparer valablement à l'intervention.

La gravité de ces infections est également plus importante.
Si elles évoluent sur le mode aigu, elles vont très vite entraîner des complications locales, à type d'escarres, puis générales.
Si elles évoluent à bas bruit, elles vont rapidement déterminer une destruction du cotyle osseux (Fig. 4). La migration de la prothèse se fera soit vers le dedans, entraînant douleurs et limitation de la mobilité, soit plus souvent vers le haut, pouvant aboutir à une luxation pathologique "par destruction des appuis".

La mortalité de ces complications septiques est très élevée, de l'ordre de 25 à 30 %.
Le traitement consiste le plus souvent en une opération de sauvetage : ablation simple de la prothèse, qu'il faudra réaliser dans les délais les plus brefs.
Aussi l'antibioprophylaxie est-elle particulièrement indiquée chez ces malades. Grâce à elle, le taux d'infections postopératoires a considérablement diminué (autour de 2 %) et il ne constitue plus chez ces malades la cause principale de mortalité.

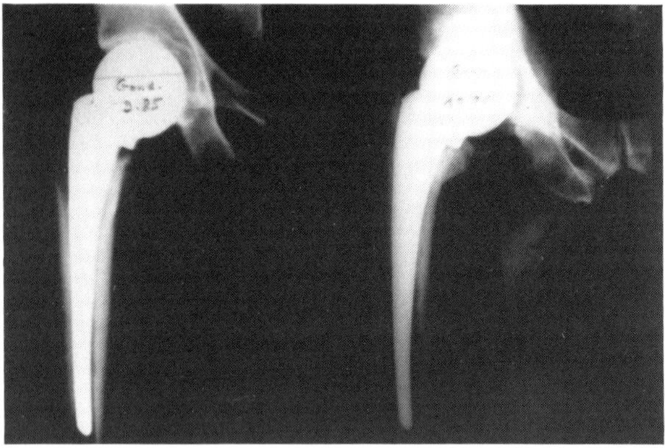

Figure 4. Évolution d'une prothèse fémorale infectée.
A gauche, l'aspect post-opératoire.
A droite, après un an d'évolution : la prothèse s'est enfoncée dans le fémur, tout en détruisant le toit du cotyle, se subluxant ainsi en haut et en dehors.

BIBLIOGRAPHIE

1. BUCHHOLZ H.W., ENGELBRECHT E., ROTTGER J., SIEGEL A. Erkentnisse nach Wechsel von über 400 infizierte Hüftendoprothesen. Orthop. Praxis. 12, 117-121, 1977.

2. BURKE J.F. The effective period of preventive antibiotic action in experimental incisions and dermal lesions. Surg. 30. 161-168, 1961.

3. CARLSONN A.K., LIDGREN L., LINDBERG L. Prophylactic antibiotics against early and late deep infections after total hip replacement. Acta Orthop. Scand. 48, 405-410, 1977.

4. CHARNLEY J., EFTEKHAR N. Post-operative infection in total prosthetic replacement of the hip. Brit. J. Surg. 56, 641-649, 1969.

5. CHARNLEY J. Post-operative infection after total hip replacement with special reference to air contamination in the operating room. Clin. Orthop. 87, 167-187, 1972.

6. DOYON F., EVRARD J., MAZAS F., HILL C. Long-term results of prophylactic cefazolin versus placebo in total hip replacement. Lancet i. 860, 1987.

7. DOYON F., EVRARD J., MAZAS F. Evaluation des essais thérapeutiques publiés sur l'antibioprophylaxie en chirurgie orthopédique. Rev. Chir. Orthop. 75, 72-76, 1989.

8. EFTEKHAR N. The surgeon and clean air in operating room. Clin. Orthop. 96, 188-194, 1973.

9. ELEK S.D., CONEN P.E. The virulence of Staphylococcus pyogenes for man. A study of the problem of wound infection. Brit. J. Exp. Path. 38, 573- 588, 1957.

10. EVRARD J. Les infections des prothèses totales de hanche. Rev. Rhum. Mal. ostéo-art. 53, 109-112, 1986.

11. EVRARD J., DOYON F., ACAR J.F., SALORD J.C., MAZAS F., FLAMANT R. Two-day cefamandole versus five-day cefazolin prophylaxis in 905 total hip replacement. Intern. Orthop. 12. 69-73. 1988

12. EVRARD J., LOTY B., COURPIED J.P., POSTEL M., KERBOULL M., DEMAY P. Antibiotic prophylaxis with or without ultraclean air filtration in total hip replacement. Poster presented at the "International Symp. on peri-operative antibiotic prophylaxis". San Juan (Puerto Rico) March 4-7, 1990.

13. HEATH A.F. Antimicrobial prophylaxis for arthroplasty and total joint replacement. Discussion and review of published clinical trials. Pharmacotherapy. 11, 157-163, 1991.

14. HEYDEMAN J.S., NELSON C.L. Short term preventive antibiotics. Clin. Orthop. 205, 184-187, 1986.

15. HILL C., FLAMANT R., MAZAS F., EVRARD J. Prophylactic cefazolin versus placebo in total hip replacement. Report of a multicentric double-blind randomized trial. Lancet i. 795-797, 1987.

16. JOSEFSSON G., LINDBERG L., WICKLANDER B. Systemic antibiotics and gentamicin-containing bone cement in prophylaxis of post-operative infection in total hip arthroplasty. Clin. Orthop. 159, 194-200, 1981.

17. JOSEFSSON G., GUNDMUNSSON G., KOLMERT L., WIJKSTROM S. Prophylaxis with systemic antibiotics versus gentamicin bone cement in total hip arthroplasty : a five-year study of 1.688 hips. Clin. Orthop. 253, 173-178, 1990.

18. LIDWELL O.M., LOWBURY E.J.L., WHYTE W., BLOWERS S., STANLEY J. Effect of ultraclean air in operating room on deep sepsis in the joint after total hip or knee replacement : randomized study. Brit. Med. J. 285, 10-14, 1982.

19. LIDWELL O.M. Clean air at operation and subsequent sepsis in the joint. Clin. Orthop. 211, 91-102, 1988.

20. LIDWELL O.M., ELSON R.A., LOWBURY E.J.L., WHYTE W., BLOWERS S., STANLEY S.J., LOWE D. Ultraclean air and antibiotics for prevention of postoperative infection : a multicenter study of 8.052 joint replacement operations. Acta Orthop. Scand. 58, 4-13, 1987.

21. National Research Council. Postoperative wound infection. Ann. Surg. 160 (Supp. 2), 1-192, 1964.

22 a. NORDEN C.W. A critical review of antibiotic prophylaxis in orthopaedic surgery. Rev. Infect. Dis. 5, 928-932, 1983.

22 b. NORDEN C.W. Antibiotic prophylaxis in orthopaedic surgery. Rev. Infect. Dis. 13 (Supp. 10), 842-846, 1991.

23. POSTEL M., KERBOULL M., EVRARD J., COURPIED J.P., Arthroplastie totale de la hanche. 1 Vol. Springer Verlag ed. Berlin, 1985.

24. SALVATI E.A., ROBINSON R.P., ZENO S.M., KOSLIN B.M., BRAUSE B.D., WILSON P.D. Infection rates after 3.175 total hip and total knee replacements with and without a horizontal unidirectionnal filtered airflow system. J. Boint Joint Surg. (Am.) 64, 525-535, 1982.

25. SOUTHWOOD R.T., RICE J.L., Mc DONALD J., HACKENDORF P.H., ROZENBILDS M.A. Infection in experimental hip arthroplasties. J. Bone Joint Surg. (Br.) 67, 229-231, 1985.

26. WILSON P.D., SALVATI E.A., AGLIETTI P., KUTNER L.J. The problem of infection in endoprosthetic surgery of the hip joint. Clin. Orthop. 96, 213-221, 1973.

COMPLICATIONS MÉCANIQUES DES PROTHÈSES TOTALES DE HANCHE

R. de MARNEFFE

INTRODUCTION

Nous limiterons notre analyse aux prothèses totales de hanche, laissant de côté les arthroplasties de surface (notamment double cupule ou cupule couplée, arthroplasties intermédiaires, etc...).

Notre tâche est facilitée par les diverses contributions à ce livre où les auteurs ont déjà abordé les complications **en général**, en fonction du thème respectif qu'ils présentent.
Ceci conduira finalement le lecteur à cerner le problème sous des angles différents, l'amenant tout naturellement à une opinion claire, précise et très complète, en parfaite harmonie avec la philosophie de l'ouvrage.

Il y a lieu de définir ce que nous entendons par "complications mécaniques" des arthroplasties totales de hanche.

Pour simplifier, nous dirons qu'il s'agit de toutes les pathologies liées à la "mécanique" du **matériel prothétique**, de l'**interface implant-os**, du **tissu osseux** (face à l'implant) et enfin de l'intervention chirurgicale c'est-à-dire de la **technique opératoire.**

On pourrait imaginer une description basée sur l'étiologie de ces complications.
Même si habituellement cette étiologie paraît évidente, dans bon nombre de cas elle est douteuse ou relève de plusieurs causes simultanées, sans qu'il soit possible d'y voir clair.
Enfin, une complication peut en entraîner une ou plusieurs autres, souvent en cascade, débouchant presque systématiquement sur une intervention itérative.

Cependant, ces complications mécaniques constituent des entités pathologiques bien établies, connues de tous et bien classifiées.
Nous en ferons un inventaire pragmatique, sans pour autant noyer le lecteur dans trop de détails, le renvoyant aux références bibliographiques susceptibles de compléter son information.

A ce propos, rappelons que trois symposiums fondamentaux en langue française ont jalonné les étapes de l'évolution de la prothèse totale de hanche (1, 2, 3).

Comme chirurgien, nous mettrons l'accent en priorité sur les complications dont les paramètres sont plus directement liés à la technique chirurgicale, en d'autres termes ceux sur lesquels nous pouvons agir pour améliorer nos résultats.

Nous décrirons d'abord les complications mécaniques habituelles : les malpositions des pièces prothétiques, les luxations, les descellements aseptiques, l'usure et le remaniement osseux.
Les conséquences thérapeutiques de ces complications mécaniques seront évoquées brièvement en chaque circonstance.

Nous laisserons de côté les descellements septiques donc l'infection, estimant qu'il ne s'agit pas d'une complication "mécanique".
L'infection a d'ailleurs été abordée spécifiquement dans d'autres chapitres.

Enfin, nous rapporterons des complications mécaniques moins fréquentes, parfois exceptionnelles, voire même insolites, découvertes au hasard de nos lectures ou résultant de notre expérience personnelle.
Elles sont intéressantes parce qu'elles peuvent éventuellement engager la responsabilité du chirurgien.
A ce titre, il nous paraît raisonnable que l'évaluateur ou l'expert en ait entendu parler.

I. MALPOSITIONS DES PIÈCES PROTHÉTIQUES

Contrairement au genou où l'arthroplastie doit être réalisée mathématiquement, l'arthroplastie totale de hanche possède une marge de sécurité telle que les malpositions n'ont pas toujours une conséquence catastrophique.
Mais certaines règles s'imposent.

Deux aspects retiendront l'attention : d'une part l'orientation des pièces prothétiques et d'autre part leur implantation dans le squelette.

Voici quelques éléments de référence.

1. L'orientation

Celle-ci doit bien entendu être considérée dans les trois plans de l'espace.

Pour la cupule de Mc KEE-FARRAR, employée au début de notre expérience, une inclinaison sur l'horizontale de 30° et une position antéro-postérieure neutre ont été utilisées (5).

Nous avons eu quelques descellements par butée du col prothétique sur le rebord de la cupule lors de la flexion forcée (fauteuils bas).
Aussi avons-nous adopté une antéversion de la cupule de 15 à 20°, angulation que nous avons étendue depuis lors à toutes nos cupules, quel que soit le modèle utilisé.

Actuellement (12, 16, 21) l'obliquité de la cupule doit être de l'ordre de 40° sur l'horizontale et l'antéversion recommandée de 10 à 15°.

L'orientation de la prothèse fémorale se fait pour ainsi dire automatiquement car elle est conditionnée par l'antéversion du col.
Les auteurs mentionnés ci-avant recommandent une antéversion de la tête de l'ordre de 10 à 15°.

ANDRÉ (16) signale que l'antéversion de la cupule cumulée avec celle de la tête fémorale devrait se situer aux environs de 20°.

En ce qui concerne la tête prothétique, des antéversions ou rétroversions exagérées peuvent déboucher sur des rotations apparentes secondaires du membre inférieur.

2. L'implantation intra-squelettique

L'implantation des pièces prothétiques dans le squelette doit évidemment être correcte.

En fin d'intervention, l'arthroplastie réalisée doit constituer un système biomécanique dans lequel le centre de mouvement du couple "cupule-tête prothétique" se confond **mathématiquement** avec celui d'une articulation coxo-fémorale normale (compte tenu bien entendu de la morphologie particulière du bassin opéré).

La cupule ne sera ni excentrée latéralement, ni enfouie trop profondément (affaiblissant parfois le fond du cotyle), ni trop antérieure ou trop postérieure. Bien entendu, elle se situera dans le sens vertical au niveau adéquat par rapport au cotyle anatomique.

Le façonnage tiendra évidemment compte du type de cupule utilisé et de ses caractéristiques (épaisseur, armature, anneau de soutien, etc...).

Pour la prothèse fémorale, on a beaucoup parlé à un moment donné (du fait d'un alésage mal conduit) de l'implantation en varus ou en valgus exagérés dans le plan frontal.

Pour CHARNLEY (8), le valgus étant nécessaire, celui-ci imposait la trochantérotomie.

Pour BECKENBAUGH (17), la position neutre est préférable.

De toute façon, avec les prothèses fémorales autobloquantes utilisées de nos jours, les erreurs d'implantation deviennent rarissimes.

Nous laisserons de côté les "fausses routes" où l'alésage incorrect (souvent en rapport avec la voie d'abord) conduit le manche de la prothèse hors de la diaphyse fémorale.
Cette situation doit être diagnostiquée immédiatement et reprise chirurgicalement (29).

Cette construction correctement réalisée répondra également aux concepts de biomécanique tels que PAUWELS nous les a inculqués à l'occasion de ses ostéotomies, à savoir les bras de leviers en présence : d'une part la pesanteur (donc le poids de l'individu) et d'autre part la musculature.
La résultante des contraintes dans cette "néo-articulation" doit être aussi proche que possible du physiologique.

Devant la difficulté technique d'une arthroplastie, on comprend aisément que MÜLLER, dès 1973 (11, 12, 13, 14), prône à juste titre la "planification" de l'intervention chirurgicale.
Il s'agit de la confection d'un calque radiographique préopératoire utilisant les abaques prothétiques fournis par les firmes et permettant de prévoir mathématiquement l'opération à réaliser.
Nous sommes resté fidèle à cette planification que nous considérons comme indispensable car elle garantit un résultat correct.

3. Conséquences

On conçoit aisément que ces malpositions, tant en ce qui concerne l'orientation que l'implantation, entraîneront des perturbations mécaniques qui peuvent déboucher sur des contraintes exagérées, des frottements accrus, de l'usure prématurée, de la fatigue du tissu osseux (voire des implants), des descellements, des luxations, toutes complications qui vont compromettre le pronostic de l'arthroplastie.

II. LES LUXATIONS

La luxation est la complication la plus désagréable que le chirurgien (et surtout le patient) peut rencontrer dans le décours postopératoire d'une arthroplastie totale de hanche.

Il y aurait beaucoup à écrire sur ce sujet, le nombre impressionnant de publications en faisant foi.
Nous nous efforcerons cependant de le clarifier en insistant sur certains facteurs étiologiques.

1. La capsulectomie

Toutes les arthroplasties totales, quelle qu'en soit la voie d'abord, impliquent la *résection complète* de la capsule articulaire et des ligaments de la hanche.

Ceci signifie donc qu'elles sont toutes potentiellement luxables.
C'est ce que l'on observe parfois, dans le post-opératoire immédiat, sans cause apparente, si ce n'est accidentellement (faux mouvement, geste de kinésithérapie, manoeuvre de nursing).

2. Facteurs intra-articulaires

a) Malpositions des pièces prothétiques

Comme l'a clairement révélé le chapitre précédent, il va de soi que des malpositions (notamment une éversion ou une antéversion exagérées de la cupule, ou encore un vice d'orientation de la tête prothétique fémorale) peuvent entraîner cette complication (53).

b) Le type de prothèse

Le type de prothèse, notamment la dimension de la tête prothétique fémorale, influence la susceptibilité aux luxations.

Certains types de prothèses fémorales ont mauvaise réputation.
C'est notamment le cas des têtes fémorales de petit volume. La prothèse originale de CHARNLEY avec sa tête de 22 mm de diamètre en est l'exemple typique (62).
DEBEYRE (18) semble confirmer cette notion.
CHARNLEY lui-même a écrit : cette tête *"présente une tendance -mais seulement une très petite tendance- à l'instabilité"* (8).
Cependant, on ne peut pas affirmer que l'unanimité s'est faite sur cette notion péjorative, étant donné la vogue que conserve cette prothèse encore aujourd'hui (15, 53).

c) La longueur du col fémoral prothétique

Dès le départ, il y a eu rapidement sur le marché des prothèses fémorales avec des variantes selon la longueur du col : court, moyen, long.

Plus récemment, avec les prothèses modulaires (en deux parties notamment), le chirurgien peut à loisir, après implantation de la queue fémorale, régler mathématiquement la longueur correcte du col en choisissant la tête adéquate.

De plus, si l'enfouissement du manche fémoral dans la diaphyse est trop important ou si la résection du col fémoral osseux a été exagérée, le chirurgien peut encore rattraper la situation en jouant sur la longueur du col.

Enfin, ceci peut également être exploité si la tension des parties molles périarticulaires doit être améliorée.

Il ne fait aucun doute qu'un col trop court compromet la stabilité de la réduction et constitue donc un facteur de luxation.

d) L'effet de came

Certains auteurs ont encore décrit (16,18) une anomalie beaucoup plus rare, retrouvée à la réintervention et caractérisée par de volumineuses calcifications antérieures, un rebord cotyloïdien rendu saillant par ostéophytose, une exubérance du ciment, ou encore une hypertrophie capsulo-ligamentaire conduisant à la luxation par "effet de came".

3. Facteurs extra-articulaires

a) Les voies d'abord

Il est compréhensible que, selon qu'elle désinsère la musculature antéro-latérale ou au contraire sectionne les petits muscles pelvi-trochantériens postérieurs, la voie d'abord oriente le type de luxation observée (antérieure ou postérieure).

Une étude exhaustive sur les voies d'abord a été parfaitement conduite par ANDRIANNE et nous renvoyons le lecteur à ce chapitre.

A titre indicatif, nous mentionnons le travail de FEUILHADE de CHAUVIN qui compare l'incidence de la voie latérale externe à celle de la voie postérieure (19).

b) Le tonus musculaire

La première chose qui incombe au chirurgien lors de la fermeture de la plaie, c'est d'assurer la retente adéquate de l'appareil musculaire et notamment celle des moyen et petit fessiers sur le grand trochanter. Mais ce n'est pas toujours suffisant.

Beaucoup d'auteurs (16,18) ont en effet étudié le tonus musculaire et finalement considèrent que, sans autre cause apparente, c'est cette *hypotonie* qui est responsable de la luxation.

4. Luxations (récidivantes) sans cause apparente

Enfin, signalons à titre documentaire que certains auteurs ont décrit des luxations (récidivantes) sans cause apparente (16).
Ceci nous paraît également important à connaître.

5. Conséquences thérapeutiques

Bien entendu, la luxation doit être réduite.

Contrairement à la luxation de la prothèse de MOORE qui impose souvent une réintervention, la luxation d'une prothèse totale de hanche se réduit aisément par manoeuvres externes et sous narcose. L'amplificateur de brillance est très utile.

Deux questions peuvent cependant être soulevées :

a) Quel traitement appliquer après réduction ?

ANDRÉ (16) ne trouve aucune différence entre les patients traités par traction-suspension et ceux traités par repos au lit.

DEBEYRE (18) mentionne également le plâtre pelvi-pédieux et (une fois) le fixateur externe comme thérapeutique.

Mais ajoutons aussi que pour KAHN (20), l'instabilité (induisant la récidive de luxations ou de subluxations) peut persister dans 21,8 % des cas malgré tous les traitements.

Ceci explique que certains auteurs trouvent des compléments chirurgicaux à l'arthroplastie pour prévenir la luxation de la prothèse (54, 55, 56).

b) Y a-t-il un traitement préventif "antiluxation" après arthroplastie ?

Les habitudes diffèrent en fonction des chirurgiens, des services et des voies d'abord.

Pour notre part, utilisant la voie latérale externe, nous plaçons habituellement un coussin triangulaire entre les deux membres inférieurs pour quelques jours.
Rappelons à ce propos le travail de KAHN (20) qui compare les divers systèmes préventifs (coussin triangulaire, traction, repos), les durées de la thérapeutique et le pourcentage des luxations observées.

III. DESCELLEMENT ASEPTIQUE, USURE, REMANIEMENT OSSEUX

Pourquoi grouper ces trois volets (nous ne parlerons pas des descellements septiques relevant de l'infection), apparemment disparates, sous un même en-tête ?

Même si certains points concernent spécifiquement l'un ou l'autre de ces volets, et même si le descellement aseptique peut être considéré en soi, le commun dénominateur de l'usure et du remaniement osseux est le descellement.

Par ailleurs, du point de vue scientifique, si l'on dissèque ces divers volets, on constatera qu'ils sont souvent intimement liés, intertriqués. On peut donc dire aujourd'hui que ces trois volets (en dehors de l'infection) constituent la "triade malheureuse" des prothèses totales de hanche.

Sur ces trois sujets fondamentaux et préoccupants, il existe une littérature abondante, impossible à rapporter. Nous devons donc nous limiter à de grandes orientations.

1. L'usure des implants

Quelques notions générales méritent d'être rappelées.

a) Friction ou frottement

On imagine aisément que l'usure sera fonction de la friction, c'est-à-dire du frottement, qui sont bien entendu directement en rapport avec la nature et l'état des surfaces en contact.

Dans une hanche normale, le coefficient de friction se situe entre 0.005 et 0.010.
Pour le patin sur la glace il est de 0.030.

La tête de MOORE sur le cartilage cotyloïdien donne un coefficient de 0.021 à 0.040, donc très proche de celui du patin à glace (10).

CHARNLEY a démontré la possibilité de diminuer le frottement en créant une tête prothétique de 22 mm de diamètre (7, 62), la désignant sous le nom de *"low friction arthroplasty"*.

Il a également démontré l'importance des frottements (et notamment le freinage au démarrage) dans la prothèse de Mc KEE-FARRAR dont le diamètre de la tête est de 41 mm.

Le coefficient de friction peut être mesuré par le pendule de STANTON (34), ces mesures ne donnant qu'un ordre de grandeur.

D'autres travaux plus récents confirment clairement ces notions. HALLEUX parle de *couple de frottement* , traduisant ainsi le frottement qui s'oppose aux mouvements de rotation de l'articulation (32).

b) Contraintes

Si le frottement est diminué par la réduction du volume de la tête fémorale prothétique, la surface portante de cette petite tête est elle aussi diminuée. Ce qui signifie, selon les lois de PAUWELS évoquées ci-avant, que les contraintes par centimètre carré sont considérablement accrues, même si un certain degré de médialisation de l'implant est de nature à diminuer la force d'appui.

On comprend ainsi l'usure exagérée observée par CHARNLEY (et d'autres auteurs) au niveau du polyéthylène, même à haute densité, de la cupule.

Par contre, la surface portante de la prothèse de Mac KEE-FARRAR étant plus grande, les contraintes y sont évidemment moins élevées.

En résumé : si contraintes et frottements atteignent des seuils intolérables, des phénomènes de fatigue dans le ciment et dans l'os sous-jacent peuvent survenir, compromettant la stabilité de la prothèse et pouvant entraîner à la longue le descellement.

C'est la raison pour laquelle l'évolution s'est faite vers le choix d'une tête prothétique de taille intermédiaire avec un diamètre de 32 mm, assez courant aujourd'hui, que nous retrouvons par exemple dans la prothèse dite de CHARNLEY-MÜLLER.
Cette taille correspond à l'association frottement-contrainte la moins élevée, donc la plus favorable.

c) Importance de l'usure

A-t-on une idée de l'importance de l'usure des matériaux prothétiques qui, en dehors des facteurs de surface, est fonction de la résistance du matériau lui même ?

Trois réponses peuvent être apportées :

- Par l'expérimentation

Des travaux expérimentaux déjà anciens (10) poursuivis sur machine de laboratoire avec lubrifiant et étudiant certaines prothèses totales commerciales ont montré que le teflon, ou le polyéthylène à cette époque, s'usaient relativement fort, avec dégagement de particules.

Seul, le celoron ne révélait aucune usure, mais il n'est pas commercialisé dans les prothèses totales de hanche.

- Par l'étude clinique

La prothèse de Mc KEE-FARRAR en métal-métal s'use également.
Pour un million de cycles, l'usure est de 15/100e de mm.
Si chaque cycle correspond à un pas de 70 cm, le patient sera heureux d'apprendre que cela correspond à 1.400 km de marche.

Pour la prothèse de CHARNLEY ou celle de CHARNLEY-MÜLLER (4), l'usure serait de l'ordre de 0.15 mm par an, soit 2 à 3 mm en 15 ans, donc tolérable.

En ce qui concerne l'alumine, des travaux plus récents semblent montrer que l'usure, après quelques microns au début, devient nulle jusqu'à 2.100 heures, ce qui permettrait 10.000 km de marche sans usure.
Par contre, les débris même minimes seraient d'une toxicité extrême pour le tissu osseux. Nous y reviendrons.

POSTEL et LANGLAIS (4) ont réalisé une étude de l'usure in vivo portant sur les débris et l'ont comparée aux résultats obtenus en laboratoire.

CAMERON montre des usures macroscopiques de cupules (30).

Dans l'ensemble cependant, l'usure pure, dans certaines limites, est cliniquement bien tolérée.
A l'époque, on avait estimé qu'elle pouvait donner des symptômes (donc gêner le patient) à partir de 5 mm.

- *Par la radiographie*

En dehors du descellement, certains travaux se sont attelés à l'étude de l'usure en clinique humaine.
Quelques recherches basées sur l'analyse comparative dans le temps des clichés radiographiques ont conduit à une estimation de l'usure.

Ces recherches, dans l'ensemble, recoupent les constatations du laboratoire.

Du fait de l'amélioration de la résistance des implants modernes à l'usure, ces recherches ont perdu de leur intérêt.

d) Conséquence finale de l'usure

L'usure amène peu à peu du jeu dans la prothèse.
Finalement, la fonction de cette néo-articulation est perturbée et devient mécaniquement défectueuse : frottements anormaux, blocages, excentration, etc...

L'aboutissement terminal de telles conditions est habituellement le descellement.

2. Le remaniement osseux

Nous limiterons ce chapitre à la physiopathologie du tissu osseux lui-même, face à l'implant, à l'exclusion des phénomènes survenant dans l'intimité de l'interface os-implant.

En principe, l'arthroplastie doit s'efforcer de transférer harmonieu-sement les forces aux tissus osseux.

Malheureusement, toutes les études de laboratoire (9, 2, 8) ont montré que l'introduction d'un implant, dans le fémur par exemple, perturbe le comportement de l'os.
Sa partie haute se rigidifie. A ce niveau, les contraintes osseuses diminuent. Ceci entraîne un remaniement osseux progressif qui se traduit, après quelques années, par une déminéralisation lente. A cette déminéralisation s'ajoute la sénescence de l'os, entraînant une perte de sa résistance et de sa déformabilité.
Le résultat final est une ostéopénie périprothétique, une fragilisation de l'os porteur.

D'autre part, à l'extrémité du manche prothétique apparaît un pic anormal de contraintes (9). Celui-ci est responsable d'une part des fractures diaphysaires qui peuvent survenir à ce niveau (nous y reviendrons) et d'autre part d'un épaississement de la corticale, réaction locale de l'os à cette hypercontrainte *(butressing effect)* (7, 9).

Il peut également survenir des ostéoporoses localisées (lyse locale), sans explication, en dehors des perturbations des contraintes que nous avons déjà évoquées (35, 36).

3. Le descellement aseptique

a) Généralités

L'analyse des propriétés mécaniques d'une prothèse totale de hanche (voir plus haut) montre clairement à quel point l'arthroplastie perturbe le comportement du squelette.

On conçoit aisément que, grâce au cartilage, l'adaptation des surfaces articulaires de la hanche normale à une charge croissante se fait progressivement.
Il n'en est plus de même après la pose d'une prothèse totale de hanche où le contact de la tête prothétique est immédiat, limité à une zone polaire réduite, avec comme conséquence une augmentation des contraintes dans la cupule, le ciment de fixation et l'acétabulum.

Il faut particulièrement noter la médiocre tenue mécanique d'une part du polyéthylène (usure, déformations plastiques irréversibles), d'autre part du ciment d'ancrage qui est fragile, cassant du fait de sa porosité, peu résistant à la fatigue, sensible aux charges cycliques et qui peut se rompre en entraînant le descellement (1, 2, 28).

b) Interface os-ciment

Le descellement aseptique survient le plus fréquemment à la jonction os-ciment (et non ciment-prothèse), d'où l'intérêt d'analyser cette interface.

L'interface entre l'os et le ciment, dont l'épaisseur n'excède pas 1 à 2 mm, se comble de tissus fibreux ou acellulaire formé de protéoglycans.
Ce tissu de liaison, sans doute imparfait, peut présenter une certaine souplesse (6).

Pour tenter d'améliorer l'ancrage et de supprimer le ciment, une évolution s'est faite vers un contact direct et intime entre l'os et l'implant, en modifiant la surface de ce dernier.
On estime aujourd'hui que, même dans cette situation, les micro-mouvements tolérés de la pièce ainsi fixée (par vissage ou à frottement dur) ne peuvent excéder 50 µ (28).

Des études comparatives ont été réalisées sur le cadavre (avec et sans ciment) et apportent certaines précisions dans ce domaine (37).

Mais, pas plus que le ciment, la formule du contact direct n'a encore complètement fait ses preuves.
Les deux solutions restent actuellement en présence avec leurs partisans et leurs adversaires.
C'est donc dire qu'une partie importante de l'avenir prothétique se joue à l'interface os-ciment ou os-prothèse.

L'autre élément crucial (et nous y avons déjà fait allusion) est représenté par les produits d'usure.

Le tissu fibreux de l'interface est mécaniquement sollicité. Il exsude du liquide qu'il réabsorbe peu après. Cette pompe réalise un appel des produits d'usure, tels ceux du polyéthylène ou du ciment, qui n'ont pu être phagocytés par les macrophages.
En pénétrant alors dans l'interface, ces particules de dégradation mécanique intoxiquent l'os, générant un granulome agressif qui entraîne une ostéolyse.
Ce granulome contient des produits (interleukin-1 et prostaglandines E 2) agressifs vis-à-vis du tissu osseux de soutien (28, 40).

La plupart des auteurs sont d'accord pour attribuer à ce granulome toxique et agressif un rôle fondamental dans le descellement mécanique (38, 39, 40).
Certains ont également évoqué le rôle chimique du ciment sur l'os.
Il semble cependant que l'action traumatisante soit finalement peu importante (57).

Enfin, que dire de l'action de la température du ciment sur l'os ?
Ici encore, il semblerait que cette action soit négligeable.
Des études ont montré que la température au sein du tissu osseux ne dépasse guère 48°, restant donc inférieure aux 56° qui dénaturent les protéines (33).
Bien entendu, au sein même du ciment, la température peut atteindre 125° (63).

Quoi qu'il en soit, l'aboutissement de ces différents phénomènes est le descellement aseptique de la prothèse totale de hanche.

Il s'agit d'une désolidarisation de l'implant arthroplastique par rapport au squelette du patient, avec les conséquences malheureuses que l'on connaît.

c) Le diagnostic

Le diagnoctic s'appuie d'une part sur la *clinique,* pas toujours évidente : douleurs à l'appui, douleurs à la mobilisation, craquements, ...

D'autre part, il s'appuie aussi sur des *critères radiologiques.*

Bien entendu, le liseré *(radiolucent line)* qui borde habituellement l'implant, a frappé l'oeil du chirurgien depuis fort longtemps (31). Encore que 1a simple présence d'un liseré traduisant le recouvrement fibreux décrit plus haut ne signifie pas pour autant qu'il y ait descelle-ment : il faut observer, au cours du temps, une évolution, un élargissement de l'épaisseur de ce liseré.

Des critères radiologiques précis ont été décrits par VIVES (3) mettant en évidence la mobilité de l'implant, sa séparation du squelette, voire sa migration, donc son descellement.

d) Notre classification des descellements aseptiques

- Précoces (durant la première année)

Ceux-ci relèvent habituellement d'une technique chirurgicale défectueuse (malfaçons) :

- malposition des implants
- ancrage inadéquat ou insuffisant
- butée des pièces en fin de course
- effet de came, etc...

- Traumatiques

Ceux-ci résultent d'une cause extérieure : chute, contusion violente, etc... entraînant la fissuration du ciment, voire l'éclatement de l'ancrage, la bascule de la cupule, sa subluxation ou sa luxation.

Ils peuvent également résulter d'un surmenage sportif : dans une première phase, les micro-traumatismes répétitifs fissurent le ciment.

- Tardifs (au delà de la première année)

Nous nous sommes largement expliqué sur ceux-ci par les considérations qui précèdent car tous les facteurs peuvent intervenir :

- rapports os-ciment-implant
- remaniements osseux, ostéopénie, résorption physiologique, lyse localisée

- dysfonctionnement articulaire (biomécanique)
- frottements exagérés
- usure
- toxicité des débris, granulome toxique, ...
- progression du liseré, migration, déplacement, bascule, subluxation ou luxation.

e) Conséquences thérapeutiques du descellement

Le descellement implique le plus souvent la reprise chirurgicale. DUPARC et WITVOET en ont parlé.

Selon qu'il s'agisse d'un descellement mécanique ou septique, l'attitude sera différente.

Dans le premier cas (aseptique), une réimplantation prothétique peut être envisagée (éventuellement avec des compléments visant la fixation et la reconstitution du stock osseux).

Selon le contexte local et général, on peut aussi procéder à l'ablation complète des deux pièces prothétiques avec des résultats qui ont été analysés (25).

Enfin, comme nous l'avons fait quelquefois avec d'excellents résultats, on peut simplement procéder à l'ablation de la cupule et des fragments du ciment cotyloïdien, laissant en place la prothèse fémorale lorsqu'elle est stable. Ceci évite le risque d'un temps opératoire dangereux, l'extraction de la prothèse et de tout le ciment étant de nature à endommager le fémur.

Dans le deuxième cas (septique), en résumé, certains auteurs ont préconisé la reprise immédiate.
D'autres cependant donnent la préférence à la réimplantation en deux temps (ablation de la prothèse totale de hanche d'abord, réimplantation ensuite) avec un intervalle libre pour permettre l'assainissement par antibiothérapie du site opératoire infecté (EVRARD).

IV. CAUSES DIVERSES

1. Fractures du squelette

- Précoces

En cours d'opération, il peut parfois survenir des fractures fémorales lors de l'alésage du fût diaphysaire ou de l'implantation de la prothèse, surtout sur des os ostéoporotiques.

Cet incident, bien souvent conditionné par la voie d'abord, complique l'intervention et nécessite une solution complémentaire immédiate (29).

- *Tardives*

Pour celles-ci, il s'agit le plus souvent de fractures fémorales diaphysaires à l'extrémité du manche prothétique (ou sous celui-ci), où nous avons signalé l'existence d'un pic de contraintes exagéré au sein du tissu osseux.
Cette complication implique habituellement une ostéosynthèse secondaire.

Signalons également un cas de fracture du grand trochanter (29).

2. Fractures des implants

Elles peuvent concerner soit la cupule, soit la prothèse fémorale.
Il s'agit le plus souvent de phénomènes de fatigue entraînant à la longue la rupture de l'implant (26, 27).

3. Pathologie du grand trochanter

- *Les trochantérotomies*

En utilisant la voie latérale externe, nous n'avons jamais pratiqué de trochantérotomie.
Nous préférons ne pas affaiblir l'appui que représente le grand trochanter pour la prothèse fémorale.
Même dans les reprises (notamment après ostéotomie varisante de PAUWELS), nous avons toujours réussi à loger la prothèse correctement, contrairement à l'opinion de certains (52). Nous avons donc toujours désinséré puis resuturé la musculature abductrice sans aucun inconvénient, comme recommandé en son temps par MERLE d'AUBIGNÉ.

C'est dire que nous n'avons pas connu de complications au niveau du grand trochanter, complications signalées dans l'article d'ANDRIANNE, telles que rupture de cerclage, lâchage, diastasis, pseudarthrose, etc... (49, 50, 51).

La trochantérotomie reste cependant d'actualité car elle peut avoir une relation significative avec la voie d'abord et entraîner (ou favoriser) certaines complications (29).

- *Périarthrite, périostite, tendinite*

Parfois les patients se plaignent d'une gêne élective au rebord externe du grand trochanter .

Dans ces cas, l'examen radiographique attentif révèle parfois un relief périostique ou une irrégularité corticale justifiant la symptomatologie.

4. Complications neurologiques

Celles-ci peuvent évidemment être influencées par la voie d'abord utilisée (ANDRIANNE), elle-même responsable des difficultés techniques de l'opération et notamment du maniement des écarteurs.

Personnellement, nous n'avons pas eu à déplorer de complications nerveuses si ce n'est quelques parésies transitoires du nerf sciatique.

Mais c'est dans les reprises par prothèse totale des ostéotomies (varisantes ou valgisantes) de PAUWELS que cette parésie transitoire est survenue le plus fréquemment.
Nous l'expliquons par les adhérences cicatricielles qui se développent autour du nerf sciatique à hauteur de l'ostéotomie et qui limitent considérablement sa mobilité, le rendant plus vulnérable aux manipulations opératoires,
Ces parésies se sont toutes résorbées complètement avec le temps.

Mais des complications plus graves, voire paralytiques, ont été décrites pour des raisons diverses : intervention laborieuse, compression, brûlure, saignement, etc... (41, 42, 43, 44, 45, 46).

5. Complications vasculaires

C'est un chapitre important car directement lié à la technique chirurgicale.

Sur toutes nos arthroplasties de hanche, nous n'avons eu qu'un seul incident vasculaire majeur.
Celui-ci mérite d'être rapporté.

> Chez une patiente de 59 ans, l'arthroplastie était indiquée pour arthrose sur luxation congénitale gauche avec tête très étalée et cotyle évasé et peu profond.
> En cours d'intervention, un choc gravissime s'est déclaré, la tension artérielle (4/0) ne pouvant plus être contrôlée par les transfusions. Ayant rapidement terminé l'arthroplastie et fait remettre la patiente sur le dos, le diagnostic d'hémorragie intra-abdominale cataclysmique ne faisait aucun doute.
> Le chirurgien vasculaire fut immédiatement appelé.
> Par une laparotomie paramédiane rétropéritonéale gauche, une déchirure partielle de la veine iliaque externe gauche en son bord latéral interne a été décelée.
> Cette lésion vasculaire avait été provoquée par l'un des deux forages de l'os coxal (malencontreusement transfixiants) nécessaires pour le vissage du greffon d'appui. Ou peut-être encore par le taraud ?
> La veine a été réparée au moyen d'un patch confectionné aux dépens de la veine saphène interne prélevée au pli inguinal.

Les suites ont été banales.
Il n'y a eu aucune complication vasculaire au membre inférieur gauche, en particulier pas de thrombose ni d'oedème.
Le diagnostic immédiat de la complication et l'intervention rapide du chirurgien vasculaire ont évidemment sauvé cette patiente.
Une ligature tubaire et une fracture gravissime du cintre pelvien gauche quinze ans auparavant ont-elles joué un rôle dans la genèse de cette complication ? Nous l'ignorons.

Depuis lors, nous avons lu deux articles fondamentaux (47, 48) que nous recommandons chaudement au chirurgien orthopédiste.
Il y trouvera clairement exposé les embûches que constituent ces vaisseaux intra-pelviens, leur localisation précise par rapport à notre chirurgie de la hanche, les zones dites *à risque* et les zones qualifiées de *sûres,* lors de ces perforations transfixiantes qui peuvent toujours accidentellement survenir.

D'autres lésions vasculaires - notamment de l'artère fémorale - ont été décrites. Non diagnostiquées, elles peuvent être fatales (64).

6. Complications viscérales

Mentionnons à titre indicatif les complications suivantes :

- une obstruction du grêle (58)
- une migration intra-vésicale du ciment quatre ans après l'ablation d'une prothèse totale (59)
- une complication résultant de ciment intra-pelvien (60)
- une migration intra-pelvienne d'une prothèse totale de hanche (61).

7. Les ossifications

D'autres ont déjà abordé ce sujet dans cet ouvrage.
Il peut sembler, à première vue, que les ossifications ne constituent pas une complication mécanique.

Bien que leur pathogénie, leur thérapeutique et leur prévention soient encore controversées et malgré certaines images radiographiques assez impressionnantes, notre expérience semble montrer que leur retentissement mécanique sur la fonction de l'arthroplastie reste bien souvent et assez paradoxalement limité.

Parfois cependant, la réintervention chirurgicale s'impose (23).

8. Les prothèses douloureuses

De temps à autre, on peut rencontrer des prothèses totales de hanche douloureuses, apparemment sans cause.
Cette affirmation est évidemment délicate.

Après avoir exclu une infection torpide ou latente par la scintigraphie (24), après avoir éliminé la douleur crurale due au *"butressing effect"* du manche de la prothèse, après avoir constaté l'absence de toute insuffisance musculaire quelconque et enfin après avoir écarté tout descellement (même potentiel), que reste-t-il ?

POSTEL (22) apporte le fruit de ses judicieuses réflexions à cette curieuse question.

CONCLUSIONS GÉNÉRALES

Nous avons rapporté les principales complications mécaniques des prothèses totales de hanche. Certaines sont loin d'être négligeables.

Nous devons nous demander s'il est encore possible d'améliorer le bilan.
En d'autres termes, quelles sont les limites actuelles et les perspectives d'avenir de ces arthroplasties ?

Bien entendu, nous ne revenons plus sur les paramètres que le chirurgien peut et doit parfaitement maîtriser.

Nous avons clairement montré la nécessité absolue d'une technique opératoire impeccable.
Nous avons l'impression qu'elle l'est généralement aujourd'hui, encore qu'il faille respecter, comme nous l'avons dit, des règles et des principes rigoureux.
Rappelons qu'elle implique aussi une parfaite compréhension biomécanique du matériel prothétique utilisé, une excellente connaissance de la physiopathologie du tissu osseux porteur et des nouvelles contraintes auxquelles ce dernier sera soumis.

Ceci dit, nous pensons que l'effort devra porter dans trois directions essentielles :

1. L'amélioration des implants et l'élaboration des prothèses des futures générations auxquelles le chirurgien sera associé : il faudra étudier non seulement leur profil et leur surface, mais encore aborder les nouveaux matériaux tant sous l'angle biomécanique que physique (résistance, frottement, usure, etc...).

Des recherches considérables (dont certaines sont en cours) devront donc être poursuivies dans ce vaste domaine pour répondre à cette nécessité.

2. L'étude du squelette
Dans ce domaine encore plus large, des recherches ont montré la grosse difficulté d'aborder l'étude du tissu osseux : la corticale est toute différente du spongieux et les structures elles-mêmes ne sont pas homogènes ; les troubles métaboliques, la maladie, la sénescence et l'arthrose viennent encore compliquer le problème des implants.

Les sollicitations et contraintes que le tissu osseux subit sont presque impossibles à quantifier, ne fût-ce que par l'ignorance de la valeur des efforts musculaires sur des surfaces articulaires dont la géométrie (comme au niveau du genou, par exemple) est particulièrement complexe et anarchique.

3. L'étude de l'interface
Elle concerne cette interface fondamentale, c'est-à-dire la jonction entre l'implant et le tissu osseux, appelée *connexion,* dont l'intimité, à la fois délicate et importante, n'a pas encore livré tous ses secrets.
Sa compréhension doit encore progresser car, nous l'avons vu, c'est à son niveau que se joue bien souvent tout l'avenir de la prothèse.
Pour ce faire, il faudra descendre à l'échelon cellulaire et créer la microbiomécanique, comme la microbiologie, la microchimie, la microhistochimie, la microhistophysique...
Ces techniques étudieront d'une part le versant osseux, qu'il soit normal, pathologique ou ostéoporotique ; elles tiendront compte d'autre part du versant prothétique au stade de son évolution ponctuelle.
Ceci devra éclairer de facon transcendante la connexion os-implant.

Ainsi peut-on espérer que ces trois directions bénéficieront d'approches pluridisciplinaires qui, conjointement avec les études cliniques et radiologiques, permettront d'aboutir, dans les prochaines années, à l'amélioration des arthroplasties et de leurs performances.

BIBLIOGRAPHIE

1. POSTEL M. Les prothèses totales de la hanche. Rev. Chir. Orthop., 55, 6, 561-575, 1969.

2. POSTEL M. et al. Les complications des prothèses totales de hanche. Rev. Chir. Orthop., 61, Suppl. II, 27-120, 1975.

3. VIVES P. Descellement aseptique des prothèses totales de hanche repris par prothèse cimentée. Rev. Chir. Orthop., 75, Suppl. I, 23-60, 1989.

4. POSTEL M., LANGLAIS F. L'usure des prothèses totales de hanche en stellite. Mesures "in vivo" et conséquences cliniques. Rev. Chir. Orthop., 63, Suppl. II, 84-94, 1977.

5. McKEE G.K., WATSON-FARRAR J. Replacement of arthritic hips by the Mc KEE-FARRAR prosthesis. J. Bone Joint Surg., 48-B, 2, 245-259, 1966.

6. CHARNLEY J. A biomechanical analysis of the use of cement to anchor the femoral head prosthesis. J. Bone Joint Surg., 47-B, 2, 354-363, 1965.

7. CHARNLEY J. et al. The long term reaction of bone to self-curing acrylic cement. J. Bone Joint Surg., 59-B, 4, 822-829, 1968.

8. CHARNLEY J. Quelques points de technique pour la prévention des descellements. Rev. Chir. Orthop., 61, suppl.II, 73-76, 1975.

9. WAGNER J., de MARNEFFE R. Étude mécanique de 1a fixation au méthacrylate de méthyle des prothèses d'Austin MOORE. Acta Orthop. Belg., 34, 3, 280-295, 1968.

10. MERLE d'AUBIGNÉ R., DUBOUSSET J. Arthroplastie de 1a hanche par prothèses couplées. Justification et problèmes. Mém. Acad. Chir., 92, 29-30, 861-869, 1966.

11. MÜLLER M.E. Total hip replacement : planning, technique and complications. In : CRUESS and MITCHELL. *Surgical management of degenerative arthritis of the lower limb.* Lea and Febiger. Philadelphia. 1975.

12. MÜLLER M.E. Les prothèses totales de hanche à tige droite. Protek S.A. Suisse, 2-6, Edition 1982.

13. SPORTONO L., ROMAGNOLI S. Cementless total hip replacement system C.L.S. Protek S.A. Suisse. 2. 8-11, Edition 1988 .

14. MÜLLER M.E. The Maurice E. MÜLLER Foundation. Pre-operative drawing. Berne. Switzerland. 20, Edition 1990.

15. GANDIN J. et al. Prothèses totales de hanche de Mc KEE. 1000 cas opérés de 1967 à 1977. Rev. Chir. Orthop., 6, 587-591, 1981.

16. ANDRÉ S. et al. Luxations des prothèses totales type CHARNLEY et CHARNLEY modifiées KERBOULL. Rev. Chir. Orthop., 69, 447-453, 1983.

17. BECKENBAUGH R.D., ILSTRUP D.M. Total hip arthroplasty. J. Bone Joint Surg., 60-A, 3, 306-313, 1978.

18. DEBEYRE J. Luxation des prothèses scellées. Rev.Chir. Orthop., 61, Suppl.II, 39-42, 1975.

19. FEUILHADE de CHAUVIN et al. Voies d'abord postérieure et externe trans-trochantérienne pour prothèse totale de hanche. Étude comparative. Rev.Chir. Orthop., 71, 173-178, 1985.

20. KHAN M.A.A. et al. Dislocation following total hip replacement. J. Bone Joint Surg., 63-B, 2, 214-217, 1981.

21. LEWINNEK G.E. et al. Dislocation after total hip-replacement arthroplasties. J. Bone Joint Surg., 60-A, 2, 217-220, 1978.

22. POSTEL M. Les prothèses douloureuses. Rev. Chir. Orthop., 61, Suppl.II, 57-61, 1975.

23. POSTEL M. Les ossifications. Rev. Chir. Orthop., 61, Suppl.II, 43-46, 1975.

24. STEINLING M. et al. Scintigraphie dans le bilan des arthroplasties douloureuses. Utilisation simultanée du Technetium et du Gallium. Rev. Chir. Orthop., 70, 4, 263-270, 1984.

25. de MOURGUES G. L'ablation simple des prothèses totales de hanche. Rev. Chir. Orthop., 61, Suppl.II, 110-114, 1975.

26. CHAO E., COVENTRY M. Fracture of the femoral component after total hip replacement. J. Bone Joint Surg., 63-A, 7, 1078-1094, 1981.

27. COOK S.D., THOMAS K.A. Fatigue failure of noncemented porous-coated implants. J. Bone Joint Surg., 73-B, 1, 20-24,1991.

28. WAGNER J. Limites de la recherche en biomécanique dans les arthroplasties totales de hanche et de genou. Mém. Acad. Roy. Méd. Belg., 146, 239-248, 1991.

29. MOLE D. et al. Le choix de la voie d'abord. Rev. Chir. Orthop., 75, Suppl. I, 34-36, 1989.

30. CAMERON H.U., WONG F.W. A study of gross wear of the acetabular component in total hip replacement. Acta Orthop. Belg., 45, 6, 609-612, 1979.

31. CAMERON H.U., FREEMAN M.A.R. The radiolucent line around bone cement. Acta Orthop. Belg., 45, 1, 75-78, 1979.

32. HALLEUX P. Le frottement dans les prothèses totales de hanche est-il une cause de descellement des cotyles ? Acta Orthop. Belg., 54, 1, 43-52, 1988.

33. RECKLING F.W., DILLON W.L. The Bone-cement interface temperature during total joint replacement. J. Bone Joint Surg., 59-A, 1, 80-81, 1977.

34. SEDEL L. La lubrification articulaire. Rev. Chir. Orthop., 62, 277-293, 1976.

35. ANTHONY P.P. et al. Localised endosteal bone lysis in relation to the femoral components of cemented total hip arthroplasties. J. Bone Joint Surg., 72-B, 6, 971-979, 1990.

36. MALONEY W.J. et al. Bone lysis in well-fixed cemented femoral components. J. Bone Joint Surg., 72-B, 6, 966-970, 1990.

37. BURKE D.W. et al. Micromotion of cemented and uncemented femoral components. J. Bone Joint Surg., 73-B, 1, 33 -37, 1991.

38. SANTAVIRTA S. et al. Aggressive granulomatous lesions in cementless total hip arthroplasty. J. Bone Joint Surg., 72-B, 6, 980-984, 1990.

39. PETTY W. The effect of methylmethacrylate on chemotaxis of polymorphonuclear leukocytes. J. Bone Joint Surg., 60-A, 4, 492-497, 1978.

40. DELAERE O. et al. Localised mastocytosis at the bone and porous coated interface of a knee prosthesis. Int. Orthop., 15, 1, 71-73, 1990.

41. GAY R. et al. Complications nerveuses au cours des arthroplasties par prothèse totale de hanche. Rev. Chir. Orthop., 66, Suppl. II, 87-88, 198O.

42. BONNEY G. Iatrogenic injuries of nerves. J. Bone Joint Surg., 68-B, 1, 9-13, 1986.

43. ROBLIN L. et al. Les complications paralytiques de la chirurgie de la hanche. A propos de 48 observations. Rev. Chir. Orthop., 75, 2, 104-111, 1989.

44. OLEKSAK M., EDGE A. J. Compression of the sciatic nerve by methylmethacrylate cement after total hip replacement. J. Bone Joint Surg., 74-B, 5, 729-730, 1992.

45. BIRON R. et al . Cement burn of the sciatic nerve. J. Bone Joint Surg., 74-B, 5, 731-733, 1992.

46. FLEMING R. E. et al. Sciatic paralysis. A complication of bleeding following hip surgery. J. Bone Joint Surg., 61-A, 1, 37-39 , 1979.

47. WASIELEWSKI R. C. et al. Acetabular anatomy and the trans-acetabular fixation of screws in total hip arthroplasty. J. Bone Joint Surg., 72-A, 4, 501-508, 1990.

48. KEATING E. M. et al. Structures at risk from medially placed acetabular screws. J. Bone Joint Surg., 72-A, 4, 509-511, 1990.

49. WIESMAN H. J. et al. Total hip replacement with and without osteotomy of the greater trochanter. Clinical and biomechanical comparisons in the same patient. J. Bone Joint Surg., 60-A, 2, 203-210, 1978.

50. HARRIS W. H., CROTHERS O. D. Reattachment of the greater trochanter in total hip-replacement arthroplasty. A new technique. J. Bone Joint Surgery., 60-A, 2, 211-213, 1978.

51. AMSTUTZ H.C., MAKI S. Complications of trochanteric osteotomy in total hip replacement. J. Bone Joint Surg., 60-A, 2, 214-216, 1978.

52. CARRET J. P. et al. Prothèses totales de hanche après ostéotomie fémorale haute. Rev. Chir. Orthop., 77, 2, 83-91, 1991.

53 . PASCAREL X. et al. Facteurs étiologiques des luxations des prothèses totales de hanche et solutions thérapeutiques. A propos de 75 cas. Rev. Chir. Orthop., 78, Suppl. I, 156-157, 1992.

54. ZUCMAN J., LEMERLE R. Traitement des luxations récidivantes de prothèses totales de hanche par butée postérieure en méthacrylate de méthyle. Rev. Chir. Orthop., 70, 5, 405-407, 1984.

55. OLERUD S., KARLSTRÖM G. Recurrent dislocation after total hip replacement. J. Bone Joint Surg., 67-B, 3, 402-405, 1985 .

56. MEYRUEIS J. P., CAZENAVE A. Prévention et traitement des luxations de prothèses totales de hanche par butée prothétique vissée. Rev. Chir. Orthop., 78, Suppl. I, 157-158, 1992.

57. LINDER L. Reaction of bone to the acute chemical trauma of bone cement. J. Bone Joint Surg., 59-A, 1, 82 -86, 1977.

58. MICHEL A. G., HASKELL S. Small bowel obstruction after total hip replacement. A case report. J. Bone Joint Surg., 59-A, 8, 1115, 1977.

59. TOSTAIN J., GILLOZ A. Migration intra-vésicale du matériel de scellement d'une prothèse totale de hanche. Rev. Chir. Orthop., 66, 6, 391-393, 1980.

60. AWBREY B. J. et al. Late complications of total hip replacement from bone cement within the pelvis. J. Bone Joint Surg., 66-B, 1, 41-44, 1984.

61. EFTEKHAR N. S., NERCESSIAN O. Intrapelvic migration of total hip prostheses. Operative treatment. J. Bone Joint Surg., 71-A, 10, 1480-1486, 1989.

62. CHARNLEY J. Arthroplasty of the hip. The Lancet. May 27, 1129-1132, 1961.

63. JEFFERS C.D. et al. Thermal aspects of self-curing polymethyl-methacrylate. J. Bone Joint Surg., 57-B, 4, 511-518, 1975.

64. BRISMAR B. et al. Injury of the femoral artery in total hip replacement causing abdominal pain and hypovolemic shock. J. Bone Joint Surg., 74-A, 10, 1560-1562, 1992.

COMPARAISON ENTRE CHIRURGIE DE PREMIÈRE INTENTION ET REPRISES DES PROTHÈSES TOTALES DE HANCHE

Ph. PUTZ et P. RENARD

I. INTRODUCTION

Le chapitre précédent nous a appris que diverses complications mécaniques peuvent grever le pronostic des arthroplasties totales de hanche.
Robert de MARNEFFE nous a rappelé que ces complications conduisent souvent à la révision chirurgicale.
Ces interventions de seconde intention sont plus lourdes et comportent davantage de risques.
Pour vérifier et quantifier la difficulté des reprises chirurgicales, nous avons revu, comparativement, une série de prothèses totales de première intention et une série de reprises.
Différents critères ont été retenus, tels la technique chirurgicale, le matériel utilisé, la durée opératoire, les pertes sanguines, les complications per- et post-opératoires, la rééducation du patient et la durée totale du séjour hospitalier.

II. MATÉRIEL ET MÉTHODE

Nous avons défini et analysé deux groupes de patients :

- *Le premier groupe* comporte les 50 dernières prothèses totales de hanche opérées dans la clinique de chirurgie orthopédique de l'Hôpital Universitaire Brugmann, soit 32 femmes et 18 hommes.
Les âges s'échelonnaient de 25 à 87 ans, avec une moyenne de 67 ans.
Les indications opératoires avaient été : 37 fois une coxarthrose, 7 fois une nécrose aseptique de la tête fémorale, 2 fois des métastases cotyloïdiennes, une fois une arthrite rhumatoïde et 3 fois une reprise de prothèse simple de MOORE pour cotyloïdite.
Un patient avait bénéficié d'une ostéotomie de varisation 8 ans plus tôt.

- *Le deuxième groupe* comporte les 30 dernières reprises de prothèses totales de hanche susceptibles d'être analysées : 20 femmes et 10 hommes.
Les âges s'échelonnaient de 25 à 88 ans avec une moyenne de 68 ans.
La reprise se justifiait 10 fois pour descellement du cotyle, 2 fois pour descellement de l'implant fémoral, 10 fois pour descellement des deux implants ; il y avait aussi 4 fractures fémorales à l'extrémité de la tige prothétique, un sepsis et 3 luxations récidivantes.
Le délai par rapport à l'intervention précédente variait de 10 jours à 32 ans, la moyenne étant de 7 ans.
Lors de l'intervention initiale, les voies d'abord utilisées étaient : 8 voies de MÜLLER antérieures classiques, 4 trochantérotomies, 3 voies transglutéales ; pour 15 patients la première voie n'était pas précisable.

III. RÉSULTATS

a. Les voies d'abord

Dans le *premier groupe* apparaissent 46 voies transglutéales, 3 voies de MÜLLER antérieures et un abord non précisé par l'opérateur.

Dans le *deuxième groupe,* on trouve 18 abords transglutéaux, 8 voies antérieures de MÜLLER, 4 abords par trochantérotomie. Cette technique n'est donc pas systématiquement nécessaire.

Il semble que la voie transglutéale se généralise progressivement dans notre service, à la fois pour la chirurgie de première intention et pour les reprises.

b. Matériel utilisé

- Implant cotyloïdien

En *première intention,* 36 armatures acétabulaires non cimentées, fixées avec des vis pilotis, 8 cupules d'expansion de SPOTORNO et 6 cotyles en polyéthylène cimentés ont été posés.
Pour les *reprises,* on retrouve 16 armatures acétabulaires, un SPOTORNO, un polyéthylène cimenté, 5 anneaux de soutien de MÜLLER avec polyéthylène cimentés, 7 cotyles inchangés.

- *Implant fémoral*

Nous avons toujours utilisé des implants modulaires avec tête indépendante de la tige.
Dans le *premier groupe,* on retrouve, surtout au début de la série, 15 tiges autobloquantes cimentées ; il s'agissait sinon (donc pour la plupart) de matériel non cimenté : 28 prothèses de type bicontact et 7 tiges de SPOTORNO.

Dans le *deuxième groupe,* on dénombre 11 patients avec implants inchangés, 5 tiges autobloquantes cimentées et 13 implants non cimentés dont 7 longues tiges de reprise de WAGNER, 5 prothèses de type bicontact et un SPOTORNO. Pour un cas, nous n'avons pas retrouvé l'information.

- *Tête fémorale*

Dans le *premier groupe,* nous retrouvons 46 têtes en céramique, 2 en Protasul et 2 non précisées.
Il y avait 30 cols courts, 10 cols moyens, 9 cols longs et un cas non précisé.

Dans le *deuxième groupe* figurent 10 têtes en céramique, une métallique et 8 non précisées.
Il y avait un col court, 4 cols moyens et 7 cols longs ainsi que 7 cas non précisés.

- *Autre matériel utilisé*

Dans le *premier groupe,* un cerclage du grand trochanter a dû être réalisé pour fracture accidentelle.

Pour les *reprises,* des fractures ont été déplorées et 7 cerclages fémoraux ont été nécessaires pour fracture diaphysaire, ainsi que 4 cerclages du grand trochanter et 2 vissages interfragmentaires.
Dans un cas, la mise en place d'une plaque pour ostéosynthèse à compression a permis de combler le grand volume du fût fémoral.

c. Durée opératoire moyenne

Dans le *premier groupe :* 90 minutes.

Dans le *deuxième groupe :* 150 minutes.

d. Pertes sanguines

Dans le *premier groupe,* la moyenne per-opératoire était de 541 ml et post-opératoire de 722 ml.

Dans le *deuxième groupe,* la moyenne des pertes per-opératoires était de 1080 ml et post-opératoires de 740 ml. Signalons que les pertes post-opératoires sont souvent estimées assez sommairement.

e. Complications

Pour la chirurgie de *première intention* (50 cas), nous avons déploré, au cours de l'intervention chirurgicale, 2 fractures de grand trochanter dont l'une a été cerclée, 2 cas où des vis pilotis ont cassé lors de la pose, un cas de malposition de cotyle changé aussitôt.
Après l'intervention, on relève 2 luxations, 3 infections superficielles, une parésie du sciatique poplité externe, un cas de thrombose veineuse profonde et un autre d'embolie pulmonaire.

Dans la chirurgie de *reprise* (30 cas), nous avons déploré divers incidents per-opératoires : 2 fractures de grand trochanter, 4 fractures de diaphyse, 3 fausses voies, un cas de fracture de vis pilotis, une infection non soupçonnée avant l'intervention.
Après l'intervention chirurgicale, nous avons déploré 2 luxations, 4 infections, 2 thromboses veineuses profondes et la mise en évidence tardive d'une fracture diaphysaire.

f. Suites opératoires

Dans le *premier groupe,* le premier lever avec appui non limité s'est effectué en moyenne le cinquième jour post-opératoire (variation entre 3 et 10 jours).

Pour le groupe des *reprises,* la première mise au fauteuil a été autorisé en moyenne le onzième jour (variation de 3 à 29 jours post-opératoires), l'appui n'étant permis qu'au huitième jour au plus tôt, et même quelquefois plus tard. En effet, nous avons noté un appui différé au quarante-cinquième jour post-opératoire dans un cas, et à trois mois seulement pour 3 patients.

g. Durée de l'hospitalisation

La durée totale du séjour hospitalier, pré- et post-opératoire, est en moyenne de :

- 21 jours pour le *premier groupe* (extrêmes de 16 à 49)
- 32 jours pour le *deuxième groupe*.

IV. DISCUSSION ET CONCLUSION

La voie d'abord transglutéale nous paraît idéale pour l'arthroplastie initiale. Elle convient souvent pour les reprises.

La littérature est hésitante à propos du choix "ciment-non ciment".
Il n'y a pas d'argument formel à cet égard pour les implants posés en première intention.
Notre choix s'est porté vers les prothèses sans ciment, notamment car elles sont recommandées pour la chirurgie de reprise.

Pour le cotyle, l'armature acétabulaire nous donne totalement satisfaction.
Pour le fémur, les longues tiges de WAGNER conviennent parfaitement aux reprises avec fémur fragile.

Dans notre revue de cas, le col fémoral choisi apparaît plus long pour les reprises, ce qui correspond probablement à une compensation de perte de longueur par enfoncement des implants cotyloïdien et/ou fémoral et à la volonté de diminuer le risque de luxation.

Les reprises sont toujours plus difficiles et plus délicates.
Ceci s'est traduit par le plus grand nombre d'implants complémentaires utilisés, par la durée opératoire augmentée des deux tiers, par des pertes sanguines per-opératoires doublées, par le plus grand nombre de luxations et d'infections post-opératoires.
De même, la réadaptation est plus progressive après reprise, puisque le premier lever est nettement retardé (onzième jour post-opératoire au lieu du cinquième).
Quant à l'appui, il est autorisé d'emblée et sans limite après les arthroplasties primaires ; après reprise, il est différé et n'est quelquefois autorisé qu'après plusieurs semaines. Ceci bien sûr entraîne des séjours hospitaliers plus longs.
Les complications des arthroplasties totales de hanches ne doivent pas nous effrayer.
La reprise chirurgicale est possible, quoique plus délicate, mais peut donner d'excellents résultats à long terme.

Exemples

1. Un homme de 37 ans actuellement, menuisier indépendant au Maghreb, a bénéficié d'une arthroplastie totale il y a 7 ans pour nécrose aseptique sévère.
Depuis quelques mois des plaintes de douleurs et d'instabilité à la marche sont apparues.
Le bilan radiographique et plus particulièrement l'arthrographie (Fig.1) démontrent formellement un descellement fémoral, un descellement cotyloïdien et une franche usure du cotyle bien visible par le décentrage de la tête par rapport à l'anneau métallique de repérage du cotyle.
La reprise chirurgicale s'impose.

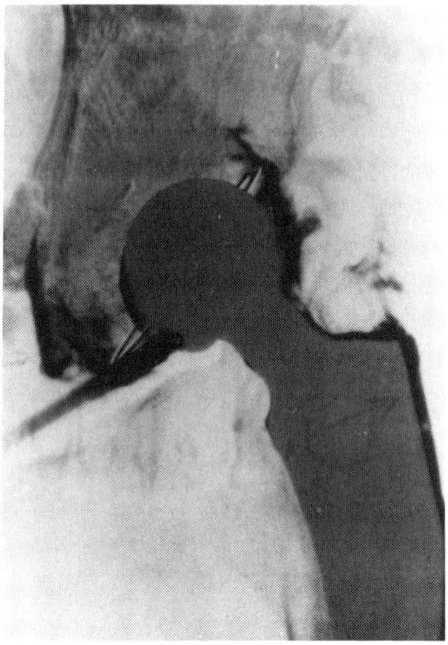

Figure 1.
Arthrographie mettant en évidence un descellement du cotyle avec une usure anormale de ce dernier, ainsi qu'un descellement au niveau de la queue de la prothèse.

2. Un homme de 72 ans a subi de très nombreuses interventions chirurgicales.
A la hanche droite, il a bénéficié en 1974 d'une arthroplastie par prothèse de MOORE pour arthrose ou fracture, on ne sait.
Pour descellement et luxation itérative, une prothèse totale a été posée la même année.
L'implant fémoral s'est descellé et a justifié une reprise en 1977, mais un nouveau descellement fémoral a justifié une nouvelle reprise en 1980.
Les deux implants se sont descellés, ce qui a justifié une reprise en 1988 avec alors installation de trois plaques dans le fût fémoral.

Les suites opératoires ont été septiques avec deux cures chirurgicales de fistulectomie au cours de l'année 1990, permettant d'obtenir la guérison de l'infection.
A la fin de 1992 le patient a présenté une instabilité et un refus franc d'appui sur le membre inférieur droit correspondant à un descellement fémoral et cotyloidien qui a été repris par armature acétabulaire et tige de WAGNER.
La hanche gauche a été opérée en 1984 pour arthrose.
Une reprise cotyloïdienne pour descellement a dû être réalisée en août 1991, mais le patient a présenté une luxation et est resté 3 semaines en traction, en septembre de la même année.
Le cotyle s'est descellé assez précocement, de sorte qu'au début 1992, une nouvelle reprise cotyloïdienne a été nécessaire.
L'armature acétabulaire donne satisfaction depuis.

La figure 2 montre l'arthrographie gauche avant la dernière reprise chirurgicale, et la figure 3 montre le résultat de cette reprise à gauche et le descellement à droite, cotyloïdien et fémoral.
La situation actuelle, après nouvelle reprise à droite, permet la marche avec appui non limité, avec toutefois une compensation de longueur à droite.

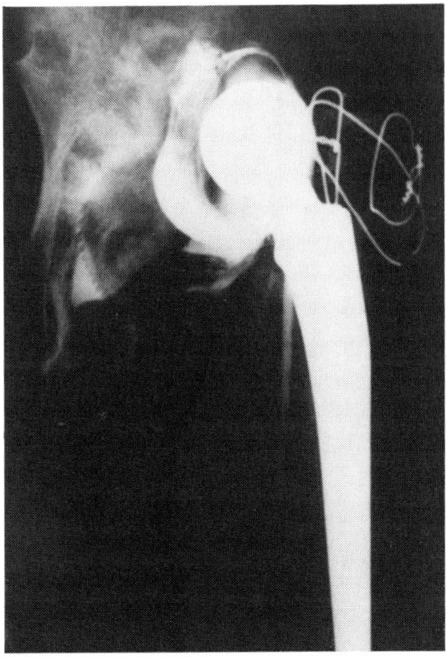

Figure 2.
Arthrographie mettant en évidence une malposition et un descellement du cotyle. A noter la rupture d'un des cerclages.

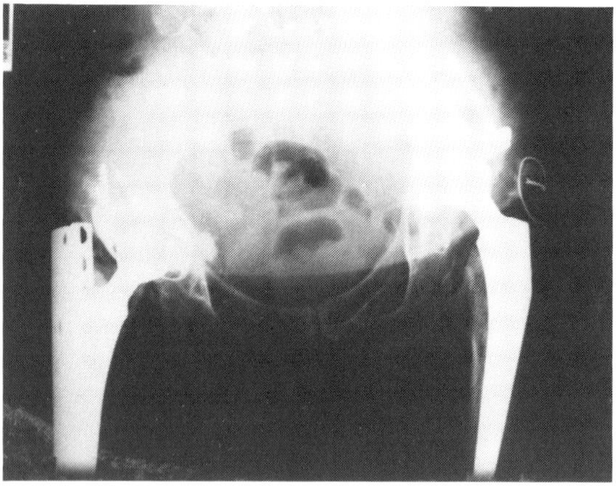

Figure 3.
Contrôle après réalisation de l'arthroplastie de la hanche gauche.
Au niveau de la hanche droite, on note la présence de divers implants ainsi qu'un amincissement de la corticale.

RÉVISION DES ARTHROPLASTIES TOTALES DE HANCHE

J. WITVOET

1. GÉNÉRALITÉS

Malgré les progrès accomplis ces dix dernières années concernant les matériaux utilisés dans les prothèses totales de hanche, malgré les améliorations des techniques opératoires, la prothèse totale de hanche n'est qu'un compromis car il n'est actuellement pas possible de reproduire les qualités tribologiques du couple de frottement cartilage sur cartilage et de trouver un matériau ayant les qualités anisotropiques de l'os cortical et de l'os spongieux.
D'autre part, l'os et le cartilage sont des tissus vivants susceptibles de s'adapter à des modifications des conditions de fonctionnement alors que les matériaux prothétiques sont inertes.

De nombreux auteurs ont pensé que tous les problèmes venaient de l'utilisation du ciment acrylique pour fixer les pièces prothétiques et ont imaginé une fixation purement mécanique en espérant une repousse osseuse au niveau des irrégularités de la surface de la prothèse en contact avec l'os.
Certes, dans certains cas que nous analyserons, cette fixation semble satisfaisante à moyen terme, mais dans d'autres, la repousse osseuse ne se faisant pas ou mal, les pièces prothétiques prennent du jeu, deviennent douloureuses et une reprise s'avère nécessaire.

Enfin, l'abaissement progressif de l'âge auquel les prothèses de hanche sont posées, en augmentant la durée potentielle de survie du patient et en modifiant l'utilisation que celui-ci fait de sa prothèse, ne peut qu'accroître les risques de descellement.

2. CAUSES DES REPRISES DES ARTHROPLASTIES DE HANCHE

Les complications inhérentes à la voie d'abord, aux fractures des matériaux et les complications septiques étant étudiées dans d'autres chapitres de l'ouvrage, nous n'étudierons que les révisions nécessitées par les descellements aseptiques.

Encore faut-il s'entendre sur la définition même du descellement.

Ceci est relativement facile quand il s'agit des **prothèses cimentées**.

Ces prothèses étant scellées au départ, on comprend que leur descellement corresponde à la faillite de la jonction os-ciment, ciment-prothèse ou les deux, encore que dans certains cas, que J. CHARNLEY appelait "migrations", il n'y ait pas au niveau du cotyle un véritable descellement, du moins radiologique.
Ces migrations ne sont d'ailleurs pas souvent douloureuses.

Quelle est d'autre part la signification d'un liseré clair (*radiolucent line* des auteurs anglo-saxons) apparaissant entre l'os et le ciment radio-opaque ?
L'examen microscopique nous apprend qu'il correspond à du tissu fibreux plus ou moins acellulaire interposé entre os et ciment.
Faut-il en conclure qu'il s'agit d'un descellement quand ce liseré est continu, retrouvé tout le long de la jonction os-ciment ?
Sur le plan sémantique peut-être, mais sur le plan pratique probablement pas, bien que l'existence de cette membrane, surtout quand elle n'est pas acellulaire, constitue un risque potentiel de descellement clinique.

En fait, nous admettrons comme descellées toutes les prothèses qui migrent mais aussi celles qui présentent un liseré continu, évolutif, qui dépasse 2 millimètres, affirmant l'existence d'une lyse osseuse progressive à la jonction os-ciment (Fig. 1).

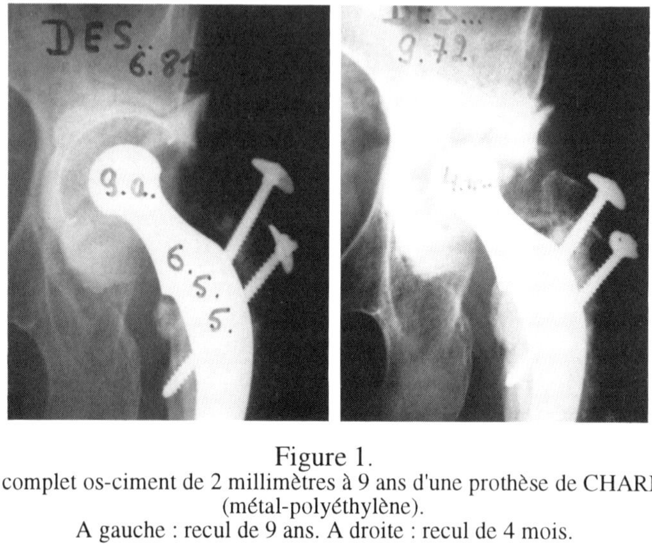

Figure 1.
Liseré complet os-ciment de 2 millimètres à 9 ans d'une prothèse de CHARNLEY (métal-polyéthylène).
A gauche : recul de 9 ans. A droite : recul de 4 mois.

Le problème est encore plus compliqué dans les **prothèses sans ciment**.

La fixation est obtenue ici par un moyen mécanique quel qu'il soit (vissage, ajustement en compression ou autre) et récemment l'adjonction à la surface des pièces prothétiques de produits ostéoconducteurs (comme l'hydroxy-apatite) cherche à réaliser une fixation biologique.

Très souvent, la lecture radiologique de l'interface os-prothèse est difficile. En fait, la non-fixation de la pièce prothétique se traduit par sa migration. Dans ces cas, il est nécessaire de comparer sur les radiographies successives la position de la prothèse par rapport à des repères osseux qui ne varient pas trop suivant les incidences radiographiques (par exemple la ligne des "U").
La mesure de l'inclinaison de la cupule cotyloïdienne est aussi un bon indice.
Au niveau du fémur, la varisation, la valgisation ou l'enfoncement de la tige prothétique traduisent sa non fixation.

Il existe une méthode beaucoup plus précise, la stéréophotogrammétrie mise au point par les auteurs scandinaves, mais elle est longue, difficile, et ne peut être employée quotidiennement.

Une fois admise la définition de la non-fixation d'une prothèse, il faut en rechercher la cause.
Elle peut-être mécanique, biologique ou mixte.

- **Les causes mécaniques** sont essentiellement de deux ordres :

1. Une mauvaise technique opératoire : mauvais scellement, mauvaise adaptation de la prothèse à l'os dans les prothèses sans ciment, mauvais positionnement, etc...
C'est de plus en plus rare actuellement car l'amélioration des techniques de cimentage, l'existence d'une instrumentation ancillaire perfectionnée voire l'utilisation dans des cas précis de prothèses personnalisées "sur mesure" ont fait pratiquement disparaître la non-fixation primaire d'une prothèse.

2. L'autre cause mécanique est l'existence d'une micromobilité soit à la jonction os-ciment, soit à la jonction os-prothèse, micromobilité induite d'une part par la différence du module d'élasticité de l'os et des matériaux utilisés dans les prothèses, d'autre part par le niveau des contraintes aux différentes interfaces.
Plus la différence d'élasticité est grande, plus les contraintes sont élevées, plus les risques de micromobilité sont importants.

Cette mobilité anormale peut entraîner une usure du ciment ou du matériau de la prothèse, les particules d'usure induisant une réaction à "corps étranger" aboutissant, quel qu'en soit le mécanisme exact, à une résorption osseuse.
Ainsi, au départ, la cause de la non-fixation de la prothèse est mécanique, mais elle est relayée, entretenue, aggravée par la réaction osseuse, c'est-à-dire par une cause biologique.

- Une autre cause de descellement tardif des prothèse sur laquelle tous les auteurs insistent actuellement est l'**usure du polyéthylène** (comme le montre cette courbe de WROBLESKI) (Fig. 2).

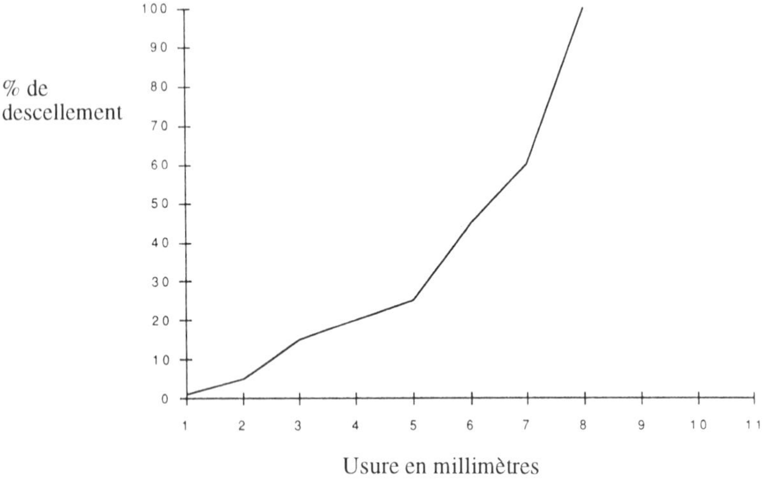

Figure 2.
D'après WROBLESKI (1989)

En effet, la grande majorité des prothèses utilise un couple métal ou alumine-polyéthylène comme surface de frottement et l'on sait que les particules de polyéthylène entraînent des réactions à corps étrangers et se retrouvent histologiquement au niveau de la membrane os-ciment, ou os-prothèse, aussi bien au niveau du cotyle que de la tige fémorale.
C'est pour nous une cause majeure de descellement chez les sujets actifs ayant un espoir de vie supérieur à 10 ans après la mise en place de leur prothèse.
C'est la raison pour laquelle nous utilisons chez eux un couple de frottement alumine-alumine dont l'usure est 4.000 fois moindre que le couple métal-polyéthylène (du moins en laboratoire).

3. LES INDICATIONS D'UNE REPRISE DE PROTHÈSE TOTALE DE HANCHE POUR DESCELLEMENT ASEPTIQUE

Faut-il opérer toutes les prothèses qui sont en état de non-fixation, suivant la définition que nous en avons donnée ? Sûrement pas.

Une reprise s'impose évidemment quand la prothèse devient douloureuse et que cette douleur entraîne une gêne fonctionnelle importante.

Cependant, un certain nombre de prothèses non fixées ne sont pas ou peu douloureuses. Que faut-il en faire ?
Attendre qu'elles deviennent plus douloureuses mais aussi que l'os s'use de plus en plus et que les difficultés de la reprise deviennent très importantes ?
Dans ces cas, c'est l'espoir de vie du patient qui compte. Si le patient a encore un espoir de vie important, il faut savoir lui expliquer les risques qu'il encourt si l'intervention est trop retardée.

Sur un autre plan, certaines prothèses sans ciment sont douloureuses, en particulier au niveau fémoral, sans qu'il n'existe de signe radiologique de migration de la tige prothétique.
Le pourcentage de ces hanches douloureuses dans la première année varie suivant les statistiques (2, 15,16) entre 7 et 15 %.
Dans plus de la moitié des cas, les douleurs disparaissent progressivement par adaptation de l'os, mais dans l'autre moitié elles persistent et peuvent imposer une reprise chirurgicale.

4. LES PROBLÈMES TECHNIQUES DE REPRISES DE PROTHÈSES TOTALES DE HANCHE POUR DESCELLEMENT ASEPTIQUE

La reprise d'une prothèse totale de hanche est toujours plus difficile, plus longue, plus traumatisante que la mise en place d'une prothèse sur une hanche vierge.

Les difficultés dépendent du type de prothèse, cimentée ou non, et de l'usure osseuse.

Le remplacement des pièces prothétiques dépend évidemment du caractère uni ou bipolaire du descellement.

A. L'extraction

Les difficultés d'extraction des pièces prothétiques dépendent de la mobilité de la prothèse.

Au niveau du cotyle

En général, il n'y a pas de problème majeur au niveau du cotyle, qu'il s'agisse de cotyles cimentés ou non.
Seuls peuvent être difficiles à extraire les cotyles qui ont migré en protrusion, pour deux raisons :

- le volume représenté par le cotyle et le ciment est tel qu'il est difficile à extraire à travers l'orifice du cotyle osseux.

- dans les cas de migration dans le petit bassin, un risque vasculaire potentiel existe car la prothèse peut être en contact avec la veine iliaque primitive ou iliaque externe. Dans ces cas, une phlébographie préopératoire est indispensable pour étudier les rapports entre la prothèse et le système veineux. On peut être amené à libérer, dans un premier temps, le paquet vasculaire par voie rétro-péritonéale, avant d'extraire la prothèse.

Au niveau fémoral

Les problèmes sont souvent beaucoup plus complexes.

Certes, dans un certain nombre de cas, la prothèse est complètement mobile et l'extraction en est très facile, la tige fémorale sortant, dans les prothèses scellées, avec son fourreau de ciment.

Nombreux sont les cas plus difficiles, qu'il s'agisse de prothèses cimentées ou non :

- très souvent, dans les tiges cimentées, le fourreau de ciment est cassé au niveau de la métaphyse fémorale. La tige et la partie supérieure du ciment sont facilement enlevées. Par contre, la partie diaphysaire du ciment n'est pas descellée. Elle ne peut-être enlevée que par morcellement si l'on ne veut pas fragiliser l'os.
Plusieurs méthodes peuvent être employées : manuelles, en utilisant de longs ciseaux maniés prudemment, ou motorisées, en se servant de longues fraises montées sur un moteur à rotation lente. Plus récemment, on a introduit l'utilisation de laser ou d'ultrasons.
Quelle que soit la méthode, elle prend beaucoup de temps et entraîne souvent un saignement important.

- certaines tiges fémorales non cimentées à surface réhabitable rugueuse, tout en étant douloureuses, ne sont pas

complètement mobiles et sont extrêmement difficiles à extraire.
Quand il est impossible de rompre la jonction prothèse-os, on peut être amené à faire une diaphysotomie en feuillet de livre pour extraire la tige fémorale comme le montre la figure 3.
Une fois la nouvelle tige mise en place, 2 ou 3 cercles métalliques rapprocheront les deux parties de la diaphyse. Dans ces cas, évidemment, l'appui sans béquille ne sera pas repris avant 3 à 4 mois au minimum.

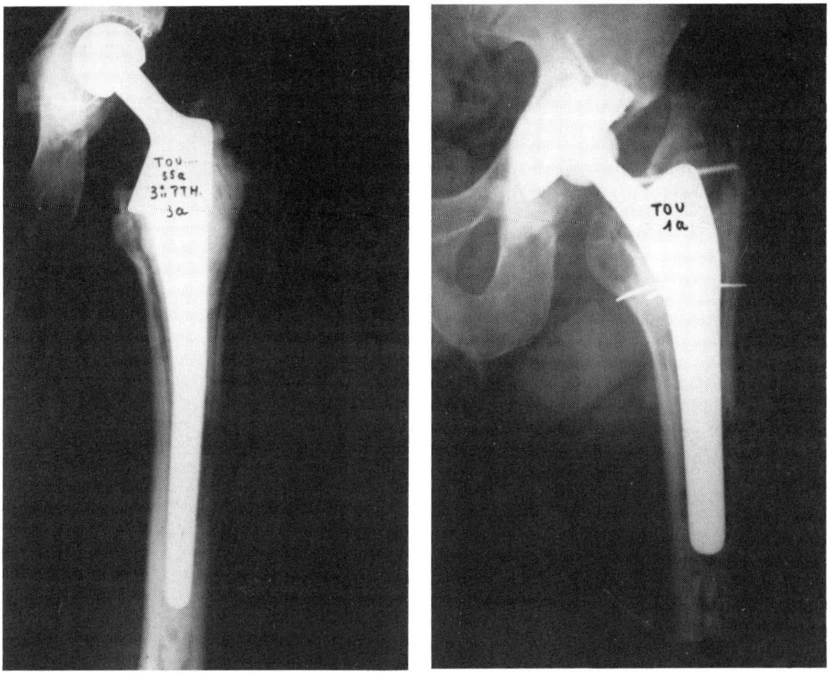

Figure 3.
a. descellement bipolaire d'une prothèse cimentée
b. reprise par une prothèse sans ciment. Radiographie à 1 an (noter le remplissage métaphysaire fémoral par des greffons iliaques autogènes).

B. La mise en place d'une nouvelle prothèse

Une fois le ou les composants de la prothèse retirés, un bilan du capital osseux s'impose. Il est actuellement exceptionnel que l'importance des destructions osseuses ne permette pas la mise en place d'une nouvelle prothèse : on se trouve alors devant l'équivalent d'une résection tête et col qui ne peut s'envisager que lorsque les risques opératoires ne permettent pas une intervention longue et hémorragique.
Dans tous les autres cas une nouvelle prothèse sera implantée.

Il peut arriver que les destructions osseuses soient peu importantes, laissant une bonne cavité cotyloïdienne et un fût fémoral suffisamment résistant pour que la fixation de la nouvelle prothèse ne pose pas plus de problèmes qu'une prothèse de première intention.

Habituellement, le descellement ou la mobilisation des prothèses sans ciment entraîne des pertes de substances osseuses importantes. Il est alors nécessaire de reconstituer le cotyle, le fémur ou les deux.

Au niveau du cotyle

Au niveau du cotyle, la reconstruction porte le plus souvent sur le toit et l'arrière-fond, plus rarement sur les parois antérieure et postérieure.

En général, cette reconstruction utilise des allogreffes provenant très souvent de têtes fémorales enlevées lors de la mise en place d'une prothèse totale de hanche.
Les parois restantes du cotyle sont souvent suffisamment résistantes pour bien amarrer les greffons de banque au moyen de vis. Cependant, dans environ 20 à 30 % des cas, il est nécessaire de renforcer l'armature du cotyle au moyen d'un anneau de soutien ou d'une plaque en croix.
Ces problèmes seront abordés en détail par M. KERBOULL dans un autre chapitre.

Au niveau du fémur

Au niveau du fémur, il est malheureusement fréquent que les corticales de la région métaphysaire, voire même celles de la diaphyse, soient amincies par la lyse osseuse (résorption par particules d'usure ou déviation de contraintes).
Il faut alors les reconstituer.
Ceci peut se faire soit par des greffons autologues prélevés sur la crête iliaque et placés en palissade dans la cavité médullaire, la tige fémorale venant les appliquer sur les corticales, soit par des greffons massifs de banque placés à l'intérieur de ce qui reste de fémur, qui a été dédoublé puis reconstitué autour du greffon massif au moyen de cerclages ou de tout autre mode de fixation (Fig. 3).

C. Faut-il cimenter ou non les reprises prothétiques ?

Le dernier problème technique qui se pose est de savoir s'il faut ou non cimenter ces reprises prothétiques.

Les avis sont actuellement très partagés.

La tendance est de reprendre les descellements des prothèses cimentées par des prothèses sans ciment, et les prothèses sans ciment par des prothèses cimentées.

En dehors d'une question d'école ou de principe, les possibilités offertes dépendent de la qualité du stock osseux restant.

Au niveau du cotyle

Au niveau du cotyle, l'os est souvent très condensé ; il n'y a plus beaucoup de spongieux permettant d'obtenir une bonne pénétration du ciment dans le maillage du spongieux. Aussi est-il, dans ces cas, indiqué d'utiliser un cotyle sans ciment.
Notre expérience nous a montré qu'il valait mieux ne pas utiliser de cotyle vissé mais plutôt un cotyle ajusté en force *(press-fit).*

Une question reste cependant en suspens : *qu'en est-il d'une éventuelle réhabitation de la prothèse quand elle est appuyée sur un os de banque qui est, par définition, mort, donc ayant perdu son pouvoir ostéo-inducteur ?*

Nous pensons, d'après notre expérience, que lorsque la reconstruction du cotyle porte sur plus de 50 % de la zone de transmission des contraintes (toit, moitié supérieure des parois antérieure et postérieure), il vaut mieux s'aider d'anneaux de soutien ou de plaques et cimenter un composant en polyéthylène.

Au niveau du fémur

Au niveau du fémur, les problèmes sont souvent encore plus complexes lorsque les corticales sont très minces.
Certes, on pourrait mettre une tige fémorale plus volumineuse que celle qui s'est descellée et la cimenter. C'est, à notre avis, assez risqué, sauf peut-être chez les sujets très âgés dont l'espoir de vie est court (disons inférieur à 5 ans), car les mêmes causes vont reproduire les mêmes effets à savoir que les parois osseuses seront incapables d'absorber les contraintes.
Il nous paraît plus logique de reconstituer les corticales, comme nous l'avons dit auparavant.

Faut-il alors sceller ou non la tige fémorale ?
Certains comme M. POSTEL et M. KERBOULL fixent la prothèse avec du ciment et obtiennent d'excellentes reconstructions du fût osseux avec des reculs importants.
D'autres, dont nous sommes, préfèrent impacter les greffons par une tige fémorale assez volumineuse, de peur que le ciment ne s'introduise entre les corticales et les greffons et n'empêche la réhabitation.

S'il advient que la tige fémorale ne se fixe pas correctement, on peut toujours cimenter la prothèse dans un deuxième temps.
Nous avons comme d'autres (17) utilisé cette méthode et dans environ 70 % des cas il n'a pas été nécessaire de recourir à ce deuxième temps opératoire.

Il faut savoir aussi que la tige fémorale de reprise doit dépasser la zone d'implantation de l'ancienne prothèse, car il existe à ce niveau une zone de rupture de charge, fragile, qui peut être la cause de fracture après un traumatisme minime.

5. FRÉQUENCE ET RÉSULTATS DES REPRISES DES PROTHÈSES TOTALES DE HANCHE

Le taux de descellement ou de non fixation des prothèses de hanche est extrêmement variable suivant les statistisques et, semble-t-il, également suivant le mode de fixation.

Il est évident que les prothèses posées actuellement ont bénéficié des améliorations de la qualité et de la technique du cimentage, de l'amélioration des formes et des études biologiques en ce qui concerne les prothèses sans ciment.
Il est probable que le pourcentage des descellements diminuera dans l'avenir avec cependant une restriction importante qui est l'abaissement de l'âge moyen de mise en place de la première prothèse.
En effet, il est manifeste dans toutes les statistiques que le pourcentage de descellement augmente d'une façon inversement proportionnelle à l'âge des patients, du moins en ce qui concerne les patients valides qui vont utiliser d'une façon intensive leur prothèse.
Ne leur dit-on pas en effet qu'avec une prothèse de hanche ils peuvent mener une vie tout à fait normale en dehors cependant de la pratique des sports violents !

Ces descellements ou mobilisations tardives chez les sujets actifs sont le plus souvent dûs aux particules d'usure du polyéthylène dont nous avons déjà signalé le rôle ostéolytique.

E. MORSCHER (16) montre que le taux de descellement, tous âges compris, passe de 0,5 avec un an de recul, à environ 6 % pour la tige fémorale et 15 % pour le cotyle avec 10 ans de recul (Fig. 4).

Un minimum de 5 ans est nécessaire pour apprécier la fréquence de descellement de prothèses totales de hanche.

Nous entendrons par descellement ou non-fixation, les prothèses qui ont migré mais aussi celles qui présentent sur leurs dernières radiographies un liseré total supérieur à 2 millimètres.

Le tableau I (13, 15, 18, 19) donne ces résultats pour des prothèses cimentées ayant actuellement 15 ans de recul (il s'agit toujours d'un couple métal-polyéthylène).

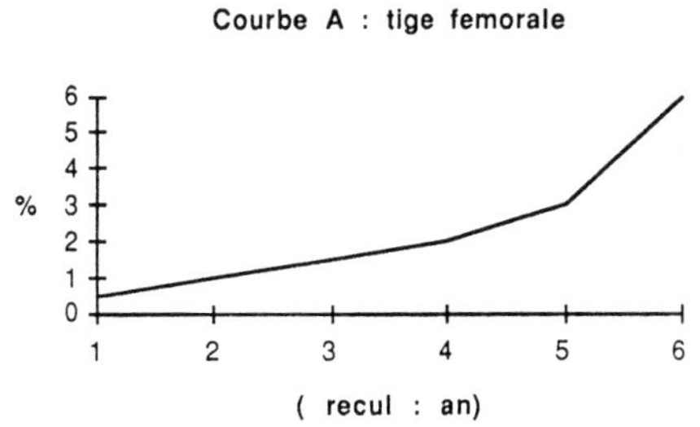

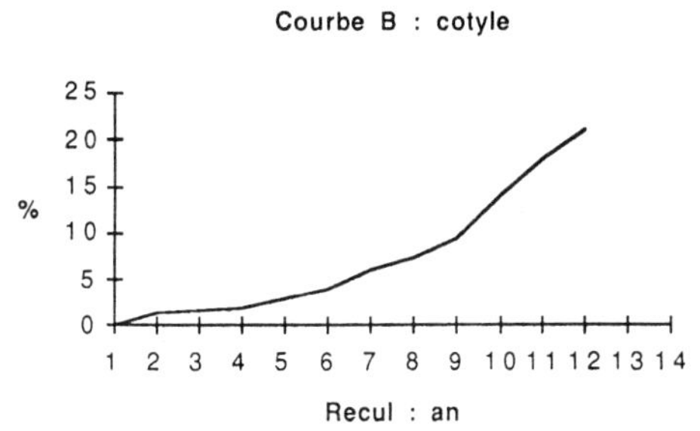

Figure 4.
Pourcentage de descellement des prothèses CHARNLEY-MÜLLER suivant le recul.

	DESCELLEMENT FEMORAL	MIGRATION FEMORALE	DESCELLEMENT COTYLOIDIEN	MIGRATION COTYLOIDIENNE	REPRISE
KAVANAGH et coll	38 %	30 %	14 %	9 %	12,7 %
Mc COY et Coll		40 %	15 %	6 %	?
WELCH et Coll.	9 %		18 %		16 %
WROBLEWSKY et Coll.		29 %	33 %	23 %	?
KEMPF	6 %		39 %		17 %

Tableau I.
Pourcentage de descellement des PTH cimentées avec un suivi de minimum 15 ans.

On s'aperçoit que le pourcentage de descellement est plus élevé que le pourcentage de réintervention car, comme nous l'avons signalé, un certain nombre de prothèses descellées radiologiquement ne sont pas suffisamment douloureuses pour justifier une reprise.

Il semble que les nouvelles techniques de cimentage utilisées depuis 1981-1982 environ donnent de meilleurs résultats puisque, à 5 ans de recul, le pourcentage de descellement serait de 0,4 % pour le cotyle et de 1,7 % pour les tiges fémorales.

Dans une étude récente du service (17) portant sur 1114 tiges cimentées en alliage de titane, nous n'avons eu que 4 (0,3 %) descellements aseptiques avec un taux de survie actuariel de 99,38 % à 10 ans.
Par contre, le pourcentage de descellement est beaucoup plus important si l'on étudie les patients ayant moins de 50 ans lors de la mise en place de la prothèse.
Le taux de descellement serait de 60 % au-dessous de 30 ans et de 40 % au-dessous de 50 ans.
Il n'existe que très peu de résultats de prothèses non cimentées au delà de 10 ans.
Le tableau II (2) montre le résultat à 4-5 ans de 5 types de prothèses non cimentées avec très peu de reprises, mais un pourcentage relativement important de hanches douloureuses et légèrement instables qui ne justifient pas une reprise, mais qui ne sont pas parfaites. Les douleurs sont essentiellement fémorales.

	RECUL MINIMUM	REPRISE	DOULEUR à 5	BOITERIE
GALANTE	4	2,6 %	25 %	4,2 %
CAPELLO	4	0 %	12 %	0 %
GUSTILLO	5	2,9 %	6 %	4 %
CALLAGHAN	4	0 %	26 %	9 %
LORD	5	6,5 %	8,3 %	?

Tableau II.
Résultats des PTH sans ciment, primo-intervention.

Aussi, de nombreux chirurgiens, dont nous sommes, s'orientent vers une prothèse "hybride" dans laquelle le cotyle est non cimenté et la tige fémorale cimentée.
Depuis 1984 (16), nous utilisons ainsi un anneau vissé pour le cotyle et toujours une prothèse fémorale cimentée.

Sur 385 interventions de première intention, nous n'avons que 2 reprises du côté fémoral, dues à une mauvaise technique de cimentage, et 27 du côté cotyloïdien dont 9 sur 110 (8,1 %) quand il a fallu reconstruire le cotyle et 8 sur 271 (2,9 %) quant il n'a pas été nécessaire de le reconstruire, ce qui donne dans ces derniers cas un taux de survie actuariel à 6 ans de 97,84 %.
HARRIS (10), sur 126 hanches, avec un recul moyen de 42 mois, n'a que 6 % de hanches cotées à 5 et 6 % de légère instabilité et aucune réintervention à ce jour, le cotyle utilisé étant un cotyle *"press fit"*.

Quels sont maintenant les résultats que l'on peut attendre des reprises pour descellements ou migrations ?
Il n'y a que peu de résultats à plus de 10 ans.
Il faut ici aussi séparer les résultats des reprises par une prothèse sans ciment ou par une prothèse cimentée.

En ce qui concerne les reprises par prothèses cimentées et en groupant plusieurs statistiques nord-américaines, le taux d'échec à 8 ans est de 29 % (3, 7, 8, 11, 17).
Par contre, COURPIED (6), sur 128 reprises cotyloïdiennes, ne note qu'une reprise à 4 ans de recul pour redescellement aseptique et sur 128 reprises fémorales, 2 descellements.
De même, nous pouvons faire état de 136 reprises fémorales par tige cimentée. Avec un recul moyen de 4 ans et 3 mois, nous n'avons aucun nouveau descellement aseptique.

Les résultats de reprises par prothèses sans ciment, le plus souvent associées à une reconstruction par greffe, que l'on peut trouver dans la littérature, ne sont que des résultats à court terme.
Ils font état, entre 2 et 4 ans, de 9 % de mobilisation du fémur et 6 % de mobilisation du cotyle.

Dans l'ensemble, les reprises des prothèses totales de hanche donnent de moins bons résultats cliniques et radiologiques que les prothèses de première intention.
L'intervention est plus longue, plus hémorragique, plus choquante et surtout techniquement beaucoup plus difficile qu'une intervention sur une hanche vierge.

En dehors des échecs mécaniques que nous avons étudiés, le taux de sepsis est en moyenne deux fois plus élevé.

Il paraît donc très important de limiter autant que faire se peut la fréquence des reprises de prothèse totale de hanche par l'utilisation de matériaux performants et par une technique chirurgicale parfaite.

Si les prothèses totales de hanche ont un taux de succès aussi élevé, c'est que les matériaux utilisés sont performants, donc chers, mais aussi parce que les chirurgiens qui publient leurs résultats ont une technique parfaite.

BIBLIOGRAPHIE

1. AMSTUTZ H.C., Ma S.M., JINNAH R.H., MAI L., Revision of aseptic loose total hip arthroplasties. Clin. Orthop. (1982) 170, 21-33.

2. CALLAGHAN J.J., DUSART S., SAVORY C.G., The uncemented porous-coated anatomic total hip prosthesis. Two-years results of a prospective consecutive serie. J. Bone J. Surg. (1988), 70 A, 337.

3. CALLAGHAN J.J. ., SALVATI E.A., PELLICCI P.M., WILSON P.D.., RANAWAT C.S., Results of revision for mechanical failure after cemented total hip replacement. 1979 to 1982. J. Bone J. Surg. (1985), 67 A, 1074-1085.

4. CHANDLER H.P., REINECK F.T., WIXSON R.L., Mac CARTHY J.C., Total hip replacement in patients younger than thirthy years old. A five year follow-up study. J. Bone J. Surg. 63 A, (1981), 1426-1434.

5. COLLIS D.K., Cemented total hip replacement in patients who are less than 50 years old. J. Bone J . Surg. 66 A (1984), 353-359.

6. COURPIED J.P., Les résultats des arthroplasties totales itératives pour descellements aseptiques. In : Arthroplastie totale de hanche. Ed. Springer Verlag. (1985), 104.

7. ENGH C.A., GLASSMAN A.H., GRIFFIN W.L., MAYER J.G., Results of cementless revision for failed cemented total hip arthroplasty. Clin. Orthop. (1988), 235, 91-110.

8. GUSTILO R.B., PASTERNAK H.S., Revision total hip arthroplasty with titanium ingrowth prosthesis and bone grafting for failed cemented femoral component loosening. Clin. Orthop. (1988), 235, 111-119.

9. GUSTILO R.B., BECHTOLD J.E., GIACHETTO J., KYLE R.F., Rationale, experience and results of long term femoral prosthesis. Clin. Orthop. (1989), 249, 159-168.

10. HARRIS W.H., MALONEY W.J., Hybrid total hip arthroplasty. Clin. Orthop. (1989), 249, 21-29.

11. HEDLEY A.K., GRUEN T.A., RUOFF D.P., Revision of failed total hip arthroplasties with uncemented porous coated anatomic component. Clin. Orthop. (1988), 235, 75-90.

12. HENKY P., KEMPF J.F., SCHVINGT E., Série continue de 100 prothèses totales de hanche de type MÜLLER cimentées revues avec un recul supérieur à 10 ans. Rev. Chirur. Orthop. (1989), 75, suppl. 1, 28-29.

13. KAVANAGH B.F., ILSTRUP D.M., FITZGERALD R.H., Revision total hip arthroplasty. J. Bone J. Surg. (1985), 67 A, 517-526.

14. LORD G., MAROTTE J.H., BLANCHARD J.P., GUILLAMON J.L., SERVANT J., SAMUEL P., GENTAZ R., Arthroplasties totales de hanche madréporiques et polarisées. A propos de 2.688 observations. Rev. Chirur. Orth. (1988), 74, 3-14.

15. McCOY T.H., SALVATI E.A., RANAWAT C.S., WILSON P.D., A fifteen year follow-up study of one hundred CHARNLEY low-friction arthroplasties. Orthop. Clin. North Am. (1988), 19, 467.

16. MORCHER E., Cementless fixation of hip endoprosthesis (1984), Springer Verlag.

17. PELLICCI P.M., WILSON P.D., SLEDGE C.B., SALVATI E.A., RANAWAT C.S., POSS R., Revision total hip arthroplasty. Clin. Orthop. (1982), 170, 34-41.

18. WELCH R.B., Mc GANN W.A, PICETTI G.D., CHARNLEY low-friction arthroplasty. A fifteen to seventeen years follow-up study. Orthop. Clin. North. Am. (1988), 19, 551.

19. WITVOET J., DARMAN Z., FUMERY Ph., Résultats des anneaux vissés. Symposium sur l'arthroplastie de hanche. Paris, juin 1991.

20. WITVOET J., LANDREAU Ph., DARMAN Z., Résultats des tiges fémorales "Ostéal" Ceraver cimentées, implantées dans les fémurs vierges. Communication Journées de Printemps de la SOFCOT (avril 1992) (à paraître) .

21. WROBLEWSKI B.M., 15-21-year results of the CHARNLEY low-friction arthroplasty. Clin. Orthop. (1986), 211, 30-35.

PLACE DES ALLOGREFFES OSSEUSES DANS LES RECONSTRUCTIONS DE HANCHE

Ch. DELLOYE

INTRODUCTION

L'arthroplastie de hanche concerne environ 2 % de la population de plus de 65 ans.
Elle donne 80 à 90 % de bons résultats à 10 ans (SALVATI et coll., 1981; STAUFFER, 1982 ; KEMPF et coll., 1986 ; MARTIN, 1989 ; COLLIS, 1991).
Cependant, le nombre de révisions de ces arthroplasties progresse sensiblement par l'intervention de trois facteurs : le nombre croissant de prothèses de la hanche dans une population vieillissante, la survie de plus en plus longue des patients opérés et un âge moins élevé lors de la première arthroplastie (55-60 ans).

Les différentes complications de l'arthroplastie ont été décrites dans les chapitres précédents.
Ce sont surtout les complications mécaniques et plus particulièrement les descellements de prothèse qui sont la cause la plus fréquente des révisions (WROBLEWSKI, 1990).
La cause la plus fréquente de ces descellements est la formation de débris d'usure, et en particulier ceux du polyéthylène qui provoquent une inflammation chronique avec granulome et une lyse osseuse secondaire (GOLDRING et coll., 1983). Cette ostéolyse résultant d'une réaction à corps étranger peut s'observer en l'absence d'un descellement évident (JASTY et coll., 1986) et dans les prothèses non cimentées (MALONEY et coll., 1990). Le descellement progressif de la prothèse entraîne une accélération de l'usure des composants osseux et prothétiques.

Les altérations osseuses (usure, érosion ou fragilisation) que rencontre le chirurgien peuvent donc être secondaires soit à l'inflammation chronique causée par les particules de débris soit à la mobilisation de la pièce prothétique ou encore à une fracture. Ces altérations atteignent plus fréquemment le fémur.
Elles sont plus rarement primitives et concernent plus souvent le cotyle comme dans la luxation congénitale ou la protrusion acétabulaire.

La restauration d'un support osseux adéquat pour l'implant prothétique est la condition indispensable à une nouvelle arthroplastie durable.

C'est dans ces reprises d'arthroplasties compliquées que les allogreffes osseuses peuvent jouer un rôle certain en reconstruisant une assise osseuse anatomique.
L'os est en effet un matériau solide, synthésable et modelable qui a la capacité de s'intégrer à l'os receveur.

PLANIFICATION PRÉOPÉRATOIRE

La mise au point préopératoire d'une révision de prothèse devra préciser si la cause du descellement prothétique est mécanique ou septique.
Une fois identifiée l'origine de l'altération osseuse, le chirurgien devra décider le type de reconstruction et d'implant qu'il utilisera (fixation avec ou sans ciment, longueur de tige, auto- ou allogreffe) et par quelle voie il abordera la hanche.
Nous envisagerons d'abord les pertes de substance osseuse au niveau du cotyle puis du fémur en les systématisant pour plus de clarté.

I. PERTE DE SUBSTANCE OSSEUSE DU COTYLE

Plusieurs classifications des pertes de substance osseuse du cotyle existent. Nous reprendrons celle de CHANDLER (1989) qui a le mérite d'être simple. Cinq types peuvent être définis :

1. Perte de substance d'un rebord (antérieur, supérieur, postérieur)
2. Perte de substance intracotyloïdienne de la paroi (entre le rebord et l'arrière-fond)
3. Protrusion du mur interne
4. Perforation du mur interne
5. Perte de substance combinée.

Le but de ces reconstructions du cotyle est de restituer le centre de rotation de la hanche prothétique et de redonner une continuité et un volume adéquat à l'assise osseuse.
Seule la greffe osseuse est capable de remplir ce cahier des charges.

1. PERTE DE SUBSTANCE D'UN REBORD

Ce sont les pertes de substance les plus fréquentes.
Elles relèvent soit d'une dysplasie, soit d'une arthrose subluxante ou encore d'un échec d'une chirurgie prothétique.
Lorsqu'il s'agit d'un rebord supérieur, il est encore possible dans certains cas de positionner la cupule en position haute, plus proximale pour autant que la couverture antérieure et postérieure reste correcte (RUSSOTTI et HARRIS, 1991). On se rappellera néanmoins que l'os iliaque au-dessus du cotyle se rétrécit notablement et que, sans couverture osseuse postérieure,

la cupule sera soumise à des contraintes très importantes avec un risque de descellement lors de certains mouvements comme le passage de la position assise à la position debout ou lors de la montée des escaliers.

Lorsque la couverture supérieure de l'implant n'est plus assurée sur une longueur de plus de 8 mm (CHANDLER, 1989) ou si la découverte est supérieure à 10 % du diamètre extérieur de la cupule (KEMPF et coll., 1986), il faut y ajouter une greffe après avoir avivé l'assise osseuse de la greffe et il faut combler les éventuels kystes à l'aide d'un des matériaux suivants : produit d'alésage, tête fémorale, os de banque.
La reconstitution du toit peut s'effectuer à l'aide d'une tête fémorale (auto- ou allogreffe), préalablement façonnée, ajustée et fixée par une ou deux vis. Ces vis seront positionnées dans l'axe des contraintes mécaniques et appliqueront la greffe sur l'os hôte préalablement avivé. Ces reconstructions peuvent bien entendu déborder le toit et s'étendre soit vers l'arrière le plus souvent, ou encore vers l'avant.

2. PERTE DE SUBSTANCE INTRACOTYLOïDIENNE DE LA PAROI

Elles sont rares et secondaires à une cupule cimentée descellée ou infectée accompagnée d'une lyse autour d'un des plots d'ancrage. Lorsqu'elles sont plus étendues, c'est toujours en association avec une destruction d'un rebord ou du mur interne.
On utilisera, en fonction des circonstances, une greffe morcelée ou d'un seul tenant et provenant d'une tête fémorale.
Lorsque le défaut concerne à la fois le rebord et la zone intracotyloïdienne supérieure, il vaut mieux utiliser une greffe en bloc pour maintenir un centre de rotation physiologique.

3. PROTRUSION ET PERFORATION DU MUR INTERNE

La protrusion se présente, la plupart du temps, comme une entité isolée.
La perforation est associée la plupart du temps à d'autres défauts acquis du cotyle.
Dans ces deux cas, la greffe se révèle être indispensable si l'on veut reconstituer un arrière-fond solide et anatomique.
Les variantes techniques sont nombreuses.
Si le fond n'est pas perforé, on peut utiliser un semis de petites greffes spongieuses aux dépens de différents matériaux osseux disponibles tels qu'une tête fémorale, de l'os lyophilisé (DELLOYE et coll., 1987) ou la crête iliaque du patient (SLOOFF, 1984, 1992 ; CHANDLER, 1992). D'autres utilisent le sommet sphérique d'une tête fémorale qui épouse les contours de l'arrière-fond et sur lequel reposera l'implant (AUGEREAU et POSTEL, 1980 ; HEDDE et coll., 1986).
Lorsque la paroi n'est plus hermétique, les mêmes solutions peuvent être préconisées, en utilisant au préalable une greffe d'un seul tenant pour

obturer l'arrière-fond. Mais, dans ces cas, certains comme CHANDLER (1989) proposent encore un semis de greffes cortico-spongieuses sans couvercle osseux, la pression intrapelvienne les maintenant contre la cupule. Pour être stable, l'implant prothétique doit être en contact avec les parois antérieure et postérieure sur lesquelles il s'appuie. Un matériel métallique de soutien (anneau de MÜLLER, plaque de KERBOULL) sera associé ou non suivant l'appréciation du chirurgien.

4. PERTE DE SUBSTANCE COMBINÉE

Ces pertes de substance majeures résultent le plus souvent d'un échec d'une arthroplastie.
Il sera presque toujours nécessaire de faire appel à une allogreffe dans ces cas.
Celle-ci sera large au départ afin de reconstituer l'ensemble du cotyle. On utilisera soit une ou deux têtes fémorales (plus rarement) soit plus volontiers un condyle fémoral ou l'extrémité supérieure du tibia, en fonction de la disponibilité des allogreffes et de l'étendue de la reconstruction.

VARIANTES TECHNIQUES

Les techniques de reconstruction sont très variables d'un auteur à l'autre et ces différences portent à la fois sur l'utilisation ou non du ciment, sur l'emploi de greffes en morceaux ou d'un seul tenant et sur l'utilisation d'un matériel complémentaire tel un treillis métallique, un anneau ou une plaque.

- **Ciment ou fixation biologique** ?

Certains (HEDDE et POSTEL, 1988 ; WROBLEWSKI, 1990 ; SLOOFF, 1992) restent fidèles au ciment, alors que d'autres sont passés progressivement à la fixation biologique (JASTY et HARRIS, 1988 ; CHANDLER, 1992 ; PAPROWSKY, 1992).
Pour ces deux derniers auteurs, le recours au ciment ne s'avère indispensable que lorsque la surface greffée représente moins de 20 % de la surface de l'implant. Pour GROSS (OAKESHOTT et coll., 1987), ce recours est systématique dès que la moitié de l'implant repose sur l'allogreffe.
Par contre, pour RUSSOTTI et HARRIS (1991), il faut recourir au ciment si moins de 70% de la surface n'est pas en contact avec l'os hôte. Aucun consensus n'est réalisé actuellement sur ce point fondamental.

L'avantage du ciment est d'obtenir immédiatement un interface stable. En contrepartie, le risque le plus important est la constitution d'un liséré

périprothétique avec un risque ultérieur de descellement voire de migration, et ce d'autant plus que la personne opérée est active.
Il y a actuellement unanimité pour ne plus utiliser le ciment comme moyen de comblement ou de reconstruction, ce rôle étant joué par les greffes.

La tendance actuelle est à l'utilisation d'une cupule à fixation biologique surtout chez les personnes jeunes et ce pour autant que l'implant ne soit pas entièrement recouvert par l'allogreffe.
Cependant, la qualité et l'efficacité de la repousse osseuse au contact de l'implant peuvent être mises en doute quand on sait que le lit osseux est déjà remanié par une ou plusieurs interventions précédentes et qu'une partie de l'implant repose sur une allogreffe osseuse dévitalisée.
Comme certains auteurs, Allan GROSS pense que l'interface entre l'implant et l'os est de nature fibreuse mais que celle-ci est stable et efficace pour au moins 8-9 ans puisque l'expérience clinique qu'il a acquise pendant cette période avec une cupule réhabitable ne montre pas de migration de l'implant.

- **Greffe en bloc ou morcelée** ?

Le mode d'utilisation des greffes osseuses est aussi très variable. Si, dans un premier temps, c'est la greffe en bloc qui a surtout été utilisée, certains se sont progressivement tournés vers les *greffes morcelées* qui ont pour avantage de mieux se mouler et d'épouser les contours du cotyle.

Deux types d'arguments ont favorisé ces dernières :

1. SLOOFF (1992) prétend que l'incorporation d'une greffe en semis est plus rapide et favorise la sollicitation mécanique du lit osseux sur laquelle elle repose.
Il s'agit là d'une affirmation non fondée sur des documents histologiques.
Aucune étude scientifique ne permet actuellement de dire que ce type de greffe est mieux incorporé qu'une greffe en bloc, même si une étude expérimentale chez le chien a pu montrer qu'une incorporation des greffes corticospongieuses, autogènes et fragmentées pouvait être observée en présence de ciment (ROFFMAN et coll., 1983).

2. MULROY et HARRIS (1990) observent à long terme (11 ans) qu'une autogreffe de tête fémorale mise d'un seul tenant favorise le descellement d'une cupule cimentée.
20 % d'entre elles ont dû avoir une révision et 46 % présentent un liséré radiologique.
Le mécanisme supposé de l'échec est un tassement de la greffe avec fracture du ciment et une migration de l'implant.

En comparant le devenir des cupules cimentées dans 2 groupes de hanches révisées, le premier sans autogreffe et l'autre avec une autogreffe, ces auteurs remarquent un même taux de lisérés dans les deux groupes mais celui avec autogreffe se distingue par une proportion plus importante de réinterventions (20 % contre 3 %).
De plus, JASTY et HARRIS (1988) observent, avec un recul de 6 ans, un taux de 30 % d'échecs avec les cupules cimentées reposant sur une allogreffe de tête fémorale mise d'un seul tenant.
A ces chiffres, CHANDLER (1992) oppose un succès de 97,4 % avec un recul moyen de 11 ans pour des cupules implantées dans les mêmes conditions. Pour ce dernier auteur, les échecs rencontrés sont plutôt imputables à la technique qu'à la greffe.
On voit donc que, au sein d'une même école de médecine, les idées et les chiffres peuvent être diamétralement opposés.
On rapellera à ce propos que la qualité de fixation d'un implant ne dépend pas de l'implant lui-même mais de la qualité de la reconstruction de l'os sous-jacent.

En résumé, les greffes morcelées, "en semis", peuvent être utilisées lorsqu'il s'agit d'augmenter, de renforcer une paroi amincie ou de remplir une cavité. Elles peuvent être utilisées, dans les perforations du mur interne, seules (CHANDLER, 1992) ou après avoir préalablement restauré une continuité pariétale par une greffe d'un seul tenant et sur laquelle reposera le semis.
Elles ne doivent pas tenir un rôle mécanique immédiat sous peine de descellement ou de migration de l'implant.

Les greffes *en bloc* seront utilisées de préférence dans les pertes de substance du rebord cotyloïdien (supérieur, antérieur, postérieur) ou dans les pertes de substance plus complexes, entamant l'intégrité des colonnes antérieures et postérieures. Elles seront fixées par vissage dans l'axe des contraintes mécaniques, ou par plaque de soutien type KERBOULL ou MÜLLER lorsqu'il y a une réparation complexe ou étendue, intéressant la paroi postérieure.
On utilisera de préférence une tête fémorale d'un donneur masculin car plus résistante et plus large ou, lorsque la reconstruction est encore plus étendue, l'extrémité distale d'un fémur ou proximale d'un tibia provenant d'un jeune donneur.

On évitera d'implanter une prothèse intermédiaire bipolaire dans ces cotyles reconstruits, la mobilité prothétique dans la cavité reconstruite étant mal tolérée par les greffes comme l'ont montré CHANDLER (1989) et OAKESHOTT et coll. (1987).

II. LES PERTES DE SUBSTANCE OSSEUSE FÉMORALE

Elles sont très souvent associées au descellement de la prothèse et peuvent être d'origine mécanique, inflammatoire, septique ou iatrogène. Leur gravité est fonction de leur étendue.
Elles peuvent être métaphysaires, diaphysaires ou les deux.
On distinguera les amincissements pariétaux, sans solution de continuité, des pertes de substance de la paroi.

1. AMINCISSEMENT PARIÉTAL

Cet amincissement, plus ou moins étendu, est le résultat d'une lyse endomédullaire avec élargissement progressif du canal médullaire.
Si, par le passé, la réimplantation d'une prothèse avec utilisation de ciment pour compenser l'os fragilisé était la technique la plus fréquente, actuellement on préfère une reconstruction plus biologique avec ou sans greffe osseuse.

WAGNER (1991) a développé une prothèse à longue queue, non cimentée, autour de laquelle le fémur proximal fragilisé peut progressivement se restructurer en un ou deux ans. La stabilité est apportée uniquement par la prothèse qui est bloquée sans ciment dans la diaphyse saine.
Le fémur fragilisé peut être renforcé par des greffons osseux si nécessaire et est maintenu autour du corps prothétique par des cerclages.

Une autre technique, plus élégante, a été développée par LING d'Exeter (GIE et coll., 1992) sur base de l'expérience de SLOOFF (1984).
Après ablation du ciment, l'os fragilisé est cureté pour ôter le tissu de granulation. Un plot d'obturation médullaire hermétise la cavité, à 1 ou 2 cm sous la zone fragilisée. Les greffons spongieux (2-3 têtes fémorales, le plus souvent) sont compactés le long du fémur atrophique, autour d'une prothèse d'essai légèrement surdimensionnée.

Lorsque l'impaction est réalisée, on cimente définitivement la prothèse dont la queue est un peu plus mince que celle de la prothèse d'essai. L'avantage de cette méthode est d'utiliser une prothèse standard.
BUMA et coll. (1992) ont pu montrer la réalité de l'incorporation de ces greffes compactées dans un modèle expérimental.

A ces reconstructions endomédullaires, on peut opposer la reconstruction externe, utilisant une plaque d'os cortical provenant d'une allogreffe diaphysaire et maintenue par cerclage à l'os fragilisé qu'elle renforce (CHANDLER, 1992).

2. *PERTE DE SUBSTANCE PARIÉTALE TOTALE, LOCALISÉE*

A. Métaphysaire proximale (calcar)

Lorsque le calcar est détruit ou fragilisé, il faut reconstruire une assise interne par une allogreffe osseuse cortico-spongieuse plutôt que d'utiliser du ciment qui ne résistera pas à long terme.
Il faut recréer un demi-anneau ou un anneau osseux complet qui sera plus ou moins enclavé dans l'os hôte ou qui viendra s'appuyer sur la tranche osseuse de fémur resté sain pour permettre de reconstituer une assise au col prothétique.
On utilisera soit une tête fémorale ou mieux, l'extrémité proximale d'un fémur ou d'un tibia.
OAKESHOTT et coll. (1987) et PAPROSKY (1992) observent une résorption de ces greffes si la hauteur de celles-ci ne dépasse pas 2 cm.

B. Diaphysaire

Localisée, la perte de substance diaphysaire sera comblée par de l'os spongieux.
Plus étendue, elle sera renforcée par une greffe corticale ou cortico-spongieuse de dimension adéquate et fixée par cerclage.
Ces greffes plaquées contre la perte de substance peuvent parfois se résorber de façon plus ou moins importante (HUETEN, 1988) mais la partie de la greffe contre le fémur reste en général intacte et suffit à renforcer le fémur (OAKESHOTT et coll., 1987 ; CHANDLER, 1989).
Cette résorption partielle peut s'expliquer par l'absence de sollicitation mécanique.

3. *PERTE DE SUBSTANCE PARIÉTALE TOTALE, ÉTENDUE*

La reconstruction d'un fémur proximal atrophique et discontinu peut encore faire appel aux possibilités de remodelage de l'os pathologique en utilisant une prothèse de WAGNER autour de laquelle l'os restant est solidarisé par cerclages. Un apport supplémentaire de greffe permet de restituer une continuité de l'enveloppe osseuse qui consolidera très progressivement en 12 à 24 mois. L'appui sera différé et sera fonction de la qualité de l'ancrage prothétique dans l'os restant.

La reconstruction d'un fémur proximal peut encore se faire selon deux autres modalités.

- *La première* consiste à enclaver un fémur proximal de petite dimension transversale, son extrémité distale se logeant dans la cavité médullaire du fémur distal et à implanter une prothèse fémorale standard qui sera cimentée dans l'allogreffe. Les résidus du fémur proximal sont cerclés sur l'allogreffe. Ce procédé exige une longue allogreffe, de calibre suffisamment étroit pour qu'elle puisse être enchâssée dans l'os hôte. Cette technique très élégante n'est cependant pas applicable à tous les fémurs. L'évolution radiologique (Fig. 1) et clinique semble être favorable, avec une reconstitution du stock osseux très satisfaisante (OAKESHOTT et coll., 1987 ; LOTY et POSTEL, 1992 ; LEWALLE, 1992 ; DELLOYE et VINCENT, 1992).

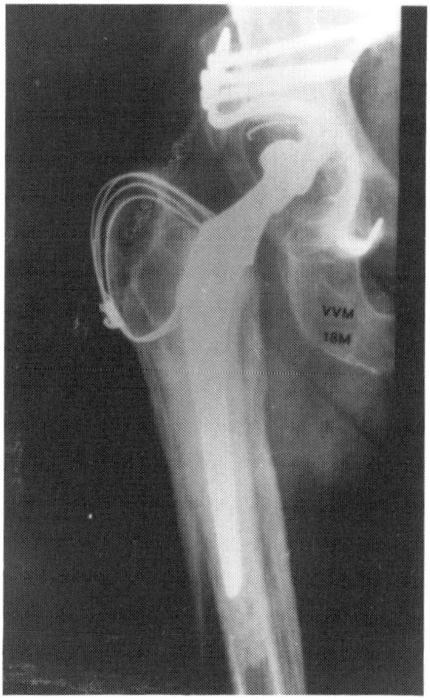

Figure 1.
Insertion endomédullaire d'une allogreffe de l'extrémité proximale du fémur dans un fémur proximal pathologique. Aspect 18 mois après la reconstruction. On observe une excellente reconstitution de la corticale du fémur pathologique avec une solidarisation à l'allogreffe.
Reconstruction du cotyle (paroi supérieure et postérieure) par allogreffe en bloc d'une tête fémorale et synthèse par plaque de KERBOULL (Observation du Pr. LEWALLE, Ottignies).

- *La deuxième modalité* consiste à greffer un fémur proximal qui repose sur l'os restant par une ostéotomie qui soit, si possible, faite en marche d'escalier pour bloquer la rotation (VINCENT et coll., 1990).
Les résidus du fémur proximal du patient sont resserrés autour de l'allogreffe par cerclage (Fig. 2).

Une prothèse à longue queue dont la longueur dépasse la jonction de 6 cm minimum sera toujours cimentée dans l'allogreffe et éventuellement dans l'os résiduel, si la stabilité rotatoire réalisée par l'ostéotomie n'est pas acquise.
Si cette dernière technique a le grand avantage de permettre une remise immédiate en appui du membre opéré, elle se fait aux dépens d'une intervention longue et souvent hémorragique (DELLOYE et VINCENT, 1992).

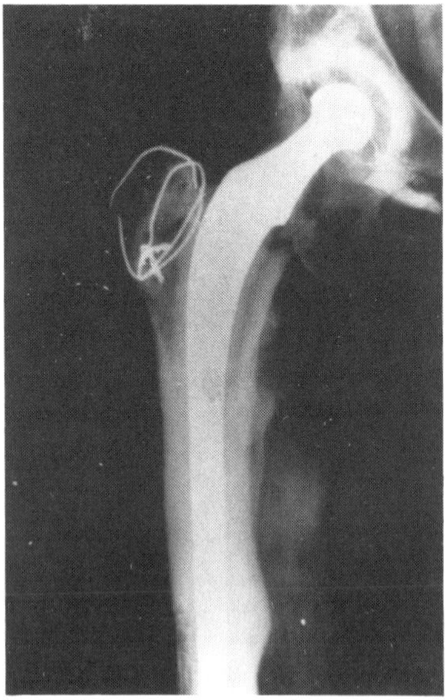

Figure 2.
Reconstruction de l'extrémité proximale du fémur par allogreffe massive autour de laquelle les restes du fémur pathologique se sont amalgamés. On note une résorption partielle du calcar et la consolidation de l'allogreffe à sa jonction distale et trochantérienne (Observation du Pr. VINCENT, U.C.L.).

Lorsqu'il n'y a plus de grand trochanter, on peut utiliser l'insertion distale des muscles fessiers laissée sur l'allogreffe pour réinsérer ceux du patient (Fig. 3).
Cette réinsertion tendon-tendon n'est valable que chez les patients âgés de moins de 60 ans et permettra de récupérer une force normale des abducteurs.
Lorsque cet artifice est réalisé chez des patients âgés, il y a un risque certain de non-cicatrisation et de lâchage secondaire de la suture.

Nous avons rapporté notre expérience (DELLOYE et VINCENT, 1992) de ces pertes de substance fémorale traitées par allogreffe massive :

- La complication la plus fréquente est la luxation qui est survenue uniquement chez des patients ayant déjà eu au moins trois interventions précédentes. L'utilisation de têtes de 28 mm semble être indiquée dans ces reprises difficiles.

- Quelle que soit la technique de reconstruction choisie, le fémur fragilisé sera abordé en respectant le plus possible la vascularisation osseuse et les tissus mous adjacents.

- La plupart du temps, le fémur pathologique sera ouvert tel un livre après avoir créé une tranchée dans l'os.

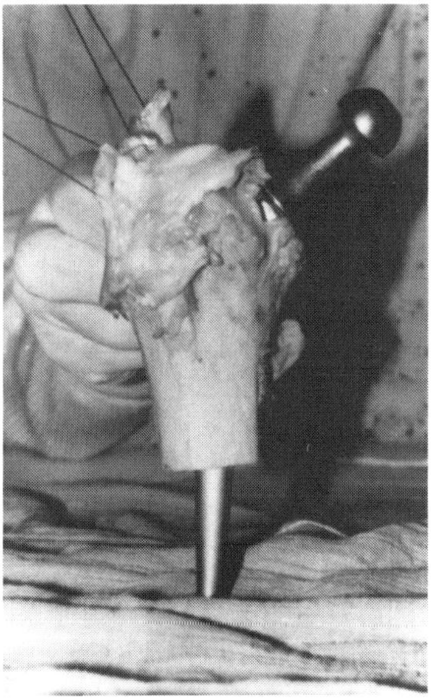

a

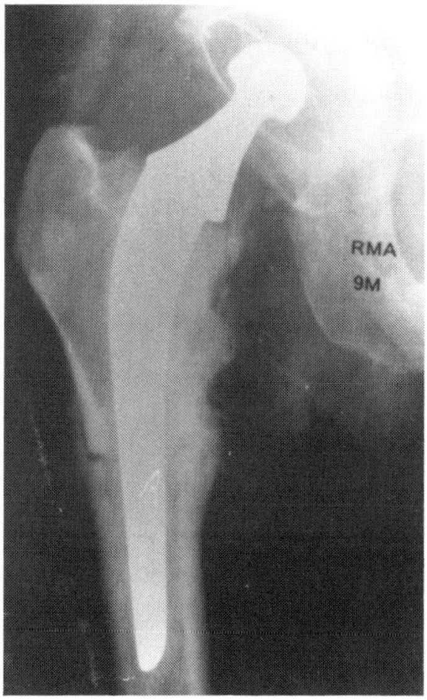

b

Figure 3.
a. Prothèse et greffe massive de l'extrémité supérieure du fémur avec conservation de l'insertion des fessiers.
b. Aspect radiologique 9 mois après l'intervention. Réinsertion des fessiers du patient sur ceux de l'allogreffe avec un excellent résultat fonctionnel. Consolidation de la greffe.

ORIGINE ET PRÉPARATION DES GREFFES

La source la plus habituelle d'auto- ou allogreffe est la tête fémorale provenant d'un patient bénéficiant d'une arthroplastie de hanche.
On se rappellera que la loi belge du 13 juin 1986 impose le consentement écrit du donneur pour la conservation du matériel osseux en vue d'une implantation ultérieure.

Les normes actuelles éditées par des associations nationales ou européennes* imposent un bilan précis du donneur pour éviter la transmission d'une maladie au receveur et plus particulièrement pour le virus de l'hépatite B (antigène et anticorps), de l'hépatite C (anticorps) et le

*- Groupement Belge des Banques de Tissus. Hôpital Militaire, rue Bruyn, B-1120 Bruxelles.
- Association pour l'étude des greffes et substituts tissulaires en orthopédie (GESTO) Hôpital Cochin, 27, rue du Faubourg St-Jacques, F-75674, Paris Cedex 14.
- European Association of Musculo-Skeletal Transplantation (EAMST) 53, avenue Mounier, B-1200 Bruxelles.

virus du Sida (anticorps et antigène P24 si le prélèvement a été réalisé chez un donneur décédé).

Dans le cas d'un prélèvement de tête fémorale, il convient de réaliser chez le patient opéré une recherche d'anticorps 3 à 6 mois après l'arthroplastie pour s'assurer que celui-ci n'était pas en phase d'incubation du virus du Sida au moment de l'intervention.
Si ce dernier contrôle est négatif, la tête fémorale peut alors être implantée.
Des contrôles bactériologiques lors du prélèvement s'assurent de l'absence de contamination.
Il est impératif que ces greffes soient congelées au moins à - 40° C pour une conservation adéquate.

D'autres types de greffe peuvent être utilisées comme l'os lyophilisé (DELLOYE et coll., 1987) prélevé chez des patients décédés, au niveau des épiphyses autour du genou.
Ce type de greffe a subi un traitement pour enlever toute la moelle. Ce matériel ne contient plus de cellules et les risques de transmission d'une maladie sont extrêmement réduits.
Utilisé depuis plus de 10 ans chez plus de 2.000 patients, l'os lyophilisé n'a jamais été à l'origine d'une infection ou d'une intolérance. La lyophilisation a l'avantage de permettre une conservation indéfinie à température ambiante.

On utilisera de préférence une allogreffe prélevée stérilement chez un donneur d'organe de moins de 50 ans (extrémité proximale du fémur ou du tibia, extrémité distale du fémur) dans les grandes reconstructions du cotyle, avec notamment réfection d'une paroi supérieure et postérieure, ou du fémur proximal.
En effet, une greffe utilisée dans ces conditions sera sollicitée mécaniquement et devra être très résistante.
Ce type de greffe n'est disponible que dans une banque de tissus qui possède l'infrastructure nécessaire pour conserver ce matériel osseux (DELLOYE et coll., 1991).

Au moment de l'implantation, il faut au préalable aviver soigneusement le lit de la greffe. On débarrassera ensuite la greffe de tout cartilage ou autre matériel non osseux susceptible d'opposer une barrière entre la greffe et son lit.
Pour favoriser l'incorporation, la greffe sera solidement fixée à l'os restant soit par encastrement en force ou par vissage. Le mode de fixation sera adapté aux lésions rencontrées.

SOINS POST-OPÉRATOIRES

Il est malheureusement difficile et illusoire d'évaluer radiologiquement la consolidation de la greffe pour décider du délai de mise en charge. Celle-ci sera fonction du type et de la qualité de la reconstruction.
En général, même dans les grandes reconstructions, une mise en charge partielle de 20 kg peut être immédiatement autorisée pour 6 à 8 semaines, après quoi un appui total est en général possible.

CONCLUSIONS

La perte du capital osseux est une des complications les plus fréquentes que rencontre le chirurgien dans les reprises de prothèses totales de hanche.

De l'utilisation tantôt du ciment comme matériau de comblement, tantôt d'une prothèse de révision plus massive, l'évolution s'est progressivement faite vers une reconstitution du stock osseux par apport de greffe osseuse.

S'il y a actuellement convergence sur l'objectif final qui est de reconstruire une cavité osseuse continente, il n'a pas d'unanimité sur les techniques de reconstruction.

La disponibilité des allogreffes osseuses permet d'envisager la reconstruction de toute perte de substance localisée ou étendue du bassin et du fémur.

Les modalités de reconstruction sont très variables d'une équipe à l'autre et dépendent de la disponibilité de ces allogreffes.

Le recul ne semble pas encore suffisant pour juger du bien-fondé de toutes ces techniques.

Il paraît encore prématuré de répondre à certaines questions telles que :

- Faut-il préférer dans les cotyles une greffe en bloc ou en semis lorsque le choix est possible ?
- Vaut-il mieux faire une reconstruction par apposition d'une plaque osseuse sur un fémur fragilisé localement ou réaliser une greffe endomédullaire ?
- Est-il préférable à long terme d'utiliser une prothèse de WAGNER ou une allogreffe massive dans les pertes de substance étendues du fémur proximal ?

L'utilisation du ciment ne s'avère pas indispensable, en tout cas au niveau du cotyle, si la surface osseuse des allogreffes ne dépasse pas 50 % de la surface de l'implant.

Les reprises de prothèses seront de plus en plus nombreuses avec des reconstructions de plus en plus difficiles.

Ces situations complexes ne seront résolues que par une planification préopératoire rigoureuse où seront envisagées les différentes possibilités : allogreffe ou non, longueur de l'implant, utilisation de ciment ou fixation biologique.

Quelles que soient les techniques utilisées, les allogreffes osseuses permettent de reconstruire une hanche prothésée avec un résultat immédiat et durable.

BIBLIOGRAPHIE

AUGEREAU B., POSTEL M. Technique de reconstruction du cotyle par autogreffe au cours de l'arthroplastie totale sur protrusion acétabulaire. Rev. Chir. Orthop. 66, 187-190, 1980.

BUMA P., SCHREURS W., VERSLEYEN D., HUISKES R., SLOOFF T. Histological evaluation of allograft incorporation after cemented and non-cemented hip arthroplasty in the goat. In : OLDER J. (Ed) *Bone implant grafting,* 13-17, London, Springer-Verlag, 1992.

CHANDLER H., PENENBERG B. Bone stock deficiency in total hip replacement. Classification and management. Thorofare, Slack, 1989.

CHANDLER H. Use of allografts and prosthesis in the reconstruction of failed total hip replacements. Orthopaedics 15, 1207-1218, 1992.

COLLIS D. Long-term (twelve to eighteen-year) follow-up of cemented total hip replacements in patients who were less than fifty years old. J. Bone Joint Surg. 73A, 593-597, 1991.

DELLOYE Ch., ALLINGTON N., MUNTING E., VINCENT A. L'os de banque lyophilisé : technique et résultats après trois années d'utilisation. Acta Orthop. Belg. 53, 2-11, 1987.

DELLOYE Ch., DE HALLEUX J., CORNU O., WEGMANN E., BUCCAFUSCA G., GIGI J. Organizational and investigational aspects of bone banking in Belgium. Acta Orthop. Belg. 57, (Suppl II), 75-83, 1991.

DELLOYE Ch., VINCENT A. The use of massive proximal femoral allografts in hip surgery. In : OLDER J. (Ed) *Bone implant grafting.*, 117-124, London, Springer-Verlag, 1992.

GIE G., TEMPLEY J., LING R. Impaction cancellous grafting in cemented revision hip arthroplasty. In : OLDER J. (Ed) *Bone implant grafting,* 125-129, London, Springer-Verlag, 1992.

GOLDRING S., SCHILLER A., ROELKE M., ROURKE C., O'NEILL D., HARRIS W. The synovial-like membrane at the bone-cement interface in loose total hip replacements and its proposed role in bone lysis. J. Bone Joint Surg. 65A, 575-584, 1983.

HEDDE C., POSTEL M., KERBOULL M., COURPIED J. La réparation du cotyle par homogreffe osseuse conservée au cours des révisions de prothèse totale de hanche. Rev. Chir. Orthop. 72, 267-276, 1986.

HEDDE C., POSTEL M. La réparation des lésions cotyloïdiennes par allogreffe de tête fémorale de banque. Rev. Chir. Orthop. 74, 120-122, 1988.

HUTEN D. Utilisation des allogreffes osseuses dans les reconstructions fémorales au cours de reprise de prothèse totale de hanche. Rev. Chir. Orthop. 74, 122-124, 1988.

JASTY M., FLOYD W., SCHILLER A., GOLDRING S., HARRIS W. Localized osteolysis in stable non-septic total hip replacement. J. Bone Joint Surg. 68A, 912-919, 1986.

KEMPF J., HENKY P., DISTELDORF M., BABIN S., SCHVINGT E. Devenir à plus de 10 ans d'une série homogène de 467 prothèses totales de hanche de type CHARNLEY-MÜLLER. Etude de 167 cas revus. Rev. Chir. Orthop. 72, 283-296, 1986.

LEWALLE J. Observations non publiées, 1992.

LOTY B., POSTEL M. Allograft bone in major revision hip replacement surgery. In : OLDER J. (Ed) *Bone implant grafting,* 77-90, London, Springer-Verlag, 1992.

MALONEY W., JASTY M., HARRIS W., GALANTE J., CALLAGHAN J. Endosteal erosion in association with stable uncemented femoral components. J. Bone Joint Surg. 72A, 1025-1034, 1990.

MARTIN G. Prothèses de CHARNLEY-KERBOULL. Série de référence. Rev. Chir. Orthop. 75, (suppl. I), 26-27, 1989.

OAKESHOTT R., MORGAN D., ZUKOR D., RUDAN J., BROOKS P., GROSS A. Revision total hip arthroplasty with osseous allograft reconstruction. Clin. Orthop. 225, 37-61, 1987.

PAPROSKY W. Classification and treatment of the failed acetabulum. In : OLDER J. (Ed) *Bone implant grafting,* 39-49, London, Springer-Verlag, 1992.

PAPROSKY W. The use of femoral strut grafts in cementless revision arthroplasty. In : OLDER J. (Ed) *Bone implant grafting,* 125-129, London, Springer Verlag, 1992.

ROFFMAN M., SILBERMANN M., MENDES D. Incorporation of the bone graft covered with methylmetacrylate into acetabular wall. An experimental study. Acta Orthop. Scand. 54, 580-583, 1983.

RUSSOTTI G., HARRIS W. Proximal placement of the acetabular component in total hip arthroplasty. A long term study. J. Bone Joint Surg. 73A, 587-592, 1991.

SALVATI E., WILSON P., JOLLEY M., VAKILL F., AGLIETTI P., BROWN G. A ten-year follow-up study of our first one hundred consecutive CHARNLEY total hip replacements. J. Bone Joint Surg., 63A, 753-767, 1981.

SLOOFF T., HUISKES R, van HORN J., LEMMENS A. Bone grafting for total hip replacement for acetabular protrusion. Acta Orthop. Scand. 55, 593-594, 1984.

SLOOFF T. Acetabular augmentation in cemented arthroplasty: pre-operative assessment and surgical technique. In : OLDER J. (Ed) *Bone implant grafting,* 51-55, London, Springer-Verlag, 1992.

STAUFFER N. Ten-year follow-up study of total hip replacement. J. Bone Joint Surg. 64A, 983-990, 1982.

VINCENT A., DELLOYE Ch., DE NAYER P. Allogreffes osseuses massives en chirurgie réparatrice. Cahiers d'enseignement de la SOFCOT. 40, 1-20, 1990.

WAGNER H. Prothèse fémorale de reprise SL non cimentée pour perte étendue de substance osseuse. Documentation Protek, Janvier 1991. Synthes SA, Belgique.

WROBLEWSKI B. Revision surgery in total hip arthroplasty. London, Springer-Verlag, 1990.

ÉVALUATION CLINIQUE ET RADIOLOGIQUE DES PROTHÈSES TOTALES DE HANCHE

(selon les critères du comité IDES de la SICOT)

M.E. MÜLLER et S. NAZARIAN

ÉVOLUTION DU CONCEPT

Au congrès de la SICOT de 1948 à Amsterdam, MERLE d'AUBIGNÉ (7) présentait son système de cotation de 6 à 0 pour l'évaluation de la douleur, de la marche et de la mobilité après les interventions sur la hanche (Tableau I).
Son tableau publié dans la Revue de Chirurgie Orthopédique en 1949 (avec CAUCHOIX et RAMADIER, 8) et dans le JBJS en 1954 (avec POSTEL, 9) fut longtemps utilisé par les chirurgiens français, belges, suisses et même, avec quelques modifications, par certains chirurgiens orthopédistes anglo-saxons pour évaluer les résultats de leurs prothèses totales.

	Douleurs (= d.)		**Marche**		**Mobilité**
0	d. très vives et continues	0	impossible	0	ankylose en attitude vicieuse
1	d. empêchant le sommeil	1	seulement avec béquilles	1	ankylose clinique
2	d. vives à la marche	2	seulement avec 2 cannes	2	flexion <40°, ± att.vicieuse
3	d. tolérables avec certaine activité	3	limitée à <1 h, très difficile sans canne	3	flexion 40-60°
4	d. seulement après marche, activité légèrem. diminuée	4	même prolongée avec 1 canne , limitée sans canne	4	flexion 60-80°, peut lacer sa chaussure
5	d. légères n'empêchant pas une activité normale	5	sans canne, légère claudi-cation	5	flexion 80-90°, abduction <25°
6	indolence complète	6	normale	6	flexion >90°, abd. >25°

Tableau I.
Cotation de la fonction de la hanche selon MERLE d'AUBIGNÉ.

En 1972, ANDERSSON (2) avait comparé entre elles 9 méthodes de cotation destinées à quantifier le résultat d'une prothèse totale. L'absence d'une nomenclature précise et normalisée empêchait alors toute comparaison valable entre les données cliniques et radiologiques.

Le fait d'additionner des cotations portant sur des critères différents et très inégaux quant à leur signification fonctionnelle et pronostique apparaît aujourd'hui comme un non-sens manifeste (APLEY, 3).

Quant aux courbes de survie, qui représentent pour certains une solution séduisante (AHNFELT, 1), elles sont d'un piètre secours dans la classification des succès, car nombre de patients porteurs d'une prothèse descellée et présentant un échec fonctionnel ne veulent pas ou ne peuvent pas se faire réopérer.

Vu le nombre croissant des opérés de la hanche, des techniques et des implants proposés, Jorge GALANTE (4) en 1985 considérait qu'il devenait urgent pour les chirurgiens orthopédistes de s'accorder sur une méthode uniforme d'évaluation des prothèses totales.
En réponse à cette demande, le Président de la SICOT, Sir Dennis PATERSON, créa en 1988, à Münich, une Commission de Documentation et d'Évaluation qui allait devenir en 1990, après avoir présenté au Congrès de Montréal ses réalisations et les consensus obtenus, le Comité Permanent International de Documentation et d'Évaluation.

Ce Comité* se donna pour tâche de proposer des Systèmes de Documentation et d'Évaluation (IDES) (11,12) suffisamment expérimentés et agréés, destinés à l'évaluation des arthroplasties totales de la hanche et du genou, des ostéosynthèses des fractures, et applicables si possible à toute la chirurgie orthopédique.

PRINCIPES DE L'ÉVALUATION DES PROTHÈSES TOTALES DE HANCHE SELON IDES

Les règles de travail pour l'évaluation des prothèses totales ont été les suivantes :

1. Il était indispensable d'obtenir en premier lieu, pour la chirurgie de la hanche, un consensus sur la terminologie clinique et radiologique et sur la notion de données "essentielles", "importantes" et "intéressantes". Ce consensus entre le Comité IDES-SICOT, la Hip Society et l'AAOS fut publié dans le JBJS au mois de février 1989 (6).

D'autre part, l'équivalence des nouvelles définitions avec les systèmes préexistants devait être possible (Tableau II).

---

* **Membres du Comité :** Maurice E. MÜLLER (Suisse), ancien président de la SICOT *(Président)* ; Roberto GIACOMETTI (Italie) ; Frank LANGLAIS (France) ; Robin LING (Royaume Uni) ; Sir Dennis PATERSON (Australie), ancien président de la SICOT ; Robert POSS (Etats-Unis), ancien président de la Hip Society ; Clement B. SLEDGE (Etats-Unis), ancien président de l'AAOS ; Joseph SCHATZKER (Canada), ancien président de l'OTA ; ainsi que des membres associés de la Fondation Maurice E. MÜLLER : Ueli AEBI (Suisse), Paul M. AICHROTH (Royaume Uni), David L. HELFET (Etats-Unis), Peter KOCH (Suisse), Serge NAZARIAN (France), Rudolf SZYSZKOWITZ (Autriche) et deux spécialistes en informatique : Christian ENGEL de Berne et Larry DOOLEY de la Clemson University aux Etats-Unis.

Cotation de la douleur			Cotation de la mobilité	
MA 6	= IDES 1	= aucune douleur (d.)	MA 6	= IDES 1 = >90°
MA 5	= IDES 2	= d. légères, sans atteinte de l'activité physique ou intellectuelle	MA 5	= IDES 2 = 75-90°
MA 4	= IDES 3	= d. moyennes avec une certaine atteinte de l'activité physique ou intellectuelle	MA 4/3	= IDES 3 = 30-70°
MA 3/2/1	= IDES 4	= d. fortes avec atteinte importante de l' activité physique et intellectuelle	MA 2	= IDES 4 = <30°
MA 0	= IDES 5	= d. intolérables	MA 1/0	= IDES 5 = raide

Tableau II.
Équivalences MERLE d'AUBIGNÉ (MA)/IDES.

2. L'intensité de la douleur, la qualité de la marche et la mobilité de la hanche sont les éléments essentiels de l'estimation portée par le patient sur l'état fonctionnel pré- et post-opératoire de sa hanche.
Ces signes cliniques seront donc retenus.

La cotation IDES de la douleur et de la mobilité est réduite à 5 chiffres, le chiffre 1 devant être utilisé pour l'état normal (Tableau II).
Pour ce qui concerne la marche, il est indispensable de connaître la raison de sa limitation : une hanche, deux hanches, conditions générales (Tableau III).

Limitation		Sans support		Avec support	
1	= aucune	1	= >60 minutes	1	= jamais
2	= hanche droite	2	= 31-60 minutes	2	= >60 minutes
3	= hanche gauche	3	= 10-30 minuntes	3	= 31-60 minutes
4	= deux hanches	4	= <10 minutes	4	= 10-30 minutes
5	= affection générale	5	= impossible	5	= <10 minutes

Tableau III.
Cotation de la marche selon IDES.

3. Pour le chirurgien, les critères radiologiques sont devenus plus importants que les critères cliniques, toujours subjectifs.
En effet, dans les prothèses totales, la complication tardive la plus fréquente est le descellement des implants, consécutif à une perte du capital osseux. Plus cette perte est étendue, plus les reprises deviennent difficiles, longues et aléatoires. Pour cette raison, la tendance actuelle est de surveiller les patients régulièrement à long terme et de les réopérer dès l'apparition de détériorations osseuses progressives, avant même qu'ils n'accusent des troubles fonctionnels perceptibles par leur entourage (MÜLLER, 10), (voir également Fig. 3).

Un diagnostic précis, objectif, comparable et précoce des lésions osseuses ne peut être posé que si la surveillance s'effectue sur des radiographies normalisées (Fig. 1).

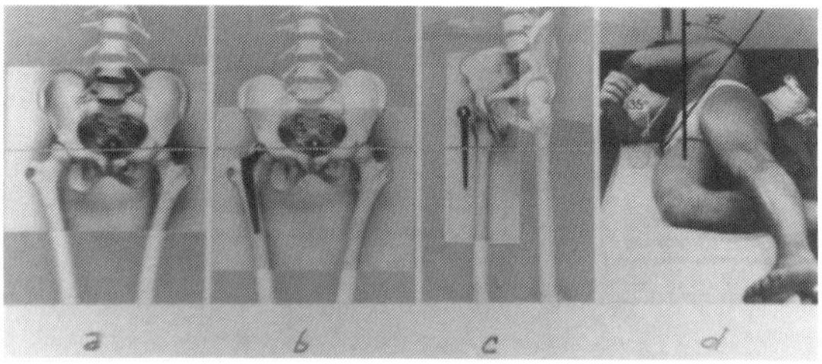

Figure 1.
Les 3 radiographies normalisées :
a) bassin de face, centrage à deux travers de doigt au-dessus de la symphyse ;
b) bassin de face, centrage à la même hauteur, mais plaque déplacée d'un travers de main vers le bas, afin de voir la prothèse en totalité et le fémur jusqu'à 4 cm au-dessus de l'extrémité de l'implant ;
c) fémur de profil, genou à l'angle droit, centrage au milieu de la prothèse ;
d) position du patient permettant d'obtenir le fémur de profil.

On doit par ailleurs pouvoir disposer à tout moment, soit des microcopies parfaites des radiographies prises à intervalles réguliers, soit des radiographies digitalisées que l'on peut facilement reproduire sur une imprimante laser.
Les mesures de migration des implants sur les radiographies digitalisées doivent pouvoir être réalisées non seulement par un médecin, mais également par un technicien en informatique ou une secrétaire compétente.
Ainsi toute documentation doit contenir non seulement des données cliniques, mais aussi des radiographies importantes classées selon un système permettant des comparaisons pratiquement instantanées.

4. L'évaluation globale de la prothèse totale sera appréciée par 3 chiffres.

Evaluation radiologique par le chirurgien		**Appréciation fonctionnelle**
état implant cotyloïdien	**état implant fémoral**	**par le patient**
1 aucun signe de descellement	1 = d. aucun	1 résultat excellent
2 descellement potentiel	2 = d. potentiel	2 résultat bon
3 descellement léger	3 = d. léger	3 résultat passable
4 descellement progressif	4 = d. progressif	4 résultat mauvais
5 infection suspectée	5 = i. suspectée	

Tableau IV.
Évaluation globale d'une prothèse totale de hanche.

Les deux premiers chiffres représentent la cotation par le chirurgien de l'état osseux radiologique du bassin et du fémur, tandis le troisième correspond à l'appréciation portée par le patient sur la fonction de sa hanche (Tableau IV).
Non seulement la douleur et la marche, mais également toute aggravation de l'état actuel par rapport à son état un an après l'intervention ou lors du contrôle précédent doivent être prises en considération par le patient.

MÉTHODOLOGIE

La prise des données cliniques (*"data entry"*) se fera soit directement par le clavier de 1'ordinateur, soit par l'intermédiaire de 3 formulaires (A = première prothèse, B = reprise, C = contrôle) lus par un lecteur optique.
La présentation des données (*"data retrieval"*) pourra se faire de 5 façons différentes :

- par l'observation détaillée du patient et son compte-rendu opératoire

- par les résumés codés des interventions et des contrôles

- par les listes *("surgical fate list")* (Tableau V)

- par le dénombrement des différentes données (*"field enumeration"*)

- par les graphiques.

L'imagerie est représentée par les cartes-radios portant les copies de radiographies miniaturisées, digitalisées ou logetronisées (Fig. 2), et par les diapositives.

Celles-ci portent toutes les indications nécessaires pour appréhender la personnalité du patient, son âge, son sexe, l'âge de la prothèse, et surtout l'évaluation globale de la prothèse par le bilan fonctionnel clinique en 3 chiffres (Fig. 3).

Les mesures portant sur les déplacements éventuels des implants se font à l'aide d'un calque spécial (Fig. 4).
Les différences entre les mesures sur les radiographies postopératoires et lors des contrôles indiquent :

- au niveau de la cupule : les éventuelles migrations crâniales ou médiales, l'usure du PE et l'inclinaison

- au niveau de la tige : un éventuel enfoncement.

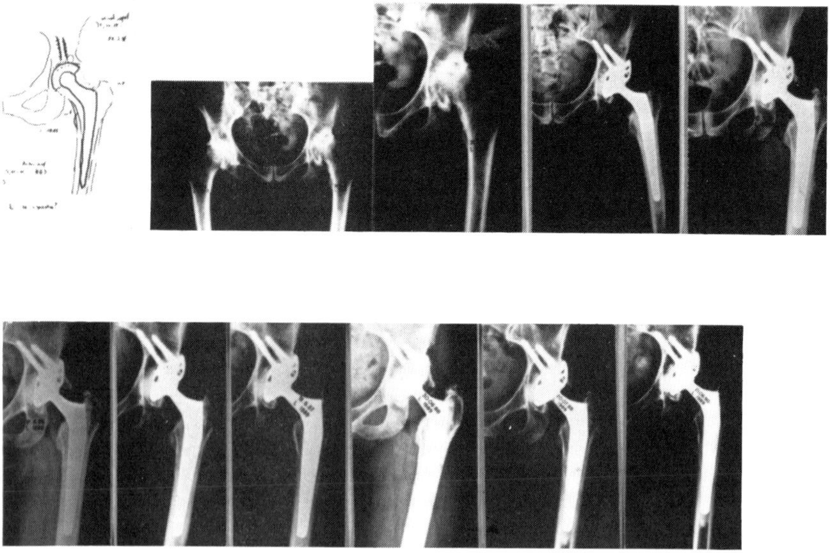

Figure 2.
Carte radiographique utilisée dès 1967 avec miniaturisation des copies des radiographies. Ces cartes furent essentielles pour l'étude des changements précoces de l'orientation des composants prothétiques.

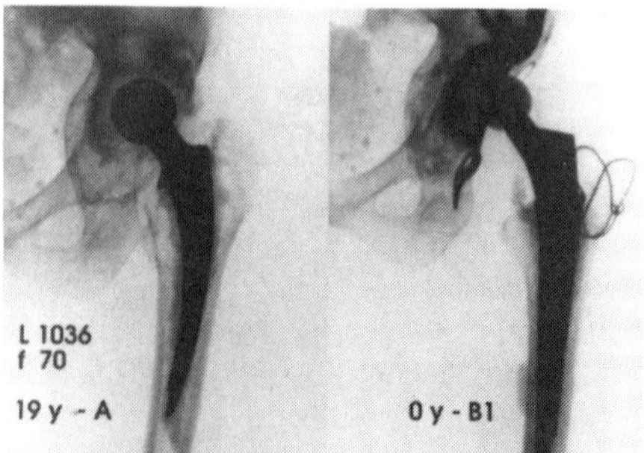

Figure 3.
Diapositives avec radiographies digitalisées.
Le numéro du patient, son sexe, son âge, le nombre d'années écoulées après la première prothèse (=A) ou après la reprise (=B) sont indiqués sur la radiographie.
Sous la radiographie apparaissent la date du cliché, l'état clinique codé et l'évaluation du résultat (4 = reprise indiquée). Sous la radiographie de la reprise (B) apparaît le type de l'intervention (reprise des deux composants prothétiques, cimentés des deux côtés).

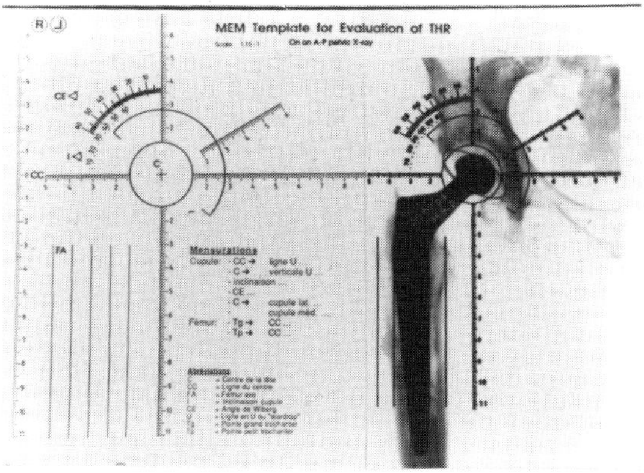

Figure 4.
Calque de M.E. MÜLLER destiné à la mensuration des déplacements des pièces prothétiques :
a) calque ; b) calque superposé à une radiographie. La ligne U qui relie les "U" radiologiques sert de référence pour toutes les mesures de migration crâniale ou médiale et pour les changements d'angulation.

DISCUSSION

Un descellement ne peut être analysé que sur de bonnes radiographies. Sa progression exige la réopération, car une amélioration spontanée est exclue.

Sur la figure 3, l'évaluation globale de la hanche est cotée 4-2-1.
Le chiffre 4 indique un descellement progressif du cotyle qui doit donc être repris (ici par une armature antiprotrusion et des greffons homologues).
Par le chiffre 2 le chirurgien indique qu'il existe un descellement potentiel et que la situation doit être jugée à l'opération.
L'opérateur a opté pour une excision de la tige et pour son remplacement jumelé à une plaque de blocage. Le patient pouvant marcher plus d'une heure sans canne et sans douleur estimait son état comme excellent = 1. Pourtant, il accepta rapidement d'être réopéré.

Dans l'étude multicentrique (Tableau V) sur le devenir à 5 ans d'une série de 20 cas consécutifs dès le 1.1.85 (sur un total de 528 reprises), le chirurgien peut, grâce à l'évaluation globale en 3 chiffres, immédiatement juger de l'état radiologique de la hanche (les 2 premiers chiffres) et de l'estimation fonctionnelle par le patient (3ème chiffre). Sitôt que dans l'évaluation globale une cotation de 5, 4 ou 3 apparaît, il est facile en jetant un coup d'oeil sur l'histoire abrégée du patient et sur l'imagerie correspondante de connaître les raisons de l'appréciation insuffisante.

Etude 4/015 MEM, B-liste 1 alphabétique	Collection 20B			Total: 528B
en cours: Etude multicentrique	Devenir à 5 ans			
Cas B: dès 01.01.85 20 cas consécutifs	Op B(B#)	A année	dernier C	Eval.
L 1436 Am... Vera f 01.04.1930	B ga 24.04.85	A 1976	C ga 21.10.86	Eval:11-2
L 1105 Au... Maria f 30.12.1915	B dr 15.07.85*	A (1973)		
L 2095 Be... Rodolfo m 25.05.1907	B ga 26.06.85	A (1980)		
L 1536 Bu... Greti f 07.02.1932	B2 dr 13.02.85*	A (1977)	C dr 05.03.92	Eval:11-3
L 1875 Ca... Maria f 22.05.1944	B ga 06.05.85**	A (1982)	C ga 30.06.87	Eval:51-3
L 1072 Ce... Laetitia f 29.02.1908	B3 ga 09.01.85°°	A (1960)	C ga 05.03.92	Eval:14-3
L 3007 Da... Lavinia f 14.12.1922	B dr 07.01.85*	A 1981	C dr 12.02.91	Eval:11-2
L 1432 De... Elionore f 03.09.1913	B dr 15.05.85*	A (1975)	C dr 05.11.92	Eval:11-1
L 1324 Fa... Lucia f 01.11.1910	B dr 10.07.85*	A 1977	C dr 07.05.92	Eval:24-3
L 2087 Fu... Isabelle f 10.10.1947	B dr 29.05.85°*	A (1972)	C dr 28.09.92	Eval:21-1
L 0102 Ky... Verena f 13.12.1939	B2 ga 06.02.85°*	A 1967	C ga 11.10.91	Eval:11-1
L 2093 Ma... Rita f 29.01.1906	B ga 19.06.85	A (1983)	✝	
L 0644 Ma... Margarete f 02.03.1912	B ga 18.03.85	A 1969	C ga 07.01.93	Eval:11-1
L 0688 Pe... Franca f 28.12.1915	B dr 11.02.85*	A 1970	C dr 02.05.91	Eval:11-1
L 1630 Pi... Saveria f 30.01.1924	B ga 04.03.85	A 1979	C ga 21.04.86	Eval:11-1
L 2049 Qu... Salvatore m 10.06.1929	B ga 25.02.85* B2 ga 27.09.91	A (1973)	C ga 04.04.91	Eval:14-4
L 1985 Sc... Anton m 12.07.1923	B2 ga 20.02.85°*	A 1983	C ga 18.02.90	Eval:33-2
L 0862 Si... Iolanda f 09.01.1902	B dr 04.02.85*	A 1971	C dr 13.05.91	Eval:11-1
L 1515 Tz... Beatrice f 02.07.1909	B dr 01.05.85*	A 1980	C dr 24.10.91	Eval:13-2
L 2088 Vo... Beatrice f 07.07.1947	B dr 05.06.85*	A (1980)	C dr 01.11.90	Eval:11-1
#Patients = 20	#B = 21	#A = 10(10)	#C = 17, mort = 1	

Explications: * et ° indiquent les cas avec diapositives, radios analogues* ou digitalisées°, et les cas publiés (** ou °*).
L'année entre () indique que la première prothèse fut réalisée dans un autre hôpital.

Tableau V.
Liste de 20 reprises consécutives à partir du 01.01.1985, démontrant l'importance de l'évaluation globale en 3 chiffres. Étude multicentrique.

Dans notre exemple de l'étude en cours sur les 20 patients après reprise de prothèse, 12 avaient dépassé les 70 ans et dans la moitié des cas il s'agissait d'une première prothèse réalisée en dehors du service.
Un patient était mort, 8 patients présentaient un résultat excellent et 5 patients devaient être revus pour établir le devenir à 5 ans.
La seule estimation avec un chiffre 5 (infection possible) se révéla, 3 ans plus tard sur un coup de téléphone, comme bon.

Des trois chiffres 4 (descellement progressif) L 1072 s'estimait trop âgée pour une réopération, L 1324 se fit réopérer en 1993 malgré ses 82 ans, et L 2049 a subi un GIRDLESTONE en 1991.

Les trois chiffres 3 évalués par le chirurgien correspondent, pour le patient, à de bons résultats (chiffre 1 ou 2). Un contrôle d'ici 2 ans prouvera la progression ou non du descellement.

RÉSUMÉ

Pour évaluer une prothèse totale, les douleurs et la marche sont des données subjectives appréciées par le patient. La mobilité ne joue qu'un rôle minime, car des résultats catastrophiques après prothèse peuvent avoir une mobilité quasi normale.

Pour pouvoir évaluer globalement l'état actuel et le pronostic d'une prothèse, le chirurgien cotera sur les radiographies disponibles : le descellement inexistant (1), potentiel (2), léger (3), progressif (4) ou l'infection suspectée (5), au niveau du composant tant acétabulaire que fémoral.
Le troisième chiffre indiquera l'appréciation du résultat par le patient. Son estimation cotée sera : excellent (1), bon (2), moyen (3) ou mauvais (4).
Les 3 chiffres obtenus semblent pouvoir nous donner les renseignements essentiels d'une évaluation globale de la hanche.

BIBLIOGRAPHIE

1. AHNFELT L., HERBERTS P., MALCHAU H., STÖMBERG C., ANDERSSON G.B.J., Failure of THR in Sweden. A multicentric study. Scientific Exhibit at the 56th Annual Meeting of the AAOS, Las Vegas, 1989.

2. ANDERSSON G., Hip assessment : a comparison of nine different methods. J. Bone Joint Surg. 1972 ; 54-B : 621-625.

3. APLEY A., Editorial. An assessment of assessment. J. Bone Joint Surg. 1990 ; 72-B: 957-958.

4. GALANTE J., Editorial. The need for a standardized system for evaluating results of total hip surgery. J. Bone Joint Surg. 1985 ; 67-A : 511-512.

5. GRUEN T.A., McNEICE G.M., AMSTUTZ H.C., "Modes of failure" of cemented stem-type femoral components. A radiographic analysis of loosening. Clin. Orthop. (1979) ; 141 : 17-27.

6. JOHNSTON R.C., FITZGERALD R.H., HARRIS W.H., POSS R., MÜLLER M.E., SLEDGE C., Clinical and radiographic evaluation of total hip replacement. J. Bone Joint Surg. 1990 72-A : 161-168.

7. MERLE d'AUBIGNÉ R.M., Traitement chirurgical de la coxarthrie. SICOT 4e Congrès, Amsterdam, 1948 ; 240-247.

8. MERLE d'AUBIGNÉ R.M., CAUCHOIX J., RAMADIER J.V., Évaluation chiffrée de la fonction de la hanche. Application à l'étude des résultats des opérations mobilisatrices de la hanche. XXIVe Réunion Société Française d'Orthopédie, Rev. chir. orthop. (1949) ; 35 : 541-548.

9. MERLE d'AUBIGNÉ R.M., POSTEL M., Functional results of hip arthroplasty with acrylic prosthesis. J. Bone Joint Surg. 1954 ; 36-A : 451-475.

10. MÜLLER M.E., Lessons of 30 years of total hip arthroplasty. Clin. Orthop. (1992) 274 : 12-21.

11. MÜLLER M.E., SLEDGE C., POSS R., SCHATZKER J., ENGEL C., PATERSON D., Report of the SICOT Presidential Commission on Documentation and Evaluation. International Orthopaedics (SICOT) (1990) 14 : 221-229.

12. MÜLLER M.E. et al., Report of the SICOT Standing Committee on Documentation and Evaluation, IDES 1993. International Orthopaedics Supplement (1995).

L'IMPUTABILITÉ DE LA COXARTHROSE A UN TRAUMATISME

M. LEQUESNE, M. AZORIN, J. LAMOTTE

La coxarthrose d'origine traumatique représente 4 à 5 % de l'ensemble des coxarthroses, l'origine sportive par microtraumatismes (2 % des cas) étant dénombrée à part (8).

L'imputabilité médico-légale à un traumatisme a été reconnue depuis longtemps dès lors qu'une fracture régionale ou une luxation de la hanche attestait la réalité et la violence du choc.
Mais la coxarthrose par contusion, sans fracture ni luxation, a été longtemps niée ou méconnue.
C'est pour mettre fin à cette injustice que nous avons proposé, avec P. CASSAN, en 1976, des conditions médico-légales d'imputabilité pour ce type de coxarthrose (9).

On peut classer ainsi les traumatismes potentiellement responsables d'une future coxarthrose :

- luxation traumatique de la hanche
- fracture du cotyle
- luxation-fracture
- fracture du col fémoral
- autre fracture non articulaire de la région de la hanche
- contusion simple.

Dans les statistiques des orthopédistes, assez variables selon les séries, les traitements, etc., la coxarthrose survient dans 17 à 48,8 % des cas après de tels traumatismes, surtout les luxations-fractures (13).

I. LUXATION ET LUXATION-FRACTURE

1. Facteurs de gravité

Rappelons la classification de STEWART et MILFORD (15) :

- *Degré I :* luxation sans fracture ou avec une fracture minime, "lamellaire", du rebord cotyloïdien.
- *Degré II :* luxation avec au moins un gros fragment fracturaire, sans insuffisance cotyloïdienne majeure conséquente.

- *Degré III :* luxation avec fracture comminutive rendant le cotyle non contentif.
- *Degré IV :* luxation avec fracture du col ou de la tête du fémur.

La coxarthrose est d'autant plus fréquente que les lésions étaient plus sévères : avec un recul moyen de 14 ans (minimum 5 ans), sur 98 cas, HOUGAARD et coll. (5) constatent la coxarthrose dans :

- 25 % des cas du degré I
- 39 % du degré II
- 66-69 % des degrés III et IV.

Total tous degrés réunis : 38 %.

La série de RONG-SEN YANG et coll. (13) ne relève que 24 % de coxarthroses après luxation-fracture, mais son recul moyen n'est que de 7 ans et demi.
Cette sous-estimation s'explique par le caractère souvent très tardif de la coxarthrose post-traumatique dont la fréquence réelle ne peut être estimée qu'avec un long recul, comme nous allons le voir.

Tous les auteurs reconnaissent que le retard de la réduction de la luxation traumatique est un élément très péjoratif du pronostic, notamment au-delà de 24 heures de retard.

L'âge auquel la victime est touchée compte-t-il ?
Certains auteurs le nient (15), d'autres trouvent la coxarthrose post-traumatique plus fréquente chez les sujets de plus de 50 ans au moment de l'accident (6) ; cela semble dû aux dégâts anatomiques plus facilement sévères sur les structures osseuses et/ou cartilagineuses de l'adulte d'âge mûr ou avancé.
Cependant, UPADHYAY et coll. (16) trouvent plus de coxarthroses après traumatisme entre 31 et 40 ans qu'entre 41 et 60 ans : 38 % contre 25 %.
Il est vrai qu'il s'agit là de luxations sans fracture.
Nous allons voir que les conséquences lointaines en sont cependant importantes à connaître.

2. Caractère très tardif de la coxarthrose post-traumatique

La série sus-mentionnée d'UPADHYAY et coll. (16) est très instructive.
Elle porte sur 74 cas suivis pendant 4 à 30 ans (moyenne 14,6 ans).
La coxarthrose suit la luxation sans fracture dans 24 % des cas.
Mais sa date de survenue est très variable et peut être fort tardive.
Ces auteurs trouvent, suivant le recul :

- à 4 ans, 20 %
- à 10 ans, 25 %
- à 15 ans, 27 %
- à 20 ans et plus, 33 % de coxarthroses.

Pour comparaison, la nécrose de la tête fémorale est survenue ici dans 8 % des cas, comme cela était attendu.

La *nature du travail* repris par la victime semble compter dans le pronostic : les mineurs, travailleurs de force, ont 45 % de coxarthrose après luxation alors qu'on en rencontre 17 à 24 % chez les accidentés de la route.

Tous les auteurs retrouvent ce lent développement de la coxarthrose. Dans la série de RONG-SEN YANG et coll. (13), sur 96 cas de luxations avec ou sans fracture, suivis 7,5 ans en moyenne, la coxarthrose, survenue dans 24 % des cas, fut constatée entre 1 an et 13 ans après le traumatisme.
Là aussi, elle est plus fréquente chez les travailleurs de force.

A ce retard anatomo-radiographique s'ajoute souvent un retard clinique. La coxarthrose peut rester indolore pendant ses premières années de constitution. C'est ainsi que LEENEN et coll. (7), sur une série de 46 luxations-fractures suivies 6,5 ans en moyenne, constatent que les doléances liées à la coxarthrose secondaire commencent 4 à 17 ans après le traumatisme.

Ainsi, un intervalle libre, indolore, d'un grand nombre d'années est possible et ne constitue pas un obstacle à l'imputation médico-légale.

II. FRACTURES DU COL FÉMORAL FRACTURES RÉGIONALES EXTRA-ARTICULAIRES

Ici, c'est la *contusion* du cartilage qui joue le rôle principal.
Elle est cependant moins marquée et/ou moins fréquente que dans la luxation-fracture parce que la rupture osseuse et le déplacement du fragment distal absorbent l'impact.
Cela est évident dans les fractures sous-capitales où la coxarthrose ultérieure semble rare (contrairement à la nécrose) ; mais dans les fractures engrenées avec déplacement nul ou minime (fracture cervico-trochantérienne, fracture du grand trochanter), l'impact risque d'être beaucoup mieux transmis à la tête fémorale et au cartilage.

Il n'y a pas de chiffres précis disponibles à cet égard mais, pour l'imputabilité, on peut alors se reporter aux conditions que nous avons proposées pour la coxarthrose par contusion simple.

III. COXARTHROSE PAR CONTUSION SIMPLE

En 1976, avec Paul CASSAN, nous avons publié six observations de coxarthrose par contusion qui nous paraissaient établir l'existence même de cette forme de coxarthrose post-traumatique, puisque tous nos cas remplissaient les conditions d'imputabilité ci-dessous proposées et que, par précaution supplémentaire, pour cette série de démonstration, nous n'avions retenu que les sujets de moins de 35 ans au moment du début de la coxarthrose, pour être sûrs de ne pas prendre indûment en compte des coxarthroses primitives débutantes (9).

Radiographiquement, dans cette première série de cas choisis comme exemplaires, nous avons observé les premiers signes de coxarthrose 3 mois à 2 ans après la contusion (9).

Mais dans les cas habituels publiés depuis, ces signes peuvent n'apparaître qu'après des années : 5, 10, voire 15 ans, et souvent plus tardivement encore que dans les cas de luxation-fracture, où le traumatisme est plus sévère.
Il s'agit le plus souvent d'un pincement supérieur global de l'interligne, ou d'un pincement supéro-interne, avec ou sans ostéophytose au début. Parfois, l'ostéophytose est le seul signe, le pincement de l'interligne ne survenant que lentement, notamment chez les sujets jeunes.

Cliniquement, l'évolution se fait généralement en trois temps :

1. Douleur immédiate, ou différée de quelques semaines si le sujet a été alité après la contusion ; cette douleur dure quelques jours, quelques semaines, parfois quelques mois.

2. Intervalle libre indolore de quelques mois à quelques années, en moyenne cinq ans dans notre série initiale, mais parfois 10 ou 15 ans et plus dans certains cas observés depuis.

3. Douleur et boiterie chroniques de la coxarthrose constituée.

Les conditions médico-légales d'imputabilité

Nous avons proposé les conditions suivantes pour imputer une coxarthrose à une contusion simple sans fracture ni luxation (tableau I) et, depuis 15 ans, il semble qu'elles aient été acceptées par les experts et les tribunaux dans la plupart des cas (3, 14).

Lorsque toutes les conditions proposées sont réunies, on peut imputer la coxarthrose au traumatisme, quel que soit l'âge du patient.

Certains experts ont proposé d'atténuer la responsabilité du traumatisme chez l'adulte de plus de 60 ou 70 ans, mais cette proposition est discutable car l'arthrose n'est pas une fatalité survenant nécessairement avec l'âge.

CONDITIONS D'IMPUTABILITÉ D'UNE COXARTHROSE À UNE CONTUSION

1. *Contusion directe* (choc contre le grand trochanter) ou *indirecte* (choc du genou contre le tableau de bord, ou choc équivalent transmis par la diaphyse), ou mouvement forcé brutal (type grand écart) ou choc direct violent contre la région inguinale.

2. *Douleur* immédiate ou peu différée (repos), passagère.

3. *Coxarthrose* évoluant du côté contus.

4. *Cohérence chronologique* entre l'époque du traumatisme et le développement de l'image de coxarthrose.

5. *Sujet indemne* de signe de coxopathie préalable.

Tableau I.

Chacune des conditions du tableau I peut, en fait, se trouver en défaut, mais à des degrés variés et posant divers problèmes, sans faire conclure nécessairement à un rejet pur et simple.

1. *La contusion coxo-fémorale indirecte peut passer inaperçue* dans le tableau d'un polytraumatisme complexe comme celui des accidents de la circulation et notamment en cas de traumatisme prédominant d'un genou contre le tableau de bord.
La notion d'un hématome ou d'une ecchymose de la région de la hanche ou de la face externe de la cuisse ou du genou est importante et devrait toujours être notée sur le certificat médical initial.

2. *La douleur post-traumatique peut manquer,* ou être noyée parmi les douleurs multiples d'un polytraumatisme.
Une douleur coxo-fémorale (aine, fesse, région trochantérienne, cuisse) ou référée au genou, parfois seul douloureux, même *différée,* a une grande valeur si elle survient dans un délai assez bref, c'est-à-dire dans les deux mois suivant l'accident ou dans le mois qui suit la reprise de la déambulation chez un sujet qui a dû être alité.
Mais cette douleur immédiate ou peu différée peut manquer totalement lorsqu'elle est masquée par l'alitement, la traction-suspension ou la privation d'appui par usage de cannes-béquilles, traitement nécessité par les autres lésions.

Dans ce cas, la contusion coxo-fémorale elle-même peut demeurer indolore et passer inaperçue ; le blessé entre, lors de sa convalescence, directement dans la période silencieuse qui peut durer des mois ou des années avant l'apparition de la douleur chronique.
Dans ce cas, peut-on imputer au traumatisme la douleur ainsi découverte un à quinze ans plus tard ? Oui, si les autres conditions sont remplies.

3. *L'unilatéralité* est habituelle.
Cependant, on peut imaginer exceptionnellement une coxarthrose bilatérale après contusion des deux genoux à la fois contre le tableau de bord ou après une chute verticale sur les deux talons, membres inférieurs tendus (accident d'ascenseur).

4. *La cohérence* du développement de *l'image* de coxarthrose par rapport à la *date* du traumatisme est très importante et indispensable. Elle permet dans bien des cas de se passer du cliché initial, qui manque souvent.
Certes, il faut demander à tous les médecins et chirurgiens de faire dorénavant un tel cliché du bassin de face dans tout traumatisme du genou type tableau de bord et dans toute contusion du bassin ou du grand trochanter mais, dans les traumatismes complexes ou lorsque rien n'attire l'attention sur la hanche au début, ce cliché initial fait souvent défaut.
L'expert devra alors se fonder sur son habitude d'estimer l'ancienneté probable de telle coxarthrose d'après son image radiographique, pour savoir si son développement est compatible avec un point de départ traumatique x mois ou années plus tôt, par contusion simple.

5. Enfin, on ne peut pas exiger non plus du blessé qu'il apporte la preuve de *l'absence de coxopathie préalable,* dans tous les cas.
On devra seulement l'interroger attentivement à la recherche d'antécédents éventuels de souffrance coxo-fémorale ainsi que sur ses activités sportives avant l'accident.
On fera des clichés du bassin de face et de faux profil pour éliminer les malformations coxarthrogènes : dysplasie, subluxation, coxa plana, coxa retrorsa.
Cependant, un sujet de moins de 60 ans atteint de l'une de ces dysmorphies, *non arthrosée au moment du traumatisme,* peut présenter une coxarthrose post-contusive authentique qui devra être reconnue comme telle si elle débute radio-graphiquement dans les cinq ans qui suivent le traumatisme.

Parmi les 5 conditions proposées, seule la réalité du traumatisme et les conditions 3 et 4 sont exigibles sans réserve.

La condition 2 peut manquer et, concernant les conditions 1 et 5, on peut, si les autres conditions sont remplies, se contenter d'une haute probabilité.

Cependant, afin que disparaissent les lacunes trop fréquentes des conditions d'imputabilité, nous insistons pour :

1. Que tout hématome, toute ecchymose, toute plaie attestant une contusion soient notées sur le certificat médical initial, *même lorsque prédominent des lésions plus graves ailleurs.*

2. Que tout blessé victime d'une contusion coxo-fémorale certaine ou probable subisse systématiquement tous les six mois pendant deux ou trois ans une radiographie du bassin, même s'il ne souffre pas, la nécrose ou la coxarthrose post-contusives pouvant rester longtemps indolores.

IV. AGGRAVATION OU ACCÉLÉRATION D'UNE COXARTHROSE PRÉEXISTANTE PAR UN TRAUMATISME

Ce cas de figure, non ou mal envisagé jusqu'à présent dans les textes scientifiques, est probablement le plus difficile à bien gérer pour l'expert.

L'appréciation de la gêne fonctionnelle supplémentaire due au traumatisme ne peut résulter que de la bonne connaissance de l'état algo-fonctionnel avant l'accident.

Or, si bien des rhumatologues utilisent maintenant pour le suivi de leurs coxarthrosiques l'indice algo-fonctionnel des coxopathies que nous avons établi et validé depuis dix ans (Tableau II) et publié en 1987 et 1990 (10, 11), il n'en va pas de même des médecins généralistes.
Dans ces cas, force sera de recourir soit aux quelques notes prises à cet égard avant le traumatisme, soit, à défaut, aux souvenirs de la victime, qui a cependant intérêt à minimiser son état antérieur.

Quant aux signes radiographiques, ils ne sont pas parallèles à la gêne et à la douleur, et ne pourront être décisifs qu'en cas de passage à une coxarthrose destructrice rapide (CDR) post-traumatique.

On peut faire intervenir ici utilement la distinction bien décrite par R. BARROT et N. NICOURT entre aggravation et accélération (2).

INDICE ALGO-FONCTIONNEL DES COXOPATHIES (IAFC) (10, 11)

	Points
I. Douleur ou gêne	
A. La nuit au lit :	
- aux mouvements, ou selon posture	1
- même immobile	2
B. Le matin lors du dérouillage :	
- pendant 1 à 15 minutes	1
- pendant plus de 15 minutes	2
C. Lors de la station debout ou du piétinement pendant l /2 h	1
D. Lors de la marche :	
- seulement après quelque distance	1
- ou très rapidement et de façon croissante	2
E. Lors de la station assise prolongée (2 heures) sans se relever :	1
II. Périmètre de marche maximale (y compris en consentant à souffrir)	
- Limité mais supérieur à 1 km	1
- Environ 1 km (environ 15 min)	2
- 500 à 900 m (environ 8 à 15 min)	3
- 300 à 500 m	4
- 100 à 300 m	5
- Moins de 100 m	6
- Une canne ou une canne-béquille	+ 1
- Deux cannes ou cannes-béquilles nécessaires	+ 2
III. Difficultés de la vie quotidienne	
- Mettre ses chaussettes par devant	0 à 2
- Ramasser un objet à terre	0 à 2
- Monter et descendre un étage	0 à 2
- Sortir d'une voiture, d'un fauteuil profond	0 à 2
Seulement pour l'indication opératoire chez les femmes en activité génitale :	
IV. Retentissement sur l'activité sexuelle	0 à 2

Cotation III et IV :

Pas de difficulté : 0
Possible avec difficulté : 1 (ou 0,5 ou 1,5 suivant le degré)
Impossible : 2

Tableau II.

1. ***L'aggravation*** *est, selon sa définition générale, un processus par lequel un état pathologique présente une sémiologie de même nature qu'auparavant, mais plus accentuée.*

C'est en somme l'accentuation, à peu près stabilisée à un certain niveau, quelque temps après le traumatisme, de la douleur et/ou de la gêne fonctionnelle.
On passe, par ex., de 7 points dans notre indice à 11 points (Tableau I).

A défaut d'indice bien établi, il convient dans ces cas de recueillir auprès du médecin traitant, voire du blessé, les renseignements permettant de reconstituer approximativement le score de l'indice algo-fonctionnel avant le traumatisme.
La différence entre les deux scores avant-après facilite la mesure des conséquences de l'accident (Tableau III).

Certains ont proposé de diviser par deux la différence entre les taux d'IPP avant et après pour tenir compte de l'évolution naturelle de la coxarthrose vers l'aggravation, mais cette évolution est généralement très lente et ne saurait intervenir notablement sur un an par exemple (1).

DEGRÉ DE LA GÊNE FONCTIONNELLE SELON LE SCORE DE L'IAFC

Score	***Gêne fonctionnelle***
Plus de 14 points	**Extrême, presque insupportable**
11, 12, 13 points	**Très importante**
8, 9, 10 points	**Importante**
5, 6, 7 points	**Moyenne**
1 à 4 points	**Modeste ou minime**

Tableau III.

2. ***L'accélération*** *est la réduction de la durée de la santé relative.*
Ce sera ici le passage d'une coxarthrose commune à une coxarthrose rapide (CDR).

Dans la coxarthrose commune, le pincement de l'interligne articulaire augmente de 0,22 mm par an en moyenne (intervalle de confiance à 95 %: 0 à 0,68 mm par an), ce que l'expert pourra vérifier sur les radiographies antérieures.
La mesure de l'interligne au site du pincement maximal est facile avec un compas à pointes sèches reportées sur une réglette millimétrée, et se fait au quart de millimètre près.

La CDR, qui est rare, représentant à peine 1 à 2 % des coxarthroses, peut se déclencher après un traumatisme comme une coxarthrose *secondairement* destructrice rapide.

Le pincement y progresse de 2 mm par an au minimum, ce qui va de pair avec une nette aggravation algo-fonctionnelle immédiate ou peu retardée (quelques mois).
Ici, les conditions médico-légales d'imputabilité reposent donc sur ces mesures radiographiques.

Il sera nécessaire de quantifier approximativement le téléscopage chronologique ayant abrégé le temps de bonne santé relative du patient par rapport à l'évolution habituelle de la pathologie en cause dans sa forme commune.

LES CHAÎNONS PHYSIOPATHOLOGIQUES DE LA COXARTHROSE PAR CONTUSION

Qu'il s'agisse de fracture, de luxation, de luxation-fracture ou de contusion simple, c'est la lacération ou la contusion du cartilage articulaire qui détermine l'arthrose ultérieure.

Le modèle expérimental de GÉDÉON, repris par MAZIÈRES (4), est tout à fait probant et explique bien la coxarthrose par contusion simple, sans fracture ni luxation, parfaitement reproductible chez l'animal.
Les lésions sont les mêmes qu'en pathologie humaine.
Elles ne se développent que lentement, après plusieurs semaines ou mois d'évolution.

D'abord circonscrites au site du choc maximal, les lésions du cartilage articulaire (oedème de la matrice, possibles ruptures des fibres collagènes, puis dégénérescence et nécrose des chondrocytes) s'étendent au fil des mois à l'ensemble de la surface du cartilage articulaire. L'arthrose est achevée en six mois sur le genou expérimentalement contus du lapin.

Des chaînons physiopathologiques entrent en jeu : la nécrose chondrocytaire libère des enzymes protéolytiques et chondrolytiques qui créent, de plus, un certain degré d'inflammation synoviale secondaire. L'articulation réagit comme un tout, avec échanges d'informations tissulaires par médiateurs chimiques dont beaucoup sont pathogènes, ceci même à partir d'une contusion simple, à condition que l'impact soit suffisamment vif et situé en plein cartilage.

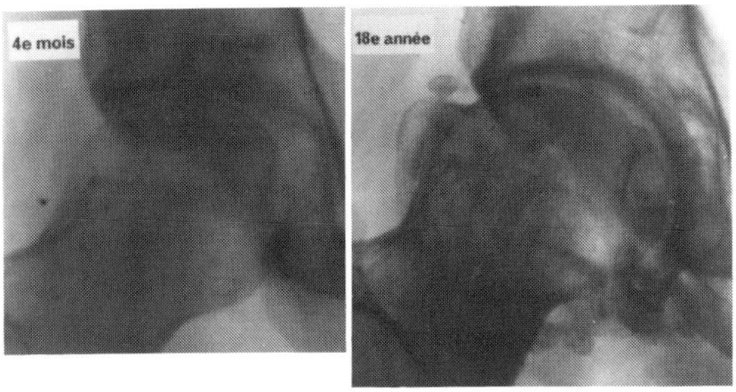

Figure 1.
Homme de 22 ans ayant fait une violente chute sur la glace sur le grand trochanter droit.
a. Quatre mois plus tard, il a déjà un pincement global de l'interligne supérieur et une géode du toit du cotyle.
b. L'évolution est lente : à la 18ème année, l'ostéophytose exubérante domine, le pincement de l'interligne n'est pas encore total.

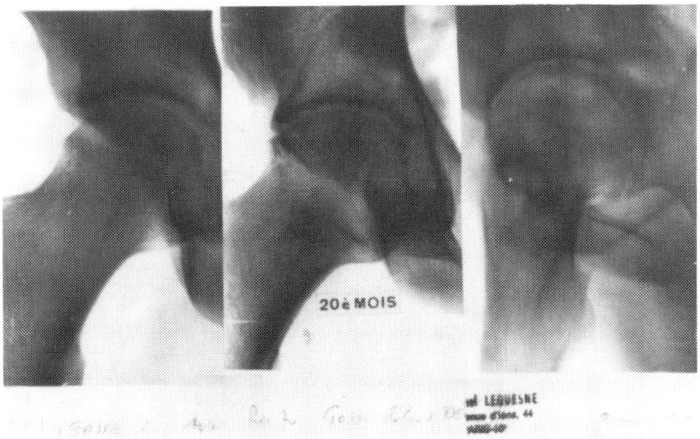

Figure 2.
Un grand écart forcé brusque crée une douleur de hanche droite durable chez ce géologue de 25 ans.
a. Au cinquième mois, image normale à l'exception d'une petite ostéophytose à la jonction tête-col supéro-externe.
b. Au vingtième mois, coxarthrose certaine avec pincement supérieur global tout-à-fait insolite à 27 ans, sans dysmorphie causale.
c. Le faux profil confirme le pincement antéro-supérieur et révèle une ostéophytose inféro-postérieure.

BIBLIOGRAPHIE

1. AMOR B., Traumatismes et arthrose, 665-676. In : L. DÉROBERT, *La réparation juridique du dommage corporel,* Paris, Flammarion Médecine Sciences, 1989.

2. BARROT R., Le lien de causalité, 283-289. In : *Le dommage corporel et sa compensation,* LITEC, Paris, 1988.

3. FLOQUET J., Application des critères d'imputabilité de LEQUESNE et CASSAN en matière de coxopathie post-contusive. A propos d'une expertise judiciaire civile. Mémoire pour l'attestation d'études universitaires de réparation juridique du dommage corporel. Collège de Méd. légale, Fac. Alexis CARREL, Lyon, 1990.

4. GÉDÉON P., MAZIÈRES B., FICAT P., Un nouveau modèle d'arthrose expérimentale : la contusion du cartilage. Étude expérimentale et clinique. Rev. Rhum. Mal. Ostéoartic., 1978, 45, 401-408.

5. HOUGAARD K., THOMSEN P.B., Coxarthrosis following traumatic posterior dislocation of the hip. J. Bone Joint Surg., 1987, 69A, 679-683 .

6. HUNTER G.A., Posterior dislocation and fracture-dislocation of the hip. A review of 57 patients, J. Bone Joint Surg., 1969, 51B, 38-44.

7. LEENEN L.P., VAN DER WERKEN C., Traumatic posterior luxation of the hip. Netherl. J. Surg., 1990, 42, 136-139.

8. LEQUESNE M., Les coxarthroses. Notions statistiques et étiologiques. Rev. Prat., 1974, 24, 4261-4270.

9. LEQUESNE M., CASSAN P., La coxarthrose par contusion. Rev. Rhum. Mal.Ostéoartic. 1976, 43, 61-68 .

10. LEQUESNE M., MÉRY C., SAMSON M., GÉRARD P., Indices of severity for osteoarthritis of the hip and knee. Validation. Value in comparison with other assessment tests. Scand. J. Rheumatol., 1987, suppl. 65, 85-89.

11. LEQUESNE M. , SAMSON M., GÉRARD P., MÉRY C., Indices algo-fonctionnels pour le suivi des arthroses de la hanche et du genou. Rev. Rhum. Mal. Ostéoartic., 1990, 57 (9 bis), 32S-36S.

12. MAZIÈRES B., ARLET J., Contusion du cartilage et arthrose postcontusive, 1-7. In : J. RODINEAU et L. SIMON, *Microtraumatologie du sport et surmenage articulaire.* Paris, Masson, 1987.

13. RONG-SEN YANG, YANG-HWEI TSUANG, YI-SHIONG HANG, TANG-KUE LIU, Traumatic dislocation of the hip. Clin. Orthop., 1991, 265, 218-227.

14. SÈZE M. de, MONTERO C., Observation privilégiée de coxarthrose post-traumatique. Rev. Rhum. Mal. Ostéoartic., 1976, 43, 146-147.

15. STEWART M.J., MILFORD L.W., Fracture dislocation of the hip. An end-result study. J. Bone Joint Surg., 1954, 36A, 315-342.

16. UPADHYAY S., MOULTON A., SRIKRISHNAMURTHY K., An analysis of the late effects of traumatic posterior dislocation of the hip without fractures. J. Bone Joint Surg., 1983, 65B, 150-152.

HANCHE
ET
ACCIDENTS DE VOITURE

ASPECT BIOMÉCANIQUE ET SÉCURITÉ PASSIVE

P. DE BACKER

1. INTRODUCTION

Les traumatismes de la hanche surviennent assez fréquemment lors des accidents de la circulation. Par expérience, nous savons que ceux-ci concernent aussi bien les piétons *(sécurité passive extérieure)* que les occupants d'un véhicule automobile *(sécurité passive intérieure)*.

Une description détaillée des lésions orthopédiques à ce niveau et de leurs complications a déjà été abordée dans les autres chapitres, nous nous limiterons dès lors à l'aspect exclusivement biomécanique.

En d'autres termes, nous tenterons d'établir le lien entre la cause (l'accident de circulation) et le dommage corporel qui en résulte (traumatisme de la hanche).
Cette manière de remonter aux sources du mécanisme lésionnel permet d'examiner les questions de l'imputabilité et du lien de causalité, chères aux juristes.

Le passager d'une voiture se trouve dans une configuration bien définie au moment du fait accidentel, à savoir la position assise.
Ceci nous amène à rappeler que le centre de gravité d'une personne assise se situe au niveau du bassin.

La hanche est le point d'intersection des axes du torse et de la cuisse *(point H)* (Fig. 1).
Ajoutons que le point de référence de place assise *(Seating Reference Point ISO 6549 : législation américaine et réglementations européennes ou point R)* définit la position du point H dans la position normale de conduite la plus reculée (BOSCH).

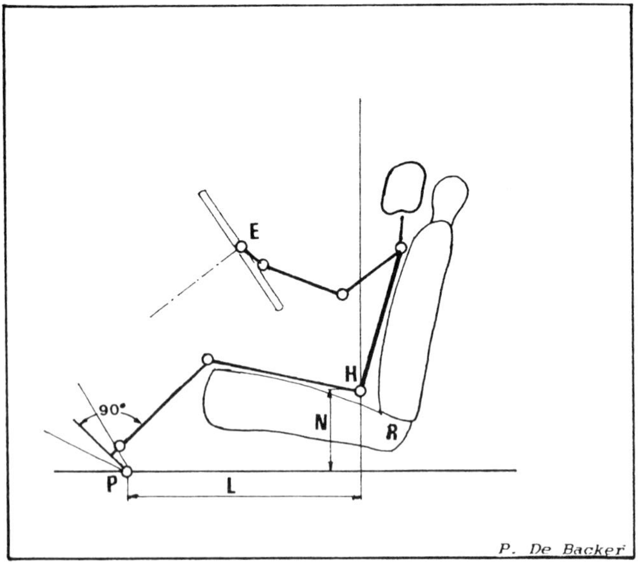

Figure 1. Paramètres pour la définition de la position de conduite dans une voiture.

H : Point d'intersection des axes du torse et de la cuisse
N : Distance du point H au plan horizontal (véhicule)
L : Distance du point H au talon
P : Accelerator Heel Point (A.H.P.), pédale d'accélération en position médiane
R : Seating Reference Point
E : Position normale de la main (la paume est posée à hauteur du centre du volant).

Afin d'analyser plus finement le ou les mécanismes lésionnels, nous reprenons la classification impactologique.
D'une façon très simplifiée, on distingue 3 types de collision d'après l'emplacement du choc (P.D.O.F.) :

- les collisions *frontales* (+/- 60 %),
- les chocs *par l'arrière* (20 à 25 %),
- les impacts *latéraux* (15 à 20 %).

Les traumatismes de la hanche peuvent survenir lors d'un choc frontal, mais également lors d'un impact latéral.

De manière conventionnelle, nous établissons la limite entre le choc frontal et le choc latéral à 30°, en d'autres termes un choc frontal comprend l'ensemble des chocs de 11 heures à 1 heure (soit de - 30° à + 30°) et les collisions latérales s'étendent de 1 à 5 heures et de 7 à 11 heures (soit de 30° à 150° à droite et de 210° à 330° à gauche).

2. CHOCS FRONTAUX

2.1. Première collision

Ce type d'accident se produit classiquement entre un véhicule percuteur et un obstacle fixe (poteau, fossé...) ou un autre mobile.

Le premier véhicule subit de ce fait une décélération brutale et il est stoppé après avoir éventuellement parcouru une certaine distance *(l'échappement de la voiture).*

La déformation de la carrosserie et les structures absorbantes permettent d'atténuer la violence de l'impact pour les passagers *(dissipation d'énergie cinétique)* (Fig. 2).

Le heurt d'un véhicule contre un obstacle est qualifié de première collision (VIANO et LAU).

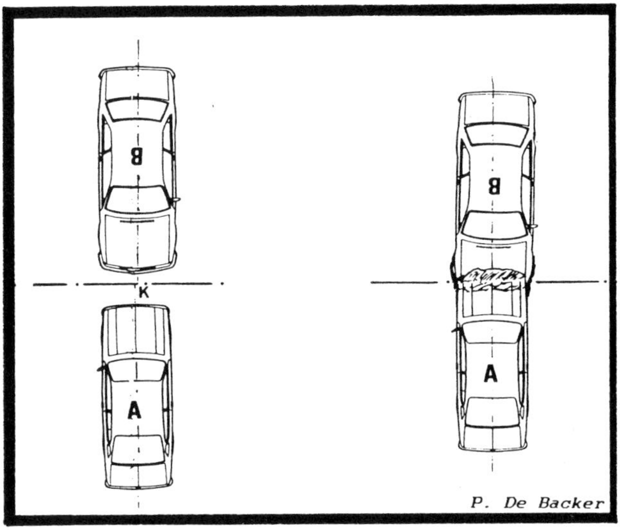

Figure 2. Collision frontale centrée.

La collision frontale se fait entre deux voitures ayant environ la même quantité de mouvement. Comme les centres de gravité sont situés derrière la zone de choc il n'y a aucun mouvement tournant. Le choc est simplement frontal pour les passagers.

2.2. Deuxième collision

Obéissant à la première loi de NEWTON, les occupants continuent à se mouvoir à la vitesse initiale de leur engin *(vitesse pré-crash)* jusqu'à ce

qu'ils soient arrêtés par la structure antérieure des parois internes de leur véhicule.
Cette deuxième collision se produit environ 120 ms (en relation avec le delta V) après le crash de la carrosserie (EVANS).

2.2.1. Le conducteur

On admet que dans un premier temps un conducteur non ceinturé glisse vers l'avant du siège, ce qui provoque généralement un choc au niveau des genoux.

La tête heurte alors le pare-brise ou le haut du volant, tandis que le thorax et l'abdomen s'écrasent contre le volant.

Le centre de gravité étant situé au niveau du bassin, le haut du corps pivote autour de cet axe (le soulèvement arrière du véhicule favorise également cette rotation), la tête pouvant, selon la vitesse du choc, passer à travers le pare-brise.

Si nous examinons les contraintes exercées au niveau de la hanche, il faut prendre en considération le fait qu'un conducteur attentif a le plus souvent le réflexe de se cramponner au volant et d'appuyer sur la pédale de frein.
Ceci a pour effet d'empêcher ou du moins de freiner sa vitesse d'impact contre le tableau de bord.
Une décélération est réalisée par l'addition de la force des bras et des jambes à laquelle il faut ajouter un coefficient de frottement entre le siège et l'occupant.

Le glissement est encore un phénomène imparfaitement compris (transformation de l'énergie cinétique en énergie thermique).
Les forces de frottement dépendent notamment du poids de l'occupant (duquel on soustrait une partie du poids des membres inférieurs), de la forme et de la nature des surfaces respectives... (KANE et STERNHEIM), mais l'étendue de la surface n'intervient pas (de GENNES citant une observation de Léonard de VINCI sur la force seuil).
En outre, lors du port de la ceinture de sécurité, il existe un frottement et une compression par le glissement partiel sous la sangle pelvienne.

On estime qu'un impact au niveau des genoux réduit la vitesse d'un tiers (Fig. 3).

Lors d'un dépassement de la résistance musculaire, la réduction de la vitesse s'achève malheureusement par l'écrasement du thorax et/ou de la tête contre l'instrumentation de bord.

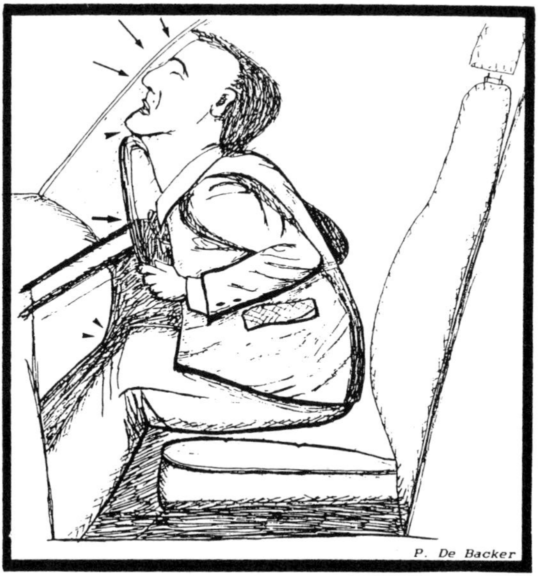

Figure 3. Impact frontal d'un conducteur non-ceinturé.

Le conducteur non attaché s'aplatit le cou sur le haut du volant et/ou il heurte le pare-brise. Il est soulevé de son siège. Les mains cramponnées au volant lui permettent cependant d'amoindrir la violence de l'impact.
La trajectoire se modifie et le volant devient le centre de rotation. Le conducteur peut également cogner les genoux contre le bord inférieur du tableau de bord.
La force de projection vers l'avant s'applique à la hauteur du centre de gravité.

Suivant l'intensité et la direction de la force ainsi que la position des membres inférieurs au moment du choc, on observera différents traumatismes de la hanche.

Lorsque la hanche est fléchie à 60-70°, ce qui est généralement le cas dans une voiture, sans abduction ni adduction, un choc appliqué dans l'axe de la diaphyse fémorale (impact des genoux contre le tableau de bord) aura pour effet de provoquer une fracture de la paroi postéro-supérieure du cotyle.

Dans le même cas de figure, une légère abduction de la hanche (gauche par exemple lors du repos de ce membre) favorise une fracture de la colonne ilio-ischiatique.

Les autres lésions associées comme l'atteinte du nerf sciatique ou les lésions des parties molles n'appellent pas de commentaires.

2.2.2. Le passager avant droit

En ce qui concerne le passager avant droit, il faut noter que ce dernier a ordinairement les membres inférieurs étendus ou semi-allongés en état de relâchement musculaire.
La transmission des pressions s'opérera donc dans l'axe du membre à travers la plante des pieds.
Ceci explique peut-être la moindre fréquence des atteintes du genou en chiffres absolus chez les passagers avant, toutes lésions confondues (22 % chez le conducteur contre 13 % chez le passager avant droit) (HUELKE).

Précisons également que les femmes ont pour habitude de croiser les jambes (hanche en flexion-adduction). Cette position a pour effet de favoriser une luxation de la tête fémorale en arrière du sourcil cotyloïdien en cas d'impact de la rotule contre le tableau de bord.
Une fracture associée de la tête fémorale ou du col fémoral est possible.

2.2.3. Les occupants arrière

L'éloignement "relatif" des occupants arrière par rapport à l'impact initial tend erronément à nous faire croire qu'ils bénéficient d'une meilleure protection en cas de collision frontale. En fait, ce sont aussi des victimes potentielles.
Les lois de NEWTON s'appliquant de la même manière à l'avant et à l'arrière d'un véhicule, les risques sont en fait équivalents (mis à part le risque d'intrusion).

En raison de l'espace réduit, les traumatismes de hanche seront directement imputables à un choc des genoux contre le dos du siège avant.

2.3. Les moyens de protection

D'une facon non exhaustive, nous reprenons ci-dessous les principaux facteurs de protection de la hanche.

2.3.1. La ceinture de sécurité

Maintes études ont montré que la ceinture de sécurité à trois points, en empêchant le glissement du bassin vers l'avant, diminue à la fois la fréquence et la gravité des lésions (bassin + membres inférieurs à l'exception du pied et de la cheville).

Le brin sous-abdominal prend appui sur les épines iliaques antérieures et se bloque quasiment sans déroulement (effet de dévidement) comme cela survient pour la sangle thoracique non munie de prétenseur.

2.3.2. L'airbag frontal

L'airbag n'a pas d'influence à ce niveau inférieur ; par contre le fait qu'il assure une protection supplémentaire et relativement efficace de la tête, du cou, du thorax et de l'abdomen va, par sa généralisation croissante, aller de pair avec une augmentation relative du nombre de lésions des membres inférieurs.

2.3.3. Le siège anti-plongée

Une déclivité postérieure, une longueur d'assise suffisante et un revêtement non glissant constituent quelques paramètres essentiels et complémentaires de la ceinture de sécurité.

Peu de constructeurs se sont jusqu'à présent souciés de cet état de chose. Ceci explique sans doute en partie qu'un pourcent des automobilistes français ont jugé nécessaire (et à notre sens à juste titre) de remplacer les sièges de leur voiture par des fauteuils ergonomiques.

Outre l'assise, le réglage en hauteur et dans le plan horizontal influence grandement l'évitement des lésions de la hanche.

2.3.4. Pare-genoux

Nous ne disposons pas encore d'études d'un quelconque effet protecteur à ce niveau.

2.4. Imputabilité

La présence de séquelles pose inévitablement le problème litigieux et parfois épineux de l'imputabilité en médecine légale.

- Dans un premier temps :

  il faut écarter un état antérieur et à ce titre l'examen de tout document radiographique ou autre permettra dans la plupart des cas de trancher cette question.

- Dans un deuxième temps :

  il faut affirmer ou infirmer le port de la ceinture de sécurité.

  En effet, l'obligation légale de son port est entrée en vigueur dans la majorité des pays européens (en Belgique depuis 1975 pour les places avant et 1991 pour les places arrière ; en

France depuis 1979 pour les places avant et 1990 pour les places arrière et enfin en Suisse depuis 1981).

Du point de vue juridique, l'apparition ou l'aggravation de lésions en raison du non-port de la ceinture de sécurité peut entraîner, selon la législation en vigueur, un partage de responsabilité.

Les systèmes récents de sécurité passive (ceinture à rétraction active et siège anti-plongée) empêchent ou à tout le moins atténuent la gravité des traumatismes de la hanche.

L'analyse des études rétrospectives des accidentés de la route et les essais réalisés à l'aide de mannequins permettent de dégager des algorithmes lésionnels.

Ces notions doivent logiquement s'interpréter avec prudence en fonction du type de voiture (la masse respective des véhicules, l'ergonomie interne en relation avec la taille des occupants), de la vitesse de l'impact (delta V), des habitudes de réglage du siège (domaine de la sécurité active), de l'âge de la victime (fragilisation du col du fémur), etc...

Dans le même ordre d'idées, les normes techniques américaines de 1993 (et européennes à partir de 1998) fixent à 1000 daN la limite de l'effort qui est tolérable au niveau du fémur-bassin du conducteur.

Rappelons enfin l'intérêt de procéder systématiquement à un examen microscopique de la sangle de la ceinture après un accident ayant entraîné des dégâts corporels.

- Dans un troisième temps :

il faut éventuellement examiner la question de la validité du port de la ceinture.

Le sous-marinage dû à une ceinture mal ajustée (par exemple vrillée ou bloquée par une pince) ou à la mauvaise qualité du siège (revêtement en cuir dur et lisse, recouvrement par un couvre-siège en billes de bois ou en boules synthétiques, manque d'incurvation postérieure...) favorise incontestatablement l'apparition ou l'aggravation de lésions aux membres inférieurs et au bassin (Fig. 4).
L'angle pelvien critique est de 26.4° (au-delà on risque une accentuation de l'effet de sous-marinage (KRAMER).

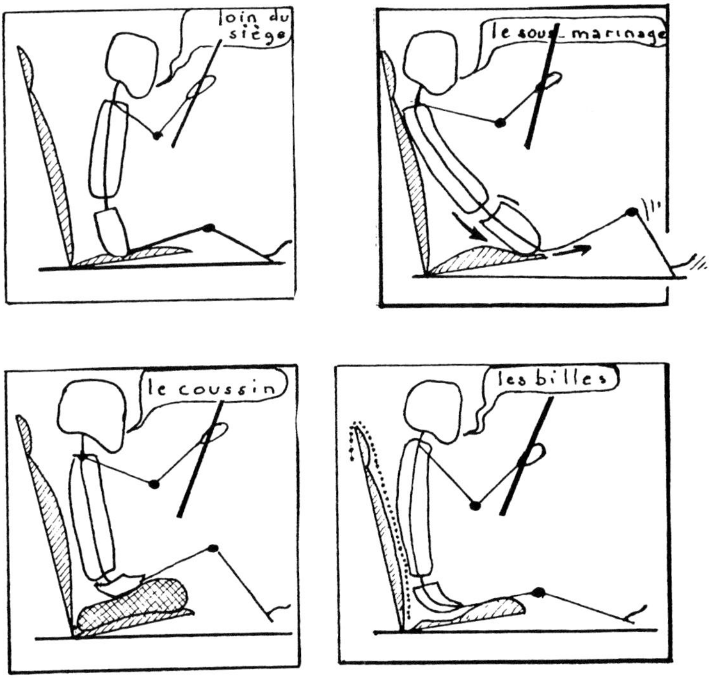

Figure 4. Sous-marinage.

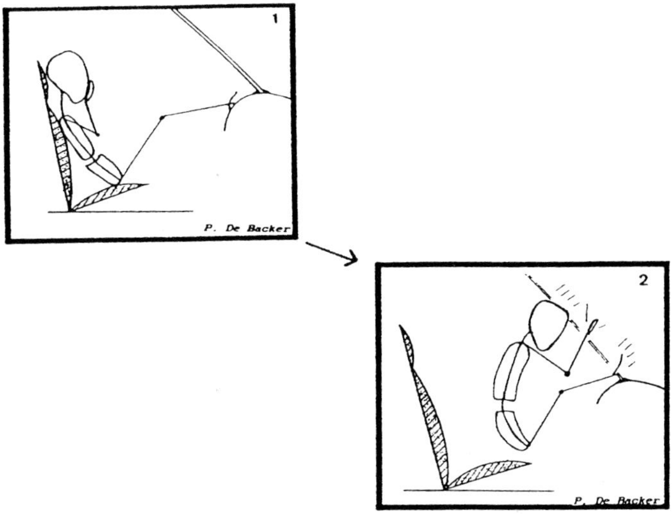

Figure 5. Danger de la position "en hamac".

A titre d'exemple, le bon sens indique qu'intercaler un coussin sur le siège favorise le glissement du bassin vers l'avant sous la sangle abdominale.

Un phénomène analogue risque de se produire dans le cas d'une inclinaison exagérée du dossier.

La jurisprudence belge considère que la façon de placer la ceinture importe tout autant que de la mettre ; ceci a été confirmé à plusieurs reprises (Cass. du 11-04-79, Pol. de Liège du 06-01-86, Civ. de Tongres du 13-01-88...).

Nous passons sous silence les positions pour le moins fantaisistes de certains comme le fait de s'allonger en posant les pieds sur le tableau de bord ou même sur la vitre entrouverte...(Fig. 5).

3. CHOCS LATÉRAUX

3.1. Première collision

Elle se produit par la percussion d'un autre mobile ou par empalement latéral suite à un dérapage.

Ce type d'accident justifie pleinement sa sinistre réputation, car si les chocs latéraux surviennent dans à peine 20 % des cas, ils sont responsables de 36 % des accidents avec blessés graves ou tués.

Il est capital de différencier un choc homolatéral d'un hétérolatéral.

L'intrusion par déformation des portières explique les chiffres précédents (distance de 15 cm contre 1,50 m pour un choc à l'avant).
Notons que le risque d'intrusion est habituellement exprimé en pourcentage, mais il n'existe à ce jour aucune norme officielle (ADAC).

3.2. Deuxième collision

Un impact latéral a pour effet, selon la première loi de NEWTON, d'induire la translation d'un occupant contre la paroi latérale.

Les fractures pelviennes sont en moyenne deux fois plus fréquentes en cas de choc latéral (56 % pour les chocs latéraux contre 25 % pour les chocs frontaux) (SIEGEL et al.).

Ceci ne nous surprend pas à l'étude des hauteurs comparées des pare-chocs et de l'assise postérieure des sièges.

Les pare-chocs sont situés dans une fourchette de 35 à 65 cm de hauteur et le fond des sièges se trouve entre 45 et 77 cm (ces mesures varient fortement d'un coupé à un monocorps).
On constate à la lecture de ces chiffres que le bassin se place en position à peine surélevée par rapport aux pare-chocs. Il est fort logique qu'il "encaisse" directement le choc.

Si on examine de manière spécifique les lésions au niveau de la hanche, on observe peu d'atteintes de celle-ci lors d'un choc latéral (lésions acétabulaires : 2 % en cas de choc latéral contre 12 à 40 % en cas de choc frontal) (SIEGEL et al.).
Une atteinte traumatique de la hanche lors d'un choc latéral est donc peu fréquente.

Les quelques lésions de hanche observées lors d'une collision latérale s'expliquent, à notre sens, par la décélération frontale produite de manière indirecte par un impact latéral contre un véhicule en mouvement (Fig. 6).

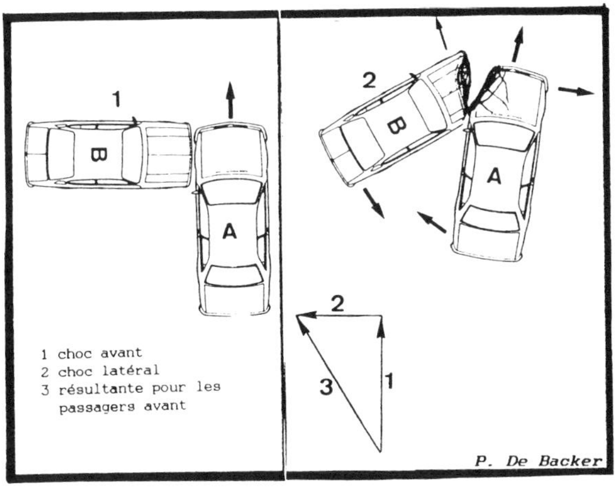

Figure 6. Collision latérale.
La voiture avance au moment où elle est bousculée par l'avant gauche.

3.3. Les moyens de protection

De la même manière que nous l'avons vu pour les chocs frontaux, examinons les différentes possibilités de protection.

3.3.1. La ceinture de sécurité

Il ressort de l'ensemble des études parues à ce sujet, une absence totale de protection de la ceinture concernant le bassin osseux.

A l'inverse, on peut énoncer que la ceinture permettrait d'éliminer les traumatismes de la hanche en cas d'impact latéral contre un véhicule en mouvement.

3.3.2. Les airbags latéraux

À la différence d'un airbag frontal, un airbag latéral ne doit pas amortir le choc des occupants, mais prévenir leur accélération en direction de la portière et/ou de la vitre latérale (l'activation de ce système est 10 fois plus rapide que le déclenchement d'un airbag frontal).

Ces éléments ont pour fonction de réduire le déplacement latéral de la tête et selon les modèles, du thorax.
Ils n'assurent de ce fait aucune protection spécifique au niveau de la hanche.

3.3.3. Les renforts latéraux de portière

La conception d'une porte massive serait négative du point de vue de la dissipation d'énergie. Pour cette raison, les constructeurs ont prévu l'installation d'une ou plusieurs barres en aciers spéciaux (empêchant ou limitant l'intrusion).

En réponse aux nouvelles normes américaines (1993), certains fabricants développent des structures de dissipation d'énergie au niveau des montants de la carrosserie (exemple du *Side Impact Protection System de VOLVO).*

3.3.4. Les soutiens latéraux du siège

Le siège "baquet" ou "ergonomique" a un rôle essentiel au niveau du bassin en prévenant le mouvement de translation contre la portière (ou l'accoudoir central selon le point d'origine du choc).

Les renforts latéraux du siège ne modifient pas fondamentalement la prévention des traumatismes de la hanche.

3.4. Imputabilité

Comme nous l'avons décrit précédemment, une lésion isolée de la hanche ne peut survenir que si le véhicule percuté était en mouvement lors du choc.
Dans ce cas de figure, la ceinture de sécurité exerce un effet protecteur.

D'une façon plus générale, les chocs latéraux provoquent des traumatismes du bassin et du fémur dont les séquelles auront un retentissement sur la hanche.

Outre la masse, la vitesse et la forme des véhicules en présence, il est impératif de disposer de photographies de l'extérieur et de l'intérieur du mobile percuté.

En ce qui concerne l'estimation des déformations (instantanée et résiduelle) des parois latérales du véhicule, nous appliquons le diagramme de HOOKE (KANE et STERNHEIM).

4. CONCLUSION

* Le choc frontal est le grand pourvoyeur des traumatismes de la hanche lors des accidents de roulage. Les lésions de la hanche sont le plus souvent dues à une transmission indirecte de l'impact à travers la rotule et la diaphyse fémorale.

La ceinture de sécurité permet d'éviter ou d'amoindrir la violence de l'impact à ce niveau.

Il faut cependant regretter que certains gadgets vendus dans les magasins d'accessoires automobiles augmentent le risque de sous-marinage et de ce fait majorent le risque des traumatismes de la hanche.

Un ajustement correct de la sangle sous-abdominale et un recul maximun du siège font partie de cette philosophie d'évitement.

La plupart des tribunaux de nos pays européens sanctionnent pénalement et parfois civilement le non-port de la ceinture.
Les jurisprudences récentes s'intéressent également à la qualité du port de la ceinture de sécurité au sens général du terme.

* On observe peu de traumatismes de la hanche suite à un choc latéral ; la lésion isolée est peu probable, si ce n'est lors de la percussion latérale d'un véhicule circulant à grande vitesse.

* Enfin, nous avons volontairement fait l'impasse sur le chapitre des traumatismes de la hanche chez les personnes extérieures à un véhicule.

Ainsi, 1/6 des tués ou blessés de la circulation sont des piétons (la fracture du col du fémur chez la personne du 3ème âge en est un exemple des plus répandus).

Rappelons à ce sujet que les usagers "faibles" (c'est à dire piétons, cyclistes et autres passagers du véhicule) sont spécialement protégés par la loi du 5 juillet 1985 en France (loi BADINTER) et par la mise en application de la nouvelle loi du 30 mars 1994 à partir du ler janvier 1995 en Belgique (à l'exclusion des occupants du véhicule).

* L'évaluation d'un traumatisme de hanche nécessite de la part du médecin expert aussi bien un suivi attentif des progrès récents de la science médicale qu'une compréhension de notions de biomécanique et de jurisprudence.

BIBLIOGRAPHIE

BOSCH R. Handbuch der Fahrzeugtechnologie. VDI Verlag GmbH, 1987.

EVANS L. Traffic Safety and the Driver. Van Nostrand Reinhold New-York, 1991.

HUELKE D.F., COMPTON T. and COMPTON C. Lower extremity injuries in frontal crashes : injuries, locations, AIS and contacts. Society of Automotive Engineers, Inc. 400 Commonwealth Drive Warendale, PA. 15096-0001, 99-104, February 1991.

KANE J. and STERNHEIM M. Physics. John Wiley and Sons, Inc. 1994.

KRAMER F. Abdominal and pelvic injuries of vehicle occupants wearing safety belts incurred in frontal collisions. Mecanism and protection. IRCOBI, Sept. 11-12-13, Berlin, 297-308, 1991.

SIEGEL J. et al. Safety belt restraints and compartment intrusions in frontal and lateral motor vehicle crashes. Mechanisms of injuries, complications and acute care costs. The Journal of Trauma. 34, 5, 736-759, 1993.

VIANO, D.C, LAU, I.V. Biomechanics of impact injury. International trends in thoracic surgery - surgical management of chest injuries, 2, 7, 1990.

Documentation générale :

ADAC,
Auto Motor und Sport,
Documentation de HONDA,
Documentation de RENAULT,
Documentation du groupe VOLKSWAGEN.

EXPERTISE DE LA HANCHE POST-TRAUMATIQUE

P. LUCAS et M. STEHMAN

1. INTRODUCTION

L'expertise de la hanche post-traumatique ne diffère pas, dans son principe, de l'expertise de n'importe quelle région corporelle traumatisée : anamnèse, étude des documents, imputabilité, interrogatoire, examen clinique, mises au point paracliniques, bilan des séquelles, évaluation.

L'arthroplastie de la hanche étant loin d'être exceptionnelle aujourd'hui, des problèmes plus spécifiques doivent être souvent envisagés : traumatisme conduisant à une prothèse totale au départ d'une hanche saine ou non, traumatisme au niveau d'une endoprothèse préexistante.

Des complications classiques telles la coxarthrose et la nécrose avasculaire de la tête fémorale pouvant survenir après des traumatismes paraissant banals (contusion simple par exemple), une attention particulière doit être portée par l'expert à l'anamnèse, au mécanisme accidentel, à la chronologie précise et à l'iconographie.

La fréquence des pathologies coxo-fémorales dégénératives impose une étude soigneuse d'un éventuel état antérieur.

Enfin, le potentiel évolutif de nombre de séquelles au niveau de la hanche ainsi que la présence de corps étrangers (matériel de synthèse, prothèse incluse) justifient souvent une consolidation sous réserve et une discussion d'expertise éclairant parfaitement le décideur.

2. CONDUITE DE L'EXPERTISE

2.1. ANAMNÈSE

Il importe de faire décrire, de manière aussi précise que possible, tous les éléments anamnestiques se rapportant à l'accident.
Une attention particulière sera portée au mécanisme accidentel : circonstances, position du corps, direction de l'impact, intensité du choc.

La symptomatologie immédiate sera soigneusement notée, en particulier en cas de pathologie ne paraissant pas liée de manière directe et formelle à l'accident, comme une coxarthrose ou une nécrose avasculaire post-contusive.

Les premiers soins seront décrits, dans leur contexte de lieu et de temps, sans omettre les détails qui sont parfois importants, surtout si le rapport causal n'est pas évident.
Ainsi, le délai entre une luxation de la hanche et le moment de sa réduction est statistiquement l'un des facteurs péjoratifs de l'évolution.

L'existence de clichés radiographiques contemporains de cette période initiale est d'un intérêt majeur sur le plan médico-légal.
En effet, ces clichés font à la fois le point des lésions traumatiques mais aussi de l'état antérieur éventuel, et témoignent de toute manière de l'existence d'une raison médicale justifiant leur réalisation.
La notion de côté traumatisé est, dès ce moment, importante à noter à la faveur de ces éléments de témoignage.

Le certificat de premier constat, fondement de tout l'édifice médico-légal comme on ne le rappellera jamais assez, doit être étudié et confronté aux dires du patient.
Si ce certificat n'est pas fourni à l'expert, celui-ci l'exigera car il s'agit du témoignage privilégié, *in tempore non suspecto,* du médecin qui a le premier écouté, interrogé, examiné et soigné la victime.

Le traitement initial, en particulier chirurgical, succédant aux soins d'urgence doit être décrit. Il reflète dans une certaine mesure la gravité alors apparente du cas. Il en est de même souvent de la durée d'hospitalisation.

La suite du traitement doit être détaillée : mise en charge immédiate ou non, emploi de cannes-béquilles ou d'attelles, type et durée du traitement de rééducation, nécessité ou non de thérapeutiques médicamenteuses par voie générale ou locale.

Les complications éventuelles et leur traitement doivent être signalés.

Les mises au point paracliniques (imagerie médicale, investigations fonctionnelles) sont utiles à connaître, clichant une étape de l'évolution du cas mais aussi permettant des recoupements avec d'autres affirmations de la victime.

Les périodes d'inactivité totale et partielle ainsi que la date de reprise d'une activité professionnelle seront notées.
La reprise des activités de loisirs et sportives éventuelles sera actée, ou au contraire la raison de son absence telle que la définit le blessé.

L'avis du patient sur le caractère évolutif ou stabilisé de son cas est utile à connaître.

2.2. INTERROGATOIRE

L'expert insistera tout d'abord sur les points imprécis de l'anamnèse.

Ensuite, le blessé exposera spontanément et librement les plaintes qu'il formule encore et qu'il rapporte à l'accident considéré.

Cet exposé des plaintes sera précisé et complété par des questions de l'expert qui n'omettra pas de noter si les réponses ont été spontanées ou au contraire émises sur interpellation.

Citons :

- la douleur : mode d'apparition ; localisation ; irradiation éventuelle ; horaire au cours du nycthémère ; influence de la station debout, assis et couché ; influence de la marche ; influence du port de charges ; influence des variations barométriques ; influence des médications antalgiques.

- la marche : périmètre de marche sans douleur, avec douleurs supportables ou avec douleurs marquées ; nécessité d'un soutien (1 ou 2 cannes, béquilles ou cannes-béquilles) ; possibilité de monter et descendre aisément ou non les escaliers ; possibilité de marcher en terrain accidenté, de courir, de sauter, de s'accroupir et de s'agenouiller.

- les activités :

- de la vie quotidienne : pour faire préciser le handicap dans la vie personnelle courante, en insistant sur la nécessité éventuelle d'une aide.

- de la vie professionnelle : problèmes spécifiques à la profession du patient et problèmes plus généraux de déplacement jusqu'au lieu de travail et sur le lieu même du travail.

- sportives et de loisirs : l'impossibilité ou les difficultés déclarées à pratiquer un loisir ou un sport doivent être explicitées (lesquelles, pourquoi ?).
Le patient devra également signaler la qualité, le niveau et la fréquence des activités sportives antérieures au traumatisme, en fournissant la preuve de ses affirmations.

2.3. ANTÉCÉDENTS

- Antécédents personnels

L'expert insistera surtout sur une éventuelle pathologie préexistante au niveau de la hanche, qu'elle soit congénitale ou acquise par maladie ou par accident. La chronologie d'apparition, les traitements, les résultats et les mises au point seront soigneusement notés, de même que les répercussions cliniques. L'influence de l'accident telle que ressentie par le blessé sera détaillée et motivée.
Toute pathologie générale, systémique ou de voisinage de nature à interférer avec les conséquences du traumatisme sera analysée.

- Antécédents familiaux

Ils sont parfois utiles à connaître, par exemple en cas de dysplasie, etc.

- Antécédents professionnels

La scolarité, la formation professionnelle, les expériences professionnelles (activités et métiers exercés), les motifs de changements d'occupation définissent le patient dont l'accident peut avoir déprécié les facultés professionnelles et permettent ainsi une meilleure approche de l'évaluation *in concreto* dans ce domaine.

3. EXAMEN CLINIQUE

3.1. GÉNÉRALITÉS

L'examen s'effectuera sur un patient entièrement dévêtu.

Dès le déshabillage, l'expert remarquera la facilité ou les difficultés de certains gestes qui sollicitent la fonction de la hanche et la station monopode, en particulier lors de l'enlèvement du pantalon et des bas.

Il notera le morphotype (entre autres renseignements : poids et taille) et les particularités de la statique en position debout en ce compris l'état des voûtes plantaires, le genu varum ou valgum uni- ou bilatéral, l'éventuelle différence de longueur des membres inférieurs et les éventuelles déviations spontanées (scoliose, déhanchement, exorotation, etc.), la présence ou l'absence d'un signe de Trendelenburg.

Les cicatrices éventuelles seront recensées et décrites, et l'expert en fera préciser l'origine.

3.2. EXAMEN EN DÉCUBITUS

Il confirmera ou infirmera un vice de rotation ainsi que la présence ou l'absence d'un flessum de la hanche.

Il appréciera les qualités de la peau, les troubles trophiques, l'oedème, la cyanose, l'hypotrophie et/ou l'hypotonie musculaire, les contractures.

Goniomètre en main, l'expert réalisera un examen fonctionnel en investiguant de manière systématiquement comparative (droite-gauche) les différents mouvements de la hanche selon la technique que nous décrivons plus loin.
Il notera si les mouvements sont aisés ou au contraire douloureux et à partir de quelle amplitude.
Les autres articulations des membres inférieurs seront examinées de la même manière.

La force musculaire segmentaire sera testée.

Les mensurations périmétriques comparatives seront effectuées le plus souvent à 20 et à 10 cm au-dessus du bord supérieur de la rotule, au genou, au mollet, aux régions sus- et péri-malléolaires et à la région médio-plantaire.

L'expert investiguera les pouls proximaux et distaux.

Il réalisera un examen neurologique de la sensibilité et de la motricité, sans omettre les différents réflexes et le signe de Lasègue.

Examen systématique de la mobilité de la hanche

Pour éviter méprises et erreurs lors de l'utilisation du guide chiffré des dépréciations fontionnelles que nous proposerons, il convient de standardiser les méthodes de mesures d'angles.

Un bref rappel anatomo-physiologique est ici indispensable (18).
Les mouvements de la hanche, énarthrose typique, se font selon les trois plans de l'espace (frontal, transversal, sagittal) se croisant en un même point qui est le centre du rayon de courbure de la tête fémorale et qui est aussi le centre du rayon de courbure de la cavité cotyloïde :

- **l'extension** est notée "0" lorsque la cuisse est dans le prolongement exact du tronc. Les attitudes vicieuses de la hanche étant fréquemment compensées par les articulations du bassin et du rachis, il convient de vérifier si les deux épines iliaques antéro-supérieures sont sur la même

horizontale et dans le même plan frontal et s'il n'y a pas d'hyperlordose lombaire.
L'extension se mesure le mieux en décubitus ventral. Elle peut atteindre 20 à 30°.
Elle est arrêtée par la tension des ligaments et des muscles antérieurs et par la torsion de la capsule : les ligaments sont tendus et enroulés autour du col fémoral, ce qui attire la tête du fémur en-dedans et la verrouille dans l'acetabulum. Ainsi, le ligament iléo-fémoral de Bertin est-il appelé le "ligament de la station debout ".
Un flessum, déficit d'extension par rapport à la position "0", se mesure sur un sujet en décubitus dorsal, hanche controlatérale fléchie passivement.

- **la flexion**, testée en décubitus dorsal, rapproche la face antérieure de la cuisse de la paroi abdominale. Les ligaments se détendent et la tête fémorale se " dévisse " de l'acétabulum. Il faut fléchir le genou et détendre ainsi les muscles postérieurs pour obtenir une flexion complète : l'amplitude du mouvement est alors de 0 à 130°.
Il faut tester la flexion de chaque hanche séparément, une cuisse étant fléchie tandis que l'autre reste étendue, pour éviter les erreurs dues à la mise en cyphose de la colonne lombaire. Le mouvement est limité par la tension de la capsule et des muscles postérieurs, ainsi que par la butée du labrum contre la face antérieure du col fémoral.
Rappelons que c'est dans le même axe transversal et horizontal que le bassin se mobilise autour des fémurs fixes lors de la flexion du tronc en avant.

- **l'abduction** éloigne le membre inférieur du plan sagittal du corps ; le mouvement atteint en moyenne 60° pour chaque cuisse.
L'abduction est freinée par la tension de la région inférieure de la capsule et des ligaments pubo-fémoral et ilio-prétrochantinien. L'amplitude est plus grande si la cuisse est fléchie. Le mouvement est arrêté par la butée du col contre la partie supérieure du bourrelet cotyloïdien.
La méthode la plus simple et la plus exacte pour tester comparativement l'abduction des cuisses est de placer le sujet en décubitus dorsal, membres inférieurs étendus sur la table, et d'écarter simultanément les deux membres au maximum. Le bassin est ainsi stabilisé, et l'on évite qu'il ne bascule d'un côté en augmentant l'angle apparent d'abduction.

- **l'adduction** pure est rapidement arrêtée par la rencontre avec l'autre membre inférieur.
Aussi, en pratique, on teste l'adduction en décubitus dorsal, membres inférieurs tendus, en combinant un léger degré de flexion à l'adduction de la cuisse testée, permettant à cette cuisse de prolonger son mouvement en passant au-devant de l'autre. De la sorte, l'amplitude de l'adduction est d'environ 30°, le mouvement étant arrêté par la tension du faisceau ilio-prétrochantérien du ligament ilio-fémoral.

- les rotations interne (30°) et externe (60°) s'effectuent autour d'un axe vertical joignant le centre de la tête fémorale au centre de l'articulation du genou, axe qui est donc distinct de l'axe anatomique du fémur avec lequel il fait un angle de 7°.
Les rotations sont arrêtées par la tension ligamentaire. Elles sont plus amples en semi-flexion car le ligament de Bertin se détend, en particulier son faisceau ilio-trochantinien.
La méthode de mesure la plus exacte est de placer le sujet au bord de la table de facon à fléchir son genou à angle droit tout en laissant la cuisse en rectitude et de se servir de la jambe comme levier : en portant la jambe en dehors on teste la rotation interne ; en la portant en dedans, on teste la rotation externe. Une variante est l'examen en décubitus dorsal, cuisse fléchie à 90° sur le bassin et genou également fléchi à l'angle droit, la jambe étant portée en-dehors pour la rotation interne et en-dedans pour tester la rotation externe. Une autre variante est l'examen en procubitus avec la même technique.
Ces méthodes ne sont valables qu'en l'absence, préalablement vérifiée, d'une laxité du genou.
Si le genou est instable, il faut étendre le sujet sur le dos, membres inférieurs en extension complète, la rotule au zénith. On fait alors exécuter au pied un mouvement de pivotement axial de facon à porter la rotule en dedans pour la rotation interne, en dehors pour la rotation externe. Le déplacement angulaire du levier pied traduit la rotation qui s'est produite dans la coxo-fémorale, légèrement exagérée par les mouvements propres de la sous-astragalienne.

Les techniques de mesures angulaires seront ainsi parfaitement définies lorsque nous aurons précisé qu'il convient de tester les mouvements *actifs* en y apportant une *légère assistance,* sans force excessive, pour que l'amplitude maximale raisonnablement possible soit atteinte et notée.

Des articulations voisines peuvent suppléer les mouvements des coxo-fémorales : il faut détecter les mouvements combinés et les attitudes compensatrices.
Par exemple, un ankylosé de la hanche *"marche avec sa colonne lombaire"* qui doit donc être, idéalement, parfaitement souple ; cette souplesse autorisera la position assis en hypercyphose.
L'examen des hanches doit obligatoirement être complété par celui du bassin (sacro-iliaques et symphyse pubienne), celui du rachis et celui des autres articulations des deux membres inférieurs.

3.3. EXAMEN EN POSITION DEBOUT

L'examen fonctionnel systématique en position debout débutera par la mobilité de la colonne (qui permettra de noter, lors de l'antéflexion, la flexion associée de la hanche), puis envisagera les qualités de la marche aux divers modes (normale, sur pointes et sur talons) en notant le type de boiterie éventuelle, la station monopode, le sautillement monopode, l'accroupissement et l'agenouillement.

En cas de raccourcissement d'un membre inférieur compensé par un rehaussement de la chaussure ou par le port d'une semelle, la marche sera également testée pieds chaussés.

Si le patient utilise une ou deux cannes, on signalera le bénéfice qu'il en retire au cours de la marche.

4. EXAMENS PARACLINIQUES

4.1. IMAGERIE MÉDICALE

Parmi les investigations paracliniques, la part du lion revient à l'imagerie médicale dont la stratégie d'utilisation a été parfaitement décrite par S. SINTZOFF : nous y renvoyons le lecteur.

L'échographie et la scintigraphie trouvent parfois également leurs indications : l'échographie en cas de problèmes musculaires, tendineux ou capsulaires ; la scintigraphie, avec toutes les réserves que cette technique aspécifique impose, dans les phénomènes inflammatoires et/ou vasculaires (70).

L'analyse diachronique des clichés radiographiques depuis l'accident (ou dès avant celui-ci si possible) jusqu'à l'expertise est indispensable pour juger de l'évolution, surtout en présence d'une coxarthrose, d'une nécrose avasculaire ou d'un problème d'imputabilité.

4.2. EXAMEN NEUROLOGIQUE ET NEUROPHYSIOLOGIQUE

Il s'indique en cas de lésion neurologique traumatique ou post-opératoire, en particulier intéressant le nerf sciatique ou ses branches.

Il est également utile en cas de pathologie lombo-sciatalgique associée.

Les ressources de l'électrophysiologie objectivent les lésions séquellaires : d'une part les troubles moteurs par l'électromyographie, d'autre part les troubles sensitifs par l'étude des potentiels évoqués cérébraux (30).

4.3. EXAMEN VASCULAIRE

Un examen vasculaire non invasif complètera la mise au point s'il existe des troubles évoquant une pathologie thrombo-phlébitique ou, plus rarement, artérielle ou lymphatique.

4.4. EXAMEN BIOLOGIQUE

A la recherche d'une infection éventuelle à bas bruit, il est indispensable en cas d'endoprothèse : numérotation globulaire, formule hémoleucocytaire, vitesse de sédimentation, tests inflammatoires divers.

4.5. TESTING FONCTIONNEL

Le testing manuel et dynamométrique, généralement employé par le médecin réadaptateur, garde ses indications en particulier dans les phénomènes paralytiques.
Il autorise une cotation chiffrée qui, bien que nécessairement imprécise, traduit l'opinion de l'évaluateur née du contact direct avec le patient.

Actuellement, grâce au recours à l'ordinateur, différentes techniques réalisent l'étude des possibilités dynamiques et ergométriques de la hanche dans les divers plans de l'espace, en moyennant les résultats de manière automatique.
Elles fournissent un enregistrement de données chiffrées voire de graphiques dont l'intérêt est avant tout comparatif, permettant de déterminer la date de stabilisation des séquelles tout en les quantifiant.

Signalons aussi, moins couramment utilisées en clinique, les techniques d'étude de la marche recourant aux plateformes de force, à l'EMG et à la vidéo (63).

5. IMPUTABILITÉ

5.1. TRAUMATISME PORTANT SUR UNE HANCHE NORMALE

L'imputabilité d'une luxation ou d'une fracture portant sur une hanche normale ne pose généralement pas de problème particulier pour autant que le mécanisme accidentel soit identifié et reconnu et suffise à expliquer la survenance de la lésion.
L'imputabilité des séquelles classiquement décrites (limitations douloureuses, coxarthrose, nécrose avasculaire de la tête fémorale) ne pose non plus aucune difficulté majeure pour autant que le dossier soit bien documenté sur le plan de la chronologie des faits et sur celui de l'iconographie radiologique.

Les difficultés surgissent lorsque coxarthrose ou nécrose avasculaire succèdent à un traumatisme bénin, à une contusion par exemple.
L'imputabilité doit alors être discutée, d'autant plus difficile à affirmer que la procédure de droit commun met à charge de la victime le fardeau de la preuve.

Nous ne développerons pas ces chapitres importants, renvoyant le lecteur à l'article de J.J. FICAT sur la nécrose avasculaire, à celui de M. LEQUESNE sur la coxarthrose et à celui de S. SINTZOFF sur l'iconographie.

Traçons cependant les lignes essentielles du raisonnement médico-légal.

- Nécrose avasculaire de la tête fémorale

Seule la conjonction de plusieurs facteurs autorisera l'imputabilité (6, 7, 11, 13, 17, 24, 27, 28, 31, 34, 37, 38, 41, 43, 46, 56, 62, 70, 75) :

1. *contusion violente directe ou indirecte du grand trochanter ou de la région inguinale ; choc axial,* par exemple chute sur le membre inférieur tendu ou sur le genou dans les accidents du tableau de bord ; *mouvement forcé* le plus souvent en abduction (type grand écart).
L'authenticité de cette contusion doit être reconnue (mention dans l'observation médicale initiale, érosion cutanée, ecchymose trochantérienne) car elle est le point de départ de tout l'édifice médico-légal.
Il est regrettable que des radiographies soient si rarement prescrites immédiatement après un traumatisme de ce type.

2. *douleur de hanche immédiate ou dès la reprise de l'appui.*
C'est un signe fondamental car une douleur précoce traduit une hémarthrose post-traumatique de la hanche.

3. *absence d'état pathologique antérieur* confirmée par la radiographie initiale.
La scintigraphie, le scanner et surtout l'IRM sont d'un apport capital dans cette recherche : détection d'images multifocales ou bilatérales de nécrose dont la présence permet d'évoquer une cause générale plutôt que traumatique.

4. *absence d'autre facteur étiologique* (maladie des caissons, drépanocytose, artérite, éthylisme, corticothérapie, etc.).

5. *survenance de la nécrose dans un délai cohérent* par rapport au traumatisme, en général entre 3 mois et 2 ans, sans oublier qu'il existe des nécroses "suraiguës".

- Coxarthrose post-contusive

Les critères d'imputabilité définis par LEQUESNE et CASSAN en 1976 (51, 52, 53) restent toujours d'actualité :

1. *contusion directe ou indirecte* (comme pour la nécrose avasculaire).

2. *douleur immédiate ou peu différée,* passagère.

3. *coxarthrose évoluant du côté contus* (l'unilatéralité est habituelle).

4. *cohérence chronologique* entre trauma et développement de l'image de coxarthrose.

5. *absence de coxopathie préalable.*

Parmi les 5 conditions proposées, sont exigibles de manière absolue les conditions 1, 3 et 4.
La condition 2 peut manquer.
Si les autres conditions sont remplies, les conditions 1 et 5 peuvent être admises en cas de haute probabilité.

Notons que, selon LEQUESNE, un délai de plusieurs années (20 ans) entre le traumatisme et l'apparition de l'arthrose ne serait pas de nature à en faire rejeter l'imputabilité. Cependant, le facteur de doute croît avec l'éloignement et rend aléatoire toute affirmation d'imputabilité.

5.2. TRAUMATISME PORTANT SUR UNE HANCHE PATHOLOGIQUE

L'existence d'un état antérieur dysplasique, post-traumatique ou dégénératif, complique singulièrement l'expertise de la hanche traumatisée, tant au stade initial de l'identification des lésions qu'au stade final de l'imputabilité des séquelles.

A titre d'exemples, les interactions possibles entre traumatisme et état antérieur au stade de la reconnaissance de la lésion étant trop nombreuses pour être toutes envisagées, citons :

- fracture de la hanche sur état antérieur de fracture au même niveau, non consolidée
- traumatisme sur ancien sepsis de la hanche
- traumatisme sur pseudarthrose
- luxation de hanche sur dysplasie
- luxation ou fracture de hanche sur nécrose avasculaire idiopathique
- traumatisme sur arthrodèse.

Chacun de ces cas justifie une réflexion sur le mécanisme de l'accident et sur la modification précise de l'état du patient dans les suites immédiates du trauma.

Il faudra déterminer par la suite si l'accident a influé ou non, et alors comment, sur le devenir qu'eût été celui de l'état antérieur si cet accident ne s'était pas produit.

Il conviendra, plus tard encore, de montrer si l'accident a influencé l'état antérieur de manière permanente ou seulement temporaire.

Au stade de la consolidation, si l'état antérieur a été définitivement modifié, il faudra déterminer :

- ce qu'auraient été les stigmates de l'état antérieur au moment de la consolidation si l'accident n'avait pas eu lieu

- ce que sont globalement les anomalies dues à la fois à l'état antérieur et à l'accident

- ce qui revient en propre au traumatisme accidentel considéré, par soustraction de l'état antérieur lors de la consolidation

- en cas de pathologie à potentiel évolutif, le devenir respectif prévisible de l'état antérieur et des séquelles traumatiques doit être déterminé aussi précisément que possible, afin de définir ce qui, ultérieurement, pourrait être attribué en propre à l'accident.

5.3. TRAUMATISME PORTANT SUR UNE HANCHE PROTHÉSÉE

Il s'agit d'une variante du traumatisme portant sur un état antérieur : nous renvoyons le lecteur et au paragraphe précédent et, plus loin, à notre étude relative à la problématique de l'endoprothèse.

6. BILAN DES SÉQUELLES ET ÉVALUATION DE LA HANCHE POST-TRAUMATIQUE

Une fois résolus les problèmes d'imputabilité, ayant réalisé l'examen clinique et pris connaissance des mises au point paracliniques, l'expert peut passer au bilan séquellaire qui est le relevé des anomalies subjectives, cliniques et paracliniques objectives imputables.

Ce bilan préside à l'intégration des séquelles en un taux raisonné d'invalidité et/ou d'incapacité permanente assorti des préjudices annexes, lors du processus d'évaluation du dommage corporel.

6.1. INTRODUCTION

L'évaluation des séquelles traumatiques au niveau de l'articulation coxo-fémorale est basée avant tout sur l'étude des limitations fonctionnelles et de la douleur, celle-ci étant d'ailleurs souvent l'un des facteurs essentiels de la restriction fonctionnelle.
La douleur n'est pas accessible à la mesure objective, sinon par des témoignages indirects, les pertes de fonction étant, elles, aisément mesurables.

Les hanches prothétiques sont évaluées selon les mêmes principes, mais leurs problèmes spécifiques sont pris en compte et leur appréciation vient corriger l'estimation de base effectuée comme s'il s'agissait d'une articulation physiologique.

6.2. ÉVALUATION BARÉMIQUE JUSQU'A CE JOUR

Les raideurs articulaires de la hanche n'ont de toute évidence pas inspiré les auteurs qui, jusqu'à ce jour, en ont proposé une évaluation barémique.

6.2.1. **Guide pour l'évaluation des incapacités** (Léon IMBERT, 1923) (44)

> *"On se souviendra que OLLIER considérait déjà qu'une ankylose complète en bonne position vaut mieux qu'une incomplète en mauvaise. Dans les cas où l'angle de mobilité favorable est conservé (angle de flexion de 45° partant de la verticale), REMY accorde 15 à 20 %, ce qui paraît équitable ; dans les cas opposés, il propose 30 à 35 %, évaluation que je serais disposé à augmenter sensiblement ; les chiffres du Guide Barème de 1919 (15 à 30 %) me paraissent nettement insuffisants comme maximum."*

6.2.2. **Guide-barème belge des invalidités** (J. JULIN) (48)

Consacré par l'arrêté du 30.9.1943, il représente le premier "B.O.B.I." (Barème Officiel Belge des Invalidités).

Pour la hanche, il ne tient compte que des données suivantes :

> - *Article 210 :*
> ankylose en rectitude : 35 %
>
> - *Article 212 :*
> a) si la limitation des mouvements maintient une amplitude favorable, de la verticale à 45 % : 10 à 20 %
>
> b) si l'angle de mobilité est insuffisant ou si les mouvements se font en attitude défavorable : 20 à 35 %

6.2.3. **Barême des accidents du travail et des maladies professionnelles**

L'ouvrage français de L. MAYET et E. REY, publié en 1948, envisage comme suit l'évaluation de la hanche :

Les évaluations sont surtout fonction :

a) de l'étendue de la flexion-extension
b) de l'amplitude de l'abduction,
c) de la possibilité ou non de l'accroupissement.

- ankylose en rectitude : 45 %

- si la limitation des mouvements garde une amplitude favorable : 20 %

- si l'angle de mobilité est insuffisant ou si les mouvements possibles se font en attitude défavorable : 35 %.

6.2.4. **Barème Officiel Belge des invalidités** (10)

En Belgique, on pouvait espérer un progrès lorsque le Ministère de la Santé Publique et de la Famille a mis au goût supposé du jour, en 1976, l'ancien barème de JULIN.
Il est devenu l'actuel B.O.B.I. qui prévoit, pour la hanche :

C. Séquelles de lésions de la hanche

L'appréciation des séquelles tiendra compte essentiellement du degré de mobilité, de la capacité de marche, de la douleur.

1. Ankylose

Art. 210 :
a) ankylose en bonne position : 35 %

b) ankylose en position vicieuse : 40 à 70 %

Art. 211. Ankylose des deux hanches : 100 %

2. Raideurs articulaires

Art. 212 :

a) perte de 10° de flexion avec abduction possible à 30° : 0 à 5 %

b) perte de 30° de flexion avec abduction possible à 20° et atteinte modérée de la rotation interne : 5 à 10 %

c) perte de 30° à 60° de flexion : suivant limitation de l'abduction et de la rotation interne : 10 à 20 %

d) perte de plus de 60° de la flexion, suivant l'insuffisance du degré de flexion : 20 à 30 %

e) majoration pour attitude vicieuse en flexion ou rotation externe pouvant atteindre : 10 %

f) majoration pour attitude vicieuse en adduction, abduction ou rotation interne : 10 à 25 %

Art. 212 bis. Les altérations de l'articulation coxo-fémorale peuvent donner lieu en cas d'arthropathie grave et douloureuse à une majoration du taux prévu pour la raideur pouvant atteindre : 10 à 20 %

3. Luxation de la hanche

Art. 213. Luxation congénitale de la hanche, unilatérale, sans atrophie musculaire notable, mais avec raccourcissement :

a) jusque 5 centimètres : 35 %

b) jusque 10 centimètres : 35 à 40 %

c) jusque 15 centimètres : 40 à 45 %

Art. 214. Luxation congénitale de la hanche, unilatérale, avec atrophie et raccourcissement :

a) jusque 5 centimètres : 40 %

b) jusque 10 centimètres : 40 à 45 %

c) jusque 15 centimètres : 45 à 50 %

Art. 215. Luxation congénitale des 2 hanches : 35 à 65 %

Nous plaignons les experts néophytes qui voudront chercher dans ce "guide" une amorce de raisonnement préalable à une évaluation judicieuse.

Il faut se rappeler cependant que les auteurs du nouveau BOBI ont rédigé cet ouvrage sans la cohésion qu'eût assuré une grande idée directrice, et avec la contrainte de respecter autant que possible la forme et la numérotation des articles de l'ancien barème.

6.2.5. **Barème du Concours médical** (9)

C'est le barème français indicatif des incapacités en droit commun qui a eu droit de cité de 1980 à 1991, date de parution du nouveau barème des déficits fonctionnels séquellaires.

V. Membres inférieurs

- perte totale par amputation ou paralysie au niveau de la hanche : 80 %
Le taux ci-dessus peut être réduit de 1/3 à 1/2 en cas de prothèse bien supportée et donnant un résultat fonctionnel satisfaisant.

- ankylose en position de fonction : 40 %
Le taux doit être majoré de 1/4 à 1/2 en cas de position vicieuse, de raccourcissement ou de désaxation associés, de troubles trophiques.

- raideur moyenne : 20 %
Ce taux doit être majoré de 1/4 à 1/2 s'il existe des troubles associés tels qu'instabilité articulaire, douleurs, mauvaise position, raccourcissement, troubles trophiques.

- instabilité articulaire : 40 à 80 %

- prothèse totale de hanche : indépendamment de la gêne fonctionnelle due à l'état de la hanche, pour l'atteinte infraclinique et les contraintes dues à la présence de la prothèse :.10 %

6.2.6. **Barème des Accidents du travail** (8)

Ce barème français indicatif d'invalidité dans le cadre des accidents du travail, publié en décembre 1982, prévoit un taux de 100 % pour la désarticulation de la hanche, et détaille les séquelles fonctionnelles comme suit :

2.2.3. Hanche :
Le malade sera examiné couché sur le dos, le bassin fixé, genou fléchi, pour l'étude de la flexion, de l'abduction et de l'adduction. Couché sur le ventre, genou fléchi à 90°, pour l'étude de l'extension et des rotations (la jambe, portée en dehors, provoque la rotation interne, portée en dedans, la rotation externe).
- extension : 0°
- flexion : 140° (variable selon l'adiposité du sujet)
- hyperextension : 15° à 30°
- abduction : 50°
- adduction : 15° à 30°
- rotation interne : 30°
- rotation externe : 60°

On recherchera les mouvements anormaux, la position du trochanter par rapport à la normale (la ligne bi-trochantérienne effleure le bord supérieur de la symphyse pubienne), l'amyotrophie des quadriceps ou celle des fessiers (effacement du pli fessier). L'accroupissement et la flexion en avant seront observés avec attention.

- blocage en rectitude (position la plus favorable) : 55 %

- blocage en mauvaise position (flexion, adduction, abduction, rotation) : 70 %

- blocage des deux hanches :100 %

Limitation des mouvements de la hanche
Les mouvements de la hanche étant multiples, la limitation est estimée séparément pour chaque mouvement. En cas de limitation combinée (par exemple : flexion + abduction, ou adduction + rotation, les taux seront additionnés).

- mouvements favorables :10 à 20 %

- mouvements très limités : 25 à 40 %

6.2.7. **Barème international des invalidités post-traumatiques** (58)

Ce barème publié en 1983 par Louis MÉLENNEC envisage :

- Désarticulation sans névrome douloureux : 45 %

- Raideurs articulaires

Il est essentiel de tenir compte des phénomènes douloureux, qui peuvent être plus ou moins importants selon les cas.
A titre indicatif :

- Perte de 1/5 des mouvements : 10 %

- Perte de 1/5 à 3/5 des mouvements : 10 à 20 %

- Perte de plus de 3/5 des mouvements : 20 à 25 %

- Ankylose en bonne position : 30 %

6.2.8. **Barème proposé par la Société de médecine légale et de criminologie de France** (93 b)

Ce nouveau barème français des déficits fonctionnels séquellaires en droit commun (A. MARIN et P. MULLER, 1991) se réfère, en ce qui concerne la hanche, et à la cotation de MERLE d'AUBIGNÉ prenant en compte et quantifiant 3 paramètres (douleur, mobilité, marche), et à une proposition barémique.

La cotation de MERLE d'AUBIGNÉ correspond approximativement aux incapacités permanentes suivantes :

18 : 0 à 2 %
17-16 : 2 à 5 %
15-14-13 : 5 à 12 %
12-11-10 : 12 à 20 %
< 10 : 25 à 40 %.

Quant au barème proposé, il est le suivant :

- ankylose de la hanche en bonne position : 25 %

- ankylose en position vicieuse (flexum, adduction, rotation externe ou interne) : 35 à 40 %

- limitation importante et douloureuse des mouvements de la hanche avec souvent attitude vicieuse en adduction et rotation: environ 30 %.

- limitation modérée (de moitié environ) des mouvements de la hanche ; selon l'importance des douleurs : environ 20 %.

- limitation peu importante, douleurs intermittentes, fatigabilité (séquelles légères) : environ 10 %.

6.2.9. **Barème des taux d'invalidité permanente partielle à l'usage des Fonctionnaires des Communautés européennes** (7 b)

Ce guide succinct prévoit pour l'ankylose complète de la hanche :

a) en mauvaise attitude (flexion-adduction ou flexion-abduction) : 60 %

b) en rectitude : 40 %.

La perte fonctionnelle incomplète donne lieu au règlement d'une indemnité proportionnelle à cette base de calcul.

6.2.10. **Schedule for rating disabilities** (78)

Si l'on change de continent, le barème américain des anciens combattants (Veterans Benefits Administration) est tout aussi empirique.

5250 Hip, ankylosis of :

Unfavorable, extremely unfavorable ankylosis, the foot not reaching ground, crutches necessitated : 90 %
Intermediate : 70 %
Favorable in flexion at an angle between 20° and 40° and slight adduction or abduction : 60 %

5251 Thigh, limitation of extension of :

Extension limited to 5° : 10 %

5252 Thigh, limitation of flexion of :

Flexion limited to 10° : 40 %
Flexion limited to 20° : 30 %
Flexion limited to 30° : 20 %
Flexion limited to 45° : 10 %

5253 Thigh, impairment of :

Limitation of abduction of, motion lost beyond 10° : 20 %
Limitation of adduction of, cannot cross legs : 10 %
Limitation of rotation of, cannot toe-out more than 15, affected leg : 10 %

5254 Hip, flail joint : 80 %

5054 Hip replacement (prosthesis).

Prosthetic replacement of the head of the femur or of the acetabulum :

For 1 year following implantation of prosthesis : 100 %
Following implantation of prosthesis with painful motion or weakness such as to require the use of crutches : 90 %
Markedly severe residual weakness, pain or limit. of motion following implantation of prosthesis : 70 %
Moderately severe residuals of weakness, pain or limit. of motion : 50 %
Minimum rating : 30 %

6.2.11. **Barème de la Société de l'assurance automobile du QUÉBEC** (68)

12. Hanche

1° perte de la tête fémorale et du col fémoral sans prothèse de remplacement, incluant l'ankylose et le raccourcissement du membre inférieur : 30%

2° perte de la hanche ou de la tête fémorale remplacée par une prothèse totale, incluant le raccourcissement du membre inférieur le cas échéant : 15 %

3° perte de la tête fémorale remplacée par une prothèse céphalique, incluant le raccourcissement du membre inférieur le cas échéant : 10%

4° ankylose totale :

a) en position vicieuse : 25 %
Plus de 20° d'abduction ou de rotation externe ou plus de 10° d'abduction ou de rotation interne ou plus de 20° de flexion équivalent à une position vicieuse.

b) en position de fonction : 20 %
Rectitude au point 0° et jusqu'à 20° de flexion, d'abduction et de rotation externe sont reconnus comme étant une position de fonction.

5° ankylose partielle :

a) diminution de la flexion allant jusqu'à la perte : 1 à 8 %
Flexion normale : 0 ° à 120°

b) diminution de l'abduction allant jusqu'à la perte : 1 à 4 %
Abduction normale : 0° à *40°*

c) diminution de la rotation externe allant jusqu'à la perte : 1 à 3 %
Rotation externe normale : 0° à 50°

d) diminution de la rotation interne allant jusqu'à la perte : 0,5 à 2 %
Rotation interne normale : 0° à 40°

e) diminution de l'extension allant jusqu'à la perte : 0,5 à 2 %
Extension normale : 0° à *30°*

f) diminution de l'adduction allant jusqu'à la perte : 1 %
Adduction normale : 0° à *20°*

6° déformation de la tête ou du col fémoral, sans atteinte acétabulaire : 0,5 à 2 %

7. BARÈME FONCTIONNEL

7.1. PRÉMICES

En 1949, DE LAET et LOBET dans leur *"Étude de la valeur économique des gestes professionnels"* (26) avaient évalué les exigences gestuelles de quelque 1.300 professions en précisant pour chacun des mouvements s'il était indispensable dans son intégralité, utile ou inutile à l'exercice de la profession considérée.
La valeur économique d'un mouvement était alors déterminée par une formule où intervenaient le nombre de travailleurs de tous les métiers pour lesquels ce geste était indispensable, le nombre de ceux pour lesquels il était utile et le nombre total des travailleurs occupant l'ensemble du marché du travail.
Les auteurs eux-mêmes étaient conscients du manque de rigueur de leur méthode car ils écrivaient :

> *"Nous insistons sur le fait que ce ne sont pas là, nécessairement ou immédiatement, les chiffres signifiant une relation quantitative absolue entre une impotence physique et un taux d'invalidité à indemmniser, mais une évaluation ouvrière objective et un ordre de grandeur, non encore fixés jusqu'ici, capables de donner à ceux qui ont à utiliser des*

> *barèmes totalement empiriques, toujours en usage, des moyens d'ajustement autant que des normes d'appréciation".*

DE LAET et LOBET eux-mêmes admettaient donc que les données chiffrées de leur étude n'étaient ni permanentes ni universelles.
Effectivement, l'évolution très rapide des technologies a aujourd'hui rendu cette étude obsolète étant donné les importantes modifications des postes et des contraintes du travail.
Nous pensons surtout que cette importante recherche, approximation qui fut cependant utile, pêche par une absence obligée de rigueur : les symboles +, +/- et 0 ne peuvent en aucune façon remplacer des mesures chiffrées ; des tableaux-questionnaires remplis par des syndicats ouvriers et patronaux, des écoles professionnelles et des techniciens n'ont pas la précision d'une approche personnelle.

De facto, les études dérivées de celle de DE LAET et LOBET, comme les propositions de HALEWYCK de HEUSCH dans son essai *"Rénover la réparation du dommage corporel"* (39), encourent les mêmes critiques.
De plus, ce dernier auteur propose une évaluation différente chez les travailleurs intellectuels et les travailleurs manuels. Par exemple, il envisage un taux de 20 % chez les intellectuels pour l'ankylose de la hanche en bonne position et un taux de 45 % chez les manuels. Comment faut-il dès lors indemniser un ouvrier (supposé manuel) devant son tableau électronique dans une usine robotisée ?

Il faut reconnaître que, de plus en plus, les postes de travail se sédentarisent et se mécanisent et que la distinction entre intellectuel et manuel devient chaque jour plus artificielle.
En outre, il est vain de vouloir barémiser l'incapacité de travail qui doit s'évaluer dans chaque situation concrète, d'autant plus que le poste de travail peut être adapté au handicap éventuel.

Dans ses réflexions sur *"La capacité de travail des handicapés locomoteurs",* A. GEERTS (36) exprime que :

> *"en cas de raideur de la hanche, la perte de l'adduction, de l'abduction et de la rotation sont sans retentissement pratique.*
> *La perte de la flexion est parfaitement tolérée si l'angle de 90° peut être atteint.*
> *Les raideurs plus importantes doivent être évaluées en recherchant la possibilité des mouvements complexes."*

7.2. MÉTHODES D'APPRÉCIATION FONCTIONNELLE DE LA HANCHE

Divers chirurgiens ont proposé, pour dresser le bilan préopératoire et apprécier leurs résultats thérapeutiques, des méthodes d'appréciation fonctionnelle de la hanche :

- *Score de SUTHERLAND*

Il est purement anamnestique.
Il évalue la hanche selon 3 points de vue en 10 rubriques :

1. les activités générales du patient et sa performance de marche (4 rubriques)
2. ses possibilités de travail (3 rubriques)
3. ses activités physiques sportives et de loisir (3 rubriques).

- *HARRIS hip score*

Il est conçu pour étudier statistiquement les résultats des arthroplasties totales de hanche.

Il analyse d'une façon détaillée 4 grands chapitres : douleur, fonction, absence de déformation et mobilité.

Il attribue un peu moins de la moitié des points à la douleur et un peu moins de la moitié des points également à la valeur fonctionnelle de la hanche.

- *Cotation de MERLE d'AUBIGNÉ* (59)

Bien connue et toujours utilisée par beaucoup d'orthopédistes, elle existe depuis 1946.

Elle envisage :

- la douleur (anamnestique)
- la mobilité (mais uniquement en ce qui concerne la flexion de la hanche)
- la marche (évaluation anamnestique et fonctionnelle).

Cette évaluation en 3 x 6 points attribue le maximum à une hanche indolore atteignant 90° de flexion chez un patient avec une marche normale et sans instabilité.

Son intérêt principal est sa facilité d'emploi et sa relative fiabilité.

Elle se base cependant trop sur la subjectivité du patient pour être utilisable telle quelle en matière médico-légale.

- *Indice fonctionnel de LEQUESNE* (53)

Il s'adresse aux coxopathies chroniques, en ce qui concerne l'indication opératoire et les résultats.
Sur le plan de la méthode, il est intéressant car il détaille précisément la douleur et les caractéristiques de la marche avec ou sans canne.
Sur le plan médico-légal, il souffre de la même critique que toutes les cotations basées en tout ou en partie sur l'auto-jugement du patient.

- *Cotation selon IDES*

Le comité IDES (voir article de M. E. MÜLLER) a élaboré une grille pour l'évaluation des prothèses totales de hanche en fonction des critères suivants : la douleur, la qualité de la marche, la mobilité de la hanche, les particularités radiologiques (la surveillance s'effectuant sur des radiographies normalisées).
Cette grille a pour but essentiel la cotation et la comparaison des résultats chirurgicaux : elle fait la part trop belle aux clichés radiographiques pour être utilisée en matière médico-légale dans une optique d'évaluation.

7.3. ÉTUDES CINÉTIQUES

Différents auteurs ont étudié la marche par des méthodes cinématiques, calculant avec précision les amplitudes goniométriques de différents mouvements, l'action des groupes musculaires et les forces en présence.

Mais les premiers à avoir réalisé l'étude cinétique des gestes de la vie quotidienne en déterminant les différentes amplitudes articulaires mises en jeu sont ARCADIO, MOULAY et CHAUVINC en 1973 (5):

> *"Un bilan articulaire, musculaire et nerveux permet d'évaluer l'importance d'une atteinte fonctionnelle, mais la gêne que celle-ci apporte à l'individu n'est pas toujours bien appréciée. Pour mieux la connaître, il était utile de s'intéresser aux gestes de la vie quotidienne chez un sujet normal et d'analyser les différentes amplitudes articulaires mises en jeu."*

Ils ont ainsi analysé une vingtaine de gestes quotidiens en précisant les amplitudes minimales et maximales nécessaires à leur accomplissement.
Ils n'en ont cependant pas tiré des conclusions au point de vue barémique.

Lorsque nous leur rendions hommage, quelques années plus tard, ils nous ont dit ne pas y avoir songé, leur propos étant plus spécifiquement clinique.

Cependant, c'est inspirés par leurs travaux que nous avons entamé les nôtres, cette fois dans un but médico-légal.

7.4. BARÈME DE P. LUCAS ET M. STEHMAN

A notre avis, un barème ne peut se concevoir que sur le plan purement physiologique et fonctionnel, quitte à moduler le taux qu'il évoque selon les caractéristiques propres au patient pour réaliser une appréciation *in concreto* de son préjudice personnel.

Dès 1981, au 3e Congrès de l'Association belge des médecins-conseils d'assurances consacré à la hanche, nous avons proposé, avec nos collaborateurs (55), une approche nouvelle basée sur l'observation clinique de la réalité concrète.

7.4.1. **Principes**

L'idée directrice de notre étude a été de déterminer les amplitudes articulaires de la hanche dans les différents plans de l'espace à partir desquelles une vingtaine de mouvements complexes indispensables aux activités de la vie courante deviennent impossibles.
L'analyse des résultats de cette étude concrète nous a permis de fixer une valeur chiffrée aux différents mouvements purs de l'articulation coxo-fémorale, et par là de mettre en évidence des chiffres-pivots correspondant à des incapacités-types, points de départ d'un *guide-barème basé sur l'observation et la mesure.*

Nous avons appliqué la même méthode à d'autres articulations en vue de créer progressivement un barème fonctionnel exhaustif en rejetant les estimations toutes faites, arbitraires, recopiées avec des modifications mineures de génération en génération et de barème en barème, dont nous n'avions pas découvert la filiation avec un mode de pensée logique ni même, et c'est plus grave encore, avec la simple observation de la réalité quotidienne (74).

Nous pensons en effet que la meilleure approche de *l'invalidité* (terminologie belge caractérisant l'atteinte à l'intégrité physique) ou *incapacité personnelle* s'effectue en envisageant le patient dans sa vie quotidienne, les actes élémentaires de celle-ci étant un dénominateur commun à tout individu.

Comme il n'est pas possible d'analyser tous les gestes de la vie quotidienne, nous estimons qu'il suffit de déterminer les *gestes élémentaires nécessaires et suffisants pour permettre la réalisation de toutes les activités.*

Un mouvement dans un plan de l'espace n'a d'importance que par sa finalité ou par sa combinaison avec d'autre mouvements ; le but qu'il recherche est atteint ou n'est pas atteint ; peu importe à l'individu qui poursuit ce but qu'il soit presque réalisable ou presque irréalisable : la réalité est qu'il est possible ou qu'il est impossible. L'incapacité y afférente existe ou n'existe pas.
Ceci ne veut pas dire que les limitations fonctionnelles entre deux seuils d'incapacité n'aient pas d'importance, par exemple dans l'agrément de l'existence, mais il n'y a pas de commune mesure entre la valeur des différents degrés d'angles et, si nous admettons que les variations individuelles rendent compte de "zones-seuils" plutôt que de "chiffres-seuils", il n'en reste pas moins que l'incapacité existe par rapport à des nécessités concrètes qui en interdisent une évaluation purement théorique.
Cela nous permet d'affirmer qu'il existe des seuils d'IPP correspondant à la perte, à partir d'une certaine limitation fonctionnelle, de la possibilité de faire tel ou tel mouvement complexe de réelle utilité dans la vie de tous les jours.
L'IPP progresse en fait par bonds successifs : la perte fonctionnelle croissante rend compte d'un inconfort ou d'une gêne, puis son importance pratique augmente brutalement une fois perdue la possibilité de faire un geste important ou fréquent.

7.4.2. **Barème fonctionnel**

L'observation d'activités essentielles et d'autres moins fréquentes de la vie courante permet de mesurer quelles sont les amplitudes articulaires dans les différents plans de l'espace nécessaires à leur bonne réalisation.

Il existe un certain empirisme dans le choix des gestes analysés mais nous ne pensons pas avoir fait d'omission importante qui soit de nature à fausser le raisonnement.

1) SORTIR DU LIT
Selon la technique du sujet, il faut 90 à 120° de flexion, maximum 15° d'adduction et de rotation interne, maximum 30° de rotation externe.

2) METTRE SES PANTOUFLES
Il faut 80° de flexion (110° si la pantoufle a un contrefort difficile à ajuster autour du talon), 15° d'abduction, 10° d'adduction, 10° de rotation interne et 20° de rotation externe.

3) LA POSITION DEBOUT
Elle nécessite, pour être aisée, la position "0" de l'articulation dans tous les plans de l'espace.

4) SE LAVER LES PIEDS
Selon la technique utilisée par le sujet, la hanche doit avoir 85 à 110° de flexion, 20° d'abduction et 20° de rotation externe.

5) SE COUPER LES ONGLES DES PIEDS
Selon la technique utilisée, il faut 110 à 145° de flexion, 30° d'abduction, 10° d'adduction, 20° de rotation externe.

6) METTRE DES CHAUSSETTES
La manoeuvre suppose 130 à 145° de flexion, 15 à 20° d'abduction, 15° de rotation externe.

7) METTRE DES COLLANTS
Il faut 110° de flexion, 20° d'abduction, 20° d'adduction et 15° de rotation externe.

8) METTRE UN PANTALON
Sont nécessaires 120° de flexion de hanche au maximum, 20° d'abduction, 10° d'adduction et 20° de rotation externe.

9) LACER DES CHAUSSURES
Il faut 110° de flexion, éventuellement 15° de rotation externe.

10) MARCHER
La marche nécessite 20 à 40° de flexion selon sa rapidité ; une extension de 20° et une rotation interne de 10 à 20° sont souhaitables pour une marche aisée et normale.

11) LA POSITION ASSIS
Selon le type d'attitude, elle suppose une flexion de hanche de 30 à 90° maximum ; une abduction de 20° aide au confort.

12) SE LEVER D'UNE CHAISE
Selon la hauteur de la chaise et la technique du sujet, il faut 70 à maximum 110° de flexion, éventuellement une dizaine de degrés de rotation externe.

13) CONDUIRE UNE AUTO
Il faut 50 à 80° de flexion selon le type de siège et les habitudes de conduite, 20° d'abduction et 15 de rotation externe.

14) UTILISER LES ESCALIERS
Selon la hauteur des marches, la hanche doit avoir 40 à 70° de flexion ; 15° d'abduction et de rotation externe sont souhaitables, de même que 20° d'extension.

15) L'ACCROUPISSEMENT
Il suppose 90 à 120° de flexion de hanche ; une abduction de 30° est souhaitable.

16) LA POSITION A GENOUX
70 à 90° de flexion au maximum sont nécessaires, selon l'attitude, même pour un travailleur qui incline le corps vers l'avant pour atteindre aisément le sol avec les mains.

17) LA POSITION UN GENOU AU SOL
La hanche du côté opposé au genou en terre doit avoir une flexion de 90°.

18) UTILISER UNE ÉCHELLE
Suppose 70 à 90° de flexion de la hanche.

19) ESCALADER UN OBSTACLE de 1 MÈTRE DE HAUT
Il faut 130° de flexion, 20° d'abduction et 20° de rotation externe.

20) LE GRAND ÉCART DE FACE
L'abduction vraie ne dépasse pas 45° de chaque côté à cause de la tension antagoniste des ligaments et des muscles. A partir du moment où les cuisses font entre elles un angle droit, le mouvement se poursuit grâce à une inclinaison du bassin en avant.

	EXT.	**FLEX.**	**ABD.**	**ADD.**	**R.I.**	**R.E.**
Sortir du lit		90 à 120°		15°	15°	30°
Mettre ses pantoufles		80 à 110°	15°	10°	10°	20°
Position debout	0°	0°	0°	0°	0°	0°
Se laver les pieds		85 à 110°				20°
Couper les ongles des pieds		110 à 145°	30°	10°		20°
Mettre des chaussettes		130 à 145°	15 à 20°			15°
Mettre des collants		110°	20°	20°		15°
Mettre un pantalon		120°	20°	10°		20°
Lacer des chaussures		110°				15°
Marcher	20°	20 à 40°			10 à 20°	
Position assis		30 à 90°	20°			
Se lever d'une chaise		70 à 110°				10°
Conduire une auto		50 à 80°	20°			15°
Escaliers	20°	40 à 70°	15°			15°
Accroupissement		90 à 120°	30°			
Agenouillement		70 à 90°				
Un genou au sol		90°				
Usage d'une échelle		70 à 90°				
Escalader 1 mètre		130°	20°			20°
Grand écart de face			45°			

Tableau synoptique des angulations nécessaires aux activités étudiées.

De l'étude du tableau synoptique, on peut tirer quelques conclusions d'observation, donc irréfutables :

- *L'extension* est utile à la marche normale ainsi qu'à la montée d'un escalier.

- *La flexion* est le mouvement de très loin le plus utilisé.

  - La totalité de la flexion est souhaitable, surtout pour les activités domestiques quotidiennes.

  - 90° de flexion autorisent la grande majorité des activités.
  Le cap des 90° est le seuil à partir duquel le handicap est réel et donc celui à partir duquel le taux d'I.P.P. va brusquement augmenter.

  - 70° de flexion possible sont un autre seuil : position assis et passage à la position debout, conduite automobile, escaliers, échelle, agenouillement.

  - Inférieure à 40° : une flexion de hanche aussi limitée cause un handicap considérable.

- *L'abduction* totale est peu utile ; 20° représentent le seuil du handicap.

- *L'adduction* est un mouvement très rarement utilisé, sans réelle importance pratique (croiser les jambes).

- *La rotation interne* ne joue pas un rôle considérable ; elle est néanmoins utile à la marche car le pas postérieur s'accompagne normalement d'une endorotation de 10 à 20°.

- *La rotation externe* n'est utile que dans ses 30 premiers degrés assez fréquemment, mais surtout comme adjuvant d'autres mouvements.

Nous sommes parfaitement conscients du caractère artisanal de cete étude. La méthode employée ne se prête pas à l'analyse statistique, mais il aurait été vain d'ambitionner de pondérer la valeur de chaque mouvement pur de la hanche selon sa fréquence et l'importance des gestes qu'il autorise. Nous ne visons pas une rigueur mathématique dont l'homme n'a que faire dans sa vie quotidienne ; il existe des grandes variations individuelles dans la manière de réaliser certains gestes ; enfin nous n'ambitionnons pas d'écrire un traité de géométrie mais un guide d'appréciation. Cette appréciation chiffrée n'est d'ailleurs qu'un des éléments d'une réflexion multifactorielle.

Notons au passage que les gestes professionnels nécessitent souvent des amplitudes articulaires moindres que les mouvements de la vie quotidienne, mais il faut évidemment tenir compte de la fréquence du geste, de la mise en charge de l'articulation, du maintien nécessaire d'une position, etc.

En guise de synthèse de toutes ces données et réflexions nous avons proposé un guide d'évaluation des raideurs articulaires de la hanche répondant à des notions anatomo-physiologiques vérifiées et à des faits d' observation .

Les conventions de base sont le respect des méthodes de mesures, l'expression des amplitudes articulaires en chiffres réels, et la reconnaissance d'un taux de 35 % d'I.P.P. pour la perte de tous les mouvements de la hanche (ankylose de 0 à 10°), ce dernier impératif pour que ce barème soit immédiatement utilisable, la coutume ayant admis en Belgique que la perte totale de la valeur fonctionnelle de la hanche mérite un taux d'invalidité de 35 %.

Barème fonctionnel (1981) (55)
Cotation des raideurs pures de la hanche.

EXTENSION (N : 0 à 30°)

Perte totale de l'extension	2 %
Flessum de 10° (y compris perte de l'extension)	4 %
Flessum de 10 à 20°	4 à 8 %

FLEXION (N : 0 à 130°)

Flexion inférieure à 120°	1 %
Flexion inférieure à 110°	2 %
Flexion inférieure à 90°	5 %
Flexion inférieure à 70°	8 %
Flexion inférieure à 55 °	9 %
Flexion inférieure à 40°	12 %
Flexion inférieure à 30°	15 %
Flexion inférieure à 15°	17 %
Perte totale de la flexion	19 %

ABDUCTION (N : 0 à 60 °)

Abduction n'atteignant pas 30 °	1 %
Abduction n'atteignant pas 20 °	5 %
Abduction n'atteignant pas 10 %	6 %
Perte totale de l'abduction	7 %

ADDUCTION (N : 0 à 30 °)

Perte totale de l'adduction 1 %

ROTATION INTERNE (N : 0 à 30°)

Perte de la rotation interne 2 %

ROTATION EXTERNE (N : 0 à 60°)

Rotation externe inférieure à 30 ° 1 %
Rotation externe inférieure à 15 ° 3 %
Perte de la rotation externe 4 %

Il convient de tester les mouvements actifs, avec une légère assistance pour obtenir l'amplitude maximum raisonnablement possible.

La limitation éventuelle de chaque mouvement pur de la hanche correspondant au barème à un taux fixé ou facile à calculer, la valeur globale de la hanche pathologique, exprimée en % d'invalidité permanente partielle, vaut la somme des IPP afférentes à chaque mouvement limité.

Ce mode de calcul, rapide et pratique, ne tient pas compte des combinaisons de mouvements, des suppléances, des artifices : il appartient à l'expert de les découvrir et de les intégrer.
Nous ne prétendons fournir qu'une *appréciation.*

Le taux obtenu par l'usage de ce guide-barème ne rend compte que des dépréciations fonctionnelles.
BELVA, dans son mémoire sur les problèmes médico-légaux relatifs à l'évaluation de la hanche après arthroplastie totale (15), note que cet essai réalisé en 1981 présentait déjà une bonne corrélation avec la cotation de MERLE d'AUBIGNÉ et celle de HARRIS.

7.4.3. **Correctif "douleur"**

Pour aboutir à un barème prenant en considération tous les facteurs constitutifs de l'invalidité (incapacité personnelle), l'intégration des phénomènes douloureux était indispensable.
Nous avons donc introduit un correctif pour la douleur. En effet, celle-ci est un élément essentiel conditionnant l'application dans la vie quotidienne (marche et station) du potentiel fonctionnel de la hanche ; cette même douleur trouve généralement sa traduction paraclinique dans une image radiographique altérée.

L'un des problèmes majeurs de la construction d'un barème qui ne considère pas uniquement la fonction articulaire mesurable est d'éviter les

recoupements entre différents items, recoupements qui aboutiraient à une double ou multiple évaluation.
Ainsi, le périmètre de marche, par exemple, est directement dépendant de l'amplitude articulaire, de la douleur, de la stabilité, de l'usage de cannes. Les altérations radiologiques en sont une traduction visuelle.

Le barème qui ferait la sommation de tous ces éléments invaliderait sous plusieurs rubriques différentes le même phénomène, et serait donc gravement inexact.

Les différents mouvements purs de la hanche, accessibles aux mesures goniométriques, ont pour résultante de leur combinaison et de leur intégration dynamique la marche dans ses différents modes.
Les différentes stations (debout, assis, couché) dépendent des amplitudes possibles de certains de ces mouvements.
Marche et stations sont particulièrement et directement influencées par les phénomènes douloureux éventuels, d'autant plus que la hanche est une articulation portante.

Ces phénomènes douloureux interviennent également dans la répétitivité des mouvements, dans le maintien d'une attitude, dans la possibilité de mise en charge de l'articulation.

La douleur, phénomène essentiellement subjectif, peut s'apprécier indirectement par des signes cliniques (atrophie musculaire, contracture, craquements articulaires, claudication, etc) et radiologiques.

Un guide-barème de la hanche doit donc prendre en considération les données suivantes :

- les amplitudes articulaires

- la douleur traduite par des signes cliniques et radiologiques de souffrance articulaire.

La marche et les stations ou postures et leurs particularités sont la traduction globalisée, dans les actes de la vie courante, d'une notion mesurable (l'amplitude des mouvements articulaires) et d'une notion appréciable (la douleur) qui peuvent ainsi devenir les paramètres d'un guide d'évaluation chiffrée de l'atteinte physiologique.

Nous avons apprécié la cotation de MERLE d'AUBIGNÉ dont l'emploi est très répandu parmi les chirurgiens orthopédistes, et nous avons repris le principe de cette cotation en 7 points pour quantifier la douleur et les possibilités de marche.

L'étude de la stabilité monopode proposée par Jean DECOULX nous a semblé un complément intéressant. Nous nous sommes également inspirés de données apportées par l'indice fonctionnel de LEQUESNE et par le HARRIS *hip score*.

Nous tenons à rendre hommage à ces auteurs qui ont inspiré notre réflexion.

Pour intégrer nos mesures dans un guide-barème, rappelons que nous avons décidé de donner à la perte de tous les mouvements de la hanche, donc à l'ankylose en bonne position, la valeur de 35 % d'IPP que lui fixe le BOBI (Barême Officiel Belge des Invalidités) : ainsi, nos propositions sont directement utilisables par les experts de notre pays.

Ceci ne veut nullement dire que nous estimions nécessairement à 35 % la valeur de l'ankylose de la hanche dans un système où celle du genou en extension vaut aussi 35 % et celle du cou-de-pied à l'angle droit vaut 15 %. Une étude rationnelle des diverses articulations, à laquelle nous travaillons aujourd'hui, permettra ultérieurement leur hiérarchisation pour que les chiffres-pivots des IPP aient une certaine cohérence.

Nous considérons qu'une très mauvaise hanche, n'autorisant plus ni la station debout ni la marche sauf en décharge du membre inférieur atteint et avec l'aide de deux cannes-béquilles, par exemple une hanche arthrosique présentant une raideur serrée très douloureuse, vaut au BOBI un taux de 35 % sur le plan fonctionnel (taux identique à celui de l'ankylose) majoré du supplément de 10 à 20 % que prévoit l'article 212 bis *(les altérations de l'articulation coxo-fémorale peuvent donner lieu, en cas d'arthropathie grave et douloureuse, à une majoration du taux prévu pour la raideur pouvant atteindre 10 à 20 %)* .

Cette séquelle équivaut environ à une amputation à mi-hauteur du fémur, médiocrement appareillée.
Pour cette dernière situation, le BOBI envisage une IPP de 70 % dont on peut retrancher après appareillage un tiers à un sixième du taux (soit ici 23 à 11 % donc en moyenne 17 %) , amenant à un taux d'IPP de 53 %.

Nous estimons donc que *le taux maximal attribuable à une hanche est donc de 53 %,* ce qui est également cohérent vis-à-vis du BOBI qui accorde un taux moyen de 55 % pour une ankylose de hanche en position vicieuse, situation clinique assez comparable.

Il en résulte donc que *le supplément maximum pour l'ensemble des correctifs à apporter à l'évaluation goniométrique de la hanche selon notre méthode est de 18 %.*

Les experts d'autres pays qui ne reconnaîtraient pas les mêmes valeurs peuvent utiliser notre barème en modifiant les taux en conséquence, par une simple règle de trois.

Au taux prévu pour la raideur articulaire, nous proposons d'ajouter les taux suivants pour la douleur et ses conséquences :

1. Douleur nulle : 0 %

Correspond le plus fréquemment à :

- marche non altérée
- appui monopodal stable
- absence de canne
- RX banales

2. Douleur faible, occasionnelle : 0 à 3 %

Correspond le plus fréquemment à :

- activités pratiquement normales
- légère boiterie à la fatigue
- appui monopodal légèrement instable
- parfois une canne pour de longues distances
- RX : altérations légères

3. Douleur légère : 3 à 6 %

Correspond le plus fréquemment à :

- douleurs modérées lors des activités inhabituelles
- prise d'aspirine
- boiterie nette
- marche réduite de 30 à 60 minutes
- appui monopodal possible avec instabilité
- usage fréquent d'une canne à l'extérieur
- RX : altérations modérées

4. Douleur modérée tolérable : 6 à 9 %

Correspond la plus fréquemment à :

- légère diminution des activités habituelles
- prise de calmants plus puissants que l'aspirine
- forte boiterie
- possibilité de marcher environ 20 minutes
- appui monopodal réduit à 5 secondes
- 1 canne en permanence
- RX : altérations significatives

5. Douleur importante : 9 à 12 %

Correspond le plus fréquemment à :

- limitation importante des activités
- prise de calmants
- forte difficulté à la marche qui est possible pendant environ 10 minutes
- appui monopodal moins de 5 secondes
- utilisation de 2 cannes, parfois d'une canne béquille
- RX : altérations importantes

6. Douleur très importante : 12 à 15 %

Correspond le plus fréquemment à :

- activités très réduites
- prise constante de calmants
- marche réduite à quelques pas
- appui monopodal impossible
- nécessité de 2 béquilles ou 2 cannes-béquilles
- RX : altérations très importantes

7. Douleur constante : 15 à 18 %

Correspond la plus fréquemment à :

- activité nulle
- prise constante de calmants
- appui impossible
- alitement ou chaise roulante
- RX : arthropathie grave

8. L'EXPERTISE DU SUJET PORTEUR D'UNE ENDOPROTHÈSE

8.1. INTRODUCTION

Quelle est la finalité de la réparation du dommage corporel post-traumatique ?
C'est de

> *"rétablir aussi exactement que possible, aux frais du responsable, l'équilibre détruit par le dommage, et de replacer la victime dans la situation où elle se serait trouvée si l'acte dommageable n'avait pas eu lieu"*

selon la belle définition de la Cour de Cassation française.

Pourrait-on, apparemment, serrer plus près cet impératif qu'en remplaçant une articulation irrémédiablement détruite lors ou à la suite d'un traumatisme par une endoprothèse faisant, de par sa situation et sa fonction, partie intégrante de l'individu tout en n'étant pas matière vivante ?

Si le fait de mettre en place une endoprothèse impliquait une situation définitivement stabilisée, le paiement de cette prothèse et l'acquittement de la valeur des séquelles permettraient au responsable de l'accident de dire qu'il a rempli son contrat et indemnisé la victime pour le dommage subi.

Malheureusement, si les prothèses externes posent rarement de vrais problèmes dans le règlement des litiges résultant d'un accident, les endoprothèses n'autorisent pas l'extrapolation au long terme de la qualité de l'amélioration apportée, l'avenir restant grevé d'inconnues.
Personne ne peut affirmer que l'endoprothèse remplira entièrement, avec un fonctionnement constant et une durée de vie identique, le rôle que l'on aurait exigé de l'organe qu'elle remplace.
Nous ne pouvons affirmer que, si l'endoprothèse subit un jour des détériorations, celles-ci auraient affecté au même moment, dans les mêmes circonstances et avec la même gravité, l'organe remplacé.

Or, il faut que puisse être évalué à sa valeur propre tout ce qui peut remettre en jeu le caractère complet de la réparation médico-juridique du dommage corporel.

8.2. CONSIDÉRATIONS MÉDICO-LÉGALES GÉNÉRALES SUR LES ENDOPROTHÈSES

Comme l'a écrit BELENGER (14) :

> *"la prothèse externe est amovible, elle ne fait pas partie de l'individu ; son entretien et son remplacement n'imposent aucune atteinte à l'intégrité physique de l'accidenté. Tous les éléments essentiels à sa fabrication, son entretien, son renouvellement sont connus et il est permis, lors du règlement du sinistre où une prothèse entre en ligne de compte, de prévoir ce qu'elle représente comme frais dans l'avenir et de constituer ainsi un capital-prothèse qui aura pour but de permettre à la victime d'en avoir la jouissance jusqu'à la fin de sa vie et d'être dédommagée des débours prévisibles que justifie cette prothèse."*

La réparation du dommage est en pareil cas assez aisée, une fois déterminés le taux d'IPP inhérent à l'amputation du membre ou du segment de membre ainsi que le gain fonctionnel apporté par la prothèse et les autres préjudices (moral, d'agrément, esthétique, professionnel, de concurrence, etc).

En cas d'endoprothèse, il n'est plus possible d'appliquer les règles en vigueur pour les prothèses externes, si même nous devons respecter les principes qui ont permis de les établir (54, 73).
En effet, les matériaux prothétiques suppléant en tout ou en partie un organe dans son rôle fonctionnel sont placés au sein du corps humain à titre *présumé définitif,* mais nous ne pouvons aujourd'hui prévoir l'avenir avec certitude.
Cet avenir est grevé, au stade de l'évaluation des séquelles où sont survenues déjà les éventuelles complications précoces, de multiples aléas :

- *l'infection,* même tardive, locale ou par embolie septique à distance.
Sa hantise impose à l'opéré de prothèse articulaire de prévenir le risque infectieux et de traiter toute infection vite et bien. C'est une contrainte que doit connaître et apprécier le médecin évaluateur.

- *les risques mécaniques :* défaut de fabrication, bris d'une pièce prothétique, corrosion, usure du matériel, jeu progressif de la prothèse, luxation, usure du cotyle dans la prothèse fémorale isolée, fracture de fatigue au niveau de la zone d'appui de la prothèse, etc.

- *les réactions bio-mécaniques :* lyse osseuse et descellement de la prothèse parfois après plus de 10 ans de stabilité ; lésions aseptiques provoquées par des microfragments de prothèse détachés dans l'articulation ; métallose.

- *les ossifications périarticulaires* bridant progressivement la fonction.

Tous ces aléas possibles mais actuellement *non prévisibles dans le temps,* inhérents à la thérapeutique de remplacement, conditionnent la durée de vie de l'endoprothèse et la stabilité du résultat fonctionnel.

Un jour peut-être pourrons-nous apprécier, grâce à l'expérience d'un grand nombre de cas étudiés avec un recul suffisant et à l'aide de méthodes fiables, l'incidence statistique de ces inconvénients.
Il n'en restera pas moins que ces notions générales, si même elles sont alors bien connues, ne permettront jamais la *clôture définitive* d'un dossier d'endoprothèse.

C'est que la réparation ou le renouvellement d'un prothèse incluse ne seront jamais, comme pour les prothèses externes, une *simple formalité de confection mécanique* (BELENGER) (14). Elles supposent une nouvelle agression chirurgicale.

Le pronostic est fonction des possibilités techniques de la réparation ou du remplacement : le succès peut aller jusqu'à améliorer le patient par rapport à l'état précédant l'incident ; l'insuccès peut conduire, à la limite, à une mutilation avec impotence sévère, voire même à un risque vital.

Consolider définitivement un cas d'endoprothèse serait affirmer que plus rien, par la suite, ne peut plus survenir *du fait exclusif de l'endoprothèse,* ce qui n'est pas conforme à la vérité, comme nous venons de le voir.
Les complications que nous avons envisagées sont en effet des conséquences lointaines prévisibles, en continuité entière avec le traumatisme initial.

Le risque prévisible devant être couvert, la formulation d'une *réserve* est ici un droit du blessé, mais cette réserve ne doit porter que sur ce qui résulte exclusivement du fait de l'endoprothèse.

8.3. EXPERTISE ET ENDOPROTHÈSE

L'expertise d'un sujet porteur d'une prothèse incluse peut placer le médecin évaluateur devant maintes situations, aucune n'étant exempte de problèmes, chacune nécessitant une réflexion particulière (23, 36 b, 49, 64, 69, 71, 73).

8.3.1. **Expertise en responsabilité civile du chirurgien**

La responsabilité civile du chirurgien ayant placé une endoprothèse pourrait être mise en cause à plusieurs niveaux :

1) l'indication opératoire, surtout s'il existe une alternative thérapeutique

2) le consentement libre et éclairé du patient dans cette matière où le risque vital n'est pas exclu, où l'échec est souvent source d'un lourd handicap, où les complications possibles sont bien connues, où l'incertitude concernant le long terme est la règle

3) la qualification de l'opérateur et l'expérience de son équipe, dans une chirurgie où le facteur temps n'est pas sans influence sur la qualité des suites opératoires

4) le rapport entre le degré d'urgence et l'équipement

5) la perfection de l'équipement, conditionnant partiellement celle de la technique

6) le choix du matériel prothétique (y a-t-il aujourd'hui des endoprothèses à exclure ?)

7) la malposition de la prothèse, les fausses voies, les fractures peropératoires

8) l'apparition précoce d'une lésion neurologique, d'une luxation, d'une infection, d'un descellement

9) la survenance de complications tardives : infection locale ou greffe microbienne à partir d'un foyer à distance ; luxation; descellement par efforts répétés, effort unique important, traumatisme, imprudence du patient, etc.

Cette énumération doit susciter la réflexion dans une matière où les litiges ne manqueront pas de harceler les chirurgiens orthopédistes soit d'emblée, soit lorsque, le temps passant, la qualité de la restauration prothétique viendra à s'altérer.

Les différents chapitres techniques de ce livre permettront à l'expert de trouver une documentation exhaustive sur ces points particuliers, et de se forger une opinion sur des bases scientifiques solides.

8.3.2. **Expertise après traumatisme portant sur une articulation prothétique**

Les porteurs d'endoprothèse, en particulier de prothèse totale de hanche, sont de plus en plus nombreux.
La qualité des résultats autorisant souvent la réinsertion professionnelle, ces patients sont exposés aux accidents de toute nature, au travail comme dans la vie privée.

Un traumatisme peut créer une lésion de voisinage telle une fracture ; il peut atteindre les tissus mous péri-prothétiques (hématome, sclérose cicatricielle péri-articulaire) et entraîner douleurs et détérioration de la fonction ; il peut toucher l'endoprothèse elle-même en la descellant ou en la fracturant ; il peut enfin, ne l'oublions pas, n'avoir aucune conséquence durable.

En pareille occurence, il est indispensable que l'expert se livre à une étude rigoureuse concernant la réalité du fait traumatique, la nature exacte du trauma et son importance, son siège, la chronologie évolutive (délai, continuité), le diagnostic précis de l'atteinte accidentelle.

Il faut surtout qu'il tente de connaître aussi exactement que possible l'état de l'articulation prothétique *avant le traumatisme,* afin d'être certain qu'il n'y avait pas déjà en cours une complication que l'on attribuerait à tort à l'accident litigieux (par exemple descellement septique ou biomécanique), et afin de préciser avec exactitude le dommage éventuel résultant du seul trauma.

Il doit en effet répondre à trois questions :

1. quelle aurait été l'évolution de l'endoprothèse si l'accident n'avait pas eu lieu ?

2. quelle aurait été l'évolution des lésions traumatiques sans l'état antérieur d'endoprothèse ?

3. quelle est l'évolution de l'état antérieur modifié par le traumatisme en cause ?

Pareil bilan de l'état pré-accidentel devrait être possible, les sujets porteurs d'une endoprothèse étant souvent bien surveillés et possédant des dossiers médicaux complets.

Constatons que, dans notre pays en tout cas, les exigences de l'ordre des médecins en matière de secret professionnel ne favorisent pas la recherche de la vérité concernant l'état antérieur.
Souhaitons que cesse un jour l'irritante confusion volontaire entre l'indispensable et combien noble protection du colloque singulier, et le voile jeté au nom du secret hippocratique sur *des données que devrait obligatoirement pouvoir fournir, sans réserve, celui qui demande à autrui la réparation d'un dommage.*

8.3.3. **Expertise d'un sujet porteur d'une endoprothèse posée dans les suites d'un traumatisme**

Nous terminerons cette longue approche médico-légale théorique par le sujet auquel nous sommes le plus souvent confrontés, à savoir l'évaluation du dommage après endoprothèse.

Force nous sera de rester schématiques, car les sources de réflexion sont nombreuses.

Le dommage après endoprothèse

- *l'incapacité temporaire totale*

Elle ne devrait en principe pas poser de problème difficile puisque le chirurgien traitant, qui suit obligatoirement son patient, semble le mieux à même de déterminer le moment où, sans risque inutile, l'opéré d'endoprothèse peut être rendu à ses occupations.

En pratique, la reprise du travail est fonction, outre de la personnalité et de la motivation de l'opéré, de la qualité du résultat technique et de la rééducation mais aussi et surtout de la compatibilité entre le handicap post-opératoire et les contraintes du poste de travail.

Si même elle était la seule solution envisageable, la prothèse totale de hanche ne permettra pas toujours la réinsertion dans son métier initial d'un maçon ou d'un monteur, bien que nous ayons à l'esprit le cas d'un laveur de vitres ayant repris son métier sans problème sérieux malgré une arthroplastie bilatérale de hanche et celui, plus compréhensible, d'un maître du barreau infatigable sur ses prothèses coxo-fémorales.

Nous rejoignons ici le point crucial de l'indication opératoire.
Décider de placer une endoprothèse est une démarche grave qui doit être mûrement pesée, surtout en cas d'alternative thérapeutique possible : elle engage tout l'avenir du patient et singulièrement son avenir professionnel.

- *l'incapacité temporaire partielle*

Elle succédera judicieusement à l'incapacité temporaire totale dans beaucoup de cas.

Elle autorise l'étude, à l'épreuve de l'expérience, de la capacité de travail du sujet.

Elle est en outre un test de stabilisation de l'opéré dans son état nouveau et permet de connaître, avant la clôture médico-légale du cas, les éventuelles complications à moyen terme.

Son taux doit le plus fidèlement possible refléter la réalité et l'intensité du préjudice.

- *la consolidation*

Elle ne peut, par définition, être fixée qu'au moment où les séquelles ont atteint un caractère de stabilité puisqu'elle est le départ de l'incapacité permanente.

Peut-on parler de stabilité et de permanence dans le cas d'une endoprothèse dont on sait que l'avenir est aléatoire ?
A la limite, peut-on consolider une endoprothèse ?

Ce problème médico-légal ne peut, à notre avis, être résolu que dans une double optique : le bon sens ; le respect des intérêts légitimes et du blessé et de l'organisme assureur.

Bon sens certes et respect des intérêts de chacun de ne pas consolider les résultats opératoires stabilisés dans une médiocrité telle que, logiquement, une réintervention est prévisible pour améliorer une situation inacceptable.

Bon sens et équité de consolider, après un délai variable selon les cas mais généralement de 12 à 24 mois après l'opération, les endoprothèses apparemment satisfaisantes alors que nulle autre thérapeutique n'est envisagée : reporter par prudence la consolidation d'expertise en expertise dans la crainte d'une complication lointaine statistiquement envisageable reviendrait à priver pendant de longues années le blessé du capital auquel il a logiquement droit et qui représente sa chance de changer son existence ou d'aménager ses conditions de vie.
Mais des *réserves pour l'avenir* s'imposent sans la moindre exception.
Ne portant que sur une éventuelle aggravation, clairement mentionnées par l'expert dans sa discussion et dans ses conclusions médico-légales, les réserves permettent à la victime d'accepter sans arrière-pensée le taux d'IPP proposé, en sachant que toute détérioration ultérieure de son état, dans la mesure où elle est liée au fait de l'endoprothèse, sera indemnisée.

Respectant les droits de la victime mieux que toute autre formule, l'expression de réserves dans tous les cas d'endoprothèses est également plus juste vis-à-vis de l'assureur que la majoration arbitraire du taux d'IPP dans lequel serait ainsi intégrée l'évaluation forfaitaire d'un risque en fait *non quantifiable.*
Que celui qui vit et meurt avec son endoprothèse sans plus d'ennuis qu'au jour de la consolidation ait été indemnisé pour le préjudice qu'il a subi mais sans plus, c'est bonne justice.
Que celui qui, après la consolidation, voit se dégrader son état, augmenter ses souffrances, diminuer ses aptitudes, qui doit interrompre ses activités et même subir une ou des réinterventions toujours lourdes et difficiles soit repris intégralement en charge, c'est aussi bonne justice.
Et comme les résultats favorables sont heureusement plus nombreux que les cas à problèmes, la justice distributive y trouve son compte, à dépense globale identique.

Qu'il soit donc entendu que la systématisation des réserves postule que le taux d'incapacité permanente soit calculé avec exactitude et rigueur.

- *l'invalidité permanente partielle*

L'IPP, dont le taux doit être, comme nous venons de l'exposer, dégagé de toute considération d'avenir, est fixée par une double démarche :

1. L'expert doit évaluer le taux d'IPP comme il le ferait chez le même sujet si celui-ci possédait une articulation physiologique et non une prothèse incluse, avec les mêmes critères (mobilité,

stabilité, douleur, force, endurance, valeur fonctionnelle globale).
Il doit caractériser, comme il en a l'habitude, le handicap subjectif et objectif avec l'aide des investigations paracliniques classiques.

2. Ce taux doit être majoré d'une *IPP de base* qui nous paraît légitime chez tout sujet porteur d'une endoprothèse.

Cette IPP de principe répond à deux ordres de considérations :

- tout opéré de prothèse incluse encourt, par rapport au même individu non prothésé, des contraintes dans son existence quotidienne : nécessité de contrôles orthopédiques, radiologiques et biologiques ; précautions afin d'éviter les infections et traitement immédiat de tout foyer microbien ; nécessité d'éviter les efforts violents et les microtraumatismes répétés, etc.

- la présence de l'endoprothèse impose un effort musculaire entraînant une fatigue plus rapide. LORD et GENTAZ (53 b) l'ont clairement démontré chez des sujets porteurs d'une prothèse totale de hanche : l'analyse de leurs performances sur plateforme dynamométrique révèle une boiterie infraclinique (diminution de l'impulsion du pas, légère esquive de celui-ci, élargissement de la base).
C'est que la suppression des qualités proprioceptives d'un tissu vivant (perte des terminaisons et des relais de la sensibilité profonde et du sens de la posture) entraîne chez tout sujet porteur d'une endoprothèse une gêne imperceptible et une diminution de la valeur fonctionnelle réelle de son articulation par rapport à une articulation vivante.

Même dans un cas d'endoprothèse théoriquement parfait (indolence, fonction normale, excellente tolérance du matériel), les contraintes de vie et la gêne infraclinique nous semblent mériter un taux de base que nous proposons de fixer, en fonction inverse de l'âge du blessé et en fonction directe des sollicitations de la hanche dues à son mode de vie, dans une fourchette de 5 à 10 %.

Le taux de l'invalidité permanente est donc égal à 5 à 10 % plus le taux que l'on accorderait, toutes choses restant égales, au blessé présentant le même état apparent mais avec une articulation vivante et non artificielle.

Faut-il rappeler que le taux de l'incapacité permanente (dans la terminologie belge) n'est pas obligatoirement égal, parallèle ou proportionnel à celui de l'invalidité ?
Il s'agit d'une notion différente qui ne peut répondre qu'à une analyse *in concreto* de la répercussion des séquelles traumatiques sur la capacité de travail et/ou la capacité économique du blessé.

L'incapacité permanente ne peut être barémisée dans un système basé sur la recherche de la réparation intégrale des préjudices à caractère économique.

- *les préjudices annexes*

Ils ne posent pas de problème particulier : quantum doloris, dommage moral, préjudice esthétique, préjudice d'agrément se calculent comme dans n'importe quelle autre expertise, compte tenu des éléments concrets du dossier.

9. CONCLUSION

Les traumatismes de la hanche sont évalués selon les règles médico-légales habituelles, et l'expert s'attachera à déterminer :

- l'imputabilité

- les incapacités temporaires : totale et partielles éventuelles

- la date de consolidation qui, dans les traumatismes de hanche, respectera un délai d'au moins un an

- l'invalidité permanente partielle : voir notre barème

- l'incapacité permanente éventuelle

- les frais futurs éventuels

- le quantum doloris (les souffrances encourues), fixé dans une échelle de 0 à 7

- le préjudice esthétique, tenant compte des cicatrices, des déformations et de la boiterie éventuelle, dans une échelle de 0 à 7 également

- le préjudice que pourrait entraîner dans certains cas chez la femme, sur le plan sexuel, une limitation d'abduction de la cuisse

- le préjudice d'agrément éventuel suite à la restriction d'activités de loisir ou sportives.

La fréquence des endoprothèses pose des problèmes plus particuliers dont il doit être tenu compte au moment de l'évaluation.

Enfin, le potentiel évolutif de certaines pathologies post-traumatiques de la hanche, tout comme la mise en place d'une endoprothèse, rendent le plus souvent nécessaire la formulation de réserves dont l'objet doit être bien précisé.

10. BARÈME D'INVALIDITÉ DE LA HANCHE

(Additionner les taux obtenus selon les critères a et b)

a. Mobilité

EXTENSION (N : 0 à 30°)

Extension nulle	2 %
Flessum de 10°	4 %
Flessum de 20°	8 %

FLEXION (N : 0 à 130°)

Flexion inférieure à 120°	1 %
Flexion inférieure à 110°	2 %
Flexion inférieure à 90°	5 %
Flexion inférieure à 70°	8 %
Flexion inférieure à 55 °	9 %
Flexion inférieure à 40°	12 %
Flexion inférieure à 30°	15 %
Flexion inférieure à 15°	17 %
Perte totale de la flexion	19 %

ABDUCTION (N : 0 à 60 °)

Abduction n'atteignant pas 30 °	1 %
Abduction n'atteignant pas 20 °	5 %
Abduction n'atteignant pas 10 %	6 %
Perte totale de l'abduction	7 %

ADDUCTION (N : 0 à 30 °)

Perte totale de l'adduction	1 %

ROTATION INTERNE (N : 0 à 30°)

Perte de la rotation interne	2 %

ROTATION EXTERNE (N : 0 à 60°)

Rotation externe inférieure à 30 °	1 %
Rotation externe inférieure à 15 °	3 %
Perte de la rotation externe	4 %

b. Douleur

1. Nulle	0 %
2. Faible, occasionnelle	0 à 3 %
3. Légère	3 à 6 %
4. Modérée, tolérable	6 à 9 %
5. Importante	9 à 12 %
6. Très importante	12 à 15 %
7. Constante	15 à 18 %

BIBLIOGRAPHIE

1. ALDEGHERI R and al., Intraoperative and postoperative complications in total hip prothesis. Chir. Orthop. 25, 3, 135-143, 1974.

2. AMBLY B, HIERTONT, Total hip replacement. A ten year follow up of an early series. Acta Ortho. Scand. 53, 397-406, 1982.

3. ANDERSON G., Hip assessment : a comparison of nine different methods, J. Bone Jt Surg., 54 B : 621-626, 1972.

4. APLEY A.G. et coll., Apley's system of Orthopaedic and Fractures. Butterworth Ed., London, 1982.

5. ARCADIO F., MOULAY A. et CHAUVINC P., Gestes de la vie quotidienne, Ed. Masson, Paris, 1973.

6. ARLET J., FICAT P., LARTIGUE G. et LATORZEFF S., Ischémie et nécrose de la téte fémorale après traumatisme sans fracture. Rhumatologie, 25, 159-165, 1973.

7. ARLET J., FICAT P., LARTIGUE G. et TRAN. Recherches cliniques sur la pression intra-osseuse dans la métaphyse et l'épiphyse fémorales supérieures chez l'homme. Application au diagnostic des ischémies et des nécroses. Rev. Rhum., 39, 717-723, 1972.

7 b. Barème des taux d'invalidité permanente partielle visés à l'article 12, paragraphe 2 de la réglementation relative à la couverture des risques d'accident et de maladie professionnelle des fonctionnaires des communautés européennes. réglementation commune, 174-176, 1993.

8. Barème indicatif d'invalidité, Accidents du travail, Journal Officiel, (France) 30.12.1982.

9. Barème indicatif des incapacités en droit commun, Le concours médical, Paris, Supplément au n° 20 du 17.5.1980.

10. Barème officiel belge des invalidités, Moniteur belge des 18.9.1975, 4.12.1975 et 12.5.1976.

11. BASSET, GOLDMEICHER, BENNET et TOOKE. Magnetic resonance imaging in the early diagnosis of ischemic necrosis of the femoral head. Clin. Orthop., 214, 237-248, 1987.

12. BAYSTON R and al., Late infection after hip replacement Br. Med. J., 2, 689 - 774, 1977.

13. BEAUFILS P. Nécrose idiopathique de la tête fémorale. Thèse médecine, Paris, 1980.

14. BELENGER M., Cours de médecine légale des accidents du travail, U.L.B.

15. BELVA P., Problèmes médico-légaux relatifs à l'évaluation de la hanche après arthroplastie totale. Mémoire DC, U.L.B., 1988.

16. CARLSSONS, 351 total hip replacements according to Charnley. A review of complications and function. Acta Orthop. Scand., 12, 331-344, 1981.

17. CASSAN P. et LEQUESNE M. La nécrose de la tête fémorale par contusion et ses problèmes médico-légaux. Rev. franc. D.C., 87-94, 1983.

18. CASTAING J., Anatomie fonctionnelle de l'appareil locomoteur. La hanche. Ed. Vigot, Paris, 1979.

19. CHAO E.Y.S. et coll., Fracture of the femoral component after total hip replacement.. J. Bone Joint Surg., 63-A, 1078-1094, 1981.

20. CHEROSKY C.B., BULLOUCH P.G., WILSON P.D., Etude histologique des échecs de prothèses totales de hanche. J. Bone Joint Surg. 55-A, 49-58, 1973.

21. CONCOURS MÉDICAL. Indemnisation des séquelles d'un accident. N- 32 - P. 4875

22. CONCOURS MÉDICAL. L'évaluation médico-légale du dommage corporel. Sup. N-7 - 13 Fév. 1982.

23. DALEM J. et HUSKIN J.P., Estimation du dommage corporel en cas d'endoprothèses des membres. Revue belge du dommage corporel (Consilio Manuque), 11 : 2, 27-30, 1984.

24. DARAGON A. et DESHAYES P. Nécrose de la tête fémorale par contusion. Intérêt médico-légal. A propos de neuf observations. Rhumatologie, 36, 249-253, 1984.

25. DE LAET M., Les séquelles traumatiques, Ed. De Visscher, Bruxelles, 1952.

26. DE LAET M. et LOBET E., Etude de la valeur économique des gestes professionnels. Ed. De Visscher, Bruxelles, 1949.

27. DE MOURGUES M. Nécrose post-traumatique : circonstances d'apparition, aspects cliniques, aspects radiologiques. Rev. rhum., 25, 135-137, 1973.

28. DELAUNAY C, LE BALCH T. et MAZAS F. Ostéonécrose non traumatique de la tête fémorale. Considérations étiopathogéniques, évolutives et thérapeutiques. Rev. chir. orthop., 72, 127-138, 1986.

29. DELMAS J. Guide des praticiens dans les rapports avec les médecins Conseils de la S.S. Ed. Baillère, Paris, 1976.

30. DESMEDT J. et LAMBERT C., Evaluation neurologique du dommage corporel, Ed. Masson, Paris, 1983.

31. DESPORTES G., BENOIT J. et HARDY P., La nécrose de la tête fémorale après contusion de la hanche, Rev. Franç. D. C., 16 : 3, 529-538, 1990.

32. Encyclopédie médico-chirurgicale. Technique Chirurgicale, Orthopédie Traumatologie. Tome 3.

33. Evaluation médico-légale des incapacités permanentes en droit commun. Les séquelles traumatiques. Ed. Lacassagne, Lyon, 1991.

34. FICAT P. et ARLET J. Ischémie et nécrose osseuses. L'exploration fonctionnelle de la circulation intra-osseuse et ses applications.Ed. Masson, Paris.

35. FITZGERALD R.H., DECLAN R., LLSTRUP D.M., VAN SCOY R.L., WASHINGTON II JA, COVENTRY MB, Infections profondes après prothèse totale de hanche. J.Bone Joint Surg. , 59-A, 47- 855, 1977.

36. GEERTS A., Incapacité de travail des handicapés locomoteurs. VANDER, Ed., Bruxelles, 3-32, 1969.

36 b. GEERTS A., Peut-on consolider les endoprothèses ? Bulletin Médecine Légale. Toxicologie, 21, 1, 1978.

37. GLIMCHER J. et KENZORA J.E. Etiologie de l'ostéonécrose de la tête fémorale chez l'homme. Applications cliniques. Rev. chir. orthop., 67, 181-186, 1981.

37 b. LORD G., GENTAZ R., GANDOLFI R., La marche normale et ses altérations après arthroplastie totale au membre inférieur. Rev. Chir. Orthop. 63, 3, 221-236, 1977.

38. GORAN C., BAUER H. Femoral head necrosis following traumatic hip joint tamponade. Acta orthop. scand., 6, 275-276, 1985.

39. HALEWYCK de HEUSCH, J.M., Rénover la réparation du dommage corporel traumatique. Ed. Lielens, Bruxelles, 1978.

40. HARRIS et coll., Prophylaxis of deep vein thrombosis after total hip replacement. J. Bone Jt. Surg. 67-A, 1, 1985.

41. HEYRAUD J.C., Problèmes médico-légaux posés par les nécroses aseptiques de la tête fémorale après traumatismes mineurs. Mémoire DC, Marseille, 1982.

42. HONNART, F. Séquelles de fractures de cotyle traitées par prothèse totale. Rev. Chir. Orthop, 61, 4, 285- 293, 1975.

43. HUNGERFORD D.S. The importance of increased intraosseous pressure in the development of osteonecrosis of the femoral head : implications for treatment. Orthop. Clin. North Am., 16, 635-654, 1985.

44. IMBERT L. : Guide pour l'évaluation des incapacités. Ed. Masson, Paris, 1923.

45. IMBERT L., Accidents du travail. Guide pour l'évaluation des incapacités. Ed. Masson, Paris, 1939.

46. JONES I P., ENGELMAN E.P. et MURRAY W.R., Fat embolization as a possible mechanism producing avascular necrosis. Arthritis Rhum., 8, 449, 1965.

47. JUDET J., Prospective de l'arthroplastie de la hanche, Revue Belge du Dommage Corporel (Consilio Manuque), 9 : 1-2, 72-75, 1982.

48. JULIN J., Guide-Barème des invalidités. Arrêté du 30/09/1943.

49. LANCE P., Dans quelle mesure le remplacement de la totalité de l'articulation par une endoprothèse doit entrer en ligne dans le taux d'incapacité permanente. Bulletin Médecine Légale,

50. LE ROY M., L'évaluation du préjudice corporel. Ed. Librairies Techniques Paris, 1980.

51. LEQUESNE M. et CASSAN P., La coxarthrose par contusion, Revue du Rhumatisme, 43 : 61-68, 1976.

52. LEQUESNE M. et CASSAN P., La coxarthrose par contusion sans fracture ni luxation. Critères d'imputabilité, Revue Belge du Dommage Corporel (Consilio Manuque), 9 : 1-2, 32-35, 1982.

53. LEQUESNE M., Indice fonctionnel des coxopathies chroniques. Mesure de l'invalidité des maladies de la hanche. Revue Belge du Dommage Corporel (Consilio Manuque), 9 : 1-2, 76-81, 1982.

53 b. Les séquelles traumatiques. Évaluation médico-légale des incapacités permanentes en droit commun (déficits fonctionels séquellaires), Lacassagne, Lyon & Le Concours Médical, Paris, 1991.

54. LUCAS P., STEHMAN M. et al., Principes médico-légaux en matière d'endoprothèses, Rev. Franç. D. C., 10 : 4, 347-354, 1984.

55. LUCAS P., STEHMAN M. et al., Approche d'une méthodologie d'évaluation des raideurs articulaires de la hanche, Revue Belge du Dommage Corporel (Consilio Manuque), 9 : 1-2, 101-120, 1982.

56. MALDAGUE B., Problèmes de détection radiologique de la nécrose aseptique post-traumatique de la tête fémorale, Revue Belge du Dommage Corporel (Consilio Manuque), 9 : 1-2, 49-71, 1982.

57. MEIGE et BELLUGUE, Physiologie et radiographie du grand écart, Presse Médicale, 80, 6.10.1934.

58. MÉLENNEC L., Barème international des invalidités post-traumatiques, Ed. Masson, Paris, 1983.

59. MERLE d'AUBIGNÉ, Cotation chiffrée de la fonction de la hanche. Rev. Chir. Orthop., 56, 481-486, 1970.

60. PAUWELS, Biomécanique de la hanche normale et pathologique. Springer Verlag, Berlin, 1976.

61. PICAULT CH., MICHEL C.R. et VIDIL R., Prothèses totales de hanche de Charnley. 4300 cas opérés de 1968 à 1979. Rev. Chir. Orthop. 66, 2, 57-69, 1980.

62. PLANCHON C.A., NYS A., PEREZ R. La scintigraphie médullaire dans le diagnostic de l'ostéonécrose aseptique post-traumatique de la tête fémorale. Presse méd., 15-23, 1101, 1986.

63. PLAS F. et VIEL F., La marche humaine. Ed. Masson, Paris, 1975.

64. POISON R., Réparation du préjudice corporel après arthroplastie de hanche. Mémoire DC, Lille, 1982.

65. POSTEL M., Les prothèses totales de hanche. Symposium. Rev. Ch. Orthop. 55, 561-573,1969.

66. PREYVAL J.A., Manuel pratique de médecine d'assurances, Ed. Serre, Nice, 1989.

67. REIKERAS O., Ten year follow-up of Müller hip replacements. Acta Orthop. Scand. 53, 919-922, 1982.

68. Répertoire des atteintes permanentes. Société de l'assurance automobile du Québec.

69. ROUSSEAU C., Problèmes médico-légaux posés par le patient porteur d'une prothèse totale de hanche, Revue Belge du Dommage Corporel (Consilio Manuque), 9 : 1-2, 82-97, 1982.

70. SARRAT P., BOUSCARLI B., FELIX T. et CHEVROT L. Etude comparative de la scintigraphie, de la scanographie et de l'IRM dans le diagnostic de l'ostéonécrose de hanche et de l'algodystrophie. J. Radiol, 66,12, 779-787, 1985.

71. SEMAY J-M., Pronostic lointain des prothèses totales de la hanche. Bulletin Médecine Légale, Toxicologie. 21, l, 1978.

72. STAUFFER R.N., Ten year follow-up study of total hip replacements. J. Bone Jt. Surg. 64-A, 983-990, 1982.

73. STEHMAN M. et al., Panorama des endoprothèses sous l'angle médico-légal, Revue belge du dommage corporel (Consilio Manuque), 11 : 2, 19-26, 1984.

74. STEHMAN M., LUCAS P. et al., L'évaluation des séquelles fonctionnelles de l'épaule. Revue belge du dommage corporel (Consilio Manuque), 13 : 1-2, 97-110, 1986.

75. STROMQUIST B. The longest delay between femoral neck fracture and femoral head collapse. Arch. Orthop. Traum. Surg., 1042, 125-128, 1988.

76. TOSTAIN J. et GILLOZ A., Migration intravésicale du matériel de scellement d'une prothèse totale de hanche. Rev. Chir. Orthop. 106, 93 - 98, 1975.

77. VAN WIJCK ALEXANDRE, M. et coll., Les réserves pour l'avenir spécialement en matière de la réparation du dommage corporel. R.G.A.R., 1983.

78. Veterans Benefits Administration, Schedule for rating disabilities. Jonathan Publ., 1992.

Terminé le week-end de Pâques 1995 aux Trôs Marets, Malmédy.

Merci à nos proches de leur patiente compréhension.

Merci au Dr Claude BRAN d'avoir relu avec attention les épreuves.

P.L. & M.S.